国外医学教育

主　审　柯　杨
主　编　侯建林　王维民
编　委（按姓名汉语拼音排序）
程化琴（北京大学医学部/全国医学教育发展中心）
侯建林（北京大学医学部/全国医学教育发展中心）
侯星朵（北京大学公共卫生学院）
李吉云（国家癌症中心/国家肿瘤临床医学研究中心/中国医学科学院肿瘤医院）
李易为（北京大学基础医学院）
罗友晖（北京大学医学部教育处）
欧怡纯（北京大学基础医学院）
王维民（北京大学医学部/全国医学教育发展中心）
吴　瑾（北京大学第二临床医学院）
曾雪晴（北京大学口腔医学院）
张　蕾（北京大学医学部国际合作处）
朱淑静（北京大学公共卫生学院）

北京大学医学出版社

GUOWAI YIXUE JIAOYU

图书在版编目（CIP）数据

国外医学教育 / 侯建林，王维民主编 .—北京：
北京大学医学出版社，2023.6
ISBN 978-7-5659-2881-9

Ⅰ. ①国… Ⅱ. ①侯… ②王… Ⅲ. ①医学教育 – 研
究 – 国外 Ⅳ. ① R-4

中国国家版本馆 CIP 数据核字（2023）第 060227 号

国外医学教育

主　　编： 侯建林　王维民
出版发行： 北京大学医学出版社
地　　址：（100191）北京市海淀区学院路 38 号　北京大学医学部院内
电　　话： 发行部 010-82802230；图书邮购 010-82802495
网　　址： http://www.pumpress.com.cn
E-mail： booksale@bjmu.edu.cn
印　　刷： 北京瑞达方舟印务有限公司
经　　销： 新华书店
责任编辑： 赵　欣　**责任校对：** 靳新强　**责任印制：** 李　啸
开　　本： 850 mm×1168 mm　1/16　**印张：** 27.5　**字数：** 788 千字
版　　次： 2023 年 6 月第 1 版　2023 年 6 月第 1 次印刷
书　　号： ISBN 978-7-5659-2881-9
定　　价： 128.00 元

本书由

北京大学医学出版基金资助出版

序

我国的现代医学教育（以下简称医学教育）源自西方，也称为西方医学教育或西医教育，与传统的中医教育相对应。因此，自诞生之日起，我国医学教育就深受国外医学教育理论与实践的影响。近年来，众多医学教育研究者在课程体系、教学内容、教学与评价方法等方面积极研究并借鉴其他国家的经验，对于不断推动我国医学教育与教学改革发挥了积极作用。不过，总体上看，分散性研究较多，系统性研究较少；教学类研究较多，政策性研究较少；局部性研究较多，综合性研究较少。

《国外医学教育》一书的编写建立在广泛文献研究的基础之上，主要由两大部分组成：分国别介绍了英国、德国、法国、日本、美国等 11 个国家的医学教育，侧重于医学教育资源与制度、医学教育管理与政策等方面内容；分专题介绍了转化学习理论、基于胜任力的医学教育、医学人文教育与评价、老年医学教育、全球卫生教育等具有一定时代特征的重要内容。因此，更详实、多方位、多角度是此书的一大特点。由于编写者的研究背景主要为医学教育管理与政策，该书内容的选择应该与他们所擅长的研究领域密切相关。也许正因如此，使本书在已有文献的基础之上能为读者提供不少新理念与内容。

再次浏览各国的医学教育，我们可以看到，尽管各国因国情不同，沿用的方式有所差异，但有几条最基本的共性代表了医学教育的最基本规律：

第一，医学在校教育的时间一般为 4 ～ 5 年，只是起点上有所不同。例如，北美是大学本科以后，欧亚主要是高中毕业以后。所谓长学制并不体现在医学教育时间的延长。

第二，实践是医学教育的重点，在 4 ～ 5 年院校教育中融入了临床实践课程，而且有越来越早和越来越重的实践融入趋势。

第三，问题导向、胜任力导向的教学改革是几乎所有先进的医学教育体系均在努力追求并不断完善的教学改革内容。

第四，越来越多的医学院校教育融入了医学人文教育和大健康教育，包括人群健康、社区健康推广和其他相关公共卫生知识等。

第五，医学生毕业后，通过规范化培训路径和阶段性行业准入，成长为具有完全执业资格的医生，并且在医生职业生涯中需要参加继续医学教育或继续职业发展，其基本模式在很多国家相当一致，体现了医学教育的又一大特征性规律。

第六，在院校教育和毕业后教育阶段，可以让医学生或受训医师接触和参与一些科学研究，但通常不把论文发表作为硬性要求。在少数最发达国家，极少数有余力的学生在自愿情况下延长学习时间，经历系统的科研培训，并因此获得 MD 及 PhD 双重学位。这样的学生毕业后部分不再从事临床工作；部分从事少量门诊工作，将主要精力放在实验室研究。

第七，医学教育的评价系统有别于综合性大学其他专业。主要体现的是医疗行业的特殊指标，对学生、教师和从业者均是如此。

经历了我们自己的改革，再次反观国际医学教育，对基本规律和国际同行的做法有了更多的理解——随着知识爆炸和技术进步，院校教育永远不可能完成全部的知识传授，而是应该把重点放在知识脉络和思想方法的传授上；对于实践性很强的临床医学，在干中学是最好的方法，早实践、多实践是共同趋势；在整个教育领域，问题导向的学习是最有效的方法，这个观念已经成为共识，医学教育尤其如此；在实践中与人接触、与病患接触是最好的“人文”教学案例；有老师带教的床旁是医学生成长的最重要课堂，也是医学生从早期就能理解这个职业性质的最佳路径。

自改革开放以来，我国国力蒸蒸日上，各项事业的发展繁荣昌盛。2021 年 3 月，《中华人民共和国国民经济和社会发展第十四个五年规划和二〇三五年远景目标纲要》发布，提出了 2035 年建成教育强国、健康中国等远景目标。医学教育是建设健康中国和教育强国的结合点与关键内容。改革开放的几十年，很多医学教育领域的老师们、管理者们或亲眼见证，或亲身经历和参与了医学教育改革，付出了巨大努力。在我国，改革最显著的成绩应该是进一步明确了五年制为主体的医学人才培养体系，并通过医教协同建立了医学生毕业、学位授予、毕业后教育和行业准入的分阶段医生培养制度。这是第一次使中国的医学教育实现了全国的统一规范性行业标准，对指导医学教育的健康发展有了制度依据，让临床医学这个应用型人才大学科有了不通过做研究就可获得高学历学位的路径，为近年来大多数医学生的成长铺平了道路。但是，我们同时也应该看到，在人们的理念转变上，在综合性大学评价指标的影响下，对制度的理解和落实还有一定距离，尤其是看到医学生们前所未有的焦虑及社会对医学的期待和满意度，我们还不能说改革取得了全面成功。因此，在继续借鉴国外先进经验的同时，尤其不能放弃我们自己的思考，为什么努力的结果仍不尽如人意？在我们实施的改革中是否有我们一厢情愿对医学生不切实际的超高期望值？

回顾近 20 年的改革，始终没有得到很好解决的是学制不统一的问题，是将医学教育趋同于科学家培养的问题。医学教育融入了太多科研内容，甚至从本科就开始，更甚至对毕业时的科研产出做出硬性要求，对专业型医学学位也做出如此要求。后果则是从事医生这个职业的门槛被进一步抬高，是医生成长成熟的道路更长，是不同学制体制在医生成长早期阶段的路径复杂和因此造成的困惑……改革开放几十年过去了，各种改革成果不断被总结，然而站在医学生角度反映他们的感受和体会的研究太少了，对不同学制学生去向和职业发展的分析始终缺如。一个小样本的长学制毕业生调查显示：在毕业时和工作若干年后，选择改行者占比超过 20%；同时，调查参与者在问卷填写中充分表达了对培养方式的不满和对前途的忧虑。医学生学业繁重且辛苦是这个专业的性质所决定的，全球如此。然而，如果因为我们急于使他们成为有多种潜能的全才，一些优秀学生经历了这个过程，却对这个职业本质的理解和热爱动摇了，虽然坚持下来的学生还是多数，但让这个职业的成长过程越发艰难，恐怕是我们并未设计，也一直忽略的“副产品”。

要求医学生具备科研能力的初衷很好，但如何以及在哪个教育阶段体现，是在学生阶段被动学还是在实践中带着问题主动学，大有不同。纵观改革开放后临床医学专家中所涌现出的很多优秀人才，他们确实在医疗、科研、管理等多个领域取得了突出成就，但他们的成长路径无一例外——首先是个好医生，才能提出好的科学问题，然后才能成长为医学科学家、管理者、公众健康领袖……他们的学科交叉能力恰恰建立在对本学科坚实的基础、深刻的理解和精湛的医术之上。除此之外，医学大咖们的另一个共性是都有很强的身心健康基础，否则难以胜任超强且并非人人都能承受的工作负荷。

追溯医学的本质和梳理医学发展历程，有助于我们再认识医学人究竟应该具备哪些能力和素质。医学发源于最原始的人与人之间对苦难的同情与帮助，在漫长的历史进程中汇集了人类智慧，发展了技术、变成了学问、转变成职业，最终有了今天我们看到的专门机构和社会建制。医学教育经过多次变革也从师带徒模式逐渐演变成了规范的复杂教育体系。今天，医学技术的发展已大大提高了医学的能力，也为教育注入了更多的知识与技术内容。然而，始终没有改变的是这个职业所提供的关爱，是多维度与人打交道，是时时面对复杂问题，是处处需要理解与交流。医生们尤其是青年医生的工作性质除了依赖医学技术，更有大量日常繁杂且科技含量可能不很高的工作。这也是为什么国际医学教育专家将“综合胜任力”作为21世纪医学教育落脚点的共识。对个人来说，一个成熟的医生既应该是一个复合型人才，又应该按工作性质和条件有所分层分化。因此，医生这个职业难以靠教育完成全部培养内容，更多的是在实践中成长，在终身学习中成熟。

因此，我国医学教育应该进一步致力于学制的统一。无论是高中后起点还是大学本科后起点，就医学教育本身而言，删繁就简，回归纯粹，也许应该成为改革的新选项——在提供全球共识的医学教育基本内容和规律下，在医疗体制不同分层分工定位下，由年轻的医者在实践中根据情况、条件和意愿有侧重地选择自己的发展方向。教育和医疗实践应该提供的只是土壤，是不同的成长路径和相应的待遇。当然，医生成长和职业发展的评价体系也应有相应的匹配。

我国医学教育的规模在世界上最大，人才培养质量也在不断提升。广大医务工作者为百姓健康做出了巨大贡献，这是他们的优秀素质使然，其中无疑有医学教育的功劳，但不可否认也有医学生们的选择、顽强与坚持。我们如何做得更好，如何保证一代代有志向的优质人才不断地、顺利地为这支队伍输入新鲜血液，还需要方方面面的持续努力。

柯 杨

前　言

伴随社会的发展变化，如何更好地组织医疗卫生服务、提高公众健康水平是全球范围内讨论的热点话题，其中医学教育是核心的决定因素之一[1]。在英国、美国、加拿大、澳大利亚等国家，大量研究表明医学教育对于提高医疗卫生人员的知识水平与技能、改善服务态度并最终提高服务质量具有至关重要的作用。为了更好地适应社会需求，医学教育迫切需要进一步改革已经成为国际学术界的共识，所涉及的主要领域包括更强的社会责任感、医疗差错管理与患者安全、人文社会科学知识传授与职业素质培养、基于结果的课程设计、患者参与和教育资源配置等[2,3]。与此同时，只有考虑到招生、知识传授与能力培养、专业与临床技能训练等各个环节，医学教育改革才可能取得成功[4]。

在我国，医学教育的定义可以有广义和狭义两种。就广义的定义而言，医学教育指针对所有类型医疗卫生人员的教育，包括临床医学教育、基础医学教育、护理学教育、预防医学和公共卫生教育、口腔医学教育、药学教育、中医学教育等，与英文文献中所使用的 health professions education 相当。在狭义上，医学教育仅指培养临床类医师的现代医学教育，与英文文献中所使用的 medical education 相当。在本书中，主要使用医学教育的狭义定义。

由于医学教育所培养的对象为承担治病救人重任的医生，与其他类型高等教育相比，具有要求高、环节多、周期长等特点，即所谓精英化教育。北美现行的基本统一的医学教育制度起始于 1910 年。目前，在全球医学教育领域内所普遍接受的一个观点是：医学教育是一个连续统一体，由三个性质不同而又相互衔接的培养阶段组成，即院校医学教育或基本医学教育（undergraduate medical education/basic medical education）、毕业后医学教育（postgraduate medical education）、继续医学教育（continuing medical education）三个阶段。

其中，院校医学教育的主要场所为医学院校及其附属医院和教学医院。在此阶段，通过课堂传授、实验室操作、见习、实习等方式，医学生学习医学基础理论与知识、基本思维方法和基本操作技能等。

毕业后医学教育一般包括住院医师培训（residency training）和专科医师培训（fellowship）两个阶段，培训场所主要为大型医院，也可以包括诊所、社区卫生服务中心/站、急救中心、疾病预防与控制中心等医疗卫生机构。在此阶段，主要通过科室轮转的方式，医学毕业生（我国还包括长学制或 5 + 3 模式的高年级医学生）以住院医师或专科培训医师身份学习医学知

---

[1] Martin I. Medical workforce development: challenges and opportunities for the Next 25 Years[J]. Social and Behavioral Sciences, 2010, 2(5): 6914-6919.

[2] Pollard C., Ellis L., Stringer E., et al. Clinical education: a review of the literature[J]. Nurse Education in Practice, 2007, 7(5): 315-322.

[3] Datta R., Upadhyay KK, Jaideep CN. Simulation and its role in medical education[J]. Medical Journal Armed Forces India, 2012, 68(2): 167-172.

[4] Sales CS, Schlaff AL. Reforming medical education: A review and synthesis of five critiques of medical practice[J]. Social Science & Medicine, 2010, 70(11): 1665-1668.

识、接受基本临床技能和相关专科临床技能训练等。19 世纪末，德国柏林大学最早开始实施住院医师培训制度。在美国，住院医师培训最早开始于 1899 年的约翰·霍普金斯大学医学院，其培训模式是住院医师在上级医师的监督和指导下直接管理患者，并在实践中接受临床技能的培训[1]。经过不断推广和完善，住院医师培训制度已被各国医学界所认可，很多国家已建立起符合本国实际、行之有效的毕业后医学教育制度。

继续医学教育是指在院校医学教育、毕业后医学教育后的一种终身性的医学教育，其目的在于保持、发展和增强医生服务于患者、公众和同行所需要的知识、技能、专业工作能力及人际关系。与前两个阶段有所不同，继续医学教育贯穿于医生的整个职业生涯，旨在促使医生终身学习，帮助他们不断更新自己的专业知识和临床技能，掌握行业的前沿动态，以更好地完成救死扶伤的社会使命。继续医学教育的理念起源于 20 世纪 20 年代第一次世界大战后欧美国家萌发的继续教育思想，50 年代得到迅速发展。继续医学教育是对医学教育体系的完善和继续教育体系的延伸，促进终身学习的发展[2]。2003 年，世界医学教育联合会将继续医学教育更名为继续职业发展（continuing professional development，CPD）。CPD 首先强调提高执业医师适应岗位需求的职业能力，通过提升医疗卫生服务质量以满足患者需求和卫生保健服务发展的需要；其次，CPD 强调主动学习和自我完善的功能性。与继续医学教育的概念相比，继续职业发展涵盖的范围更大，即不仅强调医学知识的更新，还包括执业能力和技能的提高，以及管理和人文等综合素质的提升。此外，继续职业发展的形式和途径也超越了原来的继续医学教育。除了传统意义上的继续教育活动，日常的临床工作、各式各样的诊疗活动和学术交流也都属于继续职业发展的范畴。

中国现代医学教育起源于 19 世纪中期西方国家传教士所创办的私立医学学校。最早的西方医学学校是 1866 年在广州建立的南华医学院[3]。1912 年，中国政府开办了第一所传授西方医学的国立医学校，即国立北京医学专门学校[4]。新中国成立之时，政府接管了公私立医学院校，全国名义上仅有高等医学院校 44 所。新中国成立七十多年来，尤其是改革开放四十多年以来，我国的医学教育事业迅速发展。1998 年，举办临床医学教育的普通高校达到 133 所。1999 年，出现了 2 所设有临床医学专业的民办院校。进入 21 世纪后，我国医学教育事业继续保持了快速发展。2000—2018 年，举办临床医学本科专业的普通高校由 97 所增至 184 所，设置临床医学硕士和博士专业的普通高校分别由 63 所增至 133 所、31 所增至 57 所。同期，普通高校临床医学专业本科毕业生人数由 2.51 万人增至 9.26 万人，硕士毕业生人数由 0.25 万人增至 4.30 万人，博士毕业生人数由 0.09 万人增至 0.79 万人；专科毕业生人数由 2000 年的 1.49 万人增至 2017 年的 4.77 万人。医学教育事业的发展为我国医师队伍建设做出了巨大贡献。全国临床类执业（助理）医师数量由 2002 年的 119.2 万人增至 2020 年的 300.7 万人，增加了 181.5 万人。其中，执业助理医师从 22.3 万人上升到 50.3 万人，增加了 28.0 万人；执业医师从 96.9 万人上升到 250.5 万人，增加了 153.6 万人[5]。

目前，我国医学教育规模位居世界前列，医疗卫生人才培养质量不断提升，为世界上规模最大的卫生体系提供了坚实的人力支持，为满足患者就医需求、提高人民健康水平做出了巨大贡献。然而，在医学教育的三个阶段仍然存在需要提高完善之处。例如，本科医学教育是我国基本医学教育的核心组成部分，也是培养高素质医疗人才的重要基础。虽然我国本科医学教育在培养规模、标准制订等方面获得了长足发展，但仍存在课程设置不尽合理、教学方法与培养

[1] 朱新 , 王申生 . 加拿大住院医师培训概况 [J]. 国外医学 (医学教育分册), 1999, 4: 40-42.

[2] 韩锋 , 李小方 . 西方发达国家继续医学教育的特色及经验借鉴 [J]. 世界中医药 , 2014, 9(5): 658-661.

[3] 秦永杰 . 中国高等西医学教育的发轫 (1840—1919) [D]. 重庆 : 第三军医大学 , 2007.

[4] 柯杨 . 21 世纪中国医学教育改革再定位 [M]. 北京 : 北京大学医学出版社 , 2014.

[5] 国家卫生健康委员会 . 2021 中国卫生健康统计年鉴 [M]. 北京 : 中国协和医科大学出版社 , 2021.

目标脱节、忽视学生个性化发展、实习效果不佳等问题，人才培养质量与教育质量的同质化有待提高。为了进一步促进我国基本医学教育的发展与提高，十分有必要学习并借鉴国际先进经验。

住院医师规范化培训是毕业后医学教育的核心内容，是医师培养所特有和必经的教育阶段，是加强同质化医学人才培养、保证人才培养质量的重要途径，对于提高医疗质量、确保医疗安全具有不可替代的重要意义。我国自 1987 年开始先后在北京、上海等进行了住院医师规范化培训试点工作。自 2010 年起，上海市率先在全市三甲医院设立培训基地进行住院医师规范化培训，培训采取统一模式、统一准入、统一考试的制度。在各地试点的基础上，国家卫生计生委等 7 部委于 2013 年 12 月联合颁布《关于建立住院医师规范化培训制度的指导意见》，在全国启动实施统一、规范的住院医师规范化培训，目的在于培养具有良好职业道德、扎实的医学理论知识和临床技能，能独立、规范承担本专业常见多发病诊疗工作的临床医师。在专科医师培训方面，虽然多年以来一些医学专科学会进行了积极探索，但我国长期没有建立专科医师规范化培训制度。2015 年，国家卫生计生委等部委发布《关于开展专科医师规范化培训制度试点的指导意见》。总体而言，我国毕业后医学教育的发展历史相对短暂，在培训标准与政策、管理体制机制、培训基地与师资建设等方面仍有较多需要改进之处。相比之下，欧美国家毕业后医学教育已有百年历史，形成了较为系统、成熟的模式，有许多经验值得我们学习和借鉴。

继续医学教育是促使医生保持知识更新的重要手段。1995 年，我国颁布《全国专业技术人员继续教育暂行规定》。1996 年，继续医学教育工作由全国继续医学教育委员会进行统一管理，相继制订形成了一系列管理制度，并逐步完善检查、监督及效果评估机制，为保障和推动我国继续医学教育工作的发展发挥了重要作用。尽管我国继续医学教育日益受到重视，建立了有中国特色的继续医学教育制度，完善了我国现代医学教育完整体系。但是，也应该清楚地认识到，我国的继续医学教育工作仍然存在培训体系不完善、发展不平衡、培训内容有待拓展、培训质量参差不齐等诸多问题，面临很大挑战。

在建设社会主义强国、为实现民族伟大复兴而奋斗的新历史时期，我国经济保持稳定发展，社会领域经历了深刻变革，人民生活方式、生活水平与卫生服务需求发生巨大变化，医疗保障制度基本实现全民覆盖，医药卫生体制改革与教育体制改革逐步深化，对于医学人才的素质、数量、构成与分布等都提出了更高的要求。医学教育承担着为社会培养高素质医学人才的重任，其教育思想、专业和课程设置、招生政策与规模、教学模式与方法等对于医学人才的有效供给具有直接而深远的影响。

经过 150 余年的发展，我国医学教育取得了巨大成就，医学院数量不断增加，培养了大批临床医生，为维护中国人民的健康做出了巨大贡献。然而，与国外先进水平相比，我国医学教育仍然存在较大差距。在此背景下，我们感到十分有必要研究总结医学教育领域的国际经验，并在此基础上对深化我国医学教育改革提出政策性建议，因此编著了此书。当然，由于作者学术和政策水平有限，书中难免存在不足之处，还望广大读者不吝批评指正。

主 编

目　录

第一章　英国医学教育

第一节　基本国情

一、基本情况

大不列颠及北爱尔兰联合王国（United Kingdom of Great Britain and Northern Ireland）简称英国（United Kingdom），本土位于欧洲大陆西北面的不列颠群岛。英国是立宪君主制国家，由大不列颠岛上的英格兰、威尔士和苏格兰以及爱尔兰岛东北部的北爱尔兰以及一系列附属岛屿共同组成的一个西欧岛国。近些年，英国 GDP 增长超过发达国家平均水平；但最近受脱欧影响，GDP 增速下降，英国被法国赶超，跌落为全球第六大经济体。

2015 年，英国人口增长至 6510 万，达到有史以来最高值，在欧盟和欧洲自由贸易区 32 个国家之中居于第三位，仅次于丹麦（8200 万人）和法国（6700 万人）。据欧盟统计办公室预测，2050 年英国人口将在上述 32 个国家中居于首位，达到 7700 万人。在 20 世纪 60 年代婴儿潮时期，英国人口增长相对较高，但在 70 年代增长放缓。20 世纪 80 年代末，随着 60 年代婴儿潮一代生育子女，人口开始再次增长。在未来，预计英国人口将稳步增长，2026 年将超过 7000 万人。除平均寿命增长以外，英国人口的增长与人口的自然变化有关。自 1995 年以来，英国年出生人数基本上均超过死亡人数。此外，外国移民也是英国人口增长的原因之一。自 20 世纪 90 年代以来，移民到英国的人口明显超过移出的人口。2004—2015 年，移民的增加使英国人口每年净增长 25 万以上，比同期人口的自然增长大约多 5 万人。同时，移民一般处于 20 ～ 36 岁年龄段，即位于传统的工作年龄段之内。

英国人口正在老龄化。根据英国国家统计办公室发布的数据，1975—2015 年，65 岁以上老年人口所占比例由 14.1% 上升至 17.8%，2045 年预计将达到 24.6%。0 ～ 15 岁儿童青少年所占比例则由 1975 年的 24.9% 下降至 2015 年的 18.8%，并且未来将继续下降，2045 年预计降至 17.7%。在未来 50 年里，65 岁及以上的人口可能会增加 860 万人，这一数字大致相当于伦敦的人口规模。整个 20 世纪后半叶，英国人口一直在稳步老龄化，这一趋势预计将在未来继续下去。2016 年，英国 65 岁及以上居民 1180 万人，占 25 年前总人口的 18%。到 2041 年，20 世纪 60 年代婴儿潮一代（现在 50 多岁）将进入老年，到 2066 年预计将会有 860 万英国居民达到 65 岁以上，总数为 2040 万人，占总人口的 26%。这一数字的增长大致相当于今天伦敦的人口规模。由于增长最快的是 85 岁以上的人群，英国人口的高龄化现象将日趋严重。2016 年年中，全国 85 岁以上人口达到 160 万人，占总人口的 2%。预计到 2041 年，这一数字将翻一番，达到 320 万人（占总人口的 4%），到 2066 年将增至 3 倍，届时将有 510 万人年龄在 85 岁以上，占英国总人口的 7%。相比之下，16 ～ 64 岁的人口预计在未来 25 年仅增长 2%，到 2066 年增长 5%。随着英国人口的增长及老龄化，医疗、教育等服务的需求与所面临的压力相应增加。

2013—2015 年，每 10 万名孕产妇中有 8.8 人死亡，这个数字从 2004 年以来不断降低。根据世界卫生统计 2017，这个数字在欧洲组中处于中间水平。婴儿死亡率排名更好一些。平均期望寿命在过去数十年中不断增加。2015 年，男性和女性出生期望寿命分别为 79.2 岁和 82.8 岁，其中 22.6% 的新生男婴和 28.3% 的新生女婴的预期寿命为 100 岁。至 2066 年，男婴的预期寿命预计将增至 86.4 岁，女婴的预期寿命预计将增至 88.9 岁。英国人口（特别是 65 岁及以上老年人口）卫生保健与生活方式的改进是出生期望寿命不断增加的主要原因。根据世界卫生统计 2017 年度的数据，英国平均期望寿命全球排名第 22 位。

英国于 1948 年 7 月建立了国家卫生服务制度（National Health Services，NHS），其基本特征为市场力量的最小化和政府产权与控制。英国卫生体系的主要特点包括：医疗卫生服务的提供与筹资以政府为主导，政府既是提供者，又是购买者；卫生服务经费来源于一般税收，由卫生部和多个区域性公共机构进行管理；绝大部分医疗卫生机构为公立机构，医生为政府工作；中央政府负责把部分预算分配给国家卫生服务体系以确保为所有国民提供卫生服务，并建立了严格的分层管理制度；建立了全科医生（general practitioner，GP）“守门人”制度。除急诊外，患者必须通过全科医生转诊才能接受医院服务。

英国实行全民医保制度，所有国民都有接受医疗卫生服务的权利，并且绝大多数服务在接受之时是免费的。每个参加 NHS 的患者必须在一个全科医生那里登记，并且一般只能通过全科医生的转诊才能到 NHS 医院的专科医生处就诊。不过，患者也可以通过自付费用方式，请 NHS 医院专科医生提供私人诊疗服务。如果参加了私立医疗保险的话，还可以通过私立医疗保险制度转诊到 NHS 医院就诊。

英国社会医疗保障制度包含在国家卫生服务制度之内。1948 年，英国政府建立 NHS 时，目标在于使本国所有居民在需要时都可以获得卫生服务，而不考虑个人是否缴费或缴费数额。这一原则在今天仍大致被遵守。2000 年，英国政府所列出的 10 个 NHS 核心原则之一就是“NHS 将基于临床需要而不是支付能力为所有人提供医疗卫生服务”。不过，只有英国普通公民才可以通过 NHS 制度获得医疗卫生服务。英国国家卫生服务制度的重要组成部分之一是贝弗里奇式医疗保障制度，是世界上经典社会保障模式之一，同时为意大利、西班牙、古巴等国借鉴使用。NHS 筹资以税收为主，资本收益积累为辅，而不是通过医疗保险缴费。具体而言，其资金渠道主要包括企业与国民以纳税人身份向政府缴纳的一般税，雇主、雇员向政府缴纳的国家保险费用（national insurance contributions，NICs），NHS 信托基金的资本积累等。一般税收的主要来源包括收入所得税、增值税、公司税和汽油、酒精饮料、烟草等的消费税。国家保险缴费是基于雇主、雇员及自我雇佣者劳动收入的强制性保险费用缴费，只有缴费者才可以享受退休保险、失业保险等。英国普通居民参加 NHS 不需要缴费，使用 NHS 服务的资格也不取决于是否缴纳了国家保险费用，国家保险保费收入则有大约 10% 的经费用于 NHS。

1948 年英国政府在建立 NHS 时，将全国医院基本收归国有，因此英国公立医院又称为 NHS 医院。公立医院约占全国医院总数的 95%。英国绝大多数医院服务由公立医院提供。据估计，英格兰公立医院的医疗服务费用就达到 120 亿英镑，而英国所有私立医院资产的市场总值仅略高于 49.4 亿英镑。

近年来，NHS 一直面临着人才短缺的问题，据英国广播公司（BBC）报道，NHS 短缺的工作人员有近 10 万人[1]。其中，护理专业人才短缺尤其严重，据英国《卫报》报道，NHS 有近 44 000 个护理岗位空缺（占护理人员总数的 12%），10 年内护理岗位空缺可能达到

[1] BBC. NHS’ no chance of training enough staff. https://www.bbc.com/news/health-47616491.

100 000 个[1]。英国采取了多种措施以期增加护士人数，其主要政策包括：①海外招聘。根据NHS 统计数据，2017 年末，约 20% 在英国工作的护士来自国外，来自欧盟国家的护理人才占其中很大比重。由于近年来英国脱欧，从欧盟国家来英工作的护士日益稀少，NHS 正在从印度、菲律宾等发展中国家招聘更多的护士。②扩招护理专业学生，放宽从业门槛。英国各主要政党均承诺增加护士人数，工党和保守党均承诺扩招护理专业学生以培养更多护理人才。据《卫报》报道，为缓解护理专业人才不足的困境，NHS“依靠素质较低的员工来填补劳动力缺口”，不少如卫生保健助理（healthcare assistants）和护理助理（nursing associates）等人员已被用来增加护理人员数量。

二、医生

英国医学教育在全球范围内具有重要影响，医生的培养过程通常包括本科院校教育、住院医师基础培训、专科 / 全科医师培训三个阶段。根据所接受的培训不同，医生的专业级别有所不同。不过，所有医生均需要在英国医学总会（General Medical Council，GMC）注册。医学生从医学院毕业获得医学学位后，如希望从事医生职业，则需要接受包括基础培训（foundation programme）和专科培训（specialty training）两个过程的毕业后教育，以最终成长为一名全科医生或其他专科医生。首先，医学毕业生以初级住院医师（junior house officer，JHO）的身份参加为期 2 年的基础培训项目，在医院接受科室轮转培训，分为 F1 和 F2 两阶段。在第 1 年（foundation year 1，F1），受训者在 GMC 临时注册，在高年资医生的指导下诊治患者；第 1 年结束且通过考核后，在英国医学总会正式注册，才可以进入第 2 年（foundation year 2，F2）的培训。在完成基础培训后，可以选择接受 3 年的全科医学职业培训或者在其他专科进行 5 ～ 8 年的专科培训，在获得培训合格证书（certificate of completion of training，CCT）后才可以在 GMC 进行专科注册，分别成为全科医生或其他某专科的顾问医师（consultant）（图 1-1）[2,3]。

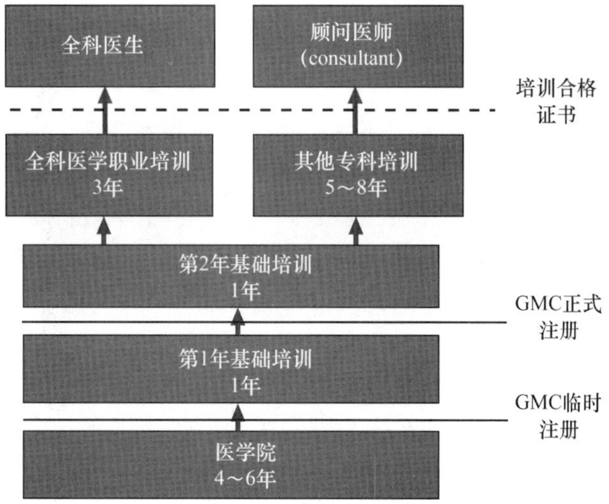

图 1-1　英国医生培养过程

[1] The Guardian. Nursing shortages forcing NHS to rely on less qualified staff-report. https://www.theguardian.com/society/2019/nov/28/nursing-shortages-forcing-nhs-england-wales-to-rely-on-less-qualified-staff-report.

[2] British Medical Association. Medical training pathway[EB/OL]. [2017-10-24]. https://www.bma.org.uk/advice/career/studying-medicine/insiders-guide-to-medical-specialties/medical-training-pathway.

[3] General Medical Council. The Foundation Programme[EB/OL]. [2017-10-24]. http://www.gmc-uk.org/education/postgraduate/foundation_programme.asp.

英国是世界上最早实行国家卫生服务制度的国家，医疗服务体系的主要特点之一是首诊在全科医生（GP）。平均每位全科医生有 1800 ～ 2000 名注册患者。他们的工作是以社区为中心，向注册的患者提供从出生到死亡全过程、全方位的基本卫生服务，包括疾病诊断、治疗、医疗保健、妇幼保健、传染病预防监测、健康咨询、患者转诊等。患者只有在全科医生处理不了的情况下才能转向地方综合医院或专科医院。除急诊外，患者去医院就诊均需要通过全科医生介绍。由此可见，全科医生在英国卫生体系中地位十分重要，扮演着“守门人”的角色[1]。英国共有医生 5.5 万，其中全科医生 3.6 万，占医生总数的 65%，巨大的服务需求量对全科医学教育提出了要求。

顺利完成两年基础培训后，才有资格申请专科培训，目标是成长为一名顾问医师（consultant）。处于专科医生培训阶段并且还未获得专科医生学会会员资格的年轻医生称为高级住院医师（senior house officer，SPO）。在取得专科医生学会会员资格后，2007 年 8 月之前，处于这一培训阶段的医师称为专科医生注册医师（specialist registrar，SpR）；2007 年 8 月之后，称为专科注册医师（specialty registrar，StR）。从医学毕业生担任初级住院医师之日算起，一般 5 年之后才有资格晋升为专科注册医师。成为专科注册医师之后，意味着该名医生已经选定了专业领域并且把晋升为顾问医师（consultant）作为职业发展目标。初级住院医师、专科注册医师和高级住院医师统称为培训期医生（doctors in training 或 trainee doctors）或低年资医生（junior doctors），主要指获得医学（或外科学）学士学位后正在接受毕业后培训的医生。

在 20 世纪 80 年代，从医学院校毕业之日算起，医学毕业生需要 12 ～ 14 年才能晋升为顾问医师。同时，低年资医生一般每周工作超过 120 小时，需要参与提供所在医院急诊科、夜间和周末的医疗服务，并诊治危重患者。在过去几十年中，低年资医生的境遇发生了很大改善，主要表现为受训时间与每周工作时间减少，并且正常工作时间之外的医疗服务越来越多地由顾问医师牵头组织提供。目前，低年资医师在毕业之后需要 8 ～ 9 年可以晋升为顾问医师。

顾问医师是经过严格培训的高年资医生，在医院绝大多数医疗服务中发挥领导作用。据调查，英国所有医院托拉斯均认为顾问医师在获得良好临床结果方面发挥了关键作用。90% 的医院托拉斯认为顾问医师的实际工作内容超过了合同规定内容。除了为患者直接提供诊疗服务外，顾问医师在领导医疗团队、管理医院临床工作、教学及培训年轻医生等方面起到了至关重要的作用。NHS 托拉斯直接管理顾问医师。在理论上，临床科室主任通常负责顾问医师的日常管理，托拉斯医院董事会中则有一位医疗院长监督临床科室主任。然而，调查显示许多临床科室主任缺乏足够的时间、训练和行政支持以有效地行使顾问医师管理职能。

顾问医师数约占英国专科医生总数的 82%。根据英国国家审计办公室（National Audit Office，NAO）数据，近年来 NHS 雇佣的顾问医师数量不断增加。顾问医师在 NHS 医院不同临床科室工作，其中在普通内科工作的顾问医师占 22.1%，外科占 18.8%，麻醉科占 15.4%，精神病科占 10.9%，病理科占 6.9%，儿科占 6.7%，放射科占 6.5%，妇产科占 4.8%，事故与急救科占 3.0%，公共与口腔医学占 2.0%，口腔科占 1.7%，临床肿瘤科占 1.4%。

根据医院性质不同，1/3 ～ 1/2 的医生为顾问医师。此外，绝大部分医院还雇佣了一些具有完全执业资质的医生，包括准专科医生（associate specialist）、专业医生（specialty doctor）和职员级别医生（staff grade doctor）。准专科医生和职员级别医生一般均完成了专科教育与培训，但还没有获得顾问医师水平职位，主要原因在于顾问医师职位数量非常有限。所有不是顾问医师的专科医生只能在顾问医师指导下在 NHS 系统内工作，不得同时到私立医疗机构工作。

2000 年以来，由于医学毕业生人数的明显增长，英国医生数量显著增加。2011 年医生数量比 2000 年增长了 50% 以上，增长速度远高于几乎所有的其他经济合作与发展组织

[1] 张为佳 . 英国的全科医生与全科医生教育 [J]. 中医教育 , 2001, 20(5): 60-61.

（Organization for Economic Cooperation and Development，OECD）国家。根据 2017 年世界卫生统计资料，英国每千人口医生数为 2.8 人。

来自低收入国家的医生是英国医生队伍的重要力量。2005 年，国外医学院校毕业生占英国执业医师总数的 40%，所占比例达到最高峰。2010 年，这一比例有所下降，但仍然为 37%。英国医学总会 2011 年度的报告显示，2010 年约有 150 个国家的医学院校毕业生在英国注册行医，其来源国中印度居首（占英国注册医师总数的 10.8%），其次是巴基斯坦（3.4%）、南非（2.6%）等国家。为了改变对国外医生的过度依赖，英国医学总会从 2006 年开始，明确要求英国所有卫生机构在招聘时，只有证明所招聘职位不能由本国医生担任时，才能聘用来自非英国或欧盟的医生。2010 年，英国开始实施新的移民法，对欧盟区以外的医生进入英国行医有了更加严格的限制，同时加大了国外医生获得英国签证和在英国进行专科训练的难度。在这些措施实施后，国际医学毕业生在英国行医的数量有所下降[1]。

在医生管理方面，英国医学总会负责医生执业注册与年度评估（annual appraisal）。目前，所有执业医师每年需要接受评估。评估由医生任职的医疗机构组织，英国医学总会在每家机构内委任一个资深医生作为本机构评估体系负责人（responsible officer），机构内也会有一定数目、受过培训的医生负责为所有医生进行年度评估。每五年为一个评估周期，全部顺利通过才能获取行医资格的再认可（revalidation）。

所谓评估，英格兰 NHS 将其定义为“基于全方位的工作范围内收集的信息，在系统与评估师协助下进行的一个自我回顾过程”。评估的基本要求包括：医生必须在评估前按规定提供详细资料，评估师也需要在开会前充分准备；会面需要在保密、安静和不受干扰的环境进行；会面后评估师需要提交一份报告，总结讨论的内容，并经双方同意和签名后递交有关部分；对评估过程进行质量控制。

评估的内容与方法包括：①继续职业发展记录，大部分专科要求每年 50 个学时的继续教育学习。②质量改进，如病例回顾、患者临床结局回顾、医疗模式或政策评估等。③重大事情。医生需要记录与自己有关的、发生过或差点发生的不良事件，如开错药或程序出错等，还需要详细描述每件事件、进行分析和提出避免再发生的办法。如果当年没有与自己直接相关的重大事件，需要在质量改进部分描述参与科室或团队其他成员的重大事件回顾。在此过程中，所遵循的原则是接受人人都会犯错的事实，以非责备的态度从错误中学习。④同事反馈，指每五年一次详细的 360° 反馈。提供反馈者需要从工作范围内接触到的每个重要领域的同事之中进行选择，并由第三方发出英国医学总会已认可且经过验证的问卷收集反馈意见。医生需要对反馈作出反思，基于反馈意见发现自己的长处和不足，并对以前提出过的改善方向进行评估。⑤患者反馈，其方法与形式也与同事反馈相类似。⑥投诉与表扬。对于任何投诉与表扬，医生需要记录并进行反思。对于以上 6 大评估内容，在评估时都需要考虑与以下四个维度的相关性：知识、技能与表现；安全与质量；沟通、团队合作；维持和促进信任。

第二节　医学教育概况

一、医学教育历史回顾

一般认为，英国现代医学教育从 1858 年开始[2]。1858 年以前，英国医疗保健人员可以分

[1]　王林，贺加 . 全球医学教育资源失衡下的医学人才流失 [J]. 复旦教育论坛 , 2014, 20(4): 108-112.

[2]　Allis J. 英国医学教育的回顾 [J]. 杨建中，译 . 国外医学情报 , 1980, 1(20): 365-366.

为三类：内科医生、外科医生和药剂师。其中，内科医生一般需要接受专门的学院教育，毕业后还需要经历一定时间的实习锻炼才能正式行医；外科医生的培养则更多采用师带徒制度，不一定要接受学院教育，只要经历学徒阶段后即可以开业行医。在此阶段，外科治疗过程中不时出现医疗事故，外科医生可能会给患者带来痛苦甚至健康风险。此种医学教育制度一直持续到19世纪中期。这时，英国医学事业尤其是外科学得到快速发展。人们的注意力开始集中到外科医生的培训教育上。

经过19世纪中前半叶数十年的变革，英国于1858年成立了GMC[1]，负责开业医生注册和发放行医执照。开业医生必须在GMC所承认的一些医学院校里学习。这些院校的课程设置、内容、课时等都由GMC统一规定。

在19世纪，英国得到GMC承认的医学院校仅有28所，其中12所在伦敦。医学院通过集体大课以及分小组病床前讲课实习的方法授课，目的在于把一般的学生培养成为全科医生，使其具备能处理医疗上一切问题的能力。在院校教育阶段，医学生们按照既定程序学习诊断各种早已安排好的病情并提出治疗意见。虽然这种命令式的教学模式在现在看来有一定弊端，但在当时为社会培养了足够数量的开业医生。

20世纪初，英国社会医疗保险事业逐步发展，社会医疗保健系统逐步代替私人医院。1948年，英国国家卫生服务体系（National Health Service，NHS）建立，开始为一般民众提供免费医疗保健服务，对于医疗保健领域从业人才的需求数量不断增大。为适应这一情况，英国政府将部分医院改为医学院校，并学习美国制订了进修培训计划，刚毕业的年轻医生应尽量参加脱产进修。除了全科医生培养外，医学院校也开始注重培养学生从事某一专科所应具备的能力。1911年，英国成立了毕业后医学协会（Postgraduate Medical Association），旨在英国开展毕业后医学培训。然而，由于医学服务需求的与日俱增，毕业后教育的发展被忽视，到1951年，大多数地区教学医院的毕业后教育设施都不够完善[2]。20世纪50年代至今，随着医学专业的发展，医学变得更加专业化和复杂化，社会医疗保健人才日益稀缺。为此，英国进行了一系列措施。1961年，努菲尔德省医院基金会（Nuffield Provincial Hospitals Trust）主持举行了基督教会（Christ Church Conference），确定在各地建立医学中心（medical centres），以协调大学医学院和NHS的关系，医学中心为医院工作人员提供了一个集会场所，在地方医院中营造教育氛围。1962—1972年，各地开设了228个医疗中心；1978年，英格兰和威尔士已有300多个医疗中心。

1968年，皇家委员会（Royal Commission）为了建立一种更结构化的研究生培训形式，在报告中建议在正式注册后应该有一个约3年的一般专业培训时间。在此之后，应进行一段时间的专业领域进一步培训，根据相关专业的不同，培训期限可能会有所不同，这项报告初步建立了基础培训和专科医师培训制度。更高级别的专科培训（higher specialist training）随着联合高级培训委员会（Joint Higher Training Committees）的成立变得更加协调和结构化。高级培训委员会由各个皇家委员会领导建立，还包括大学协会（University Associations）、卫生部（Health Departments）、医学研究理事会（Medical Research Council，MRC）、医学研究慈善协会（Association of Medical Research Charities，AMRC）和英国医学总会。它们为各个专科专业制订了培训标准，并负责批准职位和培训计划，颁发培训合格证书。

[1] Beck A. The British Medical Council and British Medical Education in the nineteenth century[J]. Bulletin of the History of Medicine, 1956, 30(2): 150-162.

[2] Lister J. The history of postgraduate medicine education[J]. Postgraduate Medical Journal, 1994, 70(828): 728-731.

二、医学教育现状

GMC 曾于 1993 年、2003 年、2009 年先后发布三版《明日医生》（*Tomorrow's Doctors*），作为本科医学教育标准。自 2016 年 1 月 1 日起，2009 版《明日医生》由《追求卓越》（*Promoting Excellence*）取代，在此之前的暂行版本为毕业生结果（*Outcomes for Graduates*）（图 1-2）。这些标准对学生能力和态度，教育机构提供的课程、教学形式等内容都做出了详细的要求。

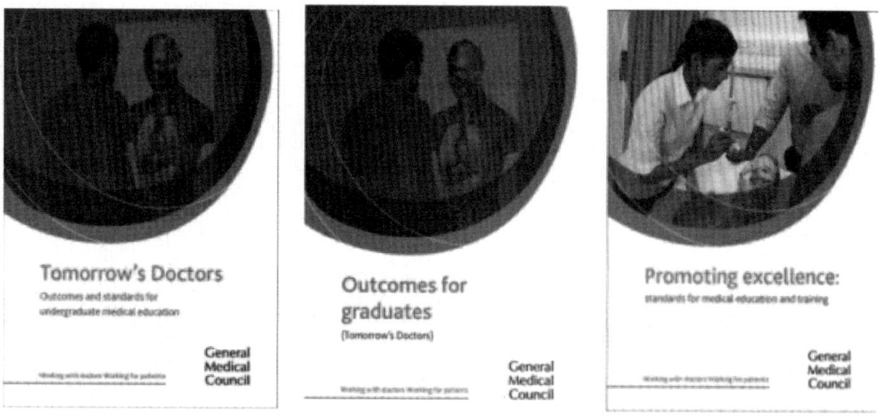

图 1-2　GMC 本科医学教育相关标准

《追求卓越》为医学教育和培训规定了五个主题方面的十个要求。内容包括：

第一要务是患者安全。

1. 学习环境和文化氛围：①要求学习环境对患者安全，对学习者和教育者有帮助。塑造富有同情心、关怀患者的良好文化氛围。②要求教育者提供规范培训，学习者能够在专业的医疗实践中完成学习。

2. 教育管理和领导力（educational governance and leadership）：①要求教育管理体系根据标准衡量绩效，在学习者表现未达到标准时做出反应，从而不断提高教育和培训的质量。②要求教育管理系统和临床管理系统相互协调，使培训组织更有效地解决患者安全、护理标准以及教育问题。③要求教育管理体系确保教育和培训是公平的、平等的、多样的。

3. 支持学习者：学习者要能够获得教育者的支持，以使他们在良好的医学实践中获得期望达到的目标，实现其课程要求的学习成果。

4. 支持教育者：①要求各个机构根据具体教育工作和培训职责选择、培训和评估教育工作者。②要求教育工作者能够获得支持、资源和时间来履行他们的教育和培训职责。

5. 制订实施课程和评估：①制订实施医学院的课程和评估，以便医学生能够实现毕业生所需的学习成果。②实施毕业后教育课程和评估，以便接受培训的医生能够证明良好医疗实践的预期目标，并实现其课程要求的学习成果。

根据 GMC 对医学院年度报送（medical school annual return，MSAR）数据的统计，2016—2017 学年，英国共有在校医学生 39 994 名。其中，男生 17 960 名，占比 44.9%；女生 22 034 名，占比 55.1%。声明患有残疾的学生 3727 名，占比 9.3%；未声明患有残疾者 39 267 名，占比 90.7%。绝大部分（80.2%）医学生在英格兰就读，在苏格兰、威尔士和北爱尔兰学习者分别占 11.7%、4.7% 和 3.4%。通过标准模式入学的医学生为 36 980 名，占比 92.5%；通过研究生模式入学者为 3014 名，占比 7.5%。

第三节 医学教育管理与政策

一、医学教育管理体制

在英国医学教育中，政府起着宏观引导的作用，具体事务则多交由行业学（协）会等非政府组织处理。其中，英国医学总会在医学教育管理中发挥重要作用。此外，英国基础培训项目办公室（UK Foundation Programme Office，UKFPO）、英格兰医学教育管理局（Health Education England，HEE）等组织也在医学教育中扮演着重要角色。代表医务人员的关键性社会组织还包括英国医学会（British Medical Association，BMA）及代表不同专科医生和护士等专业人员的皇家学会（Royal Colleges），如皇家内科医生学会、皇家外科医生学会等。

（一）英国医学总会

英国医学总会（General Medical Council，GMC）成立于1858年，致力于在保护患者以及改善英国医学教育和实践等方面发挥作用。GMC为英国医学教育界提供了法定的专业管理机构，并开创了医生执业注册的先河。GMC是一个独立的管理机构，其职责和权力均依托于《1983医疗法案》（Medical Act 1983），主要由理事会（Council）、执行委员会（Executive Board）和咨询委员会（Advisory Boards）构成，其管理由三者共同完成。其中，理事会是管理机构，负责设定战略目标。执行委员会领导日常工作，将理事会商定的战略目标、业务计划、政策和授权付诸实施。咨询委员会在英国各地召开会议，邀请不同的利益相关者，以了解各地人群对组织的意见并持续改善工作[1]。此外，GMC下设多个工作组或委员会，包括注册决策工作组（Registration Decisions Panels）、注册上诉工作组（Registration Appeals Panels）、调查委员会（Investigation Committee）、医生审裁处（Medical Practitioners Tribunal Service）、执业医师法庭（Medical Practitioners Tribunals）和临时命令法庭（Interim Orders Tribunals）。GMC的运行经费主要来自会员支付的费用。

作为一家独立的非营利性机构，英国医学总会是维护英国境内执业医生正式注册的公共机构，承担着保护患者权利、促进医学教育和实践的职能，并根据社会和医学科学的发展进步，适时设定医学院校培养医生的标准[2]。据《1983医疗法案》规定，GMC的组织目标包括：①保障、促进及维护公众的健康、安全和福祉；②促进及维护公众对医学界的信心；③促进及维护医生职业的专业标准和操守。同时《1983医疗法案》也为GMC规定了工作范围，涵盖五个领域，分别是医疗注册（medical register）、医生标准（standards for doctors）、教育与培训（education and training）、再验证（revalidation）和解决关切（addressing concerns）。

GMC并不直接参与管理工作，只起监督和检查作用，同时负责管理医生的注册工作。其具体职责是：①促进高水平的医学教育，协调各阶段不同水平的医学教育，包括院校本科医学教育的设计、认证与审查，与专业学会联合制订毕业后医学教育的结构；②制订医生准入标准，负责医生执业注册与年度考评；③为医学执业者提供关于职业行为标准和道德伦理方面的建议；④制订专业操守原则并对违反操守的医生进行调查与处分。

GMC是负责监管医生的独立性组织，其主要职责包括以下四个方面：合格医生的注册更新、促进优质医疗实践、提升医学教育标准、处理医生可疑执业行为问题等。GMC负责向每位医生发放医师资格证书、批准医学院的设立并对不当医疗行为投诉进行调查，医学院校必须符合GMC的标准。尽管GMC是独立性组织，但会通过在各地区建立办事处，与相关组

[1] General Medical Council. Governance[EB/OL]. [2017-10-24]. https://www.gmc-uk.org/about/how-we-work/governance.

[2] General Medical Council. About us[EB/OL]. [2020-07-31]. http://www.gmc-uk.org/about/index.asp.

织和地方政府建立并维持关系。此外，GMC 也注重听取各大主要利益集团以及监管改进机构（regulatory and improvement bodies）的意见[1]。

在医学教育领域，GMC 主要负责监督英国的医学教育和培训，规范医生培训和专业发展的各个阶段，指导医学院校及培训机构制订医学教学和培训的培养目标、教学内容和计划等。同时，GMC 通过管理医生注册、调整医生培训计划与周期、对未达到医学教育标准的医生进行调查和帮助及再教育等方法，监控和调节高等医学教育的教学质量[2]。GMC 在英国医学教育的改革历程中扮演了重要的角色。GMC 建立之初，英国医学教育存在严重缺陷，例如书本知识过多而实践知识不足，毕业生完全不了解医学重点领域等。为解决上述问题，GMC 于 1890 年发布了报告，将医学课程的时长从 4 年增加到了 5 年，并在课程早期添加了化学、物理和生物等自然科学学科[3]。

GMC 为医学院校以及培训机构制订了提供医学教育和培训时应达到的标准，并确定了医学生和接受培训的医生在教育或培训结束时应当达到的水平[4]。标准和成果是通过五份文件进行规定的，分别是《促进卓越（Promoting Excellence）》《通过设计达到卓越（Excellence by Design）》《通用专业能力框架（Generic Professional Capabilities Framework）》《毕业生结果与补充指南（Outcomes for Graduate，plus Supplementary Guidance）》和《拥有执业许可临时注册医生的结果（Outcomes for Provisionally Registered Doctors with a Licence to Practise）》（表 1-1）。

表 1-1 GMC 有关医学教育标准和水平的五份文件

名称	说明
促进卓越	该文件规定了提供医学教育和培训的标准，这些标准的核心是患者安全、照护质量和公平性
通过设计达到卓越	该文件设定了课程要求，皇家学会与医学院系（Royal Colleges and faculties）在设计或修改课程时需遵循这些原则
通用专业能力框架	该文件说明如何将沟通、领导力和患者安全等对患者照护至关重要的技能培训纳入毕业后培养体系（postgraduate curricula）之中
毕业生结果与补充指南	该文件列出了毕业生必须具备的知识、技能和行为，只有符合这些标准才能申请临时注册
拥有执业许可临时注册医生的结果	该文件列出了临时注册医生在申请正式注册（full registration）时需达到的标准

除了对医学教育各阶段提供了标准和结果外，GMC 还为医学院校提供了如何达到和维持既定标准和结果的指南。指南涵盖了多个领域，例如《实现良好的医疗实践》（Achieving Good Medical Practice）、《继续职业发展》（Continuing Professional Development，CPD）、《设计和维护毕业后评价项目》（Designing and Maintaining Postgraduate Assessment Programmes）、《培养体系和评价系统的平等和多样化指南》（Equality and Diversity Guidance for Curricula and Assessment Systems）、《欢迎和重视》（Welcomed and Valued）等（表 1-2）。

[1] General Medical Council. Who we work with[EB/OL]. [2020-07-31]. https://www.gmc-uk.org/about/how-we-work/who-we-work-with.

[2] 廖品琥. 浅谈英国高等医学教育的特点 [J]. 右江民族医学院学报, 2009, 31(5): 897-898.

[3] Youngson AJ. Medical education in the later 19th century: the science take-over[J]. Med Educ, 1989, 23(6): 480-491.

[4] Sharma M, Murphy R, Doody GA. Do we need a core curriculum for medical students? A scoping review[J]. BMJ Open, 2019, 9(8): e027369.

表 1-2 GMC 有关医学教育的指南

名称	说明
实现良好的医疗实践	该指南概述了医学院内外的医学生（medical students-both inside and outside medical school）应达到的标准
继续职业发展	医生必须在整个职业生涯中保持最新的知识和技能，并保持和提高自身的表现。该指南是帮助医生达到相关专业标准的关键办法
设计和维护毕业后评价项目	该指南是对课程标准《通过设计达到卓越》的补充，以为那些决定如何设计和维护评价项目的人提供建议
培养体系和评价系统的平等和多样化指南	本指南解释了平等和多样性的原则，以通过这些证据来批准培养体系、考试和评价系统的变更
欢迎和重视	该指南为医学院校和毕业后教育者提供有关如何支持残疾学习者和长期健康状况不佳者的建议

除了监督管理医学教育和培训，GMC 还开展了一些项目，致力于处理可能会影响现在和未来医学教育的相关主题，包括差异成就（differential attainment）、专科医师和副专科医师以及本地雇佣医师调查（survey of specialty and associate specialist and locally employed doctors）、提高毕业后培训的灵活性（promoting flexibility in postgraduate training）、文凭核验（credentialing）、质量保障流程回顾（review of quality assurance process）等。

GMC 还负责确保医学教育和培训的质量，设立针对医学院（medical schools）、毕业后教育机构（postgraduate bodies）、本地教育机构（local education providers）、皇家学会和医学院系（Royal Colleges and faculties）以及医师助理与麻醉师助理课程提供机构（physician associate and anaesthetic associate course providers）的质量保障框架。例如，针对医学院的质量保障框架决定了具备英国医学学位授予资格的医学院校名单，定期监测名单内的医学院是否符合医学教育标准并推广优秀案例，对希望获得医学学位授予资格的新医学院校进行程序化审查，设立培训师认证（recognition and approval of trainers）的标准和程序等[1]。一项针对 GMC 质量保证框架的调查结果显示，框架的各个组成部分中如促进质量改进透明度的报告、对话反馈、促进监管机构和培训机构之间互动的合作伙伴关系以及适当的风险干预等关键机制的存在，让 GMC 框架能够真正地维护本科和毕业后医学教育的质量，进而保障公共安全[2]。GMC 还会从医学院和毕业后教育机构收集年度报告，通过机构访问、调查和其他来源收集信息，并利用这些报告和信息判别医学教育的发展趋势、聚焦点和良好实践[3]。

GMC 与英国卫生部（UK Government's Department of Health）、负责卫生的部长（ministers responsible for health）、下议院健康特别委员会（Commons Health Select Committee）、临床调试组（clinical commissioning groups）、各医学院校、皇家医学会以及患者团体都建立了稳定的合作伙伴关系。例如，与英国政府合作对医疗法律法规进行修改以使其更加公平，保证医学教育和培训的质量以及支持医学界等。

（二）英格兰医学教育管理局

成立于 2012 年的英格兰医学教育管理局（Health Education England，HEE）是卫生部的执行

[1] Wall D, Goodyear H, Singh B, et al. A new tool to evaluate postgraduate training posts: the Job Evaluation Survey Tool (JEST). BMC Med Educ, 2014, 14: 210.

[2] Crampton P, Mehdizadeh L, Page M, et al. Realist evaluation of UK medical education quality assurance[J]. BMJ Open, 2019, 9(12): e033614.

[3] General Medical Council.[EB/OL]. [2021-02-07]. https://www.gmc-uk.org.

性非政府公立机构。其职能是为英格兰医学和公共卫生教育培训提供来自国家的领导及协调[1]。HEE 最开始的性质是特别卫生局（Special Health Authority）；2015 年 4 月 1 日，机构性质转变为非政府公共机构（non-departmental public body，NDPB）。NDPB 是英国政府对某些半官方公共机构的分类方式。它们虽然不是政府部门的组成成分，但是却执行政府部门的职权。一般有四类 NDPB，即行政（executive）、咨询（advisory）、法庭（tribunal）和独立监察委员会（Independent Monitoring Boards）[2]。HEE 由其董事会领导，设有董事会主席（president）、首席执行官（chief executive）以及董事（directors）和非董事领导（non-executive directors），其下还设有 8 个地区总监（regional directors），领导他们所管理的地区。

HEE 是 NHS 的一部分，主要工作是计划、招聘、教育和培训卫生人力资源，确保英格兰医疗卫生事业拥有充足、优质的人力资源，以支持向患者和公众提供出色的医疗保健服务。HEE 的目标是在正确的时间和地点提供合适的卫生人力以及正确的技能和价值观，以便更好地满足患者现在和未来的需求。其主要职能包括：①领导医学教育和培训系统；②确保医疗保健工作者数量充足，技能水平合格[3]。英格兰医学教育管理局的工作涵盖了不同医疗保健和社区环境中工作的卫生技术人员规划、招聘、发展等方面所涉及的 100 多个环节。

HEE 按照地理位置在不同地区设立了 7 个地方教育和培训委员会（Local Education and Training Boards，LETB），负责所在区域内 NHS 临床和非临床工作人员的教育和培训，分别由 NHS 地方服务提供商代表（representatives from local providers of NHS services）组成，覆盖整个英国[4]。2015 年，英格兰医学教育管理局发布了第三项国家卫生人力规划，计划到 2020 年护士和医生人数增加约 15%。

HEE 的工作涵盖了 100 多个项目，这些项目主要是计划、配置、招聘和发展在各种医疗保健和社区环境中工作的医疗保健人员。例如，HEE 每年投入超过 40 亿英镑用于教育和培训卫生工作者，包括分担初级保健医生的工资，为现有卫生人员的课程和继续职业发展提供资金，为所有学生支付临床安置费用（clinical placement costs），设计课程、购买设备以支持学习者和教育者并提供在线教育等。HEE 还同医学院校和监管机构合作提供高质量的教育和培训，资助未来的 NHS 卫生人员。目前 HEE 为了实现医学教育资金的合理使用，创建了四种新的产品，即 NHS 教育资金指南（NHS Education Funding Guide）、ICS 教育资金报表（ICS Education Funding Statements）、教育合同（Education Contracts）以及多专业教育和培训投资计划（Multi-Professional Education and Training Investment Plan）（表 1-3）。这四个产品将提高教育和培训支出的透明度，能够更好地规划和制订教育和培训支出的目标，以及确保教育和培训资金能够真正地提高患者照护质量。

表 1-3 HEE 创建的有关医学教育资金使用的产品

产品	说明
NHS 教育资金指南	详细说明 HEE 如何花费教育和培训资金，以满足 NHS 的优先事项
ICS 教育资金报表	提供每个 ICS 领域按地点、专业和途径支出的全部细节，供所有人查看
教育合同	明确规定了教育和培训提供者为获得经费所需要提供的教育内容
多专业教育和培训投资计划	明确说明 HEE 将在地方系统中投资，以支持地方、区域和国家教育和培训的优先事项

[1] Health Education England. About Health Education England[EB/OL]. [2020-07-31]. https://www.hee.nhs.uk/about.

[2] Surhone LM, Timpledon MT, Marseken SF, et al. Non-Departmental Public Body[M]. Betascript Publishing, 2010.

[3] Health Education England. What is the purpose and function of local education and training boards? [EB/OL]. [2020-07-31]. https://www.hee.nhs.uk/2012/03/28/purpose-and-function-of-letbs.

[4] Health Education England.How we work[EB/OL]. [2020-07-31]. https://www.hee.nhs.uk/about/how-we-work.

除此以外，HEE 还负责建立了新的教育和培训成果系统，该系统可以培养出能够应对未来挑战的灵活卫生人力，从而为所有培训人员提供卓越的培训和更好的教育体验。HEE 教育成果框架包括五个高层次领域，即优秀的教育（excellent education）、称职的员工（competent and capable staff）、适应性强且灵活的员工队伍（adaptable and flexible workforce）、NHS 价值观与行为（NHS values and behaviours）和扩大参与（widen participation）。HEE 还负责确保英国所有医疗保健学习者都能拥有高质量的学习环境。因此，HEE 于 2016—2017 年发布了多专业的 HEE 质量框架，并设定了一致的质量干预措施，用于监控所提供的教育和培训质量[1]。

HEE 还和 GMC 存在合作关系，例如 GMC 每年都会进行全国受训者调查（National Trainee Survey，NTS），要求所有受训人员使用在线平台利用评分量表对其培训地点的培训条件进行评分，而 HEE 会联合其他委任国（devolved nations）的教育和培训管理机构对调查结果进行分析，从而评估毕业后培训的质量[2,3]。

（三）英国基础培训项目办公室

英国基础培训项目办公室（UK Foundation Programme Office，UKFPO）是国家层面上全面管理基础培训的机构，由医学教育和卫生部门联合资助和管理。其主要职责是促进基础培训项目的实施和改进，包括管理申请过程、制订培训计划以及标准和指南等。英国基础培训项目办公室最主要的职责是为医学院毕业生提供为期两年的基础培训项目，以弥合医学院校与医疗机构之间的差异，让学生能够在学习专业知识的同时提高沟通技巧并培养团队合作精神[4]。

UKFPO 对于基础培训项目有严格的标准。2016 年，该机构所发布的《英国基础培训指南》（Guide for Foundation Training in the UK）详细规定了课程体系的设计、培训过程以及受训医师在第 1 年和第 2 年培训所应达到的能力要求等[5]。

（四）英格兰高等教育筹资理事会

英格兰高等教育筹资理事会（Higher Education Funding Council for England，HEFCE）是根据 1992 年《高等教育法》（*Further and Higher Education Act*）设立的，用于管理政府为高等教育提供的经费，资助和监管英国的高等院校，以促进研究、教学和知识交流等方面的卓越和创新，其目标是为世界上领先的高等教育体系创造并维护条件，以达到改变生活、增强经济并丰富社会的目的。除了为各高等院校提供经费以外，HEFCE 还承担一些其他职责，包括数据与分析、监管与保障（regulation and assurance）、制订和实施政策等。

HEFCE 分析来自不同来源的数据，以研究高等教育的发展趋势以及高等教育对个人、社会和经济的贡献；公布研究结果，为决策和政策提供依据。HEFCE 还是英国高等教育的主要监管机构，其权力建立在对负责分配公共资金的基础之上。在上述领域的工作包括评估所资助教育机构的教学质量、监管资金使用情况，并在协助政府行使监管职能方面发挥一定的作用。HEFCE 以及其他的英国资助机构主要通过与高等教育质量保障局（Quality Assurance Agency for Higher Education，QAA）签约来履行质量评估的职责。QAA 代表 HEFCE 审查英国各公立

[1] Health Education England.[EB/OL]. [2021-02-07]. https://www.hee.nhs.uk/.

[2] Uthayanan M, Szram J, Mehta A, et al. The GMC national training survey: Does it have an impact? [J]Future Health J, 2020, 7(3): 205-207.

[3] Pinnell J, Tranter A, Cooper S, et al. Postgraduate medical education quality metrics panels can be enhanced by including learner outcomes[J]. Postgrad Med J, 2020, Nov 12: postgradmedj-2020-138669.

[4] UK Foundation Programme Office. Programmes[EB/OL]. [2020-07-31]. https://foundationprogramme.nhs.uk/programmes/.

[5] UK Foundation Programme Office. The Foundation Programme[EB/OL]. [2018-02-28]. http://www.foundationprogramme.nhs.uk/pages/home/about-the-foundation-programme.

院校的高等教育质量，评估 HEFCE 资助的高等教育机构在学术标准、学习机会的质量、高等教育供给信息的质量以及增加学习机会四方面的情况。此外，HEFCE 还和卫生部共同决定每年临床医学生的录取人数，以确定拨款对象为符合招生政策和计划的学生，对于违反招生计划的医学院则会进行训诫 [1]。

但是，HFECE 已于 2018 年 3 月解散，原有职能被新设立的高等教育监管机构即学生办公室（Office for Students）、英国研究与创新协会（UK Research and Innovation）所设立的新机构即英格兰研究会（Research England）所接管 [2]。

（五）皇家内科医生学会

皇家内科医生学会（Royal College of Physicians，RCP）创建于 1518 年，是一个独立的专业会员制组织和慈善机构。最初成立 RCP 的目的是提供一个学术机构，向具有真正行医资格的医生授予执照，并对不合格的从业人员进行处罚，从而改善英国的医疗管理。RCP 的核心使命是通过倡导、教育和研究改善健康和卫生保健。作为一个以患者为中心、以临床为主导的组织，RCP 致力于促进英国乃至全球范围内的疾病诊断、患者照护和人群健康的改善。

在医学教育领域，RCP 致力于确保医生能够通过接受教育和培训来提供高质量的照护，与学院（faculties）、专业学会（specialist societies）和其他皇家医生学会在临床教育和培训以及卫生政策制订等问题上开展合作，共同改善健康和卫生保健。RCP 下设六个学院（faculties），即法医与法律医学学院（Faculty of Forensic & Legal Medicine）、职业医学学院（Faculty of Occupational Medicine）、药学院（Faculty of Pharmaceutical Medicine）、医师助理学院（Faculty of Physician Associates）、公共卫生学院（Faculty of Public Health）、运动与锻炼医学院（Faculty of Sport and Exercise Medicine）。其中，医师助理学院成立于 2015 年，目的在于为全英国的医师助理提供专业支持，审查并制订有关医师助理教育和培训、大学教育项目认证以及医师助理国家资质认可和再认可考试等方面的标准。

RCP 为医学教育和培训设定了相关基准，提供有关如何在整个职业生涯对医生进行教育和培训的建议、专业知识和实际支持，制订了涵盖各医学专业且注重结果（outcomes-focused）的培训方案和评价方法。此外，RCP 在全球医学教育管理方面也扮演了重要角色，例如 RCP 和爱丁堡皇家内科医生学会（Royal College of Physicians of Edinburgh）、格拉斯哥皇家内科和外科医生学会（Royal College of Physicians and Surgeons of Glasgow）组成了英国皇家内科医生学会联合会（The Federation of Royal Colleges of Physicians of the UK），在考试、培训项目和课程开发、继续职业发展（CPD）三个方面提供支持。在考试方面，RCP 开发和协调了获得全球认可的英国皇家内科医生学会会员［Membership of the Royal Colleges of Physicians of the United Kingdom，MRCP（UK）］考试，MRCP 考试旨在评价受训医生的知识和临床技能，提供国际认可的会员证书（membership diploma）和专业证书（specialty certificate）。该考试对于维持毕业后教育阶段内科医生（postgraduate physicians）教育、培训和职业素养的高标准至关重要 [3]。在培训项目和课程开发方面，联合会的下属委员会，即英国皇家内科医生联合会培训委员会（Joint Royal Colleges of Physicians Training Board，JRCPTB）通过开发课程和评估项目，制订和维护最高质量的英国医生培训标准以改善患者照护水平；对受训医生进行招募和资质认可，向 GMC 提供完成培训资格认可的相关建议，以及为培训计划的质量管理提供建议和支持等 [4]。此外，联合会还建立了一个 CPD 团队，致力于提高医生教育活动的质量，提供 CPD 教

[1] 侯建林，罗友晖，于晨，等．英美临床医学教育招生规模预测与调控及启示 [J]. 基础医学与临床，2018, 38(10): 1488-1491.

[2] Higher Education Funding Council for England.[EB/OL]. [2021-02-07]. http://www.hefce.ac.uk/about/role/.

[3] Membership of the Royal Colleges of Physicians of the United Kingdom.[EB/OL]. [2021-02-07]. https://www.mrcpuk.org/.

[4] Joint Royal Colleges of Physicians Training Board.[EB/OL]. [2021-02-07]. https://www.jrcptb.org.uk/about-us.

育活动的在线数据库，并且建立 CPD 活动的记录与反馈机制[1]。

二、医学教育重要政策

偏远地区医学教育在全球多个国家被广泛重视，澳大利亚、美国等国家均制订相关政策。例如，录取农村背景的学生，向医学生推介偏远地区的职业岗位，评估偏远地区人群健康状况以及在偏远地区建立医学院等。在英国，偏远地区医学教育并没有被广泛认为是一个重大的问题。英国国家或地区层面均没有出台与偏远地区医学教育相关的政策，而且在农村卫生状况或卫生人力需求方面似乎尚未达成共识。因此，英国偏远地区医学教育相对比较滞后[2]。

在苏格兰北部和威尔士中部地区，偏远地区医学教育有相对较好的发展[3]。总体而言，英国主要通过以下两种途径解决偏远地区医学教育问题：①在院校教育中开设相关课程，为医学生提供偏远地区医生保健需求和职业发展的学习机会；②开设偏远地区实践课程，以提高初级卫生保健的教学能力[4]。

例如，位于威尔士地区的斯旺西大学（Swansea University）在医学教育中开设了农村与偏远地区卫生项目（Rural and Remote Health in Medical Education Track，RRHIMET），旨在增加在威尔士农村与偏远地区实习的医学生和医生数量。该项目将其教育内容重点放在农村和偏远地区卫生方面，学生可以获得更长时间在农村医疗环境中实习的机会，并且可以在学术上专注于农村和偏远地区医疗问题。该项目三年级的选修课在农村和偏远地区（通常在海外）进行。RRHIMET 项目有效提高了学生对于在农村和偏远地区生活和工作的益处和现实的认识，在偏远地区医院实习的经历则有助于引导医学生留在此类地区工作[5]。

在苏格兰，阿伯丁大学（University of Aberdeen）与北部五个卫生局建立了长期合作关系，为本科四、五年级的医学生提供在各种环境中实习的机会。除了学校课程外，四年级医学生还需要在雷格莫尔医院（Raigmore Hospital）进行为期 1 个月的实习，体验苏格兰偏远和农村地区的医疗保健。此外，阿伯丁大学为一些对偏远和农村地区卫生具有独特兴趣的同学开设了专门的培养计划，他们可以选择在四年级的一整年中都在偏远和农村地区实习，学习偏远和农村医学（remote and rural medicine）、偏远和农村职业发展（remote and rural career paths）、冬季山地技能（winter mountain skills）和院前急救等专门课程。五年级学生需要在指定的三家苏格兰医院之中选择一家医院进行为期 2 个月的实习，对偏远和农村地区卫生有独特兴趣的同学在四年级时可以选择在这些地区进行更长时间的实习[6]。

[1] The Royal College of Physicians.[EB/OL]. [2021-02-07]. https://www.rcplondon.ac.uk/.

[2] Baird G, Wright N. Poor access to care: rural health deprivation? [J]British Journal of General Practice, 2006, 56(529): 567-568.

[3] Wilson M, Cleland J. Evidence for the acceptability and academic success of an innovative remote and rural extended placement[J]. Rural and Remote Health, 2008, 8(2): 960.

[4] Deaville JA, Wynn-Jones J, Hays RB, et al. Perceptions of UK medical students on rural clinical placements[J]. Rural and remote health, 2009, 9(2): 1165.

[5] Swansea University. What is the rural and remote health in medical education track? [EB/OL]. [2020-07-31]. https://www.swansea.ac.uk/undergraduate/courses/medicine/mbbchgraduateentrymedicine/rrhime/.

[6] University of Aberdeen. Remote and Rural[EB/OL]. [2020-07-31]. https://www.abdn.ac.uk/smmsn/undergraduate/medicine/remote-rural.php.

第四节　医学院校

一、医学院校数量与分布

在 19 世纪末，英国获得 GMC 承认的医学院校仅有 20 余所，数目看起来不多，但在当时已足够。20 世纪 50 年代，英国政府认为医生数量过多，因此要求减少医学院校数量，压缩招生规模。当时，大部分医学院校的年招生人数由约 70 名减少至约 60 名，甚至约 50 名。然而，不久之后情况发生了转折。随着医学的日益专业化与复杂化，英国医生数量存在不足而不是过剩，为此不得不增加医学院校数量。在 20 世纪 50 年代末，英国政府考虑采取以下两种措施增大医学教育规模：一是创办更多的医学院校，计划在原有基础之上再建立 27 所。但是，由于缺乏经费和土地，最终只建立了 3 所，并且还未达到招生目标数。二是对现有医学院进行扩建，每校招生人数由约 70 名增加至 140 名。1960 年，医学毕业生人数增加至约 1500 名；1980 年，医学毕业生人数约为 3500 名。

在 20 世纪末，英国又实施了增加医学院校和医学生数量的国家医学院发展策略（National Expansion of Medical Schools），以应对医生人力的短缺。2012 年，英国医学院数量由 20 世纪末的 22 所增加到 30 所。根据英国医学院协会（Medical School Council，MSC）数据，2013 年英国共有 33 所医学院，全部为公立机构，其中英格兰 25 所，苏格兰 5 所，威尔士 2 所，北爱尔兰 1 所。另据报道，英国第一家私立医学院于 2015 年 1 月开始招生[1]。2017 年，英国医学院数量达到 36 家，在校生人数为 39 994 名（表 1-4）。英国不同医学院的定位各不相同。例如，牛津大学医学院定位在培养高层次临床医学研究人才，一直保持很小的招生规模，每年只招收约 150 名学生；大多数医学院则以培养临床医生为主要目标，临床实践教学一般占一半以上。

表 1-4　英国医学院及其 2016—2017 年度在校医学生数

医学院	标准入学医学生	研究生入学医学生	合计
布莱顿与苏塞克斯医学院（Brighton and Sussex Medical School）	744	0	744
卡迪夫大学（Cardiff University）	1521	61	1582
赫尔约克医学院（Hull York Medical School）	725	0	725
伦敦帝国理工学院（Imperial College London）	1808	92	1900
基尔大学（Keele University）	659	0	659
伦敦国王学院（King's College London）	2178	122	2300
兰卡斯特大学（Lancaster University）	257	0	257
纽卡斯尔大学（Newcastle University）	1714	29	1743
牛津大学（Oxford University）	850	113	963
半岛医药及牙科大学（Peninsula College of Medicine & Dentistry）	231	0	231
普利茅斯大学（Plymouth University）	350	0	350
伦敦玛丽女王大学（Queen Mary University of London）	1504	174	1678
贝尔法斯特女王大学（Queen's University Belfast）	1375	0	1375
伦敦大学圣乔治学院（St George's University of London）	868	358	1226

[1]　Denham J. First UK private medical school to open. The cost? £35 000[N]. The Independent, August 28, 2013.

（续表）

医学院	标准入学医学生	研究生入学医学生	合计
斯旺西大学（Swansea University）	0	285	285
阿伯丁大学（University of Aberdeen）	957	0	957
伯明翰大学（University of Birmingham）	1750	177	1927
白金汉大学（University of Buckingham）	220	0	220
爱丁堡大学（University of Edinburgh）	1094	0	1094
利物浦大学（University of Liverpool）	1444	115	1559
曼彻斯特大学（University of Manchester）	2280	0	2280
诺丁汉大学（University of Nottingham）	1175	357	1532
谢菲尔德大学（University of Sheffield）	1295	0	1295
华威大学（University of Warwick）	0	675	675
伦敦大学学院（University College London）	1969	0	1969
中央兰开夏大学（University of Central Lancashire）	90	0	90
布里斯托大学（University of Bristol）	1249	82	1331
剑桥大学（University of Cambridge）	1272	85	1357
邓迪大学（University of Dundee）	880	0	880
东安格利亚大学（University of East Anglia）	875	0	875
埃克塞特大学（University of Exeter）	520	0	520
格拉斯哥大学（University of Glasgow）	1417	0	1417
利兹大学（University of Leeds）	1424	0	1424
莱斯特大学（University of Leicester）	931	128	1059
南安普敦大学（University of Southampton）	1012	161	1173
圣安德鲁斯大学（University of St Andrews）	342	0	342

二、医学院校筹资

在英格兰，用于高等医学教育的财政资金可分为两部分：一部分为拨付给医学院用于医学教育的直接费用，另一部分为用于国家卫生服务体系（National Health Service，NHS）医疗卫生机构的临床教学经费[1]。前者的拨付渠道为英格兰高等教育筹资委员会（Higher Education Funding Councils for England，HEFCE），后者的拨付渠道为卫生部[2]。

高等教育筹资委员会经费通常是高等教育机构所获得的单笔最大经费，以一般性转移支付（block grant）形式出现，在一定程度上相当于我国的生均拨款；高等教育机构可根据自身工作安排使用，只要用于支持教学、科研及相关活动即可。由于医学教育成本较高，高等教育筹资委员会的经费分配对医学院采取了专门的倾斜政策。同时，对于伦敦市内办学成本较高的

[1] Health Policy & Economic Research Unit. Medical Service Increment for Teaching (SIFT) funding report[R]. BMA, 2007.
[2] General Medical Council. Multi-professional education and training funding in England[R]. General Medical Council, 2009.

医学院，在经费分配时也给予一定倾斜 [1]。自 2013 年开始，除支持院校医学教育外，高等教育筹资委员会将对毕业后医学教育进行资助，并已就此与英国医学院协会进行了沟通且获得支持。

通过卫生部分配的医学教育与培训经费称为多种职业教育和培训（multi-professional education and training，MPET）预算。该预算由 3 个子预算组成，即非医学类人员教育和培训（non-medical education and training，NMET）预算、医学和口腔医学教育税（medical and dental education levy，MADEL）预算和教学增量服务（service increment for teaching，SIFT）预算。上述 3 个子预算分别用于提升不同类型人员的医疗卫生技能。其中，NMET 用于支持非医学类人员（如护士、助产士、医学技术类人员）注册前教育和培训，也支持注册后教育的部分内容。MADEL 用于支持临床医学和口腔医学住院医师接受毕业后教育。SIFT 又分为医学 SIFT 和口腔医学 SIFT 两种类型，旨在补偿医疗卫生机构在提供医学本科生和口腔医学本科生临床实习过程中所产生的额外成本。需要指出的是，英国对于护士、助产士和医学技术类人员的实习没有设立专门的预算项目。2007—2008 财年，MPET 总预算约达到 43.1 亿英镑。其中，NMET、MADEL、SIFT 所占比例分别为 42%、37% 和 21%。MPET 预算经由卫生部划拨给各地的卫生战略管理局（Strategic Health Authorities，SHAs）。卫生战略管理局属于地方性卫生行政主管部门，决定 MPET 预算在不同医学教育机构以及 NHS 医疗卫生机构之间的分配（图 1-3）[2]。

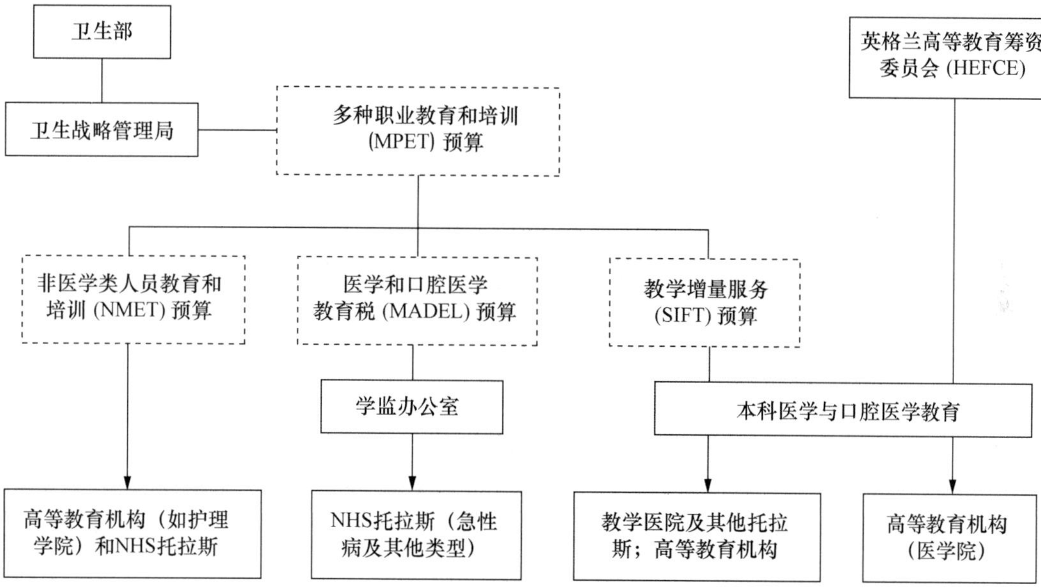

图 1-3　英格兰高等医学教育预算及分配流程

在英格兰，本科医学教育经费来源于三个渠道：高等教育筹资委员会经费、医学院所收取的学杂费、卫生部 SIFT 经费（图 1-4）。英格兰高等教育筹资委员会负责把公共财政资金分配给各个高等院校。由 12 ～ 15 名成员组成的董事会负责该机构的战略管理，同时还设有若干个专家委员会负责为董事会提供建议和决策依据。每一财政年度，高等教育筹资委员会使用相关公式计算各高等教育机构的经费总量。公式内考虑的变量主要包括各机构学生数及其社会经济和人口学特征、专业、科研数量与质量等 [3]。对于生均拨款经费，高等教育筹资委员会根据

[1]　Higher Education Funding Councils for England. HEFCE’s role in funding medical and dental education and training[Z].2013: 2013.

[2]　Berende E, Dehn M, Katona K, et al. Regulation of Post Graduate Medical Education[R]. TILEC, 2009.

[3]　白忠 . 浅谈英国高等医学教育对我国高等医学教育改革的启示 [J]. 昆明医学院学报 , 2007, S2(3B): 229-231.

不同专业的成本特点将所有本科专业分为A、B、C、D四种类型，并制订了不同的拨款标准。其中，医学与口腔医学专业临床学习阶段的本科生为A类，拨款标准最高；以上两专业临床前学习阶段的本科生为B类，拨款标准仅次于A类。在全日制本科生生均拨款方面，2009—2010学年A类专业为15 788英镑/(人·年)，B类为6710英镑/(人·年)，C类为5131英镑/(人·年)，D类仅为3974英镑/(人·年)。因此，A类和B类专业生均拨款分别是D类的约3.97倍和1.69倍。2012—2013学年，英格兰高等教育筹资委员会停止了对C类和D类专业的生均拨款，但仍然为医学和口腔医学临床阶段和临床前阶段本科生分别提供9804英镑和1483英镑的生均拨款。与此同时，英国对每所医学院的招生人数有严格限制，高等教育筹资委员会生均拨款的对象仅为符合招生政策和计划的学生，并且对于违反招生计划的医学院将进行训诫。2013—2014学年，英格兰高等教育筹资委员会将对25所医学院的6071名本科生和11所口腔学院的901名本科生提供生均拨款[1]。

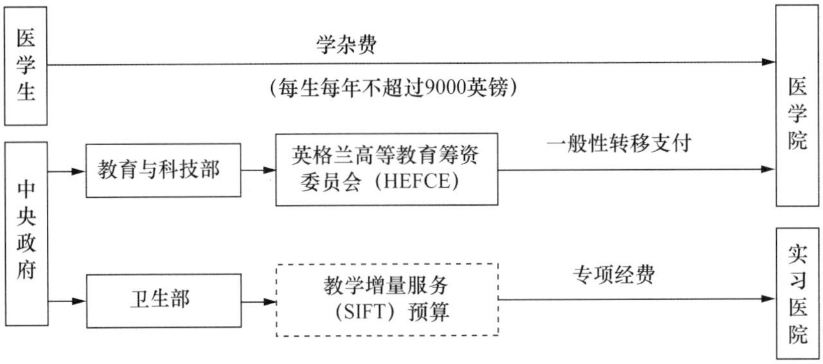

图1-4 英格兰本科医学教育筹资机制

英国政府对于公立大学制订了统一的学杂费收取标准。近年来，英国大学学杂费不断增加。2013—2014学年，全日制学生高额（higher amount）学杂费为9000英镑，非全日制学生为6750英镑；就基本额（basic amount）学杂费而言，全日制学生为6000英镑，非全日制学生为4500英镑。由于医学教育学制较长，因此学杂费增加对医学专业造成的影响大于其他专业[2,3]。高昂的学杂费导致医学院绝大部分学生来自富裕家庭，成为社会各界所的问题。在2010—2011年度医学院本科生中，57%学生的家庭在社会经济群组排名中居于前三位，只有7%来自排名最后三位的家庭[4]。此外，由于大学本科教育学杂费的封顶线为每年不能超过9000英镑，导致各大学纷纷举办长学制本科教育项目并延长假期以变相增加学杂费收入。虽然不同专业的成本相差甚大，例如一流大学临床医学本科专业成本是历史等低成本专业的3倍以上，但学杂费封顶线对所有专业却是一样的，导致低成本专业学生实际上在补贴高成本专业学生。因此，英国国内有观点认为应针对不同专业分类别建立学杂费封顶线，以解决此类不公平问题。同时，应建立“专业”学杂费封顶线，而不是“年度”封顶线，以鼓励大学提供更为灵活的学习安排，减少学生及其家庭的教育支出负担[5]。

在典型的英国五年制本科医学教育中，后3年通常为临床学习阶段。在英格兰，用于支持本科临床教学的经费即为来自卫生部的SIFT专项经费。设立该项经费的主要目的是：①保证

[1] Higher Education Funding Councils for England. HEFCE's role in funding medical and dental education and training[Z]. 2013: 2013.
[2] Glen J. Tuition fees cannot be the last reform of university funding[N]. Telegraph, January 31 2013.
[3] Devlin H, Giannini P. Financing student education in the future[J]. Br Dent J, 2005, 199(9): 561-563.
[4] Bruce L, Hopper E, Hulf J, et al. The state of medical education and practice in the UK[R]. General Medical Council, 2012.
[5] Glen J. Tuition fees cannot be the last reform of university funding[N]. Telegraph, January 31 2013.

NHS 对本科医学教育的支持；②防止提供本科医学教育的 NHS 托拉斯与未提供者相比处于劣势地位[1]。SIFT 专项经费经由卫生部及其下属的卫生战略管理局提供给 NHS 托拉斯，在整个本科医学教育经费中所占比例最大，因此是英格兰本科医学教育的最主要筹资渠道。在英国其他地区也存在类似的筹资机制，如苏格兰的临床教育附加成本补助（additional cost of teaching，ACT）、北爱尔兰的本科医学和口腔医学教育补助（supplement for undergraduate medical and dental education，SUMDE）和威尔士的 SIFT 专项经费。SIFT 专项经费并不针对实际教学费用的支付，而是用于补偿 NHS 托拉斯在提供本科医学教育过程中所产生的额外成本[2,3]。具体而言，直接成本和间接成本都可以使用 SIFT 专项经费进行补偿，这些成本项目可包括有形成本（如实习教学所需要的教室使用成本）和无形成本（如教学所导致的工作效率下降和查房时间延长等）。

传统上，SIFT 专项经费分为两大类，即机构经费（约占 80%）和临床实习经费（约占 20%）。对于机构经费，可用于购置、维护有形资产（如房屋、图书馆和设备），也可以用于提升人力配置水平。机构经费数额与最后三年的医学生数量无直接联系，而是往年经费数额与增长部分之和。临床实习经费则基于医学生的临床实习周数计算，在同一地区和不同地区之间给付标准差异很大。例如，2000 年急性病医院托拉斯接受一个医学生实习一周所获得的经费从 174 英镑（布里斯托尔市）到 361 英镑（谢菲尔德市）不等；全科医疗机构则从每生每周 62 英镑（伯明翰）到 381 英镑（伦敦市平均数）不等[4]。对于临床实习经费，根据人头和实习周数分配经费的主要原因在于难以计算医学生实习的附加成本，NHS 托拉斯也难以把其临床运营成本和教学成本区分开来。例如，在病房中也有护理学生实习时，很难估计因医学本科生实习所产生的附加成本[5]。

长期以来，大型教学医院等医疗卫生机构从 SIFT 预算中获得了大量经费。SIFT 专项经费到达 NHS 托拉斯后，大多被放入其收入总盘子中，NHS 托拉斯在使用 SIFT 专项经费时存在随意现象，并不一定完全用于本科临床教学。部分 NHS 托拉斯甚至使用 SIFT 专项经费弥补经营赤字[5]。英国医学会（British Medical Association，BMA）2007 年的一项调查显示，大约 1/2 的 NHS 托拉斯不能说清过去 5 年 SIFT 专项经费使用情况[6]。近年来，英国国内虽然有观点认为应该加强对 SIFT 专项经费使用的管理，但政府方面一直没有采取实际行动，原因可能在于不希望影响 NHS 对支持本科医学教育的积极性和复杂管理方法导致管理成本过高。

总体而言，与其他专业本科教育一样，英国本科医学教育的经费主要是财政资金，对纳税人构成了长期的财务压力。因此，英国国内有观点认为政府应鼓励大学增加捐赠收入和投资收益，建立稳定的筹资渠道，逐步减少对政府财政资金的依赖程度。为此，政府需要制订政策鼓励校友和慈善家向大学捐款，并为大学所获得的捐赠收入提供财政配套资金以代替财政拨款，从而提高大学争取捐赠收入的积极性[7]。

---

[1] Health Policy & Economic Research Unit. Medical Service Increment for Teaching (SIFT) funding report[R]. BMA, 2007.

[2] Parry KM. Funding of medical education in the United Kingdom[Z]. Blackwell Publishing Ltd, 1987: 21, 269-276.

[3] Bevan G. The medical service increment for teaching(SIFT): a £400m anachronism for the English NHS? [J]. BMJ, 1999, 319(7214): 908-911.

[4] Quentin-Baxter M. Service increment for teaching (SIFT) in 2011[Z].2011: 2013.

[5] Dave S, Dogra N, Leask SJ. Current role of service increment for teaching funding in psychiatry[J]. The Psychiatrist, 2010, 34(1): 31-35.

[6] General Medical Council. Multi-professional education and training funding in England[R]. General Medical Council, 2009.

[7] Glen J. Tuition fees cannot be the last reform of university funding[N]. Telegraph, January 31 2013.

第五节 招生与入学考试

一、一般情况

在英国，高中毕业生通过大学与学院招生服务中心（Universities and Colleges Admissions Service, UCAS）向医学院申请入学，录取标准包括A-Level成绩、大学临床能力测试（university clinical aptitude test，UCAT）和生物医学入学考试（biomedical admissions test，BMAT）成绩，部分医学院校还有面试环节。

根据入学要求、教育年限、培养模式和授予学位等，英国医学院入学模式可分为以下四种：①标准入学模式（standard entry medicine），招生对象为高中毕业生。学制一般为5年，在部分大学为6年，毕业时授予医学学士学位，比如医学和外科学学士学位（bachelor of medicine and bachelor of surgery，MBBS）或MBChB。②研究生入学模式（graduate entry medicine），招生对象为已获得学士学位的学生，很多大学要求所获得的前一个学士学位必须与健康领域相关，一些大学还仅招收英国或欧盟国家学生。学制一般为4年，个别大学为5年。③1年预科模式（medicine with a preliminary year 或 medicine with a foundation year），即1年预科学习加上5年标准入学模式学习，共计6年。招生对象为学习成绩达到A水平但没有学习相关科学课程的学生，很多大学仅招收英国或欧盟国家学生。在预科的1年，学生需要接受必需的科学培训。④1年通关模式（medicine with a gateway year），招生对象为能力突出但由于环境因素面临求学困难的英国学生，特别是高等教育之中传统上未被充分代表的群体。对于这些学生，一般会调整入学标准以改变入学要求。首先他们将学习一年的本科课程，成绩合格且达到其他相关要求后即可转入医学专业学习。

在剑桥大学，医学本科学位申请要求候选者提供高中学业水平证明和BMAT考试成绩。大部分候选者提供A-Levels考试成绩作为高中学术水平证明，剑桥大学要求申请者必须选择化学科目，并在生物、物理、数学三个科目中至少选一个，申请者要在科学和数学类的科目上获得至少3个A级及以上成绩。除了A-Levels，部分与A-Levels同水平的国际文凭（international baccalaureate，IB）也可以作为高中学业水平证明。申请者可以选择参加8月或10月的BMAT测试。此外，如果申请者能出示卫生组织或社会护理组织的相关工作经验证明，也可以为其申请加分。

牛津大学医学本科学位申请与剑桥大学相仿，要求候选者提供高中学业水平证明和BMAT考试成绩。牛津大学要求候选者A-Levels在科学及数学科目上获得至少3个A级及以上成绩，必须选择化学科目并获得A级成绩，必须在生物、物理、数学三个科目中至少选一个并获得A级成绩。认可IB证明。候选人只能选择参加10月的BMAT测试。牛津大学将根据这两项成绩确定面试名单，组织面试，最终确定录取名单。

对于国际学生，每所医学院均有一定的招生数额限制。具体数额由政府部门制订。不同医学院录取国际学生所依据的标准有所不同，一般均在其网站上列出。申请者需要参加雅思（international English language testing system，IELTS）考试。该考试有两种类型，即学术型和普通培训型，拟申请学医者应参加学术型考试。绝大部分医学院要求雅思考试成绩应至少达到既定的最低标准。

二、入学考试

（一）大学临床能力测试

2006年，英国推出英国临床能力测试（UK clinical aptitude test，UKCAT），用于医学和口

腔医学专业的入学考试，测试学生是否适合学医。2019 年，澳大利亚和新西兰也采用了该项测试，英国临床能力测试则更名为大学临床能力测试。大学临床能力测试的考试时间安排在每年 7 月 1 日—10 月 6 日，具体考试时间需要学生自行预约。近年来，每年有 2 万余名考生参加大学临床能力测试，2018 年考生数目达到 27 466 名[1]。

大学临床能力测试旨在评估学生的智力和行为特征，包括四种认知测验和职业风范测验，共五项子实验。四种认知测验包括：①言语推理（verbal reasoning），考查考生思考书面信息并得出合理结论的能力。考生需要在 22 分钟内阅读 11 个段落并回答 44 个问题。②决策制订（decision making），考查考生评估论点、分析统计信息并做出决策的能力。考生需在 32 分钟内回答与文本、图表、表格或图形相关的 29 个题目。③定量推理（quantitative reasoning），评估考生解决数字问题的能力。考生需要在 25 分钟内回答 36 个数学问题。④抽象推理（abstract reasoning），评估考生信息整合以及使用发散思维进行信息推断的能力。考生需要在 14 分钟内回答 55 个与形状相关的问题[2]。除此之外，考生还应该参加独立进行的情境判断（situational judgement）测试，以评估考生在特定情境中的反应能力以及对医学伦理的掌握程度。考生需要在 27 分钟内回答与 22 个场景相关的 69 个问题。

2016 年之前，情境判断题目得分不计入总分，大学临床能力测试的总成绩范围为 900 ～ 2700 分。2016 年以后，情境判断题目得分计入了总分，大学临床能力测试的总成绩范围为 1200 ～ 3600 分[3]。考生的大学临床能力测试成绩将在 11 月上旬递交给大学，申请入学的学生必须在申请前一年参加考试。

大学临床能力测试旨在测试学生的能力和态度，而非已经取得的学术成就[4]。因此，英国医学院校在招收医学生时，不仅需要他们通过大学临床能力测试，还需要他们获得 A-Levels 合格、高中或本科学位以证明其学习表现。目前，大学临床能力测试成绩被 81.3% 的英国医学院校采用。

（二）生物医学入学考试

生物医学入学考试（BMAT）是一项才智测试，其前身是剑桥评估入学考试（Cambridge assessment admissions testing）。目前，在英国、新加坡、西班牙、马来西亚、泰国、匈牙利、克罗地亚和荷兰等国家的一些大学中，作为医学、生物医学和口腔医学专业入学成绩要求的一部分[5]。BMAT 一般每年进行四次，时间分别安排在 2 月、5 月、8 月下旬或 9 月初、10 月下旬或 11 月初。考生需要至少提前一个月注册才能参加考试。生物医学入学考试是一个时长 2 小时的笔试，包括两个部分的选择题和一项写作任务：①能力与技能（aptitude and skills），测试考生解决问题、数据分析及推理的能力，考生需在 60 分钟内完成 35 个问题；②科学知识与应用（scientific knowledge and applications），测试考生应用学校所学的数学、物理、化学和生物学等课程科学知识的能力，考生需要在 30 分钟内完成 27 个问题；③写作任务（writing task），测试考生选择论点、组织想法以及书面交流的能力，考生须从三个问题中选择一项来完成写作任务，并要求在 30 分钟内完成[6]。

[1] University Clinical Aptitude Test. UCAT Dates and Fees. https://www.ucat.ac.uk/ucat/dates-and-fees/.

[2] University Clinical Aptitude Test. About the test: test format. https://www.ucat.ac.uk/ucat/test-format/.

[3] University Clinical Aptitude Test. Test statistics 2016—2018[EB/OL]. [2020-07-31]. https://www.ucat.ac.uk/ucat/results/test-statistics/.

[4] McManus IC, Dewberry Chris, Nicholson Sandra, et al. The UKCAT-12 study: educational attainment, aptitude test performance, demographic and socio-economic contextual factors as predictors of first year outcome in a cross-sectional collaborative study of 12 UK medical schools[J]. BMC Medicine, 2013, 11: 244.

[5] Cambridge Assessment Admissions Testing. Information for educational institutions and policy makers.[EB/OL]. [2020-07-31]. https://www.admissionstesting.org/images/164648-guide-for-educational-institutions-and-policy-makers.pdf.

[6] Cambridge Assessment Admissions Testing. BMAT test specification.[EB/OL]. [2020-07-31]. https://www.admissionstesting.org/Images/47829-bmat-test-specification.pdf.

前两个部分的考试成绩满分 9 分，分数保留小数点后一位。在第三部分，考生将得到两个分数，分别是 0 ～ 5 分的内容质量分数以及 A、C 或 E 三个等级的书面分数（其中 A 为最高等级）。每篇 BMAT 作文都由两名考官评分，两者结合得出从 1E 至 5A 的总成绩。BMAT 考试成绩通常在测试进行后的 3 ～ 4 周通过 Metritests 系统发布，此外，作文照片将被提供给考生所申请的每个学校。

三、招生规模调控

在英格兰，由卫生部和英格兰高等教育筹资委员会（HEFCE）决定每年临床医学生的录取人数。招生总数由卫生部统一控制，对于每所医学院均有招生数额限制。高等教育筹资委员会生均拨款的对象仅为符合招生政策和计划的学生，对于违反招生计划的医学院将进行训诫[1]。表 1-5 呈现了 2006—2011 年英格兰医学院计划招生人数及实际招生人数的比较，虽然实际招生人数超过计划招生人数，但两者之间相差不大。

表 1-5 2006—2011 年英格兰医学院计划与实际招生人数

	2006—2007	2007—2008	2008—2009	2009—2010	2010—2011	2011—2012
计划人数	6195	6195	6195	6195	6195	6195
实际人数	6401	6264	6477	6437	6418	6377

英格兰卫生部和高等教育筹资委员会定期联合委托相关机构对招生情况进行回顾分析，并评估国家卫生服务体系（NHS）对卫生人力资源的需求情况，以判断临床医学生招生人数是否满足需要。2011 年，两家机构联合委托健康和教育国家战略交流委员会（Health and Education National Strategic Exchange，HENSE）及人力资源情报中心（Center for Workforce Intelligence，CfWI）进行了调查研究以及模型分析，以预测 2013 年医学院校应该录取的临床医学和口腔医学学生人数。人力资源情报中心负责数据处理和分析等工作，在广泛咨询专家与相关机构的基础之上首先建立了医生供给需求的动态模型，在对模型测试之后建立了更为复杂的模型。考虑到很多变量会对医生的中长期需求与供给产生影响，该机构将技术、经济、环境、政治、社会、伦理和人口等变量纳入影响因素模型中。研究认为，2013 年临床医学专业录取人数应该减少 2%，并将此规模保持到有进一步证据表明需要调整的时候为止；政府应在 2014 年组织新的评估回顾以预测 2015 年招生人数，并且最好每 3 年进行一次类似的数据收集和分析回顾。此外，研究还建议：①相关机构应该认识到对于高质量人力数据的迫切需求并致力于提供这些数据；②未来医学专业招生情况评价和医生供给需求的建模分析应该在更为广阔的人力资源范畴内进行，并且应把人力资源的未来发展趋势考虑在内；③应该建立临床医学专业招生情况的循环评价制度，每 3 年实施一次[2]。

[1] Higher Education Funding Councils for England. HEFCE's role in funding medical and dental education and training[EB/OL]. [2016-10-22]. http://www.hefce.ac.uk/lt/healthcare/.

[2] Department of Health England& Higher Education Funding Council England. Review of Medical and Dental School Intakes in England 2012[EB/OL]. [2017-12-02]. https://www.gov.uk/government/publications/planning-medical-and-dental-school-intakes-for-the-future-needs-of-the-nhs.

第六节　医学考试制度

英国没有全国统一的医师执业资格考试，该国医师法规定各医学院校实行的考试即为国家认可的资格考试。

一、国际医学毕业生考试

英国、瑞士、欧洲经济区国家（European Economic Area，EEA）之外的外国医学毕业生，如果准备在英国行医，必须参加由英国医学总会举办的专业与语言评估委员会（Professional and Linguistic Assessments Board，PLAB）考试，以确保他们能够具有与刚开始第2年基础培训住院医师一样的知识和技能。

PLAB考试由两个部分组成。第一部分为选择题考试，共有180个单项选择题，对诊治患者所需的临床基础知识进行考查。考试采用计算机测试，时间为3小时。第一部分考试的重考次数不限，但欧盟外参考人员必须在取得雅思或其他英语水平合格证明的两年内参加。只有在通过第一部分考试后，才可参加第二部分考试。第二部分是由14个客观结构化临床考试（objective structured clinical examination，OSCE）站点组成的临床技能考查，以测试考生的病史收集能力（4站）、沟通技能（4站）、实践技能（2站）和临床检查能力（4站）[1]。每站考试时间为5分钟，参考人员必须在通过第一部分考试后的三年内参加第二部分考试。外国医学毕业生只有通过两部分考试、获得英国医学总会的注册并取得医师执照之后，方可在英国行医[2-4]。

二、专科医生医学专业委员会考试

（一）重症医学学会（Faculty of Intensive Care Medicine）

重症医学学会成员考试（fellowship of faculty of intensive care medicine examination）包括两部分，第一部分在1月、7月，第二部分在3月、10月。考生被要求通过至少一个其他学会的初级考试才能申请学会的培训和会员考试。考试第一部分考查检测、诊断、处理等临床基础知识，形式为多项选择题。第二部分形式为客观结构化面试（objective structured oral examination），是在多个站点考查临床技能[5]。

（二）职业医学学会（Faculty of Occupational Medicine）

职业医学文凭（diploma in occupational medicine）考试日期为3月、11月，考试形式主要是病例分析多项选择题[6]。

（三）药物医学学会（Faculty of Pharmaceutical Medicine）

药物学文凭考试（diploma in pharmaceutical medicine examination）分为两个部分。第一部分在9月，第二部分在10月。第一部分是选择题，第二部分是问答题和文献阅读题。考试内

---

[1] General Medical Council. Professional and Linguistic Assessments Board (PLAB) [EB/OL]. [2014-08-28]. http://www.gmc-uk.org/doctors/plab.asp.

[2] 汪勤俭，贺加．英国医师执业注册、考试及启示 [J]. 中国医院管理，2004, 24(04): 63-64.

[3] 石云霞．中外医学教育与医师考试制度衔接的模式及启示 [J]. 西北医学教育，2010, 18(05): 860-862.

[4] General Medical Council. Review of the Professional and Linguistic Assessments Board Test[Z]. London: GMC, 2011.

[5] Faculty of Intensive Care Medicine. Examinations[EB/OL]. [2020-07-31]. https://www.ficm.ac.uk/training-examinations/examinations.

[6] Faculty of Intensive Care Medicine. DOccMed[EB/OL]. [2020-07-31]. http://www.fom.ac.uk/education/examinations/diplomas/doccmed.

容涵盖了医药学领域的广泛知识[1]。

（四）公共卫生学会（Faculty of Public Health）

设有公共卫生学会初步会员考试（faculty of public health diplomate examination）与公共卫生学会最终会员考试（final membership examination）两项考试。其中，初步考试在每年的1月、6月开设，最终考试在每年的2、4、6、9、12月开设。初步成员考试考查对公共卫生科学基础的知识和理解，如流行病学、医学社会学等。形式是两次笔试。最终考试被设计为“展示如何”（show how）形式，评估候选人将相关知识、技能和态度应用到公共卫生实践中的能力[2]。

（五）性与生殖保健学会（Faculty of Sexual and Reproductive Healthcare）

设有性与生殖保健文凭考试（diploma in faculty of sexual and reproductive healthcare）[3]与性与生殖保健学会会员考试（membership of the faculty of sexual and reproductive healthcare）两项考试[4]。文凭考试是2020年新设考试，全年可申请参加。会员考试分两个部分。第一部分考试日期在4月、10月，第二部分在6月。文凭考试面向医生和护士，主要包括解剖生理学（basic anatomy and physiology）、避孕选择（contraceptive choices）、意外妊娠（unintended pregnancy）等内容。会员考试第一部分考查医学基础知识。第二部分包括批判性阅读（critical reading）、扩展匹配（extended matching）和客观结构化临床检查（objective structured clinical examination）。在两部分考试中间需要提交一篇1000～2000字的循证评论（evidence based commentary）文章。

（六）皇家麻醉师学会（Royal College of Anesthetists）

皇家麻醉师学会会员考试（fellowship of the Royal College of Anesthetists examination）分两个部分。第一部分考试日期为1月、5月和11月，第二部分考试日期为3月和9月。第一部分考试考查解剖学、生理学、临床麻醉学等基础科目，考试形式包括多项选择题、客观结构化临床考试、结构化口试。第二部分考试考查临床麻醉实践内容，考试形式包括简答题、多项选择题和结构化口试[5,6]。

（七）皇家急诊医学学会（Royal College of Emergency Medicine）

皇家急诊医学学会会员考试（fellowship of the Royal College of Emergency Medicine examination）分为三个部分。第一部分考试日期在6月、12月，第二、三部分笔试在3月和9月。其中，第三部分需要提交4个报告，截止日期分别在1月、3月、7月和10月。第一部分考查基础医学知识，考试形式为单项选择题和多项选择题。第二部分也考查基础医学知识，考试形式为简答题和情境判断题目。第三部分考查与临床相关的问题，考试形式为临床简答题和客观结构化临床检查。此外，第三部分还要求考生提交四个质量改进项目（quality improvement

---

[1] Faculty of Pharmaceutical Medicine. Exams[EB/OL]. [2020-07-31]. https://www.fpm.org.uk/trainingexams/exams/examsland.

[2] Faculty of Public Health. Membership of the Faculty of Public Health Exams[EB/OL]. [2020-07-31]. https://www.fph.org.uk/training-careers/the-diplomate-dfph-and-final-membership-examination-mfph/.

[3] Faculty of Sexual and Reproductive Healthcare. The New FSRH Diploma (DFSRH) -Launching in spring 2020[EB/OL]. [2020-07-31]. https://www.fsrh.org/education-and-training/diploma—nurse-diploma/.

[4] Faculty of Sexual and Reproductive Healthcare. Membership Exams[EB/OL]. [2020-07-31]. https://www.fsrh.org/education-and-training/membership-exams/.

[5] Royal College of Anesthetists. Primary FRCA examinations[EB/OL]. [2020-07-31]. https://www.rcoa.ac.uk/examinations/primary-frca-examinations.

[6] Royal College of Anesthetists. Final FRCA examinations[EB/OL]. [2020-07-31]. https://www.rcoa.ac.uk/examinations/final-frca-examinations.

project）[1]。

（八）皇家妇产科医生学会（Royal College of Obstetricians and Gynecologists）

皇家妇产科医生学会会员考试（examination of member of the Royal College of Obstetricians and Gynecologists）分为三个部分。第一部分和第二部分考试在 1 月和 6 月举行，第三部分考试在 5 月和 11 月举行。第一部分考查内容为基础医学和临床医学知识，考试形式为两部分各 100 个单项选择题。第二部分考查内容为知识应用能力，考试形式为 50 个单项选择题、50 个扩展匹配测试。第三部分考查内容为临床技能，形式为 14 个站点测试。

（九）皇家眼科医生学会（Royal College of Ophthalmologists）

皇家眼科医生学会会员考试（fellowship of the Royal College of Ophthalmologists examination）分为两部分。第一部分考试时间为 1 月、4 月或 10 月；第二部分笔试时间为 6 月和 10 月，面试时间为 4 月和 11 月。第一部分要求在培训期间通过，考查内容为眼科医学基础知识，形式为多项选择题和结构式反应问题（constructed response question）。第二部分笔试考查内容为眼科专业知识，形式为多项选择题；第二部分面试考查内容包括职业素养和临床眼科技术，考试形式为站点测试[2]。

（十）皇家儿科学与儿童健康学会（Royal College of Pediatrics and Child Health）

皇家儿科学与儿童健康学会设有儿童健康文凭考试（diploma in child health examination）[3]和儿科学与儿童健康学会会员考试（membership of Royal College of Pediatrics and Child Health examination）[4]。文凭考试和会员考试在全球各地都设有考试点，不同考试点各个阶段考试的时间不同。文凭考试和会员考试均包括理论考试和临床考试，理论考试考查儿科理论知识，如青少年健康 / 医学（adolescent health/medicine）、行为医学 / 精神病学（behavioral medicine/psychiatry）等。考试形式包括扩展匹配问题、基础实践问题（foundation of practice）等。

（十一）皇家病理科医生学会（Royal College of Pathologists）

皇家病理科医生学会会员考试（fellowship examination of the Royal College of Pathologists，FRCPath）分为两个阶段。第一阶段化学病理学考试的时间为每年 3 月和 9 月，组织病理学考试的时间为 4 月和 6 月[5]。第二阶段考试的时间根据科目不同而不同。考试分为两部分，第一部分考试在专科培训期间进行，考查化学病理学、组织病理学基础知识。第二阶段考试分为 20 多个不同专业，包括临床生物化学、皮肤病理学、法医病理学等。

（十二）皇家精神科医生学会（Royal College of Psychiatrists）

皇家精神科医生学会会员考试（examination of member of Royal College of Psychiatrists）[6]分为三个部分。第一部分考试的时间为每年 6 月和 12 月，第二部分为每年 3 月和 10 月，第三部分为每年 1 月、5 月、9 月和 10 月。第一部分考查基础神经科学、行为科学与社会文化

---

[1] Royal College of Emergency Medicine. Examinations[EB/OL]. [2020-07-31]. https://www.rcem.ac.uk/RCEM/Exams_Training/Exams/RCEM/Exams_Training/Exams/Examinations.aspx.

[2] Royal College of Ophthalmologists. Examinations[EB/OL]. https://www.rcophth.ac.uk/examinations/.

[3] Royal College of Pediatrics and Child Health. Diploma in Child Health (DCH) -about[EB/OL]. [2020-07-31]. https://www.rcpch.ac.uk/education-careers/examinations/about-diploma-child-health#downloadBox.

[4] Royal College of Pediatrics and Child Health. MRCPCH-about[EB/OL]. [2020-07-31]. https://www.rcpch.ac.uk/education-careers/examinations/mrcpch-about.

[5] Royal College of Pathologists. Stage an examination[EB/OL]. [2020-07-31]. https://www.rcpath.org/trainees/examinations/stage-a-examination.html.

[6] Royal College of Psychiatrists. Exams[EB/OL]. [2020-07-31]. https://www.rcpsych.ac.uk/training/exams.

精神病学等基础科目，形式为多项选择题和扩展匹配问题。第二部分考查临床精神病学知识，包括普通成人精神病学、老年精神病学，考试形式为批判性综述（critical review）和临床主题（clinical topics）。第三部分是客观结构化临床考试，在站点中考查受试者的临床技能。

（十三）皇家放射科医生学会（Royal College of Radiologists）

皇家放射科医生学会会员资格考试（fellowship of Royal College of Radiologist examinations）分为两个阶段。初次考试在每年 3 月、6 月和 9 月举行；第二次考试 A 部分在每年 6 月和 12 月举行,B 部分在 4 月和 10 月举行。第一次考试在专科培训期间进行，考查物理和解剖知识；第二次考试在培训结束进行，A 部分考查临床放射学、物理学、解剖学等学科知识，B 部分包含一次会议报告（reporting session）、一次快速会议报告（rapid reporting session）和一次口试[1]。

（十四）爱丁堡皇家内科医生学会（Royal College of Physicians of Edinburgh）/爱尔兰皇家内科医生学会（Royal College of Physicians of Ireland）/伦敦皇家内科医生学会（Royal College of Physicians of London）

皇家内科医生学会会员（membership of Royal College of Physicians）考试分为三部分。第一部分测试医学和内科基础知识，形式为单项选择题；第二部分测试临床知识，形式为多项选择题；第三部分测试临床技能，形式为站点评估[2]。

（十五）爱尔兰皇家外科医生学会（Royal College of Surgeons in Ireland）/爱丁堡皇家外科医生学会（Royal College of Surgeons of Edinburgh）/英格兰皇家外科医生学会（Royal College of Surgeons of England）

皇家外科医生学会会员（fellowship of the Royal Colleges of Surgeons，FRCS）考试分为两部分。第一部分考查基础医学和外科学知识，形式为多项选择题。第二部分考查沟通技巧、临床操作和技能等内容，形式为客观结构化临床考试[3]。该项考试在世界多地设有考点，考试时间分布在一年的不同月份。除此之外，各地外科学会还开设了眼科、儿科、牙医外科、院前医学、运动医学等不同专科的专业考试。

第七节 院校医学教育

英国本科医学教育通常为 5 年制或 6 年制，即 2 年临床前教育加上 3 ～ 4 年的教学医院培养，目前也有少部分医学院设有 4 年制项目。在此期间，医学生学习基础医学和临床医学知识并进行一定时间的医院实习，毕业时获得医学和外科学学士学位（bachelor of medicine and bachelor of surgery，MBBS）。英国本科医学教育分为临床前阶段和临床阶段，学生毕业后需要参加 2 年的基础培训项目才能进入专科医师培训或全科医师培训。

[1] Royal College of Radiologists. Clinical Radiology Curriculum[EB/OL]. [2020-07-31]. https://www.rcr.ac.uk/clinical-radiology/specialty-training/curriculum/clinical-radiology-curriculum.

[2] Royal Colleges of Physicians. MRCP (UK) examinations[EB/OL]. [2020-07-31]. https://www.mrcpuk.org/mrcpuk-examinations.

[3] Royal College of Surgeons of England. Exams[EB/OL]. [2020-07-31]. https://www.rcseng.ac.uk/education-and-exams/exams/.

一、培养目标与能力要求

2015 年，英国医学总会发布《医学毕业生能力要求》，从医生作为学者和科学家、医疗实践者和医疗专业人员三个方面提出了知识和能力的要求（表 1-6）[1]。院校阶段的培养目标主要是要求学生获得人体正常及异常结构和功能的知识、基本的疾病诊疗技能，使毕业生具备在上级医师指导下诊治患者的能力，为住院医师基础培训阶段的训练打下基础。

表 1-6　英国本科医学毕业生能力要求

总体目标	在合乎伦理的前提下，有能力应用知识和技能为患者提供照料，并能分析复杂临床问题和处理不确定情况	
模块	**条目**	**描述**
学者和科学家	1. 将生物医学的科学原理应用到医学实践中，包括解剖学、生物化学、细胞生物学、遗传学、免疫学、微生物学、分子生物学、营养学、病理学、药理学和生理学	正常人体结构和功能、常见疾病表现的生物学基础，学会选择合适的检查，了解检查技术的基本原理、常见疾病的管理和预防、药物的作用原理、临床现象观察和临床数据的解读
	2. 将心理学的原理、方法和知识应用到医学实践中	正常的人类个人行为，健康和患病的心理学概念，将心理学原理应用于解释个体、群体和社会对疾病的不同理解，了解心理因素在疾病的发生、进展和治疗过程中的作用
	3. 将社会科学原理、方法和知识应用到医学实践中	正常人类的群体行为，健康和患病的社会学概念，将社会学原理应用于解释个体、群体和社会对疾病的不同理解，了解社会因素在疾病的发生、进展和治疗过程中的作用
	4. 将人群健康和健康促进的原理应用到医学实践中	健康促进的基本原理，健康行为及其结局如何受到患者人群多样性的影响，临床效果的测量方法，社区和医院传染病控制的基本原则，了解环境、职业因素、营养对健康的重要作用
	5. 将科学方法应用于医学研究中	批判性评估与诊断、预后和治疗试验及其他定性定量研究的结果，提出研究问题并能设计合适的研究或实验，能运用文献解决实际临床问题
医疗实践者	6. 有能力对患者进行接诊	询问和记录患者病史，完成体格检查和精神状态检查，向患者解释，提供建议、安慰和支持
	7. 诊断和管理	进行初步评估和鉴别诊断，与患者共同制订初步检查计划，并在其中做好知情同意；能对检查结果进行解读，综合分析以确定可能的诊断或确诊；根据已建立的原则和最佳证据，经过与患者、照料者和医疗专家的合作，制订治疗、出院计划
	8. 在医疗环境中与患者和同事进行有效沟通	采用倾听、共享、回应的技巧与患者及家属、护工及来自不同专业的同事进行有效沟通；在特殊情况下能采取恰当的沟通方式，恰当地同沟通困难或暴力的患者、精神疾病患者、弱势人群沟通
	9. 紧急情况下立即实施医疗照护	评估患者临床表现的严重程度和急救医疗措施实施的必要性，诊断和管理急诊患者，实施基本的急救措施和生命支持

[1] General Medical Council. Outcomes for graduates[EB/OL]. [2017-10-24]. https://www.gmc-uk.org/education/undergraduate/undergrad_outcomes.asp.

（续表）

模块	条目	描述
	10. 安全、有效和经济地开具药物处方	建立明确的药物史，对常见症状（包括疼痛）制订药物治疗计划；提供安全合法的药物处方，计算合适的药物剂量，准确记录结局；向患者恰当地提供相关药物的信息，获取药物的可靠信息
	11. 安全有效地实施临床操作	正确实施一些诊断性操作、治疗性操作
	12. 有效利用医疗信息	准确、清晰、完整地完成病历记录，有效利用电脑及其他存储和检索信息系统，数据使用时符合保密性要求和数据保护相关法律及行业规范
医疗专业人员	13. 依据伦理和法律原则做事	了解并遵守 GMC 伦理相关规范，将患者的照护作为第一要务；保护患者隐私，做好知情同意，尊重患者持有宗教信仰或其他信仰的权利，并在与治疗相关时考虑到这些因素，了解相关法律知识、职业监管系统
	14. 反思、学习和教学	学习、评估、应用、整合新知识，不断系统地对医学实践进行反思，学会管理时间，对任务优先性排序，恰当的情况下独立工作，担任指导者或老师，包括对同事的评估，并且给予有效反馈
	15. 多学科团队中高效学习和工作	在多学科团队中学习和工作时，了解并尊重他人的角色和专业知识，具备建立团队能力和积极合作关系的能力
	16. 保护患者，改进医疗工作，将患者需求和安全放在核心地位	了解英国的医疗体系，在临床环境中促进、监测患者健康和安全，了解医疗实践中可能发生的错误，将医疗质量控制、临床管理和风险管理的原则应用在医疗实践中，了解提高医疗质量的原则和方法，包括不良事件报告系统、质量改进系统

此外，英国医学总会还先后发布了《卓越促进：医学教育和培训标准》《维护医学生心理健康建议》《医学生指南：实现高质量医学实践》《实践中的专业行为：医学院和医学生指南》等纲领性指导建议和标准要求[1]，并且通过认证、实地考察、问卷调查等多种方式对医学院校的本科医学教育质量进行监督，从而确保了英国本科医学教育质量的同质化。

二、教学计划与课程体系

英国本科医学教育课程分为临床前阶段和临床阶段两个部分。临床前阶段的学习通常持续 2 年左右，学生将学习生物医学、社会学、行为学等基础知识；在临床阶段，医学生先在医院环境中花 2 年左右的时间学习内科、外科、妇产科学等方面的临床知识，然后会有 1 年左右的助理实习（student assistantship）。医学生在毕业前最后一年将协助低年资医生管理患者，在适当的监督下承担起第一年基础培训医生的绝大多数职责。英国医学总会对助理实习阶段也提出了相应的指导建议，要求学生以一个刚进入基础培训阶段的角色完全融入医疗管理团队，有明确的职责和任务；要求医学院校根据实习医院制订助理实习目标，并与医院管理者沟通以确保实习质量[2]。

表 1-7 展示了牛津大学、曼彻斯特大学和剑桥大学的医学专业本科课程设置，均由三个方

[1] General Medical Council. Undergraduate standards and guidance[EB/OL]. [2017-10-26]. http://www.gmc-uk.org/education/undergraduate/undergraduate_policy.asp.

[2] General Medical Council. Clinical placements for medical students[EB/OL]. [2018-02-22]. https://www.gmc-uk.org/Clinical_placements_for_medical_students___guidance_0815.pdf_56437824.pdf.

表 1-7　牛津大学、曼彻斯特大学和剑桥大学本科医学专业教学计划与课程设置

学习阶段	牛津大学			曼彻斯特大学			剑桥大学	
	时间	模块	课程	时间	课程	个性化培养路径	时间	课程及内容
临床前阶段（2～3年）	5学期	第Ⅰ模块	1. 人体的结构 2. 生理学和药理学 3. 生物化学和医学遗传学 4. 人群健康学（1）：医学社会学 5. 医患课程（1）	第1年	1. 生命周期模块：生殖、发育、生长的细胞和分子过程，免疫系统，遗传病和癌症的病理生理学 2. 循环呼吸功能模块：心、肺和血液的结构和功能	文献阅读、学术写作、演讲展示技能训练	第1年	1. 组织学和稳态 2. 医学科学基础简介 3. 医学科学中的分子 4. 人体的功能和结构 5. 健康和疾病的社会内容 6. 早期接触患者课程 A
		第Ⅱ模块	6. 应用生理学和药理学 7. 神经系统 8. 病理学基础 9. 医学心理学 10. 医患课程（1）				第2年	7. 疾病的生物学原理 8. 药物作用机制 9. 神经生物学和人类行为 10. 人类的生殖 11. 头颈部解剖 12. 早期接触患者课程 B/C
	4学期	医学科学研究	从以下学科中选择1个进行课题研究和论文写作：神经学科、分子医学、心血管/肾/呼吸生物学、感染和免疫学、细胞生理学和药理学	第2年	3. 精神和运动模块：神经系统的结构和功能，神经系统与肌肉的连接及肌肉骨骼的运动，精神障碍 4. 营养、代谢和内分泌模块：胃肠道系统、肾的结构和功能、人体主要激素调节机制		第3年	13. 早期接触患者课程 D 14. 选择一个专业领域进行学习，可以是与医学密切相关的科学（如病理学、医学史），也可以是其他领域（如哲学、管理学等）

（续表）

学习阶段	牛津大学			曼彻斯特大学			剑桥大学	
	时间	模块	课程	时间	课程	个性化培养路径	时间	课程及内容
临床阶段（3年）	第4年	临床技能训练	11. 医患课程（2） 12. 实验诊断学 13. 全科医学见习 14. 内科和外科轮转 15. 医院见习 16. 特殊学习模块	第3年	5. 基础临床知识：内科和外科临床情景	根据兴趣选择临床领域深入了解，海外医学实践，学生在学科导师的指导下参与基础、临床、教育发展等研究项目	第4年	15. 入门课程：临床沟通、体格检查、重要的实践操作（如心肺复苏）、姑息治疗 16. 核心临床技能 17. 临床见习课程：内科、外科、急诊科、全科、老年科 18. R&I 课程周：临床病理学、卫生法学、医学前沿、来自患者的声音
	第5年	临床专业领域学习	17. 儿科学 18. 精神病学 19. 妇产科学和泌尿生殖医学 20. 骨科、急诊医学和肌肉骨骼医学 21. 老年医学、皮肤病学、缓和医学、公共卫生和全科医学 22. 神经病学、神经外科学、耳鼻喉科学和眼科学	第4年	6. 临床专业领域知识： 全科医学和临床公共卫生 神经病学、精神医学和特殊感觉 肌肉骨骼健康 衰老 女性健康 儿童健康 肿瘤学和乳腺健康 皮肤病学和传染性疾病		第5年	19. 临床专业领域学习：妇女儿童健康、神经科学和精神卫生、肿瘤、移植和专业外科、炎症和免疫、心血管和代谢 20. R&I 课程周：临床病理学、卫生法学、医学前沿、来自患者的声音
	第6年	临床知识巩固和临床实践	23. 内科和外科轮转实习 24. 可选的临床专科领域实习 25. 特殊学习模块，10周的选修课程，学生助理实习	第5年	7. 临床实习：内科、外科、全科和急诊科轮转 8. 临床选修实习		第6年	21. 临床实习：内科、外科、急诊科、社区医疗 22. 选修：海外交流或参与研究项目、选择感兴趣的科室进行实习 23. 进阶实习：通过考试后以半独立的身份直接管理患者

面的培养内容组成，即医学知识、操作技能和研究能力的培养。其中，医学知识包括基础医学和临床医学知识，分别在临床前阶段和临床阶段进行学习；操作技能主要在临床阶段的见习过程中学习；研究能力的培养则贯穿整个本科教育阶段[1-4]。

三、改革举措

（一）设立嵌入式学位项目，加强复合型人才培养

嵌入式学位项目（intercalated programme）指除了医学学位外，医学生在院校医学教育的某个时间点中断医学课程学习，额外花费一年或更长时间攻读另外一个学士/研究生学位。嵌入式学位制度也是英国医学教育改革的重点内容之一。英国医学研究理事会（Medical Research Council）在1986年的一份声明中指出，该理事会大多数成员认为，设立嵌入式学位项目对于那些将来可能需要从事研究的医学毕业生或者临床医生具有很大帮助。尽管该观点当时在英国饱受争议，但依旧有大约三分之一的医学生选择在5年制本科课程的基础上再增加一年时间，攻读一个医学科学学位（通常是理学学士学位）。

1999年一项队列研究表明，获得嵌入式学位的学生对医学研究更感兴趣，也更喜欢深度和战略性学习，同时也使其医生职业生涯受益匪浅，从而对英国医学教育界产生了巨大影响[5]。目前，英国医学生往往会在学习的第3～4年休学一年，用以攻读一个额外的学士学位。本来的医学学业则被嵌入年份分割为两段，并各自成为一个整体。在前两或三年，学生们主要学习一些医学基础知识，包括解剖、组胚、生理、生化等，以及一些临床实践的知识，包括疾病评估、诊断和检查等。英国医学生选择攻读嵌入式学位的主要原因包括：更广阔的职业前景、拥有发表论文的机会、对于医学领域学术研究的兴趣、比同龄人能够获得更加实质性的优势以及有助于未来职业生涯的技能[6]。

1. 嵌入式学位类型

英国医学院校嵌入式学位可授予的学位种类较多，灵活性较强，包括荣誉学位或正式学位、学士、硕士或博士学位等。某些学校之间还可以互相派遣学生进修嵌入式学位。一些大学还建立了“学位升级”制度。通过此种途径，医学生可以通过增加更多的研究内容将荣誉学位“升级”为硕士或博士学位。具体而言，所授予的嵌入式学位主要分为以下四种类型：

（1）医学学士荣誉学位［bachelor of medical science honours degree，BMedSc（Hons）］是最常授予的嵌入式学位之一。虽然相当大比例的BMedSc（Hons）研究涉及实验室医学（如病理学、分子生物学和神经科学），但大多数大学也提供非基础性科研项目，包括在临床医学、伦理学、公共卫生和流行病学等领域进行的研究。总体而言，研究课题广泛，涵盖了医学科学的方方面面。

（2）理学学士学位（bachelor of science degree，BSc）可能是英国大学提供的最常见医学

---

[1] Oxford University, Medical Science Division. Course Structure[EB/OL]. [2018-03-10]. https://www.medsci.ox.ac.uk/study/medicine/pre-clinical/structure.

[2] The University of Manchester. MBChB Medicine/Course details[EB/OL]. [2018-02-24]. http://www.manchester.ac.uk/study/undergraduate/courses/2018/01428/mbchb-medicine/course-details/#course-profile.

[3] Cambridge University. Undergraduate study: medicine[EB/OL]. [2018-03-10]. https://www.undergraduate.study.cam.ac.uk/courses/medicine.

[4] Cambridge University. Medical and Veterinary Science Trips[EB/OL]. [2018-03-20]. https://www.biology.cam.ac.uk/undergrads/mvst.

[5] McManus IC, Richards P, Winder BC. Intercalated degrees, learning styles, and career preferences: prospective longitudinal study of UK medical students[J]. BMJ, 1999, 319(7209): 542-546.

[6] Carberry C, McCombe G, Tobin H, et al. Curriculum initiatives to enhance research skills acquisition by medical students: a scoping review[J]. BMC Medical Education, 2021, 21: 312.

结合学位。事实上，多所英国大学要求医学生必须攻读理学学士学位。该学位通常以研究为基础，需要 1 ～ 2 年时间才能完成。医学生可以选择在其他大学攻读理学学士学位，并不总是必须在所就读的大学进行。

（3）硕士学位，一般更加偏向于管理方面，主要为工商管理硕士（MBA）和公共卫生硕士（MPH）。此外，还有公共政策硕士、法律硕士以及生物医学工程、生物信息学和计算机科学等领域的理学硕士学位。部分医学生甚至可以选择攻读艺术硕士、神学硕士或生物伦理学硕士。

（4）医学博士也具有双学位，但这个模式似乎在美国更加常见，并且多为医学 / 法学博士 [1]。

2014—2015 学年，英国有 31 所医学院校开设了五年制本科医学专业。在参与调查的 25 所学校中，部分医学院校设立了嵌入式学位。此外，无论是否设置嵌入式学位，一、二年级课程与三、四、五年级具有很大差异，使得嵌入式学位成为了可能。在一、二年级，病理科学、神经科学 / 行为科学 / 生理学、解剖学 / 组织学和药理学 / 临床药理学是经典的临床前或基础医学课程。在一年级和二年级教授的其他课程还包括反思、伦理与法律、流行病学等。在三、四、五年级，主要教授临床医学课程。首先是内科学，其次是外科学和全科医学，最后是精神病学、儿科学、妇产科学和肿瘤学 / 姑息治疗等 [2]。目前，对于某些医学院而言，攻读第二学位是强制性的。攻读了嵌入式学位的学生在申请毕业后教育时会有更大的成绩优势。

2. 部分院校情况

英国医学院校嵌入式学位年一般放在医学本科学习的第三年或者第四年之后，以间隔后面的临床实习阶段。由于英国医学课程前后两段差异较大，为实施嵌入式学位制度提供了可能，在中断医学课程学习一年之后，学生不会有较大的学习困难。因此，虽然嵌入式学位制度延长了学习年限，但有利于保证学习效果。此外，嵌入式学位可以选择的专业方向较为广泛，但是大多数方向为接近医学的一些理学课程，例如生物、化学，或者医学二级学科。后者往往体现了为毕业后教育阶段做准备的意图。

（1）伦敦帝国理工学院医学院

伦敦帝国理工学院医学院是欧洲最大的医学院之一，在伦敦北部和西部设有医学院，并与众多 NHS 托拉斯（Trust）、医院和诊所建立了合作伙伴关系。该学院 6 年制 MBBS 学位项目的培养重点是职业价值观和行为、专业技能和专业知识的发展。在 6 年学习中，教学安排主要分为以下三个阶段：

第一阶段从入学第一年开始至第三年，注重科学与临床知识和技能的整合，同时确保医学生树立行医所需要的价值观和行为。该阶段的学习全部为必修的核心课程。根据英格兰、威尔士和北爱尔兰高等教育资格框架（Framework for Higher Education Qualifications in England，Wales and Northern Ireland，FHEQ），分为三个教学模块。FHEQ 一共有 5 个层次，分别用数字 4 ～ 8 表示。其中，4、5、6 相当于本科层次，7、8 相当于研究生层次中的硕士和博士 [3]。模块 A 主要针对 FHEQ4 级的学生设计，包括医学原理，生物调节系统（一），临床科学综合案例（一），患者、社区和医疗保健（一）和生活方式医学与预防（一）；模块 B 主要是针对 FHEQ5 级的学生设计，包括生物调节系统（二），临床科学综合案例（二），患者、社区和医疗保健（二），生活方式医学与预防（二）和临床研究与创新；模块 C 针对 FEHQ5 级或 6 级的学生设计，包括临床科学整合（三），患者、社区和医疗保健（三），第一阶段医学，第一阶段手术，社区学徒医学（medicine in the community apprenticeship，MICA），综合临床技能

[1] Alamri Y. Dual degrees in medicine: options for medical students [J]. Cancer Education, 2018, 33(1): 4-6.

[2] Devine OP, Harborne AC, Horsfall HL, et al. The analysis of teaching of medical schools (AToMS) survey: an analysis of 47,258 timetabled teaching events in 25 UK medical schools relating to timing, duration, teaching formats, teaching content, and problem-based learning[J]. BMC Medicine, 2020, 18: 126.

[3] 王琪 . 英国高等教育资格框架（FHEQ）的新进展及启示 [J]. 中国高教研究 , 2012, 3: 54-58.

和书面评估。

第二阶段为入学的第四年，即非强制的嵌入式学位年。在这一阶段，学生可选择攻读一个理学学士学位，并达到 FHEQ6 级，学生可以在这一年内自愿选择攻读以下专业之一：麻醉和重症监护，生物医学工程，癌症前沿，心血管科学，内分泌学，胃肠病学和肝病学，全球健康，分子和转化血液学，人文、哲学和法律，免疫和感染，管理，神经科学与心理健康，药理，远程医疗，生殖和发育科学，手术设计、技术和创新，转化呼吸医学。如果完成了人文、哲学和法律课程的学习，则可以选修模块 B 中的人文、哲学和法律的群体和独立分析（group and independent analyses in humanities，philosophy and law），否则只能选修群体和独立分析。

第三阶段为入学的第五年和第六年，主要学习临床实践课程，以获得相关经验，学生需要达到 FEHQ7 级，有两个学习模块可供选择。其中，模块 A 包括儿童健康、女性健康、精神病学、老年患者、手术和癌症、药物、全科医学和初级保健、专业选择模块（一）、临床推理等；模块 B 包括急性护理、全科学生助理（general practice student assistantship）、专业选择模块（二）、学生学徒（student apprenticeship）、选修课[1]。

（2）爱丁堡大学医学院

在爱丁堡大学，医学学士（MBChB）学位同样是六年制。与伦敦帝国理工学院医学院不同的是，嵌入式学位被放在了第三年，并且是一个研究型学年：

第一阶段为第一年和第二年，主要学习基础医学知识以及临床实践的社会和伦理方面。其中，第一年课程涉及以下五个方面：生物医学（解剖、药理、开处方），医学的社会和伦理方面（疾病的社会决定因素、生病的含义、生病的经历、医学伦理、公共卫生、健康改善），研究和循证医学（理解信息、循证医学的作用、假设驱动和无假设研究、数据类型、评估干预措施、批判性评价、研究交流），从知识到临床实践，以及临床和专业技能。第二年主要包括一些实践、研究和临床技能课程，包括：体内平衡、促进健康、全球健康和营养、统计推理和医学信息学。同时，还将学习一些身体机能知识，包括：健康与疾病、维持生命、整体机能和药理学要点。

第三年为嵌入式学位学习年，医学生进入嵌入式荣誉学位项目（intercalated honours programme）以攻读医学科学荣誉学士学位。在毕业时，医学生将同时获得 MBChB 和基于研究的 BMedSci（荣誉）学位。在该学年，可选择的研究方向包括：麻醉、重症监护和疼痛医学，解剖与发育，医学人类学和社会学，生物化学，生命伦理、法律与社会，生物医学科学，细胞生物学，发育、再生和干细胞，流行病学，进化生物学，遗传学，全球卫生政策，健康科学（医学、初级保健、外科），免疫学，传染性疾病，文学与医学，分子生物学，分子遗传学，神经科学，药理学，健康的身体运动，生理学，心理学，生殖生物学，运动科学医学，动物学等。

第三阶段为实践阶段，医学生在第四年将学习临床医学和医疗保健服务的所有方面，并参与全科实习。在第五年进行专科实习，除了进一步的临床实习外，还将与临床导师合作完成个人研究项目。第六年采取学徒制模式，为研究生的预科课程以及就业做好准备，重点培养以下方面的实践技能和知识：一般和急性医学、急诊医学、手术、麻醉剂、重症监护室[2]。

（3）伦敦大学医学院

伦敦大学医学院 MBBS 学位项目也为 6 年制，授予毕业生理学学士（BSc）以及医学和外科学士学位（MBBS）。

[1] Imperial College London. Undergraduate medicine[EB/OL]. [2023-01-29]. https://www.imperial.ac.uk/study/ug/courses/school-of-medicine/medicine/

[2] College of Medicine and Veterinary Medicine, Edinburgh Medical School. [EB/OL]. [2023-01-29]. About us. https://www.ed.ac.uk/medicine-vet-medicine/edinburgh-medical-school/about

第一阶段为第一年和第二年，进行临床科学基础（fundamentals of clinical science）的学习。其中，第一年学习围绕生理系统的模块 1，包括：健康和医疗实践基础，感染与防御，循环和呼吸，体液、营养和代谢。第二年的学习安排与第一年类似，设有垂直和基于系统的两个连续模块，包括运动和肌肉骨骼生物学，神经科学与行为，内分泌系统和调节，发育、遗传和癌症。

第二阶段主要学习深度的科学方法，提供广泛的综合理学学士学位课程，包括心血管科学，全球健康，数学、计算机和医学，医学物理和生物医学工程，神经科学，肿瘤学，儿科学和儿童健康，药理学，生理学，初级保健研究和临床实践，运动与运动医学，科学与女性健康。UCL 利用他们多院系多学科的优势，鼓励学生们进行跨学科的学习，并融入自己的医学研究之中。与此同时，也能够提供广泛的学术型学位项目。

第三阶段为临床阶段。其中，第四年包括三个为期 12 周的临床实习综合模块，所有学生的临床实习涉及综合临床照护，涵盖内科、外科和心理健康领域的急症照护和住院、住院照护、门诊照护和社区照护。第五年包括三个为期 12 周的临床实习综合模块，在每个模块之前都有一个相关的核心教学周。这些模块涉及围绕生命周期的主要主题：儿童和家庭健康；女性健康和男性健康，包括性健康和艾滋病毒医学；老龄化、姑息治疗和精神病学，与一系列其他临床专科（包括癌症医学、乳腺疾病、泌尿科、皮肤科和眼科）的实习相结合。第六年包括在地区综合医院进行为期 16 周的临床实习，涉及所有实践领域（如内科、外科、专科实践和急诊照护）[1]。

（4）伯明翰大学医学院

伯明翰大学医学院开设医学与外科本科学士专业（MBChB），学制 5 年。如果学生学有余力并且考试成绩突出，可考虑利用伯明翰大学医学院极具国际竞争力的广泛研究资源，对选定的主题进行为期一年的深入研究，获得第二个学士学位。嵌入式学位项目一般安排在第二、第三或第四年的学习之后。伯明翰大学医学院提供各种各样的嵌入式学位项目，包括实验室或社区研究，学生们可通过此类项目学习分析和解释医学研究数据，更重要的则是有机会开展新颖而实质性的研究项目。在完成嵌入式学位项目的学习之后，学生们需要返回并完成 MBChB 学位项目的医学和外科课程学习 [2]。

（5）赫尔约克医学院

赫尔约克医学院是英格兰的一所医学院，2003 年首次招收学生，学校开放了六类项目以供申请，包括医学学士（medicine，MBBS）、医学＋预科（5 ＋ 1）学士（medicine with a gateway year）、嵌入式学位（intercalated degrees）。该医学院欢迎院外申请人和在校医学生申请嵌入式学位项目。嵌入式学位对于赫尔约克医学院学生是可选的。不过，学校鼓励所有学生考虑这一项目，以扩展技能和知识并探索新的学科领域。所涉及的第二学位包括临床解剖学、伦理学、生物学、运动与运动科学、公共卫生和健康教育。提供学士和硕士层次的嵌入式学位项目，在特殊情况下也有博士学位项目 [3]。

（二）鼓励医学生攻读第二学位

在本科学习阶段，英国医学生有机会选择感兴趣的领域，通过课程学习或实验室研究等方式额外学习 1 年，从而在毕业时获得一个第二学位，例如理学、文学、医学科学等专业领域的学士学位 [4]。少数大学，包括牛津大学、剑桥大学、诺丁汉大学等，已经将获得第二学位列为

[1] University of College London. Medicine MBBS BSc[EB/OL]. [2021-12-07]. https://www.ucl.ac.uk/prospective-students/undergraduate/degrees/medicine-mbbs-bsc/

[2] University of Birmingham. Intercalated Degree (BMedSc, BSc, MSc or MRes)[EB/OL]. [2021-03-11]. https://www.birmingham.ac.uk/schools/medical-school/intercalated-bmedsc.aspx

[3] Hull and York Medical School. Intercalation degrees[EB/OL]. [2023-01-29]. https://www.hyms.ac.uk/intercalation

[4] BMA. Intercalated degrees[EB/OL]. [2018-03-10]. https://www.bma.org.uk/advice/career/studying-medicine/intercalated-degrees.

医学生院校教育的一个必选内容[1]。牛津大学注重医学科学研究，剑桥大学则主要依据学生的兴趣给予更广阔的专业领域选择。另外一些大学则将研究项目的参与放在了课程之外，为学生提供参与研究项目的机会，要求学生利用课余时间参与实验室研究。研究显示，与没有攻读第二学位的学生相比，选择学习第二专业领域的学生的课程表现更优秀，对医学科学研究也有更强烈的兴趣。由于不同的专业学习给予了他们更广阔的见识，在未来对于医学问题可能也会有更深入、独特的见解[2-4]。不过，选择攻读第二学位的学生在未来选择全科医学作为专业方向的比例下降，从事科学研究的可能性则上升[5]。

（三）整合课程内容，按照器官系统或人体生理功能授课

近年来，英国临床前阶段的教学模式发生了较多改变。各医学院校均改变了以往按学科划分的课程进行讲授的方式，而是对课程内容进行了高度整合，按照器官系统或人体生理功能进行授课，采用教师课堂讲授、案例讨论、PBL 教学、实验室教学、模拟教学、实践教学等多种教学方法。主要目的在于帮助学生将零碎的知识融会贯通，并能够应用到临床案例的分析之中[6]。

（四）开始重视健康促进的教学

医学生作为健康促进的主体，应当主动承担向公众宣传健康知识、对特殊人群进行健康教育的责任，这也是英国医学总会对医学毕业生的能力要求之一。在伦敦国王学院，研究者们设计了针对临床医学生的健康促进课程。该课程贯穿本科医学教育的后三年，讲授健康促进相关知识。此外，在以戒烟、孕产妇健康教育、肥胖控制为主题的社区实践中，情景教学、角色扮演、课堂展示、小班讨论等教学方式不但帮助学生了解健康促进的基本原则，学会对患者进行健康教育，而且训练了学生的沟通技巧[7]。

第八节　毕业后医学教育

英国毕业后医学教育共分为 3 个阶段：①基础培训（foundation programme），为期 2 年，第一年称为 F1，第二年称为 F2；②专科医师培训（specialty training programme），包括 60 余个专科，依照其需求各有不同的年限，但至少 3 年以上；③进阶选修主题的训练（choice and opportunity SAS doctor）。具体说来，医学生在第一年的培训过程中尚未正式注册，需接受 1 年普通临床培训，成为正式注册的住院医师（表 1-8）。完成两年基础培训之后，进行初级专科医师培训，也称为核心医学培训（core medical training, CMT），在 4～6 个医学专科轮转培训，反复训练、增加难度、提高临床实践能力；初级专业培训结束后，需参加高级培训（advanced

[1] Stubbs TA, Lightman EG, Mathieson P. Is it intelligent to intercalate? A two centre cross-sectional study exploring the value of intercalated degrees, and the possible effects of the recent tuition fee rise in England[J]. BMJ Open, 2013, 3(1): e2193.

[2] Mcmanus IC, Richards P, Winder BC. Intercalated degrees, learning styles, and career preferences: prospective longitudinal study of UK medical students[J]. BMJ, 1999, 319(7209): 542-546.

[3] Rushforth B. Academic medicine and intercalated degrees-the myth of student choice[J]. Medical Education, 2004, 38(11): 1136-1138.

[4] Hazel S, Andrew M, Cleland JA, et al. An intercalated BSc degree is associated with higher marks in subsequent medical school examinations[J]. BMC Medical Education, 2009, 9(1): 24.

[5] Jones M, Hutt P, Eastwood S, et al. Impact of an intercalated BSc on medical student performance and careers: a BEME systematic review: BEME Guide No. 28[J]. Medical Teacher, 2013, 35(10): e1493-e1510.

[6] Cambridge University. Medical and Veterinary Science Trips[EB/OL]. [2018-03-20]. https://www.biology.cam.ac.uk/undergrads/mvst.

[7] Wylie A, Leedham-Green K. Health promotion in medical education: lessons from a major undergraduate curriculum implementation[J]. Education for Primary Care, 2017, 28 (6): 325-333.

training），接受所选择的某个具体专业相关的高技能临床训练，如心脏外科、脑外科、麻醉科等，以培养成为专科医师。最初 2 年的基础训练计划受到格外重视，英国所有医学院校毕业生都必须接受为期 2 年的基础培训。

在很长一段时间里，英国医学总会主要负责 F1 训练目标和内容的规划，住院医师完成训练及评估后可向 GMC 注册成为正式的医师。由第二年开始至最终培训完成，均由英国毕业后医学教育与培训委员会（Postgraduate Medical Education and Training Board，PMETB）负责[1]。2010 年，英国毕业后医学教育与培训委员会并入了 GMC。

全科医学毕业后教育所需时间约为 3 年，其他专科则需 6 ～ 8 年[2]。医生及牙医的毕业后教育由设在各地的学监办公室（Deanery）具体负责管理。其中，英格兰有 15 家毕业后医学教育学监办公室，苏格兰有 4 家，威尔士和北爱尔兰各有 1 家。这些学监办公室属于地方性机构，负责临床医学和口腔医学毕业后医学教育的组织、管理和质量控制，以确保毕业后教育达到所制订的标准。在每个学监办公室背后，都设有一个专科医学培训委员会提供顾问咨询，其成员包括若干名顾问医师。

表 1-8 英国毕业后医学教育阶段及受训者身份

<table>
<tr><th>年份</th><th>阶段</th><th colspan="2">受训者身份</th></tr>
<tr><td>第 1 年</td><td>基础培训 1</td><td colspan="2">foundation house officer 1，F1</td></tr>
<tr><td>第 2 年</td><td>基础培训 2</td><td colspan="2">foundation house officer 2，F2</td></tr>
<tr><td>第 3 年</td><td rowspan="4">专科 / 全科培训</td><td rowspan="4">医院某专科的专科注册医师（specialty registar，StR）：6 ～ 8 年</td><td rowspan="3">全科医学注册医师：3 年</td></tr>
<tr><td>第 4 年</td></tr>
<tr><td>第 5 年</td></tr>
<tr><td>第 6 ～ 8 年</td><td rowspan="2">全科医师（general practitioner）
教育与培训总年限：5 年</td></tr>
<tr><td>第 9 年</td><td></td><td>顾问医师
教育与培训总年限：8 ～ 10 年</td></tr>
</table>

一、住院医师基础培训

基础培训起着衔接院校教育和专科 / 全科医师培训的作用，其主要作用在于使受训医生将院校教育阶段学习的理论知识运用到临床实践中，逐步具备临床知识和专业技能，从而为下一阶段的专科或全科住院医师培训打下基础。

（一）培训管理

在国家层面，UKFPO 负责基础培训的全面管理。UKFPO 将英国医学院校、国家卫生服务体系学监办公室（NHS Deanery）、医疗机构（包括社区医院、综合医院、临终关怀医院等）整合为基础培训学校（foundation schools），负责为受训医生提供多样化的临床训练环境[3,4]。

英国基础培训项目注重受训医师的个人发展，每位受训医师都拥有一位教育指导老师和一位临床指导老师，通过定期的见面交流以指导学生的职业发展、学习和临床工作。在基础培训过程中，每位受训者都拥有一份电子学习档案袋（e-portfolio），用于记录和反思自己的学习过

[1] Hays RB. Reforming medical education in the United Kingdom: lessons for Australia and New Zealand[J]. Med J Aust, 2007, 187(7): 400-403.

[2] Berende E, Dehn M, Katona K, et al. Regulation of post graduate medical education[R]. TILEC, 2009.

[3] UK Foundation Programme Office. Freedom of information and data protection[EB/OL]. [2018-02-28]. http://www.foundationprogramme.nhs.uk/pages/home/foi-dpa/pub-scheme.

[4] UK Foundation Programme Office. Foundation schools[EB/OL]. [2018-02-28]. http://www.foundationprogramme.nhs.uk/pages/home/deaneries-foundation-schools.

程。主要内容包括个人发展计划、指导教师反馈、较重要的进步和困难、对教育活动的反思、职业发展思考和测试结果等。特别需要指出的是，电子学习档案袋中列出了 UKFPO 所制订的培训目标，要求受训医生根据每一条目标和学习情况添加证据，以证明自己达到该条目标。每一年结束后，UKFPO 将组织专家对受训医生的电子学习档案袋进行审核，确认其达到对应年资的培训目标后，才可进入下一阶段培训。

目前，英国住院医师基础培训计划共 41 种训练课程，在加强上级医师指导责任的同时，亦强调住院医师的自我学习责任。F1 学员有两本手册，一本是国家学习档案袋（national learning portfolio），内容包含核心课程、评估工具、学习共识、反思练习等；另一本为基础培训初步指南（rough guide to foundation training）。教师及基地教学可参考基础培训操作框架（operational framework for foundation training），内容包含基础训练如何进行、组织架构、如何招生、训练计划如何通过审查、权利与义务等。

（二）培训内容

基础培训包含 6 个持续时间分别为 4 个月的临床科室轮转或学术训练，第 1 年和第 2 年的培训目标和内容均有所差别。第 1 年主要是使受训医生巩固医学院校所学知识，并将其应用于实践中；第 2 年则更注重培养受训医生的诊疗和带教能力。F1 训练课程以内、外科为主，再加上其他选修课程。每位学员通常为 3 ～ 6 个月内科、3 ～ 6 个月外科，选修课程包括免疫、麻醉、妇产科、微生物、儿科、血液科、感染科、病理科、急诊科，甚至学术训练等。F2 训练目的在于让受训医师具备良好的诊疗能力，包括临床技能、沟通技巧、良好医患关系、团队合作、时间管理、循证医学与决策等。F2 训练课程弹性较大，通常为 3 个主题的选修训练，每个主题 4 个月，通过评估者可得到证书。急诊医学（accident & emergency）为必修课程，若没有经过急诊训练，将来不能担任急诊医疗方面的医师，可选修的课程包括免疫、麻醉、妇产科、细菌病毒、儿科、血液科、感染科、病理科等。

基础培训的科室轮转安排并没有强制的统一要求，通常根据培训目标、当年的医院需求进行多样化安排，由受训医生根据未来的职业发展和个人意愿进行选择。可供选择的科室通常以内科和外科为主，包括麻醉、感染性疾病、全科医学、精神医学等 60 余个专业，其中必须包含一个以社区为临床环境的轮转，如精神医学和全科医学。表 1-9 展示了西北英格兰基础培训学校的几种轮转安排。在第 1 年后期或第 2 年，受训医师被允许抽出 10 天时间进入一个未轮转过的科室以了解该专科，目的在于帮助受训者尽早做好职业规划并选择合适的训练计划。

UKFPO 规定，受训医生在轮转期间每周应有不低于 3 小时的时间用于线下正式课程的学习；该办公室还提供由英国皇家医学院和线上医学教育公司根据基础培训目标所共同开发的多种线上课程。受训医生所完成的课程会被直接记录在个人电子学习档案袋中。基础培训项目强调受训医生应进行督导式学习，形式包括迷你临床演练评估（mini-clinical evaluation exercise，mini-CEX）、操作技能直接观察（direct observed procedural skills，DOPS）和病例讨论，并做了最低次数要求。在每一个轮转科室，mini-CEX 和 DOPS 应不低于 3 次，病例讨论不低于 2 次。为了培养受训者的教学能力，UKFPO 要求他们每年至少进行一次主题演讲，以训练他们在特定场景下有准备的讲授知识并回答问题的能力，鼓励他们以学生为中心、积极与学生进行互动[1-3]。

---

[1] UK Foundation Programme Office. The foundation programme[EB/OL]. [2018-02-28]. http://www.foundationprogramme.nhs.uk/pages/home/about-the-foundation-programme.

[2] UK Foundation Programme Office. Foundation programme reference guide[EB/OL]. [2018-02-28]. http://www.foundationprogramme.nhs.uk/pages/curriculum-eportfolio/e-portfolio/reference-guide.

[3] UK Foundation Programme Office. Rough guide to the foundation programme[EB/OL]. [2018-02-28]. http://www.foundationprogramme.nhs.uk/pages/resource-bank/curriculum-eportfolio.

表 1-9 西北英格兰基础培训学校的轮转安排（节选）[1]

阶段	F1	F1	F1	F2	F2	F2
1	普通外科	普通内科	消化内科	儿科	急诊科	全科医学
2	泌尿外科	普通内科	消化内科	普通外科	急诊科	全科医学
3	泌尿外科	普通内科	呼吸内科	妇产科	急诊科	全科医学
4	血管外科	普通内科	创伤和骨科	普通精神科	小儿急诊科	全科医学
5	老年精神病科	普通外科	内分泌和糖尿病科	急诊科	老年病科	全科医学
6	神经外科	普通外科	呼吸内科	急诊科	神经内科	全科医学
7	急性内科	普通外科	心脏内科	急诊科	耳鼻喉科	全科医学

（三）培训目标

UKFPO 列出了 20 条受训医师在基础培训阶段所应达到的目标。这些目标以患者安全为核心，涉及医生个人行为规范、疾病诊断治疗管理、沟通能力、健康促进、团队合作、伦理道德要求等方面（表 1-10）[2]。

表 1-10 英国基础培训项目办公室关于受训医师在基础培训阶段应达到的目标

1. 职业行为符合英国医学总会提出的要求；个人行为：准时参加临床活动，监督、支持、组织团队其他成员，保证工作的顺利完成；个人职责：为临床决策承担责任，为错误承担责任并能采取措施弥补
2. 以患者为中心实施医疗行为
3. 遵守伦理及法律要求，正确完成法律文件的记录（包括死亡证明、健康证明、火葬表格等），当患者缺乏选择的能力时考虑对患者最有益的情况，了解何种情况下他人可以代理患者做出决定，对弱势群体进行保护
4. 通过自主学习、反思学习和教学活动更新知识和技能
5. 能与指导教师讨论如何实现职业理想，通过职业规划指导、自我觉知、信息搜集、选择、与同事的讨论等制订现实的职业目标
6. 有效沟通
7. 与同事高效合作，在团队中识别他人的工作压力并给予适当的支持，恰当分配工作以保证效率
8. 了解医疗管理和非医疗管理的组织原则，在符合能力的情境中展现领导力，处理相应情况
9. 识别、评估、初步管理重症患者
10. 能够处理门诊初诊患者、管理慢性病和急性发作的患者
11. 能够在有限的时间或复杂的情况下准确采集病史、实施临床检查、进行鉴别诊断和制订治疗计划
12. 安排相关检查且能得到患者的许可，能够解读检查结果，并向患者解释
13. 准确安全地使用药物、血液制品和液体，了解药物不同使用途径的潜在危害，合法合规地使用管制药品
14. 正确安全地进行医疗操作，包括向患者解释可能的并发症，获得患者同意，准备所需器材，正确记录操作过程，提高操作技巧等
15. 能进行心肺复苏的基本生命支持和高级生命支持，尊重患者拒绝心肺复苏的决定，了解移植中的伦理问题，并能识别潜在的器官捐赠者
16. 向患者解释生活方式对疾病可能的影响，根据指南或政策向患者提供预防措施
17. 在多学科团队中合作向患者提供高质量的临终医疗服务
18. 了解个人的能力限制，寻求上级医师的帮助和建议，能有效清楚地与上级医师沟通，学会利用临床指南、操作规范等，参加活动提高个人能力，反思临床实践并能总结提高
19. 确保患者在临床实践中的安全
20. 为医疗质量提高做出贡献，能够通过数据收集、结果分析和展示等方式提高医疗质量，了解英国国家卫生服务体系的组织架构、资金筹措及其在群体健康中扮演的角色，了解医院和科室管理结构，了解所有专业人员均有责任参与医疗资源的管理工作，学会对医学研究证据进行评判

[1] Health Education England. Foundation training programmes[EB/OL]. [2018-02-28]. https://www.nwpgmd.nhs.uk/f1-f2-training-programmes-2014-2016.

[2] UK Foundation Programme Office. The foundation programme[EB/OL]. [2018-02-28]. http://www.foundationprogramme.nhs.uk/pages/home/about-the-foundation-programme.

英国住院医师培训重视对学生临床综合能力而不是单项知识或技能的考查，要求学生在不同场景下对患者进行正确处置，培训内容系统正规，课程详细具体、循序渐进。培训课程为螺旋上升式，即反复强调训练主题，训练难度逐级增加，新知识与旧知识紧密联系，从而使学生能力不断提高。

（四）培训考核

英国住院医师培训制度有着合理的考核标准，其考核标准主要为《良好医疗实践》（good medical practice，GMP），其考核的主要模式为基于工作场所的评价（workplace-based assessment，WPBA）模式。GMP 是英国医学总会提出的住院医师核心胜任力指标和评估方法，其提出的指标涵盖住院医师核心胜任力的多个维度，基本满足科技进步和医学模式转变而对住院医师提出的新要求，制订的评估方法具有一定的信度、效度和可操作性。2013 版 GMP 认为，患者应对住院医师充分信任，相同的住院医师为不辜负信任应该具备以下 4 个方面的胜任力：医学知识、技能和表现；医疗质量和安全；沟通、合作与团队精神；与患者维持信任关系。对于这 4 方面胜任力，列出了 14 个二级胜任力指标，并且附有 75 条具体要求对二级胜任力指标进行界定（表 1-11）[1]。

WPBA 模式是英国住院医师考核中比较有特点的考核模式。WPBA 是一个基于工作场所的由多种测评工具组成的评估医师能力的综合架构，注重对住院医师在实践工作中的表现进行科学评判。评估者将评估结果及时反馈并提供建议，使教学与评估能够很好地结合在一起。WPBA 的主要测评工具包括了迷你临床演练评估、操作技能直接观察和多源反馈等，通过真实工作场景下的多种测评工具多次量化评估，对住院医师的胜任力进行有效的评价和反馈。

表 1-11 GMP 住院医师核心胜任力指标

一级指标	二级指标
医学知识、技能和表现	发展和维持专业能力（7 个具体要求） 运用知识和经验进行执业（6 个具体要求） 清楚、准确、易辨地记录工作（3 个具体要求）
医疗质量和安全	致力于系统地保护患者（2 个具体要求） 应对安全风险的能力（4 个具体要求） 保护患者和同事免受个人健康所带来的任何危险（3 个具体要求）
沟通、合作与团队精神	有效地沟通（4 个具体要求） 与同事合作维持或改善患者照护（4 个具体要求） 教学、培训、支持和评估（5 个具体要求） 照护的连续性与协调性（2 个具体要求） 建立和维护与患者的合作关系（7 个具体要求）
与患者维持信任关系	尊重患者（3 个具体要求） 公平对待患者和同事（9 个具体要求） 诚实正直地工作（16 个具体要求）

（五）与院校教育的关系与比较

医学院校教育与基础培训是英国医生成长必须经历的两个连续阶段，但两者的培养目标、课程设置、教学方式和特点均有所不同。医学院校教育是医学的基础教育，以知识讲授学习为主要形式，注重基础医学知识的掌握，要求学生必须掌握人体正常结构和功能及异常改变，学

[1] 刘鹏，苏义，史兆荣．英国 GMP 对我国住院医师核心能力评估的借鉴 [J]. 解放军医院管理杂志，2018, 25(3): 295-297.

会利用基础知识解释临床现象；同时培养学生的基本临床实践技能，如问诊、体格检查、腰椎穿刺，为基础培训打下基础。由于基础培训是在上级医师监督下的临床实践工作中完成，因此医学院校教育的基本目标在于培养医学生具备初步管理患者的能力，教学方式主要是课堂讲授、案例讨论和模拟教学。医学院校教育的另一个特点是为医学生提供广泛而多样化的学习机会，学生不仅需要学习涉及临床医学所有专科的内容，而且有机会参加基础医学研究或其他非医学专业领域的学习，从而为培养未来的复合型医学人才打下基础[1-3]。

在医学院校教育的基础上，基础培训的主要形式为多科轮转，受训者参与管理患者，主要目标在于提升受训者的临床实践能力。因此，基础培训更注重能力培养，知识要求的条目较少，重点培养受训者对于疾病的诊断、治疗和管理的能力，并且还涉及了医生职业的社会属性，如职业行为规范、职业规划、领导力和教学能力等。医生职业的社会属性是受训者在临床工作中与患者、同事、护工的沟通合作中建立起来的，这是本科阶段医学生作为学生所不具备的。另外，自主学习和自我提高是基础培训项目的主要特点。基础培训的主要培养方式是上级医师监督下的临床实践，并提供多种自主学习的途径，更强调受训医师发挥主动学习的积极性并重视自我反思。

医学院校教育和基础培训在培养目标、培养模式的螺旋式上升保证了医学教育的连续性，成为英国医生成长不可缺少的两个培养阶段。此外，以人为本的观念贯穿始终，从院校教育开始就特别强调同理心的建立并开设课程引导学生关注多种医学社会问题[4]；基础培训阶段也将遵守医学伦理作为培养的目标之一，强调医疗实践应以患者为中心[5]。

二、全科医师培训

英国全科医师培养采取“5 + 2 + 3”模式，即医学生在接受 5 年临床医学本科教育和 2 年临床基础培训后，还需要完成 3 年的全科临床培训，才能在英国医学总会注册成为全科医师[6]。全科医师培训由皇家全科医生学会（Royal College of General Practitioner，RCGP）管理，以地区为单位组织培训工作，由区域教育开发署（Regional Education Development Agency）领导并实施。在获得全科医师的资格后，还可以继续选择参加为期 3 ～ 4 年的学术类全科医学教育，学成后学员将获得博士学位和学术类全科医师资格。

（一）培训项目及内容

全科医师培训项目通常包括医院的 2 年培训和社区全科诊所的 1 年培训。参加全科临床培训者可以在三种培训安排中选择：其一是接受标准的 3 年全科医生培训，其二是根据自己的时间参加自主安排的培训计划，其三是前两种的混合。培训结束后，学员需要在社区全科医生诊所接受考试。培训机构通常建议参加培训的学员在进入全科医生诊所前结束在医院的培训，因为这样更方便他们在全科诊所培训期间完成终末考试。

[1] Medical Science Division, University of Oxford. Course structure[EB/OL]. [2018-03-28]. https://www.medsci.ox.ac.uk/study/medicine/pre-clinical/structure.

[2] The University of Manchester. MBChB medicine/course details[EB/OL]. [2018-03-28]. http://www.manchester.ac.uk/study/undergraduate/courses/2018/01428/mbchb-medicine/course-details/#course-profile.

[3] University of Cambridge. Medical and veterinary science tripos[EB/OL]. [2018-03-28]. https://www.biology.cam.ac.uk/undergrads/mvst.

[4] Dogra N, Bhatti F, Ertubey C, et al. Teaching diversity to medical undergraduates: curriculum development, delivery and assessment. AMEE Guide No. 103[J]. Medical Teacher, 2016, 38(4): 323-337.

[5] General Medical Council. Good medical practice[EB/OL]. [2018-03-08]. https://www.gmc-uk.org/Good_medical_practice_English_1215.pdf_51527435.pdf.

[6] Royal College of General Practitioner. My route to become a GP[EB/OL]. [2018-03-08]. https://www.rcgp.org.uk/-/media/Files/GP-training-and-exams/Discover-GP/RCGP-route-to-GP-poster-June-2019.ashx?la=en.

学员在医院的轮转培训一般在病房内进行，由全科医学系的教师进行安排和整体协调。内容包括内科、儿科、妇产科、外科、急诊科、精神科、老年科、传染科、皮肤科、眼科、耳鼻喉科等二级学科和心血管、消化、内分泌、神经、泌尿外科等三级学科。如果有感兴趣的科目，也可以选修。在社区全科诊所培训时，学员需要在家庭医学科、社区健康中心和全科医疗诊所从事临床、预防及与社区健康等相关事务，训练初级卫生保健、人际交往等内容，并参加病例讨论和管理。此外，学员还需要进行长期穿插性社区学习。这是一种贯穿于毕业后教育全过程的学习，通常每周 1 ～ 2 个半天。无论学习者在哪个阶段或何处轮转，均应保证每周至少一个半天在社区诊所集中学习 [1]。

（二）培训考核

自 1996 年起，完成全科医师培训的学员需要在毕业前参加皇家全科医生学会会员考试（member of the Royal College of General Practitioner examinations，MRCGP exam），通过 MRCGP 考试是获得培训合格证书和成为皇家全科医生学会正式成员的前提 [2]。MRCGP 考试是一个综合的考核评估系统，由三部分组成，分别为应用知识测验（applied knowledge test，AKT）、临床技能评估（clinical skills assessment，CSA）和基于工作场所的评价（workplace-based assessment，WPBA）。MRCGP 考试内容涵盖了医学知识、专业技能以及作为全科医生的职业素养和工作态度。每一部分考试的评估方法都经过了专业认证。

应用知识测验是对医学专业知识的终结性评价（summative assessment），考试内容在英国国家卫生服务局（National Health Service）所确定的考试范围内给出。其中，临床医学相关问题占 80%，循证临床实践问题占 10%，健康信息学（health informatics）和行政管理学（administrative management）问题占 10%。应用知识测验是计算机上机考试，考试时间为 3 小时 10 分钟，共包括 200 个问题 [3]。

在临床技能评估考试中，每个参考者需要在一个诊室中提供 13 次、每次约 10 分钟的问诊服务。临床技能评估考试的目的是测试参考者熟练运用临床实践技能收集信息的能力，以及面对标准化患者适当地应用与疾病相关的专业知识和以人为中心的照护知识，做出合理而准确的决策、解决问题的能力。同时，该考试也要求参考者表现出对患者的尊重，能够与患者和同事进行有效沟通。为保证考试的客观性，考试录像将交由三位考官分别进行评判。只有三位考官一致同意通过，受试者才能通过考试。如果有一位考官认为不能通过，则再请三人以外的另外两位专家评审，如其中又有一人认为不通过，则必须继续延续评审过程。如果多数考官仍认为不能通过，则受试者考试不及格，需要重新考试 [4,5]。

三、专科医师培训

英国专科医生除了接受基础培训外，还需要接受专科培训。根据《良好医学实践》为专科医师培训提供的指导准则，专科培训的学员应在以下 4 个方面学习提高：知识、技能和表

---

[1] Royal College of General Practitioner. The RCGP curriculum Being a general practitioner[EB/OL]. [2018-03-08]. https://www.rcgp.org.uk/-/media/Files/GP-training-and-exams/Curriculum-2019/RCGPJ7408-Being-A-GP-Curriculum-WEB-v21910.ashx?la=en.

[2] Royal College of General Practitioner. MRCGP exam overview[EB/OL]. [2018-03-08]. https://www.rcgp.org.uk/training-exams/mrcgp-exams-overview.aspx.

[3] Royal College of General Practitioner. What is the applied knowledge test (AKT) [EB/OL]. [2020-04-05]. https://www.rcgp.org.uk/training-exams/mrcgp-exams-overview/mrcgp-applied-knowledge-test-akt.aspx.

[4] Royal College of General Practitioner. MRCGP clinical skills assessment (CSA) [EB/OL]. [2019-04-05]. https://www.rcgp.org.uk/training-exams/mrcgp-exams-overview/mrcgp-clinical-skills-assessment-csa.aspx.

[5] 黄睿彦 . 英国毕业后医学教育的概况与启示 [J]. 医学与哲学 (人文社会医学版), 2009, 30(23): 60-62.

现；临床实践安全和操作质量；交流、合作与团队精神；与患者保持信任关系[1]。这一阶段通常为 5 ～ 7 年，其持续时间因专科不同而异。专科医师培训通常包括核心医学培训和高级培训两个阶段。完成核心医学培训，通过考试，取得相应的资格证明，并成为该皇家专科学会的会员以后，才有资格申请参加高级培训项目。高级培训由各类高级联合培训委员会监控，大多数专业的高级联合培训委员会将推荐已成功完成高级培训者获得专科培训结业证书（completion certificate of training，CCT）。完成高级培训并达到要求者，可向 STA 申请 CCT，获得 CCT 后，在 GMC 注册成为专科医师，此时才有资格申请获得顾问医师职位。CCT 是专科医师培训的终点。完成培训并通过考试获专科医师资格者便可在二级医疗服务机构申请顾问医师。在整个住院医师或专科医师受训期间，受训者可以选择中途重返医学院攻读医学博士或科学博士学位等以增加自己的竞争实力[2]。

专科医师培训的目的是使受训者达到某一临床专科（包括普通专科和亚专科）所需要的基本理论、基本知识和基本技能要求，成为能独立从事某一专科临床医疗工作的专科医师。各科专科医师针对其医师特点与需求确定相应细化的培训目标。例如，急诊专科医师的培训目标是通过培训，使急诊专科医师掌握更加专业的急诊医学知识和技能，使之能够达到英国国家医疗服务体系内顾问医师的水平，成为一名安全、专业和独立的急诊医疗从业人员。

不同专业的专科医师培训由对应的皇家专科医生学会负责管理，培训形式和内容有一定差异。例如，骨科医生在该阶段可以在一个大的教学区内的各医院之间进行轮转，一般在每个医院轮转 1 ～ 2 年，每个职位半年。在培训期间，每周会有至少半天的教学时间，保证了每位受训医师都能比较全面地掌握各专业的知识和技能。

下面以精神科专科医生和妇产科专科医生的培训为例介绍英国专科医师培训制度。

（一）精神科专科医师培训[3]

精神科专科医师培训由皇家精神科医生学会（Royal College of Psychiatrists，RCP）管理。培训可分为两个阶段：第一阶段是为期 3 年的核心医学培训；第二阶段是为期 3 年的亚专科高级培训。根据所选亚专科的不同，受训者接受不同时长与模式的培训。成功完成两个阶段的培训后，可获得专科培训结业证书（CCT），之后便可以在英国医学总会进行专科注册。

精神专科核心医学培训通常为 3 年，主要目的是让受训者掌握相关专业知识，构建符合伦理和法律的执业框架，为将来的专科医生执业之路打下坚实基础。在第一年培训结束时，受训者应该能够为常见的情感障碍、焦虑症、精神病和人格障碍患者采集病史，进行精神检查；在第二年结束时，受训者的临床技能应该更加全面，能够为认知损害、药物滥用和器质性精神障碍患者采集病史和进行精神检查；在第三年结束时，受训者应该能够为学习障碍的儿童进行检查，并能够评估医学不能解释的症状和躯体疾病[4]。

在完成培训内容之后，受训者应该参加皇家精神科医生学会会员考试（examination of member of Royal College of Psychiatrists，MRCP exam）。MRCP 考试分为基础知识笔试、临床知识笔试和临床知识实践考核三个部分，考试通过率在 30% 左右，难度较高。在考试通过后，才有资格注册成为精神科专科医生。

在完成核心医学培训且通过 MRCP 考试之后，绝大多数精神科专科医师选择进入某个亚专科接受高级培训，培训期限为 3 年，主要培训目的在于使受训者掌握心理治疗、急诊精神医学、访谈技巧、学习和教学、管理、科研和电痉挛治疗等方面内容。

---

[1] Anwar R. Good medical practice[J]. BMJ, 2011, 343(7813): 9.

[2] 方华，王勇，赵敏 . 英国医学教育对我国精神科医师培训的启示 [J]. 中华医学教育杂志，2013, 33(5): 794-797.

[3] 郭志华，李占江 . 英国精神科医师培养体制对我国的借鉴意义 [J]. 医学教育管理，2017, 3(3): 204-208.

[4] Royal College of Psychiatrists. A competency based curriculum for specialist core training in psychiatry-core training in psychiatry.[EB/OL]. [2019-04-12]. http://www.rcpsych.ac.uk/pdf/Core_ Psychiatry_Curriculum_August_2016.pdf.

培训安排、内容以及考核标准随着亚专科的不同而有所不同。参加培训者需在6个亚专科中选择一个，可选亚专科分别为：司法精神医学、儿童青少年精神医学、普通精神医学、学习困难精神医学、老年精神医学和医学心理治疗。如果选择了普通精神医学方向，那么第一年培训将会在成人精神医学科进行，其中6个月在医院病房，6个月在社区全科诊所；第二年，受训者需进行康复、物质依赖或联络精神医学（liaison psychiatry）的学习和实习；第三年，受训者再次从以上亚专科中选择一个方向进行培训。针对每一个亚专科，皇家精神医生学会都制订了严格的出科考核标准。这些标准评分非常细致，具有很强的操作性。通过出科测试后获得CCT，最终成为一名顾问精神科医生（consultant psychiatrist）[1]。

（二）妇产科专科医师培训

英国妇产科专科医师培训由皇家妇产科医生学会（Royal College of Obstetricians and Gynecologists，RCOG）管理。医学毕业生完成2年的基础培训后，需要进行至少7年的妇产科专科培训（ST1～ST7）才能成长为一名妇产科专科医生。培训过程分为基础培训（ST1、ST2）、中级培训（ST3、ST4、ST5）和高级培训（ST6、ST7）三个阶段[2]。每个阶段都有其不同的要求（表1-12）。

表1-12 英国妇产科医生培训阶段要求和推荐课程[3]

培训阶段	所属阶段	要求掌握技术	推荐课程
ST1	基础培训	宫颈涂片	妇产科基本实践技能、胎心监护培训、产科模拟课程
ST2		基本剖宫产 非旋转辅助阴道分娩 会阴修复 流产的外科治疗 子宫内膜活检 宫内节育器（IUS）置入	基础超声、三度撕裂课程、其他弹性课程
ST3	中级培训	手动取出胎盘 妊娠早期经腹超声 妊娠晚期经腹超声	产科模拟课程
ST4		宫腔镜 诊断性腹腔镜 会阴三度修复 手术管理 外阴活检	
ST5		简单的腹腔镜手术（腹腔镜消毒或简单的附件手术，例如粘连/卵巢打孔术） 子宫内膜消融 中等难度的剖宫产 旋转辅助阴道分娩	

[1] Royal College of Psychiatrists. A Competency based curriculum for specialist training in psychiatry-specialists in general psychiatry.[EB/OL]. [2019-04-12]. http://www.rcpsych.ac.uk/pdf/General_Psychiatry_Curriculum_August_2016.pdf.

[2] Royal College of Obstetricians and Gynecologists. A career in obstetrics and gynecology[EB/OL]. [2019-04-12]. https://www.rcog.org.uk/globalassets/documents/careers-and-training/considering-a-career-in-og/rcog-eareers-brochure.pdf.

[3] Royal College of Obstetricians and Gynecologists. Introduction to specialty training in O&G[EB/OL]. [2019-04-12]. https://www.rcog.org.uk/en/careers-training/about-specialty-training-in-og/introduction-to-specialty-training-in-og/.

（续表）

培训阶段	所属阶段	要求掌握技术	推荐课程
ST6	高级培训		领导与管理课程等高级课程
ST7		复杂情况下的剖宫产 腹腔镜治疗异位妊娠 卵巢膀胱切除术 产后出血（PPH）的手术治疗 手术伤口清创	领导与管理课程等高级课程

对于想要获得皇家妇产科医生学会会员资质的学员，需要通过该学会组织的专业考试（examination of member of the Royal College of Obstetricians and Gynecologists，MRCOG exam）。该考试分为三个部分（表 1-13）。受训者在通过第一部分考试之后，才能从基础培训阶段进入中级培训阶段，通过第二部分考试后才能从中级阶段进入高级阶段。在英国，进行妇产专科医生注册（UK specialist register），或者晋升为妇产科顾问医师（consultant post in O&G）之前，通过第三部分考试是必要的条件。在完成皇家妇产科医生学会所规定的培训之后，通过全部 3 个部分考试者，可获得皇家妇产科医生学会会员资质[1]。

表 1-13 英国皇家妇产科医生学会会员考试

组成部分	考试时间	形式	考查内容	考试题型
第一部分	1 月、6 月	笔试	基础医学知识、临床医学知识	基础与临床医学知识两个部分各 100 个单项选择题
第二部分	1 月、6 月	笔试	知识应用能力	50 个单项选择题，50 个扩展匹配测试
第三部分	5 月、11 月	口试	临床技能	14 个站点测试

四、毕业后医学教育筹资

英国毕业后医学教育经费几乎全部来自公共财政资金。仅在十分个别的情况下，毕业后医学教育经费来自私立部门，如药品公司提供资金支付参与某项研究的住院医师的部分工资。

由于公立医院承担了大量住院医师培训工作，因此可以从政府获得财政支持，用于支付住院医师工资和相关费用。据介绍，英国住院医师培训经费几乎全部来自公共财政资金。最初，所需经费分别来自地方和中央政府，没有实行集中、统一管理。1996 年 4 月，英国专门设立了医学和口腔医学教育税（MADEL）预算，以使住院医师培训成为 NHS 应资助和管理的核心内容之一，而不是缺乏规范管理的边缘性内容。MADEL 经费用于支持临床医学和口腔医学住院医师接受毕业后教育，资助对象为 NHS 医疗卫生机构。

MADEL 的经费分配大致以住院医师数量为依据，所涵盖项目包括：①受训医生 50% ～ 100% 的基本工资；② 100% 的临时性相关费用，如搬迁费用；③离岗学习假期（study leave）费用；④培训基地的基础设施建设及维护费用（如毕业后医学教育中心与图书馆）；⑤地方管理人员相关费用，如医院的临床指导教师、全科医学指导教师、初级卫生保健课程组织者所需经费等；⑥地方管理费用，即学监办公室费用和监督毕业后医学教育的专科医师培训委员会相

[1] Royal College of Obstetricians and Gynecologists. Membership categories[EB/OL]. [2019-04-12]. https://www. rcog.org.uk/en/about-us/membership/membership-categories.

关费用（表 1-14）。

表 1-14 MADEL 经费预算详情

预算项目	支出领域
住院医师分级培训费用	住院医师 50% ～ 100% 的基本工资，通过教育合同支付给 NHS 医疗卫生机构 非全职受训住院医师工资 专科医师招聘费用 具有特殊培训需求住院医师的相关费用
毕业后教育中心及图书馆	培训基地的基础设施建设与维护费用（如房屋、人员和运行费用），通过教育合同支付给 NHS 医疗卫生机构 由临床指导教师管理的学习假期预算 受训人员培训费用 发展预算，包括毕业后医学教育项目的现代化 海外住院医师引进项目费用，包括以难民身份接受培训的住院医师
公共卫生	公共卫生受训人员工资 公共卫生受训人员非支付性（non-pay）教育支出 公共卫生培训管理费用
全科医师培训费用	全科受训医师工资，支付给 NHS 初级卫生保健托拉斯 全科受训医师招聘费用 全科医学学监费用 全科医学学监行政性支持费用 学监办公室非预付性费用，如租赁费和水电费等 职业培训计划支持费用 全科受训医师学习假期费用 受训人员培训费用 全科医学课程组织者及指导教师费用
学监办公室基础设施费用	临床医学和口腔医学学监费用 学监行政性支持费用 支持性服务费用，如财务部门费用 人事部门费用 学监办公室非预付性费用，如房屋租赁费和水电费等 临床带教教师费用 口腔医学教育费用

近年来，英国住院医师数量快速增加，MADEL 预算也明显增长，但两者之间并不存在线性相关关系。新增预算部分主要用于支付增加人员的工资，用于毕业后医学教育组织及管理的预算未成比例增长。当前，NHS 所有类型雇员的教育预算已合并为一个整体，MADEL 预算不得不与其他类型教育预算进行竞争，在获得预算增加方面存在很大难度。需要特别指出的是，MADEL 经费仅用于支付毕业后医学教育的直接成本，并不反映真实的费用支出情况。

1996—1997 财年，英国 MADEL 预算总支出为 6.77 亿英镑。此后逐年升高，2005—2006 财年增至 17.09 亿英镑。在 MADEL 历年总支出中，大约 80% 提供给 NHS 医疗卫生机构，用于补偿这些机构所支付的受训医师工资[1]。另据 2006 年一项研究显示，工资成本占 MADEL 总支出的 85%，另有 7% 用于支付学习假期费用以及毕业后医学教育中心和图书馆费用，而在全国范围内用于提升毕业后医学教育水平的 MADEL 经费仅占其总额的 0.5%[2]。

[1] Gainey B. Financing medical education in the United Kingdom[Z].Melbourne, Australia: 2005.

[2] Berende E, Dehn M, Katona K, et al. Regulation of post graduate medical education[R]. TILEC, 2009.

第九节 继续医学教育

英国的继续医学教育发展较早，有与欧美继续医学教育的共性，也具有自己的特色。目前，英国继续医学教育称为继续职业发展（continuing professional development，CPD）。

一、政策与法规

英国重视继续医学教育的发展，成立有国家和省级层面的继续医学教育委员会，并针对学科类别不同，设有专门的医师协会、医院协会、医学教育学会等组织，拥有完善的继续医学教育监督管理机构。建立、完善继续医学教育的法规制度是做好继续医学教育工作的重要保障。英国对继续医学教育的立法工作高度重视。除了一般法规中涉及的继续医学教育的章节，也对继续医学教育进行了立法，推动了继续医学教育的持续发展。

英国继续医学教育制度拥有比较健全的法律体系。1859 年，通过了《医学法案》，建立了医学委员会，对医务人员进行管理。此外，英国拥有《继续教育：提高技能、改善生活机遇》白皮书（2006）、《继续教育和培训法》（2007）等多部继续教育相关的法律，以及《1983 医疗法案》《国民保障制度》《卫生保健及相关职业条例草案 2010》等多部医疗法案，对于规范教育要求、保障教育质量起到了积极的促进作用。

二、要求

在很长一段时间里，英国继续医学教育采取的是非强制性的教育制度，医生自愿参加，一般不设置考核[1]。全国继续医学教育的组织松散，并且带有无序、无规划的特征，也缺乏系统、全面的持续职业发展计划。医生在取得专科执业资格证书后，只需要每年修满若干学时的继续医学教育学分，就能保持专科执业资格。大部分医疗机构没有一套严谨规范、针对医生专业岗位胜任力的年度评估。但是，英国医生之间的竞争性较大，需要及时更新知识、掌握新的技术，否则会有被淘汰的风险，因此医生大多会自愿、积极接受继续医学教育。相关机构提供大量的学习机会和丰富的学习内容，并鼓励医务人员积极参与。

随着时间的发展，英国对继续医学教育的要求正逐步规范化，并有与专科医师资格再认证相结合的趋势。目前，英国所有执业执业医师都需要接受年度评估（annual appraisal），每 5 年为一个评估周期，全部顺利通过才能取得行医资格的再认证（revalidation）。医生继续职业发展记录与反思（reflections）是评估的重要内容之一。所谓继续职业发展，与很多国家的继续医学教育相类似，大部分专科的要求都是每年 50 学时的学习，每个活动都需要有伴随的反思记录。也就是说，包括地位较高的顾问医师等在内的所有医生需在 5 年内获得 250 学分，以保证知识和技术的更新，并且最少一半的学分需要与上年度评估后的个人发展计划有关。同样，英国皇家全科医生学会发布的全科医生执业再认证指南（2010 版）也提出全科医生每年至少修完 50 个继续职业发展学分[2]。由此可见，英国的继续医学教育在向强制性的方向发展。

三、内容与形式

英国继续医学教育注重医生的知识更新，以使他们跟上医学的发展。继续医学教育的内

[1] 蒋葵 . 英国继续医学教育制度探析 [J]. 亚太教育 , 2015, 7: 97.

[2] 闫群 , 笪宇蓉 , 贺江萍 . 美、英、法、澳全科医生继续医学教育模式的启示 [J]. 中国高等医学教育 , 2017, 5: 24-25, 28.

容包括新知识技能和医疗安全及治疗保障等，教育的形式较为多样化。根据组织者不同，传统上英国继续医学教育活动可分为外部活动（如参加会议和远程学习）、内部活动（如机构内会议）和个体活动（如个人的阅读与写作）等不同类型。外部继续医学教育活动的举办者可以为非营利性组织、注册的慈善机构或商业公司。其中，前两类举办者所组织的继续医学教育活动不需要付费参加，但是其他举办者所组织的继续医学教育活动则每天需付 250 英镑和附加税才可以参加[1]。调查显示，在继续医学教育活动主办者构成方面，医生学会等社会团体占 35%，雇主（即医院等医疗卫生机构）占 30%，医药公司占 25%，大学和私立机构分别占 5%[2]。

远程教育也是英国继续医学教育的特色之一。早在 1969 年，英国便已经成功开创了远程教育。对于边远地区的医生，通过邮寄书籍或电视、广播的视听资料，以及现代化的通信方法提供继续教育。英国远程医学教育同样重视对医生循证医学、伦理、职业精神的教育，旨在培养适应全球化趋势的优秀医学人才[3]。

目前，英国医生继续职业发展活动的形式没有严格限制，包括参加传统的培训课程、通过网上的材料自学、阅读学术期刊论文、参加学术会议等。对于继续职业发展活动，并没有要求必须由专业学会组织，但是单一类活动占比不能超过一半。

四、管理与经费

在继续医学教育经费来源的构成方面，第一位是雇主（约占 75%），第二位是医药公司（约占 15%），第三位是医生个人（约占 10%）。因此，雇主是英国继续医学教育经费的主要提供者，来自药品公司的继续医学教育经费所占比例则低于欧洲平均水平（50% 以上）[4]。

虽然英国住院医师每年可以得到 700 英镑继续教育补贴，但是不足以支付大城市内两天继续医学教育培训课程的费用。药品公司在英国可以资助所有类型的继续医学教育活动。同时，医药公司与培训机构合作举办的商业性学术会议等继续医学教育活动层出不穷。如果没有医药公司的资助，绝大部分住院医师将无力参加此类活动。与法、德、意等欧洲国家一样，英国对于继续医学教育活动的商业赞助制订了具体的管理举措并加以实施，但是社会各界仍然担心医生处方行为会受到医药公司的影响，从而对患者利益造成损害[5,6]。

五、特点

1982 年，欧洲医学教育联合会在剑桥大学举办了欧洲医学教育研讨会。会议期间，英国邓迪大学医学教育中心的哈登（Harden）教授提出了继续医学教育的 CRISISS 模式，并得到了各国医学教育界的认可。CRISISS 即便利（convenience）、相关（relevance）、个体化（individualization）、自我评价（self-assessment）、兴趣（interest）、反思（speculation）和系统化（systematic）七个英文单词的首字母缩写，即继续医学教育应符合这七个方面，是国际上广为认可的一种继续医学教育模式。

[1] Garattini L, Gritti S, De Compadri P, et al. Continuing medical education in six European countries: a comparative analysis[J]. Health Policy, 2010, 94(3): 246-254.

[2] Maisonneuve H, Matillon Y, Negri A, et al. Continuing medical education and professional revalidation in Europe: five case examples[J]. J Contin Educ Health Prof, 2009 winter; 29(1): 58-62.

[3] 何志辉，刘莉华，刘涛，等．远程继续医学教育的现状、问题与对策 [J]. 华南预防医学，2016, 42(1): 79-82.

[4] Maisonneuve H, Matillon Y, Negri A, et al. Continuing medical education and professional revalidation in Europe: five case examples[J]. J Contin Educ Health Prof, 2009, 29(1): 58-62.

[5] Ramogi MO. Who else but pharma will fund medical education?[J] BMJ, 2008, 337(7672): 709.

[6] Davies P. Industry funding in medical education[J]. Lancet, 2002, 359(9321): 1949-1950.

（一）便利

为适应参与者的需求，继续医学教育必须选择合适的地点、合适的节奏以及能够及时获取的医学教育资源。由于参与继续医学教育者均为在职医学工作者，在继续教育中心或大学参与固定课表的学习必然有一定困难，因此培训地点和时间应适应医生。此外，教育资源应具有多样性和可及性，应该可以通过教材、录音、电脑等不同方式获取资源，或者可以通过远程教育学习。

（二）相关

继续医学教育的内容应当与医生的工作密切相关，并且参与者可从课程中获益，从而更好地进行工作，服务患者公众。培训内容应当是医生实践之中所需要的，并且是医生所欠缺的能力或知识。

（三）个体化

继续医学教育的对象有着不同的教育背景和工作环境，他们的教育需求是不同的。例如，医学实践地点的不同、兴趣的差异、知识老化的差异、不同学习的方式、可花费的时间、学习能力和速度的不同等这些差异均会带来不同的需求。在英国，对于不同层次的继续医学教育采用不同的方法，例如对于某种疾病的继续教育可分为知识概要、详细知识和扩展知识三种不同的模式，学员也可以自由选择不同的学习组，并且随着时间、兴趣的变动改变学习小组。

（四）自我评价

自我评价有着诊断性测试的作用，并且可以帮助选择下一步的继续医学教育内容与形式。评价过程可分三个阶段，即提出问题—应答—反馈。

（五）兴趣

兴趣是决定继续医学教育能否成功的关键。只有提高学员的兴趣，才能引发其学习的动力，包括时间、精力、费用的投入，促使理论知识向临床实践转变。课程的相关性、学习材料的设计、教学方式等均会引起兴趣的差异。

（六）反思

继续医学教育项目应把重点放在复杂或者具有争议的医学领域之中，以此来寻求解决问题的最佳答案。因此，组织者在举办继续医学教育时应该注重反思以下几个方面：继续医学教育的主题是否局限于某种正确的解决方法；是否可以反映最新的进展；是否为社会敏感的问题。这样才能够启发学员的思维，提高学员的热情，并且能够引起良好的思考。

英国医生继续职业发展中也高度强调反思，以加强继续教育效果，对于反思记录的内容有明确要求。具体而言，医生在参加完某项活动之后需要回答以下问题：①我为什么在继续职业发展中选择参加该项活动？②我在此项活动或事件中学习到了什么？③我将如何在工作中运用所学习的东西？④未来我将如何加深此方面的学习和（或）弥补我在知识、技能或理解等方面的缺陷？⑤在该领域有无其他学习需要？准备通过什么计划去满足该学习需要？在个人继续职业发展记录中，医生需要把对以上问题的回答记录在案；在年度评估过程中，评估师在与医生面谈的时候会讨论反思的内容，专业学会也会随机抽样，然后详细评估部分医生的反思记录。

（七）系统化

继续医学教育应当是系统化的，在学习的时间、内容、进度、目标等方面应该有一个比较系统的规划，从而进行更好的学习管理[1,2]。

在年度评估之前，英国医生需要提前草拟年度个人发展计划，供见面时讨论。该计划应基于 SMART 标准制订，即具体（specific，S）、可测量（measurable，M）、可完成（achievable，A）、与工作相关（relevant，R）、有时间计划（time bound，T）。制订个人发展计划的目的在于避免无序的、无目的的学习与浪费，并促进岗位胜任力的螺旋式上升。

第十节　讨论与借鉴

一、加强医学教育规范性文件的制订与监督执行，为提高教育质量提供保障

英国医学总会等机构对医学教育的全过程均有严格而全面的标准和指南，保证了医学教育的质量。例如，英国医学总会对于本科医学教育发布了一系列指导性文件，内容涉及胜任力要求、教育与培训标准、医学生心理健康、医学实践等多个方面，对于医学生的学习和职业成长提出了诸多建议，并采用多种方式对医学院校的本科医学教育质量进行监督。我国最新的本科医学教育标准是教育部临床医学专业认证工作委员会发布的《中国本科医学教育标准—临床医学专业（2022 版）》，由毕业生能力要求和办学标准两大部分组成，为促进我国本科医学教育的同质化奠定了良好基础。鉴于目前本科医学教育质量参差不齐、医生培养质量存在较大差异，我国在制订标准的基础之上还应特别注意采取合理措施加强对医学院校的监督，以确保医学教育标准的执行。此外，还可考虑在现有标准的基础之上继续完善相关规定，例如加强医学生实习阶段教育标准的制订。

二、充分发挥政府部门和社会团体在高等医学教育管理中的不同作用

在高等医学教育管理中，英国政府部门与社会团体各负其责、高效灵活的政策制订与执行机制对于我国具有十分积极的启示意义。以英格兰为例，政府部门仅负责安排高等教育总预算，经费分配则由属于社会团体的高等教育筹资委员会具体负责。以政府宏观指导、与相关利益方深入沟通、专家委员会科学研究为基础，高等教育筹资委员会每年均对每所医学院校的招生计划、生均拨款、学杂费收取等进行控制与适当调整，相关决策具有很强的科学性、及时性和针对性。

在我国，医学教育管理主要由政府部门负责，缺乏承办具体事务的社会团体。政府部门既负责政策的制订，又负责政策的执行和具体事务的管理。由于政府部门人手和精力有限，往往导致政策调整的严重滞后或只能实行粗放式管理。例如，某些地区 2000 年以来医学院校学费至今未有调整，已经保持二十几年不变。因此，我国在医学教育管理中可以借鉴英国的相关经验，重视发挥政府部门及社会团体的不同作用。政府部门仅负责医学教育的宏观管理，具体事务可交由社会团体承办。当前，我国应重点加强相关社会团体建设，在政策制订与调整中充分发挥专家学者及科学研究的作用，提高决策的科学性、及时性与针对性。

以住院医师培训管理为例，除了人事、经济等社会各界所普遍关心的相关政策之外，还存在大量事务性工作，包括培训计划与标准制订修订、申请过程管理、培训基地与指导老师管理

---

[1]　潘金云 . 英国继续医学教育中的 CRISISS 模式 [J]. 国外医学 (医学教育分册), 2001, 3: 5-7.

[2]　Harden RM. A new vision for distance learning and continuing medical education[J]. J Contin Educ Health Prof, 2005, 25(1): 43-51.

与监督、住院医师考核等。这些工作仅依靠政府部门或培训基地的力量可能难以很好地完成，而是应借助社会团体的力量提高管理效率与水平。英国基础培训项目办公室在政府相关部门的资助下，承担了英国住院医师基础培训的管理工作，对于保证培训质量与效果发挥了重要作用。在我国，目前尚缺乏住院医师规范化培训的专职管理机构，导致政事不分、管理松散、有章不循等一系列问题，严重影响了培训质量与效果。例如，由于对培训基地缺乏考核和指导，大多数培训基地不知道如何进行教学，往往导致培训大纲要求未得到遵守和教学流于形式，甚至培训基地达不到基本的标准要求。此外，目前也尚未形成统一的培训考核体系，难以保证各培训基地培训考核水平的一致性。因此，我国迫切需要借助行业学（协）会等社会组织的力量，加强住院医师规范化培训管理机构建设，并在此基础之上建立起有效的考核、监督和反馈机制，从而为保证管理的科学性奠定基础。

三、建立招生规模评价与预测的长期研究机制

医学教育招生规模的评价与预测需要教育、人口、社会、经济、卫生等多方面的数据支持，也需要数据处理、统计分析、计量经济学模型估计等方面的专业知识。只有政府相关部门直接支持，才能更好地保证所需要数据的获得；也只有依赖于科研学术机构，才能完成研究任务。与此同时，由于诸多内外部因素的影响，社会对于医生的需求数量不断发生变化，医学教育的招生规模也需要发生相应改变。因此，医学教育招生规模的评价与预测是一项需要长期坚持的工作。比如，专家建议英国政府每 3 年进行一次医学教育招生规模的分析回顾与预测。我国教育、卫生等政府主管部门需要发挥积极的主导作用，与科研学术机构密切配合，建立医学教育招生规模评价与预测的长期研究机制，以为保证招生工作的反应性奠定基础，并对医学教育其他专业招生规模的评价与预测发挥示范作用。

医学教育招生规模的影响因素复杂，包括人口数量与结构、经济社会发展水平、医生需求水平、医学院教师数量、教育系统的容纳量等。在研究过程中，只有全面考虑到各种影响因素，才有可能保证预测结果的科学性与准确性。此外，高等教育招生规模预测方法很多，包括趋势外推法、回归预测分析、指数平滑法、专家预测法、灰色模型法等。不同方法的适用范围不同，预测精度也会不同。在未来的研究工作中，需要全面考虑招生规模的影响因素，结合临床医学教育的独特特点，科学选择预测方法。

四、设置毕业后医学教育专项经费，逐步实现统一管理

根据研究，毕业后医学教育市场不满足完全市场竞争所需要的多个条件，每个国家均可能在该领域存在市场失灵，因此在筹资方面需要政府干预，应当由财政为教学医院和住院医师提供毕业后医学教育补贴。英国对于毕业后医学教育设置了专门的管理机构和统一的培训标准，所需经费基本上全部来自于卫生部拨付的财政专项资金，覆盖了培训学员工资、培训基地基础设施建设及维护费、带教师资报酬及管理费用等毕业后医学教育的所有环节，对于该国毕业后医学教育的开展提供了有力的物质保障。

我国毕业后医学教育涉及住院医师规范化培训、专业学位研究生教育、长学制医学教育及进修培训等多种形式，分别由卫生行政部门、学位办和教育行政部门负责管理，缺乏统一的培训与评价考核标准，评估机制也不完善，是医学教育三个阶段中较为薄弱的一环。与多头管理相伴随，毕业后医学教育的筹资渠道呈现多元化，经费保障水平在地区间存在很大差异。在经济不发达地区，住院医师规范化培训和专科医师培训主要在三甲医院进行，政府仅补助很少的医学教育经费，导致培训效果参差不齐；在经济条件好的地区，政府或者全额补助培训费用及培训期间工资，或者由委派单位、培训医院和政府共同承担，政府投入主要用于教学管理、考

核和综合辅助教学平台的建设，委派单位承担受训人员培训期间的工资福利待遇，培训医院为培训的顺利实施提供必要的经费保障。总体而言，我国毕业后医学教育缺乏专项经费保障。在部分地区，政府部门甚至在毕业后医学教育筹资中存在缺位现象，临床教学基地建设、师资培训等基本依靠医疗卫生机构自身投入，参加培训学员则长期收入低下、社会保障得不到落实，直接造成毕业后医学教育工作开展缓慢，难以满足社会需求。

为了提高毕业后医学教育质量，我国应考虑设置专门机构负责管理，逐步统一毕业后医学教育形式和评价考核标准。就经费投入而言，在短期内卫生行政部门应增加对于毕业后医学教育的经费支持；从长远看，可考虑借鉴英国相关经验，通过财政专项支出支持毕业后医学教育工作，加大经费保障力度，保证培训基地建设、师资、日常管理等所需经费得到满足，完善培训学员的薪酬及社会保障政策，提高医疗卫生机构和医学毕业生参与毕业后医学教育的积极性，推进我国毕业后医学教育事业的发展和升级。

五、制订住院医师规范化培训目标，加强住院医师自主学习与教学能力的培养

在英国，UKFPO 通过开发网络课程、建立电子学习档案袋，要求受训医师了解基础培训目标后进行自主学习和反思，注重培养受训医师的自主学习能力，从而有利于医师未来的终身学习能力的培养，以不断更新知识并提高能力。

在我国，原国家卫生与计划生育委员会在 2013 年所发布的《住院医师规范化培训内容与标准（试行）》中，对相关专业在有关科室轮转时间的分配、应掌握的内容及程度、病例病种数量等做出了具体规定，但没有对住院医师应达到的能力提出具体要求。我国也没有对住院医师规范化培训期间的课程体系、教学方法等做出明确的规定。医生的带教能力能够很好地促进高质量医学教育的传承。然而，当下我国医生的带教意识和能力普遍较差，应该在住院医师规范化培训阶段就注重住院医师教学能力的培养。

第二章　德国医学教育

第一节　基本国情

一、基本情况

德国地处中欧，国土面积约 349 360 平方千米。2018 年国内生产总值达 33 880 亿欧元，人均国内生产总值为 40 883 美元，并且呈稳步增长趋势。在人口方面，德国是欧盟中人口密度最大的国家之一，也面临人口增长缓慢和快速老龄化的双重问题。2018 年，德国总人口为 8288.5 万，人口年增长率为 0.2%。到 2060 年，人口预计为 7650 万。1996 年，65 岁以上老年人口所占比例约为 15.9%，2016 年约为 20.6%，到 2030 年可能会超过 27.0%。2018 年，出生期望寿命为 78 岁零 4 个月，其中，男性期望寿命为 78.7 岁，女性为 83.3 岁，总体为 81 岁。婴儿死亡率为 3.4‰。

德国属于联邦制国家，全国由 16 个被称为“Bundesländer”或“Länder”的州组成。德国政治制度的基本特点为联邦制度（federalism，指州与联邦政府之间实行分权制）和社团制度（corporatism）。此特点在医疗卫生领域同样存在，即提供医疗卫生服务的责任及管理职能由联邦政府、州政府和地方政府共同分担，并且卫生管理的大部分职能委托给自治性社团机构（corporatist institutions），如联邦或区域性疾病基金会协会、医生协会和医院协会等。

德国通过社会法典确立了以“社会医疗保险为主、私人医保为辅”的医疗保障制度。在 2009 年之前，大约 75% 的人口（其收入在一定水平之下）必须参加社会医疗保险。收入高于此水平的人群不被强制参加医疗保险，但是可自主选择购买商业保险或留在社会医疗保险体系内。德国是世界上第一个按照福利国家理论建立起国家医疗保障制度的国家。1883 年，德国第 1 任首相俾斯麦首先倡议建立法定（statutory）医疗保险制度，也即社会医疗保险制度。1885 年 6 月 15 日起，德国医疗保险法开始生效，为蓝领工人建立了强制性社会医疗保险制度，并随后扩展到德国绝大部分人口。因此，德国社会医疗保险制度被称为俾斯麦模式（Bismark model），是世界上社会医疗保障制度的典型模式之一，同时被日本、法国、比利时、瑞士等国家所借鉴使用。其基本特征包括：参保费用由雇主和雇员共同承担，通过代扣工资形式（payroll deduction）缴纳；社会互助（social solidarity），即保险基金在代际和群际间进行重新分配；采用现收现付制筹资模式（pay-as-you-go financing）；强制性参保，群体性保险计划众多等。

二、医生

德国医学生的培养直接从高中毕业开始。被医学院录取后，学生们会接受为期 6 年零 3 个月的医学教育，在通过三次国家考试后取得医学学位以及行医资格。在取得行医资格后，毕业生还需要提出申请，在教会医院、大学附属医院等医疗机构以助理医师的身份接受培训继而成长为专科医生，具体培训时间视科室而定。

德国医生以州为单位注册，可以同时在本州不同医疗机构服务。截至 2018 年，德国有 39.2 万名医生，医生数目呈现增长趋势，每千人口医生数为 4.1 名。医学专家大多集中在公立医院，尤其是大学附属医院。规模较小的公立医院和私立医院则聘请这些专家作为兼职医生。德国医院医生具有明显的等级制度。还处在培训阶段的医师称为 Ärzte im Praktikum，相当于我国的住院医师。住院医师完成所有培训即可在医院中成为低年资医师（Facharzt，相当于我国的主治医师），一般可以独立诊治患者，在医疗处置方面有问题时可以向高年资医师咨询；若干年后，可以晋升为高年资医师（Oberärzte，相当于我国主任医师和副主任医师），服从科主任管理，但在医疗实践中具有相当大的自主权，并被赋予培养年轻医生并领导其他医生的职责。医生队伍金字塔的顶尖是科主任（Chefarzt），负责管理医院内的某个临床科室。住院医师在入院之后很快就需要承担大量医疗工作和责任，高年资医师则给予低年资医师帮助和支持，并把很多时间放在临床教学方面。2010 年，德国医院有临床科室主任 13 065 名，高年资医师 33 705 名，低年资医师 33 556 名，住院医师 68 370 名。

由于德国医院对于医生实行金字塔式的等级管理制度，每个临床科室仅设一名科主任指导全部其他医生，导致过度竞争和论资排辈现象严重。与此相对比，英国医院医生等级制度十分宽松，不同职称的医生拥有不同水平的经验和胜任力，在团队合作中的角色也十分明确，每个医生都有成为顾问医师的机会。

由于人口老龄化问题，德国长年处于医生短缺的状态之中。每年本科入学的医学生中，约有三分之一不能毕业。在毕业的医学生中，也有许多选择从事医学相关的职业而不是医生，比如科研、行政管理、进入私营企业等。选择成为医生的学生中更有一部分兼职工作或者出国进行住院医师培训以追求更好的培训或待遇等，其中去瑞士的人最多。

第二节　医学教育概况

德国医学教育有着悠久的历史，该国早期医学教育曾被誉为美国等国家医学教育的典范和模板[1]。海德堡大学是德国第一所设立医学院的大学，成立于 1386 年 10 月，很快医学院也随之成立。到了 1474 年，海德堡大学医学院的学制已发展为六年制。最晚的医学院于 1992 年在维滕-黑尔德克建成[2]。

到了 18 世纪初，德国国家健康卫生事业管理局规定：在德国从事医生职业必须接受高等医学教育，并通过国家主管部门组织的统一考试。此后，德国高等医学教育又经历了几次大的改革和发展。1883 年开始，全民医疗保险制度的建立对医生数量和质量的需求推动了医学教育的发展；第二次世界大战以后，经济的迅速发展也促进了德国医学教育事业的快速发展。原联邦德国（西德）共有医学院校 30 所，且都设在综合性大学里；原民主德国（东德）有 6 所医学院校，也均设立在综合性大学里。此外，还有 3 所高等医学教育机构的前期基础课（预科）教学任务在综合性大学完成。

德国联邦政府颁布统一的法律文件，指导全国的高等医学教育事业，各个州政府的教育部负责提供办学经费。在 20 世纪 60—70 年代，（西德）联邦政府多次修改医生培训条例，突出

[1] Bonner TN. Abraham Flexner and the German University: the progressive as traditionalist[J]. Paedagog Hist, 1997, 33: 99-116.

[2] Chenot Jean-François. Undergraduate medical education in Germany[J]. German Medical Science, 2009, 7: Doc02.

强调医生实际能力的培养，改革医师统考制度。当学生从高级中学顺利毕业后，就有机会进入综合性高等学校学习，少数医学生是专业学校化学、生物等专业的毕业生。医学是德国优等生最向往的专业之一。

基于 20 世纪 90 年代修订的高等医学教育相关法律文件，德国医学学制仍然延续 6 年的设置，每学年分为两个学期，中间的假期用来完成实习等课外学习任务。在校的 6 年可以分为四个阶段和四次全国统考：临床前期（也即基础预科阶段）时长 1 年，课下需完成急救培训和 2 个月的临床护理实习。之后，学生需参加预科考试，并进入第一临床教学阶段，约持续 2 年。在第一临床教学阶段，课下需完成 4 个月的临床实习，有意从事科研工作的学生可在第五学期至第九学期课余时间或假期从事博士论文工作。第一临床阶段结束后，参加阶段性考试，并进入第二临床教学阶段，持续时间约为 2 年。学校也非常重视学生的讨论和实践，并且逐步推进教学活动的小班化。在第十学期的课余时间，学生需要利用课余时间准备第二阶段临床阶段考试。通过该阶段考试后，学生进入最后一年的实习，全天在医院实习，总时长不少于 48 周，其中内科与外科是必修科目，各 16 周，剩余 16 周可自选科目。学习过程中，每门课必须完成实验、实习教学任务的 90% 以上才可以合格，并可能会经历数次考试。例如，乌尔姆大学解剖学和生物化学分别进行 7 次和 2 次考试。通过某门课后，教研室主任将签发已修该课程的书面证明，学生凭此可申请参加国家统考。

预科考试和第二临床阶段考试包括口试和笔试，第一临床阶段考试仅为笔试，第三临床阶段考试仅为口试。预科笔试共 320 题，两天时间；第一临床阶段笔试时长两天，共 290 题；第二临床阶段笔试持续四天，共 580 道题。在口试方面，学生需要现场询问一名患者的病史，对其进行检查，结合考试小组提供的相关资料写出病史、作出诊断、制订治疗计划、预测预后等。当考生答对不少于 60% 的问题或超出全国平均考试成绩的 18% 时被认为考试合格。若两次补考都不合格，那么该学生将被取消学籍。当学生按照规定通过全部 4 次考试后，就可以毕业。毕业后需要以全日制的方式在有资质的机构进行不少于 18 个月的培训（非手术科室 12 个月＋手术科室 6 个月）并在此期间参加 8 次实习教学活动，培训结束后方可正式注册成为有行医许可证的医生 [1]。

2002 年，德国出台了医学教育相关新政策。在医师资格取得的全新政策出台的年代 [2,3,4]，政府及非政府机构出具的报告均显示德国医学教育落后于欧盟标准 [5-6]。因此，德国在医学教育领域推动了新一轮示范教育的改革。改革主要包括以下几个方面：

- 在教学中融合理论与临床内容
- 扩充跨学科和以特定主题为中心的教学内容

---

[1] 曾金华 . 德国高等医学教育近况 [J]. 复旦教育论坛 , 1994, 2: 55-59.

[2] Bundesministerium der Justiz [Ministry of Justice]. Approbationsordnung für Ärzte-ÄApprO[Regulation of the Licensing of Doctors]. Berlin: Bundesministerium der Justiz [Ministry of Justice]; [cited 2009]. http://bundesrecht.juris.de/_appro_2002/index.html.

[3] Bundesministerium für Gesundheit [German Ministry of Health].Licensing regulation for doctors. (Valid as from 1 October 2003.Amended by Article 3 of the Act of 21 July 2004 I 1776) . Berlin: BMG; [cited 2009]. http://www.bmg.bund.de/cln_110/nn_1168248/SharedDocs/Downloads/DE/GV/GT/Gesundheitsberufe/verordnungen/Approbationsordnung-fue-Aerzte__englisch, templateId=raw, property=publicationFile.pdf/Approbationsordnung-fue-Aerzte_englisch.pdf.

[4] Pabst R. Medical education and reform initiatives in Germany.Acad Med, 1995, 70(11): 1006-1011. DOI: 10.1097/00001888-199511000-00019.

[5] Fragen der Neuordnung des Medizinstudiums: Kurzfassung des Berichtes der Sachverst ändigengruppe beim Bundesminister für Gesundheit (März 1993) . [Topics in revision of medical education: Short report of the expert commission of the ministry of health (March 1993)]. Unfallchirurgie, 1993, 19: 190-3. DOI: 10.1007/BF02588044.

[6] Haage H. Ausbildung zum Arzt: Was ist erreicht, was bleibt zu tun? [Medical education in Germany: past successes and future challenges. An overview]. Bundesgesundheitsblatt Gesundheitsforschung Gesundheitsschutz, 2006, 49(4): 325-329. DOI: 10.1007/s00103-006-1237-4.

- 加强实践，减少“大课”
- 考试方式改革
- 进行教学评估
- 加强疼痛管理和姑息护理

新规对于学生来说，最明显的改变在于注册前 18 个月的低薪酬实习医生培训（Arzt im Praktikum，AiP）在 2004 年被取消[1]。除此之外，还包括实习与课程成绩从简单的记“通过”或“不合格”改为记录具体成绩。

德国医学院招生竞争激烈，但国内始终存在医生短缺问题，每年约有 6000 名医学生毕业。德国医学教育经历了数次大大小小的改革。目前，全国医学教育的指导性法律文件是《医师批准令》（Approbationsordnung für Ärzte），于 2002 年 6 月 27 日出台，2017 年 7 月 17 日修订。近年来，德国医学教育也开始不断向美国、加拿大以及其他欧洲国家学习。

第三节 医学教育管理与政策

德国医学人才的培养由联邦政府、州政府和社会性专业团体共同负责。

一、联邦政府

在联邦政府层面，联邦议会（Federal Assembly，Bundestag）、联邦理事会（Federal Council，Bundesrat）以及联邦卫生部（Federal Ministry of Health，Bundes-ministerium für Gesundheit）在卫生系统中具有比较重要的地位。卫生部又分为六个部门，主要负责卫生政策、疾病控制与预防、健康保险、生物科技等方面。联邦司法部还出台了有关医师培养的具体法律，包括培养目标、培养方案、考试细则等各方面的内容。

二、州政府

每个州均设有通过选举产生的议会和独立的司法机构，由州议会任命州政府成员。在联邦政府指导性文件约束下，州政府负责本州卫生计划的实施与医疗卫生服务的提供，包括医务人员的在职培训等方面的管理。不同州的卫生管理政策有所不同。例如，在医生执业资格准入方面，16 个州各有其要求和做法[2,3]。州政府负责管理的内容还包括医学、口腔医学和药学本科教育、对高等医学教育给予资金支持（在医院实习的资金由德国疾病基金会提供）、地区医师协会的管理以及医师的注册与管理等。各州联合设立了医学和药学考试问题研究院（Institut für Medizinische und Pharmazeutis-che Prüfungsfragen，IMPP）。IMPP 负责本科期间医学生全国统考的组卷和阅卷工作。自 2004 年起，医学高校被赋予了更大的挑选学生和设计课程体系的自主权，IMPP 也随之成为了主要的咨询机构[4]。

---

[1] Haage H. Abschaffung des AiP [Abolishment of the AiP.Transformation and further regulations] Bundesgesundheitsblatt Gesundheitsforschung Gesundheitsschutz, 2006, 49(4): 351-357.

[2] Ettelt S, Fazekas M, Mays N, et al. Assessing health care planning-A framework-led comparison of Germany and New Zealand[J]. Health Policy, 2012, 106(1): 50-59.

[3] Riesberg A, Busse R. Health care systems in transition: Germany[R]. Copenhagen: WHO Regional Office for Europe on behalf of the European Observatory on Health Systems and Policies, 2004.

[4] Busse R, Blümel M. Germany: Health system review[J]. Health Systems in Transition, 2014, 16(2): 1.

三、社会性团体

德国社团制度具有以下重要特征：依据法律，州政府的特定权力移交给自治的社团机构；在州政府支持和管理下，社团机构实行强制会员制并有权筹集经费；社团机构有权利和义务与其他社团机构谈判并签订合同，为其会员筹资或提供服务。

德国医学教育学会（Gesellschaft fur Medizinische Ausbildung，GMA）在该国医学教育管理中发挥比较重要的作用，主要包括教育质量管理、教育改革、课程开发、医学考试、模拟病人培训等[1]。

在社会医疗保险的框架之外，对于医生、牙医等还设有专门的法定专业人员协会（professional chamber）。根据法律，以上所有卫生技术人员都应是某家州层面专业人员协会的会员。专业人员协会由州政府依据法律进行管理，主要职责包括二级培训和认证（如大学毕业后的专科医生培训）、继续医学教育、建立职业道德标准等。为了在联邦层面协调以上事务，各州专业人员协会依据法律建立了相应的联邦职业协会。专业人员协会中的卫生技术人员可以享有某些专有权利，如专门设置的养老保险计划。

在法定卫生管理机构和组织之处，德国还有数目众多的志愿性组织。在社团领域之外，存在两类医生组织：一类倾向于学术型，另一类则更倾向于政治游说 / 经济型。前一类包括全科医生及各专科医生组织，其成立宗旨是在整个医生群体中维护本专业医生的利益。另外一种医生组织为地方医生工会，主要职责是负责医生继续教育并为某特定地区的医生提供交流平台。

高等教育基金会（Stiftung für Hochschulzulassung）成立的基础是德国 2008 年出台的基本法，其委员会作为最高决策机构，由来自高等教育机构和不同州的相同数量的代表组成。其中，16 名来自国家科技部门，16 名来自国家认可的高等教育机构。来自国家科技部门的代表由文化部选出，来自教育机构的代表由德国校长会议选出。高等教育基金会主席和副主席任期 4 年。该机构的主要功能是代表国家分配、协调医学、药学、兽医、牙医学等专业录取的名额。

德国医师协会是德国医学自治团体的关键协会。作为州医师协会的集合体，它的前身是 1947 年成立的西德医学协会工作组。德国统一之后，这种组织也拓展到了前东德地区。今天的德国医师协会（German Medical Association）是由 17 个州的医师协会（State Chambers of Physicians）组成的。个人医生并不是直接属于德国医师协会的，而是通过所在州的州医师协会间接地属于德国医师协会。其主要职能包括：协调各州医生之间经验和工作交流；从情感上团结医生；实现对医疗领域标准的统一化控制；与联邦政府、联邦议院、联邦参议院和政治集会联系；建立并保持与治疗机构和整个医药科学集团的良好关系。在州医师协会，医生将会参加第二次国考以及后续的专科培训、继续医学教育等。

第四节　医学院校

一、医学院校数量与分布

德国医学教育的主体力量是分布于各州的公立医学院[2]。每年，大约 10 000 名新生入学医学院，同时约有 6000 人成功从医学院毕业，在校医学生共约 80 000 人。为了保证所有医学

[1] Gesellschat fur Medizinische. Ziele der GMA[EB/OL]. [2019-07-07]. https://gesellschaft-medizinische-ausbildung.org/gma/ziele.html.

[2] TMS-Koordinationsstelle. Test für Medizinische Studiengänge, Heidelberg[EB/OL]. [2017-04-21]. http://www.tms-info.org/.

生受到相同水平的医学教育并保证日后的高水平医疗服务，医学生在校所学课程数量、最低要求以及笔试考试标准、医师资格获取条件等都由联邦立法机构写入法律（Approbationsordnung für Ärzte-ÄapprO）[1]。

德国境内共有36所公立医学院、5所私立医学院（威滕-黑德尔克私立大学、勃兰登堡医疗大学、卡塞尔医疗大学、纽伦堡帕拉塞尔索斯私立大学和汉堡 Asklepios 大学）。具体位置、名称与官网网址见表2-1。

表2-1　德国医学院校名录

大学	所在城市	官网网址
亚琛工业大学 *	亚琛	http://www.ukaachen.de/
奥尔登堡大学医学院	奥尔登堡	https://uol.de/medizin/
柏林大学 *	柏林	http://www.charite.de/ http://www.fu-berlin.de/einrichtungen/fachbereiche/medizin/
波鸿鲁尔大学 *	波鸿	https://medizinstudium.ruhr-uni-bochum.de/medidek/
波恩莱茵弗里德里希·威廉大学	波恩	http://www.uniklinik-bonn.de/
德累斯顿工业大学	德累斯顿	http://tu-dresden.de/die_tu_dresden/fakultaeten/medizinische_fakultaet
杜塞尔多夫大学	杜塞尔多夫	http://www.medizinstudium.uni-duesseldorf.de/
埃尔朗根-纽伦堡大学	埃朗根-纽伦堡	https://www.fau.de/universitaet/
杜伊斯堡-埃森大学	埃森	http://www.uni-duisburg-essen.de/medizin/
法兰克福大学	美因河畔法兰克福	http://www.med.uni-frankfurt.de/
弗莱堡大学	弗莱堡	https://www.uniklinik-freiburg.de/uniklinikum.html
吉森大学	吉森（Gießen）	http://www.med.uni-giessen.de/
乔治·奥古斯都·哥廷根大学	哥廷根（格丁根）	http://www.med.uni-goettingen.de/
格莱弗斯瓦尔德大学	格赖夫斯瓦尔德	http://www.medizin.uni-greifswald.de/index.html
马丁·路德大学	哈雷威田堡	http://www.medizin.uni-halle.de/
汉堡大学	汉堡	https://www.uke.de/index.html
汉诺威医学院	汉诺威	http://www.mh-hannover.de/studium.html
海德堡大学 *	海德堡	https://www.uni-heidelberg.de/univ/willkommen/medizin-hd.html
曼海姆医学院	海德堡-曼海姆	http://www.ma.uni-heidelberg.de/
耶拿大学	耶拿	http://www.uni-jena.de/Medizinische_Fakultaet.html
基尔大学	基尔	https://www.uni-kiel.de/de/universitaet/ueberblick/?no_cache=1
科隆大学 *	科隆	http://www.medfak.uni-koeln.de/
马格德堡大学	马格德堡	http://www.med.uni-magdeburg.de/
美因茨约翰内斯古腾堡大学	美因茨	http://www.unimedizin-mainz.de/index.php
莱比锡大学	莱比锡	https://www.uniklinikum-leipzig.de/
吕贝克大学	吕贝克	http://www.medizin.uni-luebeck.de/index.php

[1] Approbationsordnung für Ärzte vom 27. Juni 2002 (BGBl. IS.2405) , die zuletzt durch Artikel 5 des Gesetzes vom 18. April 2016 (BGBl. IS. 886) geändert worden ist. 2002[EB/OL]. [2017-04-21]. https://www.gesetze-im-internet.de/_appro_2002/BJNR240500002.html.

（续表）

大学	所在城市	官网网址
菲利普斯大学	马尔堡	https://www.uni-marburg.de/fb20
慕尼黑大学	慕尼黑	http://www.med.uni-muenchen.de/
慕尼黑工业大学	慕尼黑	https://www.med.tum.de/
明斯特大学	明斯特	https://medicampus.uni-muenster.de/index.php?id=humanmedizi
雷根斯堡大学	雷根斯堡	http://www.uni-regensburg.de/Fakultaeten/Medizin/index.html
罗斯托克大学	罗斯托克	https://www.med.uni-rostock.de/index.php
萨尔大学	萨尔布吕肯 / 洪堡	http://www.uniklinikum-saarland.de/de/
蒂宾根大学	蒂宾根	https://www.medizin.uni-tuebingen.de/de/Studierende-p-64.html
乌尔姆大学	乌尔姆	http://fakultaet.medizin.uni-ulm.de/
朱利叶斯-马克西米利安维尔茨堡大学	维尔茨堡	https://www.med.uni-wuerzburg.de/startseite/

注：修改自 Chenot JF. Undergraduate medical education in Germany[J]. GMS Ger Med Sci，2009，7：Doc02；标星号的学院提供示范性课程体系

在德国公立医学院的地理分布方面，位于西部的北莱茵-威斯特法伦州医学院最为集中。实际上，德国医学院的分布并不反映人口密度的分布，而是医学院发展史的反映。

二、医学院校筹资

德国大学的财政主要由政府和税收支持，这在德国已经是数十年来不变的准则。2005 年，有几个州曾短暂地收取过每年 1000 欧元的学费，但由于学生和公众的激烈反抗以及政治空气的改变，该政策在 2014—2015 学年的冬季学期旋即被取消 [1]。目前，德国大学每学期仅收取 50 ～ 90 欧元的行政管理费以及 50 ～ 200 欧元的公共交通折扣票款，学生们的主要经济压力来自生活费（尤其是住房）[2]。主要的奖学金一般并不针对所有学生，而是集中于比如某政党或某宗教的特定学生群体。最普遍的奖学金称为 Deutschlandstipendium，但也仅覆盖 0.84% 的大学生 [3]。国家设立的教育贷款（Bundesausbildungsförderungsgesetz，BAföG）可以为学生个人提供多达每月 670 欧元的经济支持，一半为奖学金，另一半为学生贷款，资助来自困难家庭的学生完成学业 [4]。据调查，仅有 4% 的德国大学生可以获得奖学金 [5]。

三、国际学生招生

在医学专业的录取中，欧盟学生，包括在德国中学、德国国际中学等处完成高中的、拥有德国永久居留权的、配偶为在德国工作的欧盟国家公民的非欧盟籍申请者直接向大学申请服务门户（网址 www.hochschulstart.de）提出申请即可。欧盟学生与本土学生一样，可以参加 TMS

[1] Niedersachsen schafft als letztes Land Studiengebühren ab. ZEIT online. 2013 Dec 10 [2017-04-20].

[2] Studienfinanzierung-Stiftungen bzw. Stipendien im Detail. Hamburg: Oliver+Katrin Iost GbR[EB/OL]. [2017-04-21]. [2017-04-24]. https://www.studis-online.de/StudInfo/Studienfinanzierung/stipendien.php?seite=2.

[3] Studienstiftung des deutschen Volkes e.V. Föderung fü Studierende. Bonn.[EB/OL]. [2017-05-21]. https://www.studienstiftung.de/studienfoerderung/.

[4] Bundesministerium für Bildung und Forschung. Bundesausbildungsförderungsgesetz-BAföG. Bonn[EB/OL]. [2017-04-20]. https://www.xn—bafg-7qa.de/de/bundesausbildungs—foerderungsgesetz—bafoeg-204.php.

[5] Vitzthum T. Förderung zwingt Unis, sich der Wirtschaft zu öffnen[EB/OL]. [2017-04-20]. https://www.welt.de/politik/deutschland/article153131085/Foerderung-zwingt-Unis-sich-der-Wirtschaft-zu-oeffnen.html.

考试来提升自己的排名。非欧盟学生需要统一通过国际学生服务中心网站（www.uni-assist.de）提出申请。每个学校的具体要求略有差别，但需要的材料普遍包括申请表、德语简历、德语水平证明、中学教育水平证书及翻译件、针对非欧盟学生的德国科学学习能力考试（Test für Ausländishe Studieren-de，TestAS）成绩等。已在本国开始本科学习的学生也可以直接申请德国大学。在学费方面，国际学生与国内学生的收费标准是一致的。

第五节　招生与入学考试

一、一般情况

一般情况下，德国学生想要进入大学，首先需要获得"高等教育能力通用证书"（General Certificate of Aptitude for Higher Education, Abitur）[1]。取得此证书通常需要 12 ～ 13 年的教育，大约 39% 的学生可以取得此证书[2]。Abitur 类似于高中文凭，但更接近于美国的"associate degree"，即大学修满 2 年课程的肄业证书。在欧盟国家取得的中学文凭被互相承认，在非欧盟国家取得的中学文凭需要申请同等效力的认证。

在德国，学生进入医学院学习的平均年龄为 21.4 岁[3]，略低于美国（24 岁）。原因可能包括德国有 9 个月的强制兵役或者针对不能服兵役者的同样时长的替代役，也可能因为等待入学或者其他领域的训练都需要花费一定时间。尽管没有正式规定，但一般认为 40 岁为进入德国医学院学习的最高年龄限制。和其他国家类似，进入德国医学院学习的女生数量正在稳步增加，并且已超过了男生数量。然而，在级别更高的学术领域中依然还是男性占大多数。

德国医学院的录取竞争激烈，每年的申请人数远远超过被录取人数，大约每 5 个申请者中仅有 1 人被录取[4]。高等教育基金会（Stiftung fuer Hochschulzulassung）是一家非营利性机构，负责保证入学名额在各医学院得到公正而合理的分配，属于国家集中式录取[5]。对于国际学生也有招生名额限制。

德国医学院录取的主要参考标准是高中毕业生的平均绩点（Grade Point Average，GPA）。GPA 主要根据高中毕业生在第 11 和 12 年级时的成绩、一篇简短的研究论文以及最终的测试计算。从高中毕业的最低 GPA 是 4 分，而 1 分是最好成绩。

在报考过程中，高中毕业生按照个人意愿顺次选择 6 所想要申请的大学。然后，高等教育基金会将会按照如下规则分配每年的约 9000 个医学院入学名额：20% 的名额给予 GPA 州排名中最高的申请者；60% 的名额由医学院通过各自的内部程序录取（不同的大学有不同的标准，见下文），主要参考标准为包括了加分项和偶尔进行的面试成绩的最终 GPA；最后 20% 名额按照等待的学期数目（Wartesemester）来录取，这就意味着那些在高中毕业后没有被公立大学录

[1] Zavlin D, Jubbal K T, Noé JG, et al. A comparison of medical education in Germany and the United States: from applying to medical school to the beginnings of residency[J]. Gms German Medical Science, 2017, 15.

[2] Statisches Bundesamt [Federal Statistical Office]. Weiter steigende Abiturientenquote [Increasing rate of higher aptitude certificates.]. Wiesbaden: Statisches Bundesamt; 2004[EB/OL]. http://www.destatis.de/jetspeed/portal/cms/Sites/destatis/Internet/DE/Presse/pm/2004/03/PD04__140__21, templateId=renderPrint.psml.

[3] Brugger P, Scharfe S, Stroh A. Hochschulen auf einen Blick.Wiesbaden: Statistisches Bundesamt; 2008[EB/OL]. http://www.destatis.de/jetspeed/portal/cms/Sites/destatis/Internet/DE/Content/Publikationen/Fachveroeffentlichungen/BildungForschungKultur/HochschulenAufEinenBlick, property=file.pdf.

[4] Hibbeler B. Medizinstudium: 4, 8 Bewerber pro Studienplatz.Dtsch Arztebl. 2012; 109(33-34): A-1674-A/B-1358/C-1338.

[5] Stiftung für Hochschulzulassung. Das Bewerbungs-undInformationsportal für Medizin, Tiermedizin, Zahnmedizin und Pharmazie. Dortmund[EB/OL]. [2017-11-05]. https://zv.hochschulstart.de/index.php?id=9.

取且等待时间最长的高中毕业生有最大的录取可能性[1]。在2016—2017学年，如果要通过州GPA的排名进入前20%，在各州普遍至少需要1.1及以上的成绩，但也略有差别。对于60%的算上加分的名额来说，GPA分数线在1.3左右。至于最后20%名额，需要等待7年以上才有可能通过这个渠道进入医学院[2]。这种复杂的三轮式录取模式也使得医学院的录取过程非常漫长，（对于冬季学期入学的申请者来说）大部分毕业生直到近10月才能接到申请是否成功的通知，而这个时候大部分大学已经结束了迎新工作、开始上课了。

近年来，由医学院自己挑选的名额在持续增加（如上所述，自主录取的名额已增至60%）。通常，学生通过自荐信向大学提出申请，在经过初筛后，一部分学生可以进入到面试环节[3]。然而，这个过程非常耗费时间，而且申请者数量多得惊人。所以愿意参与到招生过程中的工作人员不多。同时，对于筛选未来优秀医生应该使用什么评价标准一直没有达成完全共识。在此背景下，部分学校重新引入了此前已在1997年被废弃的国家医学入学考试（Nationwide Medical Admission Test，Test für Medizinische Studiengänge，TMS，表2-2）[4]。TMS并不是强制参加，但参加此考试可以提高学生成绩（不同学校规定不同，最多可以提供多达0.8分的GPA提升）、增加进入面试的机会。如果毕业生在此之前有公务员、部队服役经历或者已取得护理学学位的话，在医学院的录取中也具有一定优势。部分医学院还优先考虑在高中科学课上表现突出的学生。

表2-2 TMS考试内容与流程简介

任务	题数	时间（分钟）
分配模式（复杂图像整体与局部的匹配）	24	22
医学和科学基础认识（考查对给出的科学材料内容的现场学习与理解能力）	24	60
软管图形（空间想象力）	24	15
定量和形式问题（解决基本数学问题的能力）	24	60
集中力（根据规则限时在1600个字符中标出特定字符）	1	8
休息（1小时）		
记忆测试（记忆阶段）		
数字记忆（4分钟记忆5个区域中20个数字和数字所在的区域）	20	4
事实记忆（记忆5组事实，每组包括3个患者的姓名、年龄、职业、性别、其他特征等信息）	15	6
阅读理解（文本为医学或科学内容）	24	60
记忆测试（回忆阶段）		
数字回忆	20	5
事实回忆	20	7
图表和表格（医学主题的图表的读图读表能力）	24	60

数据来源：TMS官网

[1] Zavlin D, Jubbal KT, Noé JG, et al. A comparison of medical education in Germany and the United States: from applying to medical school to the beginnings of residency[J]. German Medical Science, 2017, 15: Doc15.

[2] Stiftung für Hochschulzulassung. Auswahlgrenzen zum Wintersemester 2016/17. Dortmund.[EB/OL]. [2017-04-21]. https://zv.hochschulstart.de/index.php?id=1064.

[3] Waydhas C, Heue M, Nast-Kolb D. Strukturierte Interviews zur Studienplatzvergabe in der Medizin: Erste Erfahrungen (Structured interviews of applicants at a medical school: first experiences). GMS Z Med Ausbild. 2007; 24: Doc186[EB/OL]. http://www.egms.de/en/journals/zma/2007-24/zma000480.shtml.

[4] TMS. Test für Medizinische Studiengänge (Test for medical education) . Heidelberg: TMS; 2008[EB/OL]. http://www.tms-info.org.

二、入学考试

TMS 针对德国与欧盟学生，中文可以理解为医学学习潜力测试，用来检测高中毕业生对科学和医学问题的理解与潜力。主要考查内容包括对长文本的理解与把握能力、信息提取能力、理解和处理图形等复杂信号的能力、空间想象力、集中精力工作的能力、记忆与视觉能力等，不包括对大学特定知识能力的考查。TMS 每年举行一次，组织单位是位于海德堡医学院的 TMS 协调办公室，参与原则为自愿，且每个人只能参加一次。许多医学院在录取时优先参考 TMS 成绩，其中包括亚琛工业大学、柏林洪堡大学、波鸿鲁尔大学、埃尔朗根-纽伦堡大学、法兰克福大学、弗莱堡大学、吉森大学、哥廷根大学、马丁・路德大学、海德堡大学、曼海姆医学院、基尔大学、科隆大学、莱比锡大学、吕贝克大学、美因茨大学、马尔堡大学、慕尼黑大学、慕尼黑工业大学、明斯特大学（2020 年开始）、雷根斯堡大学、罗斯托克大学、蒂宾根大学、乌尔姆大学、维尔茨堡大学等。在上述医学院的录取过程中，即使申请者的成绩非常好，如果没有参加 TMS 考试，也将会被排在参加了 TMS 且成绩较好的申请者之后[1]。

TestAS，中文名称为“德适考试”。TestAS 是在德国发展起来的针对非欧盟国家的外国学生的标准化学习能力测试，全球范围内一年举行两次。TestAS 的目的在于考查学生是否拥有在德国留学所必备的认知能力。对于中国非艺术类学生，只有高中毕业（包括普通高等教育非毕业年级学生）或者通过成人教育、自学考试、在军队院校已获得学士学位的毕业生才具有德国大学入学资格。具有入学资格的学生可以参加德适考试并申请入读德国大学。

TestAS 由两部分笔试组成：核心测试和专业思维能力测试。考试可以用德语或英语进行。核心测试的形式为多选题，主要考查在德国顺利完成学业所需具备的一般认知能力，共包含四部分，每部分 22 题，内容包括简单计算和语言、数字、图形逻辑，时长约 110 分钟。专业思维能力测试时长约两个半小时，根据不同的专业方向分为 2 ～ 3 个部分，主要考查顺利完成所选专业应该具备的认知能力。每位考生可以选择的专业模块为：

- 人文、文化与社会科学模块

  包括三个部分，每部分 22 道题。三个部分包括：理解和解释文本、灵活理解结构图能力（根据对文字材料的理解判断所给结构图中所示关系是否正确）、识别语言结构（给出一种新定义的语言，推断出新语言的结构和定义方法）。

- 工科模块

  包括三个部分，分别为：确定科学变量的相互关系（共 22 题，用图或文字描述给定情境，考生需要根据信息得出几个科学变量之间的关系式）、立体想象（三维视图问题。包含两部分，各 13 道题。第一部分给定投影方向并想象投影图，第二部分给出投影图并选出投影方向）、分析科学变量间的关系（22 道，将正确的图与变量之间的关系相匹配）。

- 数学、计算机科学与自然科学模块

  包含两个部分，每个部分 22 道题：分析科学关系（根据所给材料判断科学命题的正误）、分析流程图。

- 经济学模块

  包含两个部分，每个部分 22 道题：根据所给材料分析经济学变量的相互关系、分析流程图。

通常，申请德国医学院需要选择数学、计算机科学与自然科学（MINT）模块。比如申请科隆大学医学院的要求为 TestAS MINT 核心考试成绩在 108 分以上，高于数学科学与自然科学学院的要求。

---

[1] Über den TMS[EB/OL]. [2019-01-24]. https://cip.dmed.uni-heidelberg.de/tms-info/tms-info/index.php?id=ueber_den_tms.

第六节 医学考试制度

一、医师执照考试

第一次国家考试包括两个阶段：首先在两天内（每天 4 小时）完成 320 道单选题[1]，题目由德国国家医药考试院（Institute for Medical and Pharmaceutical Examination Questions，IMPP）设计，涉及的科目包括：生物物理学＋生理学（80 道题）、生物化学 / 分子生物学（80 道题）、解剖学（100 道题）、医学心理学＋社会医学（60 道题）。接下来的一天是口试，口试并不由国家统一命题，以小组形式进行。每组由来自解剖学系、有机化学系和生理系的三位教授担任考官。具体考试大纲见表 2-3。

在通过第一次国家考试并且取得 4 分或以上的成绩后，学生就可以进入为期 4 年的临床阶段进行学习。第一次参加此考试的不及格率大约为 20%。每个学生有两次考试机会，若第一次只有一部分（比如口试或笔试）未通过，则第二次只需要补测未通过的部分即可。大约有 5% 的学生两次都不能够通过。考试的成绩评定级别为：1 分—出色的表现，非常好；2 分—远高于平均要求，好；3 分—在各方面达到平均要求，满意；4 分—尽管存在缺点，但能够基本满足要求；5 分—由于存在重大缺陷，考试不合格。笔试和口试成绩的简单平均数计为总成绩。如总成绩高达 1.5 分则为“非常好”；在 1.5 ～ 2.5 分之间则为“好”；在 2.5 ～ 3.5 分之间为“满意”；在 3.5 ～ 4.0 分之间为“合格”。

表 2-3 第一次国家考试大纲

生物物理 & 生理	• 细胞和组织生理学：心血管系统、呼吸系统、消化系统、泌尿系统、内分泌系统、生殖系统、中枢和周围神经系统（包括感觉器官）、运动系统、血液 & 淋巴系统和免疫系统 • 系统之间的相互作用 • 机体的适应性机制 • 应用生理学，包括营养、运动、职业和环境生理学 • 了解力学、声学、热力学、电学、光学和电离辐射物理学中的重要医学问题 • 医疗技术的基础知识
生物化学 & 分子生物学	• 物理化学基础知识、酶促反应及其动力学 • 氨基酸和蛋白质、糖类、脂类和核酸的生物化学 • 激素的分子生物学基础 • 免疫学的生化基础 • 细胞和器官生理学的生化基础 • 营养学基础 • 医学上重要的元素及其化合物 • 反应热力学基础和反应动力学
解剖学	• 组织学（细胞和组织的超微结构） • 组织化学 • 循环系统、内脏、神经和感觉器官、运动系统、皮肤、内分泌系统和免疫系统的宏观和微观解剖学 • 系统的相互作用 • 人类早期发育和器官发育的主要特征 • 细胞生物学 • 遗传学基础知识 • 微生物学基础知识

[1] Prüfungsfragen Ifmup. Informationen zu den schriftlichen Prüfungen. Mainz: Institut für medizinische und pharmazeutische Prüfungsfragen [2017-04-22].

（续表）

医学心理学 & 医学社会学	• 行为和经验的心理学基础 • 感知、学习、情感、动机、精神活动 • 人格、发展、社会化过程 • 社会行为、态度、互动和沟通、角色关系 • 社会分层、人口结构 • 卫生系统结构 • 心理学和社会学方法论的基础

第二次国家考试只包括笔试，形式为连续三天的320道单选题[1]。考试基本大纲要求见表2-4。

表 2-4 第二次国家考试大纲

重点考查内容	主要考查方式
• 血液疾病，血液生成，循环系统，呼吸系统，消化器官，内分泌腺体，新陈代谢和肾；免疫和过敏性疾病，风湿类疾病，传染病，肿瘤 • 中枢神经系统疾病，周围神经和肌肉组织疾病。精神病和人格相关的反应性疾病。神经症。药物成瘾。自杀。性行为障碍。心身疾病和功能障碍 • 围生期疾病，儿童期和青春期疾病，行为和发育障碍以及儿童和青少年残疾 • 皮肤疾病，其附属物和外部体腔的黏膜。性病 • 伤口处理。无菌，防腐，畸形。头部，颈部，脊柱，胸部，腹部，四肢，心脏，血管，肾，输尿管道，内、外生殖器官，中枢及外周神经系统的损伤，感觉器官 • 性发育和生育障碍。计划生育。妊娠的咨询和评估，特别是终止妊娠，包括医疗、法律和道德方面。分娩。炎症和女性生殖器官的肿瘤	• 身体，心理和心理发展及其变种。临床遗传学，包括人类遗传咨询 • 病因，发病机制，特殊病理学，病理生理学 • 症状，诊断，鉴别诊断，功能和评估的物理知识，实验室检验和技术诊断，适应证，禁忌证 • 保守治疗和物理治疗，包括放射治疗及其操作技术的基本原理，预处理和后处理。临床药理学和药物治疗的基本原则。特殊治疗方法，适应证，禁忌证。预后，康复，健康咨询，慢性病管理。绝症医学和死亡，疼痛管理和姑息医学 • 检测和治疗急性、危及生命的疾病，急救和灾难医学 • 流行病的主要卫生特点 • 疾病发展和预防，流行病学和社会医学，公共卫生 • 职业体检，职业病 • 体检，医疗实践的法律问题

类似第一次国家考试的口试部分，第三次国考只包含持续两天的口试。在考试中，包括临床-理论和跨学科问题，着重在实际情景中判断考生有没有在实践中独立处理患者的能力，包括从检验报告得出结论、做出诊断、合理使用药物、帮助患者康复、合乎伦理的治疗等能力。

二、国际医学毕业生考试

国际医生到德国行医的认证过程取决于在哪个国家取得医学学位。欧盟其他国家出身的医生想要在德国行医需要申请正式执照并申请加入地区医师协会。但若要以专科医生的身份行医，还需要提出申请，认证其在原国家接受的专科培训是有效的。自2002年起，欧盟其他国家的医生来德国行医也需要证明其德语水平，一般通过面谈或者提交语言考试成绩。如果来自其他国家（多数为俄罗斯、乌克兰、哈萨克斯坦等）但刚移民至德国的德意志民族医生，需要至少部分重复其专科培训、通过一次知识测试并证明自己的德语能力。如果来自其他国家，则认证过程就较为冗长。通常情况下，申请人需要在德国重新接受毕业后医学教育，同时通过知

[1] Prüfungsfragen Ifmup. Informationen zu den schriftlichen Prüfungen Mainz: Institut für medizinische und pharmazeutische Prüfungsfragen [2017-04-22].

识测试并证明其德语能力。在某些州，上述过程甚至要花上十年以上的时间。理论上也存在认证原国的专科培训资历从而不需要重新接受专科培训的可能性（但依然需要参加专科医生医学专业委员会考试），但需要提交繁杂的证明材料，如工作经历、在原国家的医院中所有医疗活动的书面记录、每年一度与导师的交流记录等，且所有材料都需要主任医师的签字。如果材料不全，则也需要重复至少部分专科培训[1]。

上文中提到的所谓“知识测试”在德国并没有一个完全统一的考试标准，在不同州之间有一些差异。在大多数州的规定中，只有在通过此考试后才能拿到临时行医资格进入医院。在部分州，这个考试只能补考一次；在另一些州，则可以重复参加多次。只有柏林州等少数州提供了该考试的书面信息。在柏林，该考试是以口试形式进行的，语言为德语。考试时间不超过90分钟。涉及科目为内科学、外科学和自选的其他科目，考查非常细致。考试将会尽可能贴近实践，可能会采用案例分析的形式。例如，考生可能需要在考试中解读X线片。若未能通过此测试，即使可以补测，在补测来临之前其临时行医执照（如果有的话）也将被暂时吊销。吊销时间在某些州是固定的，比如萨克森州为4个月、北莱茵-威斯特法伦州为6个月。

第七节 院校医学教育

一、学制与学位

当学生完成约6年的学业并通过全部三次国家考试后，在体检合格且没有犯罪背景的前提下，可以向州医疗协会申请行医许可证（Approbation als Arzt）并拥有“医生”（Arzt/Ärztin，Physician）这一头衔。在这6年中，也有许多医学生会选择参与科研活动并取得一个学术方面的医学博士学位。在提交并且在口试中答辩了其医学博士论文后，德国医生（physician）就可被称呼为Doctor。大约70%的毕业生都会完成论文，取得该学位，这对未来晋升以及吸引患者都有帮助[2]。对科研和教学感兴趣的医生也可以选择读研究生并取得医学教育硕士学位（master of medical education，MME）等，有助于取得在医学院任教的资格[3]。

二、培养模式

现行的德国医学教育培养方案是按照学期来规划的（汉堡和汉诺威地区是特例，按照三分之一年进行规划）。德国医生的6年（零3个月）的学习可以分为2＋4的两个部分：两年的临床前基础阶段（Vorklinik，类似于国内的医学预科阶段）和四年的临床阶段（Klinik）。其中，临床阶段的最后一年只包括科室轮转（Praktisches Jahr）[4]，又称为实习年。也有一些医学院提供实验性课程体系，从而提供了一种不同于上述流程的成为医生的方式。

[1] Englmann B. Recognition procedures for foreign trained doctors in Germany[C]. Presentation given at the International Workshop on Practices for Recognizing Qualifications of Migrant Health Professionals at the HWWI, Hamburg. 2009.

[2] Weihrauch M, Strate J, Pabst R. Die medizinische Dissertation-kein Auslaufmodell: Ergebnisse einer Befragung von Promovierenden stehen im Widerspruch zu oft geäußerten Meinungen [The medical dissertation-results of a survey contradict frequently stated opinions][J]. Dtsch Med Wochenschr. 2003, 128(49): 2583-7.

[3] Wissenschaftsrat. Empfehlungen zur Weiterentwicklung des Medizinstudiums in Deutschland auf Grundlage einer Bestandsaufnahme der humanmedizinischen Modellstudiengänge. Dresden; 2014[EB/OL]. [2017-07-28]. https://www.wissenschaftsrat.de/download/archiv/4017-14.pdf.

[4] Ludwig-Maximilians-Universität. Medizinstudium am Beispiel der LMU in München. München[EB/OL]. [2017-04-20]. http://www.unimuenchen.de/studium/studienangebot/studiengaenge/studienfaecher/medizin_1/staatsexam/index.html.

（一）临床前基础阶段（Vorklinik）

在前两年的临床前基础阶段中，学生需要学习基础科学课程，包括化学、生物、有机化学、生理学、物理学、心理学、组织学和人体解剖学等。教学方式包括以下 3 种：自愿参与的大课、必须参与的讨论课（人数少于 20 人一组）以及实习课（比如解剖实习）。在入学满两年、完成急救培训、修完全部 16 个学分和一段强制性的时长为 3 个月的无薪护理实习后，学生将获得申请第一次国家考试（Staatsexamen）的机会（具体见本章第六节）。其中，护理实习主要是为了让未来的医生体验护理工作，以便日后可以更好地进行医护合作，而且还可以缓解护理人手的不足、让医学生体会护士的不易等。不过，该阶段基础科学的学习被毕业生评价为与临床几乎无关，这种教学模式也因此被质疑[1]。因此，德国医学院一直在努力将基础学科的教学置于临床实践背景之中。

（二）临床阶段（Klinik）

在临床阶段的前三年中，学生需要学习外科学、整形外科学、病理学、微生物学、遗传学等总共 21 门专业课。此前，这些科目都是单独分开讲授的，许多学校在近些年也开始尝试跨学科的模块，以疾病为中心，将外科学、病理学等不同学科的内容整合起来。例如，在“头部”单元模块中，耳鼻喉科学与眼科学被结合起来进行讲授[2]。目前，共有约 14 个这样的跨学科教学模块（Querschnittsberei-che）被引入（表 2-5）。这些课程的考核依然包括单选题、口试或实践评估等方式。在临床阶段第一年，通常讲授临床基本知识和技术，以及病理学、微生物学、药理学、实验医学等。过去，临床知识这一部分主要由大课和讨论课组成，和患者的接触不多。为了增加临床经验，在学习内科学、外科学、儿科学、妇产科学和全科医学等课程时必修临床实习（Blockpraktikum），每段临床实习持续 1 ～ 6 周，小组式的床边教学至少需要达到 476 小时[3]。值得注意的是，在许多国家必须实习的精神病学在德国实习之中并不是必修的。许多医学院还新建了训练医学技能的实验室[4]。除去上述的实习外，每个学生必须在冬季与春季学期之间的假期内完成 4 个月的轮转实习（科目和地点可以自主选择）。其中，2 个月在住院部、1 个月在门诊部、1 个月跟随有资质的家庭医生实习。在实习的过程中，并没有明确的大纲来规定学习内容。因此，学习效果在很大程度上取决于所选医院中医生的自主教学内容和学生主动学习的动力。当完成所有上述学习任务后，学生可以在第五学年之后参加第二次国家考试（具体见本章第六节）。

近年来，德国大学越来越注重将创新和实际情景模拟引入临床阶段的医学教育之中，包括讲授沟通技巧的课程、基于问题的学习（problem-based learning，PBL）、计算机辅助学习等。截至 2010 年，已有 94% 的德国医学院设立了技能实验室、92% 的医学院开始采用 PBL 方法教学、89% 的医学院开展计算机辅助教学等[5]。同时，学生也需要经常评估学校的课程，这有助于进一步完善教学模式和提升教学满意度。一些大学甚至更进一步，完成了向所谓的“示范项目”（model program）的转换（表 2-5）。其课程从刚入学起就将理论知识和临床技能同时

[1] Strate J, Rothkötter HJ, Pabst R. Wie beurteilen Medizinstudenten das vorklinische Studium? Ergebnisse von Befragungen nach dem 1. und 2. Stduienjahr [How do medical students judge preclinical studies? Results of questionnaire analysis after the first and second year of studies]. Dtsch med Wochenschr, 1998, 123(38): 1093-6. DOI: 10.1055/s-2007-1024129.

[2] Schäfer T, Köster U, Huenges B, Burger A, Rusche H. Systematische Planung fächerübergreifenden Unterrichts am Beispiel des Modellstudiengangs Medizin an der Ruhr-Universität Bochum [Systematic planning of interdisciplinary teaching in the medical model curriculum at the Ruhr-University Bochum]. GMS Z Med Ausbild, 2007, 24(3): Doc147.

[3] Zeuner S, Henke T, Achilles E, et al. 36 different ways to study medicine[J]. Tijdschrift Voor Medisch Onderwijs, 2010, 27(2): 99-102.

[4] Segarra LM, Schwedler A, Weih M, Hahn EG, Schmidt A. Der Einsatz von medizinischen Trainingszentren für die Ausbildung zum Arzt in Deutschland, Österreich und der deutschsprachigen Schweiz [Clinical Skills Labs in Medical Education in Germany, Austria and German Speaking Switzerland]. GMS Z Med Ausbild, 2008, 25(2): Doc80.

[5] Nikendei C, 汪青 . 德国医学教育 [J]. 复旦教育论坛 , 2010, 8(1): 93-96.

传授给学生，并要求所有学生参与科研[1]。在这种课程体系下，学生不需要参加第一次国家考试，可以一贯式地体验更加整合的医学教育。例如，科隆大学医学院自 2003—2004 学年冬季学期以来开始提供示范课程，不再提供常规课程。该教学模式基于经典学科领域（如内科、外科、神经病学、儿科等）的系统教学，并辅以：

1. 跨学科教学：从第一学期开始就以跨学科的方式讲授各种临床疾病与症状。

2. 以实践为导向进行教学。在教学模型、情景模拟和技能实验室中的模拟病人身上练习操作，在日后的临床实习中实践这些操作。

3. 以患者为导向进行教学，从第一个学期开始即注重培养医患之间的信任。

4. 以科研为导向进行教学。在各个阶段都有许多高质量的科研学术项目向学生提供。

5. 在每个学期，学生们都可以选择至少一门个人感兴趣的选修课，以增长知识并开拓视野[2]。

表 2-5 跨学科教学模块

序号	模块名称
1	流行病学、生物统计学、生物信息学
2	医学史、医学理论、医学伦理
3	卫生经济学、卫生系统学、公共卫生学
4	传染病学、免疫学
5	病理学
6	环境医学
7	老年医学
8	急救医学
9	临床药学、药物治疗学
10	预防医学、保健学
11	医学影像学、放疗学、辐射防护学
12	康复医学、理疗学、辅助医学
13	姑息医学
14	疼痛医学

（三）实习年（Praktisches Jahr，PJ）

实习年中，学生往往承担更重要的责任和医院的许多工作。然而，许多在其他国家由助理护士承担的工作（如采血、静脉注射等）在德国往往由实习学生承担。也有许多不同的项目旨在提高实习年的教学质量。随着德国医生短缺现象的日益加重，也有许多教学医院给予学生一些特殊补贴，希望留住学生日后继续在该院进行毕业后培训。

6 年中的最后一年也就是实习年由三段各 16 周的轮转组成：内科、外科以及一个除内、外科之外的选修科目。这些轮转实习可以在学校的附属医院进行，也可以在学校认可的其他医学院进行，包括海外的医学院[3]。至少一半学生在实习年中有三分之一的实习是在海外进行的[4]。另有一些细节由医学院根据自身条件自行规定，如同时安排的指导课程、教学轮次、夜班工作安排等。实习年也同样为医学生与自己心仪的科室接触、规划日后在该处进行住院医师培训提

[1] Gerst T, Richter-Kuhlmann E. Medizinstudium: Wissenschaftsratempfiehlt Reform[J]. Dtsch Arztebl, 2014, 111(29-30): A-1280.

[2] Human Medicine-The Cologne Model Study Course. [2019-01-24]. http://medfak.uni-koeln.de/19810.html?&L=1.

[3] Ebrahimi-Fakhari D, Agrawal M, Wahlster L. International electives in the final year of German medical school education-a student's perspective[J]. Gms Z Med Ausbild, 2014, 31(3): Doc26.

[4] Breisacher A, Biller S, Giesler B. Praktisches Jahr (PJ) im Ausland-Wer geht, wer bleibt, was nützt es? [Final year medical education abroad-Who goes, who stays, and what does it bring?] Jahrestagung derGesellschaft für Medizinische Ausbildung(GMA): Greifswald 2008.

供了宝贵机会。当实习年结束后，学生们将迎来第三次国家考试。

在 2002 年执业医师许可新规定颁布之前，本科阶段所有课程和实习的成绩只是简单用通过 / 不及格来记录。在改革后，课程和实习都必须具体记录成绩。成绩的等级为 1（优秀）到 5（不及格）。一些学校选择采用客观结构化临床考试（objective structured clinical examination，OSCE）模式来评价学生的技能。OSCE 最早于 1979 年被 Harden 提出，由 18 站贴近实际的情景组成，考生需要按顺序完成 18 站的任务，包括各个部位、各种疾病的检查、病史书写等。国外学者将其概括为“一种客观、标准化的评估模式，考生一次经过一系列限时的站点，在模拟的环境中展现其专业技能”[1]。

德国本科医学教育总表见表 2-6。选修科目一览表见表 2-7。

表 2-6 德国本科医学教育总表

<table>
<tr><th>学期</th><th>阶段</th><th>课程</th><th>实习</th></tr>
<tr><td>1</td><td rowspan="4">临床前基础阶段</td><td rowspan="4">• 解剖学
• 组织学
• 生物学
• 化学
• 生物化学
• 生理学
• 社会心理学
• 医学术语学</td><td rowspan="4">• 3 个月的护理实习
• 急救实习</td></tr>
<tr><td>2</td></tr>
<tr><td>3</td></tr>
<tr><td>4</td></tr>
<tr><td colspan="4">第一次国家考试（Physikum）</td></tr>
<tr><td>5</td><td rowspan="6">临床阶段</td><td rowspan="6">• 麻醉学
• 职业医学 & 社会医学
• 眼科学
• 全科医学
• 普通外科学
• 皮肤病学
• 妇产科学
• 耳鼻喉科学
• 医学遗传学
• 卫生学
• 微生物学 & 病毒学
• 内科学
• 儿科学
• 骨科学
• 临床化学 & 检验医学
• 神经病学
• 病理学
• 药理学 & 毒理学
• 精神病学
• 心身医学
• 法医学
• 泌尿学
• 骨科学
• 选修课
• 跨学科模块</td><td rowspan="6">必修实习：
• 内科
• 外科
• 儿科
• 妇产科
• 全科

选修实习（表 2-7）</td></tr>
<tr><td>6</td></tr>
<tr><td>7</td></tr>
<tr><td>8</td></tr>
<tr><td>9</td></tr>
<tr><td>10</td></tr>
</table>

[1] Khan K Z, Ramachandran S, Gaunt K, et al. The Objective Structured Clinical Examination(OSCE): AMEE Guide No. 81. Part I: An historical and theoretical perspective[J]. Medical Teacher, 2013, 35(9): e1437-e1446.

（续表）

学期	阶段	课程	实习
第二次国家考试			
最后一年	临床实习年	内科学	
		普通外科和（或）骨科	
		学生自主选择的专业方向	
第三次国家考试			

来源：Chenot JF. Undergraduate medical education in Germany[J]. Ger Med Sci, 2009, 7: Doc02.

表 2-7　选修科目一览表

变态反应学	普通医学	麻醉学
血管学	职业医学	眼科学
输血学	脊椎按摩疗法	外科学
放射学	内分泌学	航空医学
妇产科学	浴疗学 & 医疗气候学	消化内科学
血管外科学	耳鼻喉科学	血液学
手部外科学	皮肤学 & 性病学	心脏外科学
顺势疗法	人类遗传学	卫生和环境医学
内科学	心脏病学	儿童和青少年精神病学
心理治疗学	小儿外科学	儿科学
临床药理学	儿童放射学	儿童心脏病学
检验医学	医学遗传学	医学信息学
微生物学	传染流行病学	口腔颌面外科学
自然愈合学	新生儿学	肾病学
神经病学	神经外科学	神经病理学
神经放射学	核医学	公共卫生学
骨科学	病理学	药理学 & 毒理学
康复医学	精神分析学	理疗
整形外科学	肺病学	法医学
运动医学	社会医学	风湿病学
放疗	胸外科学	热带医学
环境医学	泌尿科学	内脏外科学

来源：德国司法部

第八节　毕业后医学教育

如果选择在德国开始住院医师培训（Facharztausbildung），学生需要向有资质的医疗机构提出申请。住院医师培训至少需要 48 ～ 72 个月，具体时长取决于专业方向。当住院医师培训完成后，助理医师可以获得一系列的奖学金（Zusatzbezeichnung）。一些小型医院不具有完成住院医师培训轮转所需要的完整资质，因此住院医师也可能需要先后在不同机构完成培训。只要机构中有位置，住院医师培训可以在一年中的任何时候开始。尽管对于培训时长和报酬有统一标准，具体细节则可以在住院医师和培训机构之间再单独商量。在与医疗机构签订合约时，也没有明确的书面化的教学安排。许多专家（尤其是外科）对住院医生申请国家认证都有自己的最低训练要求。总体而言，德国的住院医师培训非常多变、灵活。

德国毕业后医学教育管理规定（Weiterbildungsordnung）是由州医师协会在联邦医师协会（Bundesärztekammer）的支持下制订的。毕业后教育的目的在于使助理医师成为某个领域的专科医生，具体专业方向见表 2-8。培训岗位并不是分配的，而是需要住院医师自己在劳动市场上申请。当且仅当一个医生有合格的资质，并且可以证明其在接受相应的专科培训后已独立行医若干年后才可以承担毕业后教育任务。在培训过程中，接受培训的医生必须如实将培训的内容和情况记录在日志中，并且导师与住院医师每年至少进行一次交流，双方参考日志中的内容对住院医师的学习情况进行共同评价并指出当前存在的缺陷。交流讨论的内容同样要被记录下来，并附在专科医生医学专业委员会考试申请中[1]。除非得到特殊允许，否则住院医师必须以全职的方式参与培训。各个医院的平均周工作时长为 46 小时（不含夜班和周末加班）。住院医师将学习其专业领域中的各项内容，比如门诊、住院、重症监护、手术等。住院医师的课程按照能力来安排，第一年一般不安排重症监护单元。很少有统一组织的学习活动，大多是住院医师在工作中灵活学习。住院医师可以参与介入性治疗，比如手术、内镜等。然而，住院医师参加此类医疗活动并不主要视其个人兴趣，而是主要看科室要求和人手是否足够。具体管理细则的缺乏使得许多医生在完成毕业后医学教育时常常感到仍然不能够独立行医和参与复杂医疗过程的经验不足[2]。

专科医生医学专业委员会考试的考试委员会由州医师协会负责组建。考试委员会至少由 3 名医生组成，其中至少 2 名必须具有专科医生资质。考试委员会通过投票的简单多数来作出决定，若出现平票，则由主席做出最终决定。除考试委员会外，也有相应的委员会来审查结果、处理各方面的上诉等。考试至少持续 30 分钟，内容涵盖必备的知识、经验和技能等。考试合格后，证书会在 3 个月内发放给参加培训的医生，其中包含住院医师的教育经历、所掌握的技能和专科医生能力认证。若考试不合格，则可能需要延长培训时间，延长期限最短 3 个月，专科培训最长 2 年，附加培训最长 1 年。在其他地区参与的类似培训若达到相应要求，则可以通过认证，与德国境内的培训具有相同效力。

表 2-8 专科专业方向一览

1	全科医学	7.4	小儿外科
2	麻醉学	7.5	骨科与创伤医学
3	解剖学	7.6	美容外科
4	职业医学	7.7	胸外科
5	眼科	7.8	内脏外科
6	生物化学	8	妇产科
7	外科学	8.1	妇科内分泌与生殖医学
7.1	普通外科	8.2	妇科肿瘤
7.2	血管外科	8.3	产科与围生期医学
7.3	心脏外科	9	耳鼻喉科

[1] German Medical Association. (Model) Specialty Training Regulations 2003 [S]. Amended on 23/10/2015.

[2] Van d B H, Krause-Solberg L, Scherer M, et al. Learning processes and learning problems in German postgraduate medical education[J]. Gms J Med Educ, 2017, 34(5): Doc54.

（续表）

9.1	耳鼻喉医学	18	口腔颌面外科
9.2	语言障碍、发声障碍与小儿听力障碍	19	神经外科
10	皮肤科与性病学	20	神经内科
11	人类遗传学	21	核医学
12	卫生与环境医学	22	公共卫生
13	内科	23	病理学
13.1	内科学	23.1	神经病理学
13.2	脉管学	23.2	病理学
13.3	内分泌与糖尿病学	24	药理学
13.4	胃肠内科	24.1	临床药理学
13.5	血液学与肿瘤学	24.2	药理学与毒理学
13.6	心脏内科	25	理疗与康复医学
13.7	肾内科	26	生理学
13.8	肺内科	27	法医精神病学
13.9	风湿病学	28	心身医学与心理疗法
14	儿科	29	放射医学
14.1	小儿血液与肿瘤学	29.1	儿童放射医学
14.2	小儿心脏病学	29.2	神经放射学
14.3	新生儿学	30	法医学
14.4	小儿神经病学	31	放疗医学
15	小儿及青少年心理学与心理疗法	32	输血医学
16	检验医学	33	泌尿医学
17	微生物学、病毒学与传染病学		

来源：Specialty Training Regulations，2015 年修订版

全科医生（也就是家庭医生）的专科培训时长为 5 年，由有资质的医生带领。5 年中，3 年在住院部学习内科的主干内容（其中一年半可以用于直接参与患者诊疗），2 年在门诊部学习全科医疗（其中 6 个月学习外科）。另外，还需要完成 80 个小时的基本心身医学培训课程。外科医生需要 2 年的基础主干培训，也即表 2-8 中 7.1 ～ 7.8 几个专业方向都要接受的共同培训内容：6 个月在急救部、6 个月学习外科重症监护医学、12 个月学习外科（其中 6 个月可以在门诊部进行）。之后进行 4 年的专业培训。内科医生（表 2-8 中 13.1 ～ 13.9）的基础主干培训持续 3 年，还需要 2 年的专业培训，其中包括 6 个月的内科重症监护单元（也可以在主干培训中进行此内容）。

第九节 继续医学教育

在德国，签约医生的强制性继续医学教育于 2004 年被引进，而医院医生的强制性继续医学教育于 2006 年被引进[1]。继续医学教育的主要目的在于维持并继续发展医生的专业能力，

[1] Elke Böthin. [Continuing Medical Education in Germany-mandatory and voluntary obligations][J]. Zeitschrift Für Evidenz Fortbildung Und Qualität Im Gesundheitswesen, 2013, 107(4-5): 327.

以保证对患者能够提供高质量的医疗服务。主要学习内容应包括：专科和跨学科的知识、临床实操技能、沟通技巧及社会能力。主要学习方式可以由医生自己选择[1]。

据调查，德国继续医学教育的主要承担者为各种医学协会及团体。其中，医学协会和团体承担 50% 继续医学教育任务，大学承担约 10%，医院及健康服务机构等承担 10%，医药公司承担 20%，私人机构承担 10%。在资金方面，医学协会和团体承担 15%，医院和健康机构等承担 5%，医药公司承担 50%，医生自己承担 30% 左右。现场上课和远程学习模式都已被运用到继续医学教育中。继续医学教育（continuing medical education，CME）学分的计算主要是看参与 CME 活动的学时。具体计分方式见表 2-9。要获得学分，继续教育活动的组织者需要在活动开始前上报州医师协会以进行继续教育认证（不包括表 2-9 中的 E 和 F 类）。在国外进行的继续医学教育在符合德国规定的情况下提交相关证明也可以得到认可。德国医生必须要定期获得一定的 CME 学分，若不能达到要求，则可能被罚款或被暂时吊销行医资格证[2]。若在 5 年内至少获得 250 学分，则可以得到 CME 证书。

表 2-9　德国继续医学教育赋分方式

学习形式	赋分规则
A- 报告与讨论	45 分钟 -1 学分 有记录的每个 CME 单位的学习评估 -1 学分
B- 会议	半天 -3 学分
C- 巴林特小组、研讨会、同行审查、案例分析会等	每个 CME 单位 -1 学分 有记录的每个 CME 单位的学习评估 -1 学分 4 个小时以上 -1 学分（一天最多 2 分）
D- 纸质或线上学习	45 分钟 -1 学分，需要做学习评估
E- 专业文献、专著、教学材料的个人学习	5 年内最多给予 50 学分
F- 发表科学论文或出版科学专著、学术报告	每次发表 -5 学分 每次学术报告等学术活动 -1 学分 5 年内本类别最多给予 50 学分
G- 做访问医生	每小时 -1 学分 每天最多 8 学分
H- 课堂学习专科内容	45 分钟 -1 学分
I- 线上导师培训	45 分钟 -1 学分 若符合德国医师协会的线上学习质量提升评价标准，则每 45 分钟加 1 学分
K- 混合学习模式	45 分钟 -1 学分 若符合德国医师协会的线上学习质量提升评价标准，则每 45 分钟加 1 学分

来源：Regulations on Continuing Medical Education，2013

在德国，80% 的医学院校将教学方面取得的成就与获取博士后资格挂钩。在选拔资深教授时，27 所学校（73%）明确提出要考虑教学能力。德国有多种不同类型的教师职业培训项目可供选择，其内容、形式和质量有所不同。其中，较为规范且接受度较高的是巴登符腾堡州实施的培训方法。该项目要求一定的出勤率，并且保证了足够的实践时间。达到由德国医学教育

[1]　German Medical Association. (Model) Regulations on Continuing Medical Education[S]. 29/05/2013.

[2]　Hervé Maisonneuve, Matillon Y, Negri A, et al. Continuing Medical Education and Professional Revalidation in Europe: Five Case Examples[J]. Journal of Continuing Education in the Health Professions, 2009, 29(1): 58-62.

协会教师与机构发展委员会所制订的国际标准者，可以得到巴登符腾堡州官方出具的高等医学教学法培训合格证书。在这个领域内的最高学位是自 2004 年起设立的医学教育硕士（MME）项目（http://www.mme-de.net/）。该项目由海德堡大学医学院联合会组织，经费来自德国科学基金会，主要培训内容包括课程建设、教育理论、教学与考核办法、教学评估、团队建设与沟通协作、项目管理、领导力、学院发展与建设、教育研究等，需要完成一篇教育研究的论文才可以毕业。

在德国大学中能取得的最高级别教职就是博士后级别的授课许可（Habilitation，相当于教授）。通常来讲，需要取得"Dr.habil."（有教授资格的博士学位）或"Privatdozent"（讲师）并且满足一系列相关要求才可以获得 Habilitation 的资格。取得 Habilitation 资格的程序在德国各个大学大体上是一致的，某些具体细节可能有所区别，前提条件可能包括：证明此前科研经历的医学博士学位、在同行评审的期刊上发表文章的经历、继续医学教育的证明、教学证明等。在成功晋升后，还需要持续在所从事的医学领域进行科学研究和教学活动，保持活跃的学术状态[1]。

同时，现在的趋势似乎更注重小班教学而不是大班授课。由于有限的教学人员，许多住院医师甚至高年级学生都需要参与到教学中去。在这些情况中，有 Habilitation 资格的教师需要培训这些"年轻人"，帮助他们做好课程准备，来确保所有医学生都会受到高水平的教育。

附录：可供参考的相关链接

√ 德国联邦司法部–德国医师培养相关法规细则（德语网站）：
https://www.gesetze-im-internet.de/_appro_2002/BJNR240500002.html

√ 德国医药考试相关信息（德语网站）：
https://www.impp.de/start.html

√ 德国联邦统计局–健康统计（德语 / 英语网站）：
https://www.destatis.de/EN/FactsFigures/SocietyState/Health/Health.html

√ TMS 考试官网（德语网站）：
http://www.tms-info.org

√ 非欧盟国家申请人申请德国大学通道（德语 / 英语网站）：
https://www.uni-assist.de/

√ 联邦健康监测系统官网（德语 / 英语网站）：
http://www.gbe-bund.de

√ 德国医师协会官网（德语 / 英语网站）：
https://www.bundesaerztekammer.de/weitere-sprachen/english/german-medical-association/

√ 德适考试官网（德语 / 英语网站）：
https://www.testas.de/

√ 中国学生留学德国信息（德语 / 中文网站）：
https://www.aps.org.cn/zh/verfahren-und-services-deutschland/chinaverfahren/testas

√ 德国高等教育基金会官网（德语网站）：
https://zv.hochschulstart.de/

√ 德国医学科学杂志官网（德语 / 英文网站）：
https://www.egms.de/dynamic/en/journals/zma/index.htm

[1] Weineck SB, Koelblinger D, Kiesslich T. Medizinische Habilitation im deutschsprachigen Raum: Quantitative Untersuchung zu Inhalt und Ausgestaltung der Habilitationsrichtlinien [Medical habilitation in German-speaking countries: Quantitative assessment of content and elaboration of habilitation guidelines][J].Chirurg, 2015, 86(4): 355-65.

√ 德国医学教育学会官网（德语 / 英文网站）：
https://gesellschaft-medizinische-ausbildung.org/startseite.html

第十节 讨论与借鉴

一、加强医学院招生规模的科学规划与宏观调控

医学院校招生规模是教育规模研究的重要主题。临床医学教育的根本目的在于培养能够承担治病救人重任的医生，其招生规模对于医生供给数量具有直接影响，是确保医生数量能够满足社会需求的基础，也是实现健康中国战略目标的重要保证。与高等教育其他专业相比，临床医学教育具有学制长、培养环节多、教育成本与淘汰率较高等特点，人才培养具有滞后性和不确定性的特点更为突出。为了确保医生队伍的有效供给、提高人才培养效能，在科学预测的基础之上合理确定临床医学教育招生规模具有重要意义。

长期以来，我国医学教育招生规模的决策主体分散、层次多样，合理招生规模及其确定依据不够明晰，也缺乏科学有效的调控手段，在某种程度上还存在“一放就乱、一收就死”的问题。在临床医学教育领域，更面临部分院校招生规模膨胀导致教育质量下降、毕业生转行就业现象突出但医生配置水平仍与发达国家相差较大等复杂问题。

在德国，对于医学院招生规模实行集中调控。由非政府机构高等教育基金会代表国家分配、协调全国各医学院的录取名额，保证入学名额在各医学院得到公正而合理的分配。英国对于临床医学教育的招生规模有科学研究与预测。英格兰卫生部直接设定每一年度的招生总数，对于每所医学院的招生名额也有明确规定，即对招生规模实行直接而精准的控制。换言之，英国政府在临床医学教育管理中处于强势地位，使用经济手段作为控制或调节招生规模的手段，生均拨款的对象仅为符合招生政策和计划的医学生。法国政府在医学教育管理方面也占据主导地位，能够根据医疗服务需求对医学教育规模进行宏观调控。

在医学教育管理方面，我国与英国和法国有相似之处，即政府部门处于主导地位。在理论上，目前可能尚难以回答我国是否应如德国和英国一样对各医学院招生规模实行精准控制。不过，从保证教育质量和提高人才培养效能的角度出发，我国在未来需要向科学规划招生规模的方向努力，逐步把现有的粗放式管理转变为精细化管理。此外，还可以借鉴英国的做法，重视发挥经济手段在招生规模调控方面的作用。

二、推进教学模式改革，提高基础医学教育与临床实践的衔接与融合

德国医学院校教育分为基础与临床两个阶段。由于基础阶段的学习被毕业生评价为与临床几乎无关，德国医学院致力于将基础阶段的教学置于临床实践背景之中。英国本科医学教育课程也分为临床前阶段和临床阶段两种类型。在临床前阶段的学习中，学生按照人体器官系统或生理功能分主题进行模块化学习，教师则将多个学科领域的内容按照模块进行整合，注重基础知识在临床情景中的应用，使学生在基础知识学习阶段就可以接触到大量临床案例，从而为临床阶段的学习打下了坚实的基础。在我国，很多医学院校仍然沿用以往按照基础学科内容单独授课的模式，教学内容以理论知识为主，导致基础医学教育与临床实践脱节。学生在进入临床阶段学习后，往往不能很好地将基础医学知识应用到临床问题的解决之中，临床学习也变得比较困难。虽然少数医学院校已经开始探索教学方式与方法改革，但改革进程需要进一步加速，以尽快在整体上实现与国际先进水平的接轨。

三、完善临床实习制度，提高临床实习效果

医学是一门实践性很强的学生。其中，临床实习对于医学生学习临床医学知识和实践操作技能具有重要的意义。德国医学院临床阶段教育的最后一年为实习年，医学生需要承担更重要的责任和更多的医院工作。为了保证实习质量，德国在经济激励、考核制度、实习安排等方面采取了多项措施。英国医学本科教育中的助理实习阶段，则让学生完全融入医疗管理团队中，有明确的职责和学习目标，从而使实习质量有所保证。

我国本科医学教育的学制为 5 年，但学生实习时间通常不足 1 年。由于科室医生接诊大量患者，没有充足的时间管理和带教，加之大部分学生还有研究生入学考试的压力，实习阶段投入的精力不足。此外，紧张的医患关系也使得医院通常不会让实习生管理患者。上述诸多原因导致临床实习效果欠佳，本科毕业生往往达不到住院医师规范化培训前应当具备的在上级医师指导下管理患者的临床能力，对于住院医师规范化培训期间的医疗质量和最终培训效果产生不利影响。因此，我国应特别注意实习期间医学生临床能力的提升，通过提高实习医院临床医生的带教水平和意识，使实习生能够真正参与到对患者的诊治过程之中，从而为下一阶段的住院医师规范化培训打下坚实基础。

四、强化临床实习的经费支持

在接受医学生实习的过程之中，教学医院的运营效率和收入有可能受到影响，并且需要在人力、教学设备、耗材使用等方面进行投入，因此应该获得相应补偿。为了保证医疗卫生机构提供临床实习的积极性，一些发达国家不但设立了保障力度很大的专项经费，而且采取了较为宽松的预算管理办法，在编制预算时考虑到了教学医院在提供临床实习过程中所产生的直接成本和间接成本。我国相关政策规定，高等医学院校的上级主管部门应定期拨给学校专项实习经费，以教学补贴费的形式统筹拨发教学医院，用以购置一般常用教学仪器、设备；医院的收入应有一定比例用于教学及教学管理人员的教学补贴。然而，长期以来高等院校获得的临床实习经费十分有限，而要求医院从自身收入中提取教学补贴也不利于提高其积极性。此外，我国对于临床实习费用缺乏规范管理，收取标准不统一，主要由高等院校和实习医院协商解决，在医院之间相差悬殊。同时，实习费用逐年增高，使学校难以承担。在某些地区，实习费用一次性投入已占一个学生全年学费的 75% 左右。与英国情况相类似，我国教学医院对实习经费的使用也存在随意和盲目现象，整体上对于临床实习的投入偏低，造成教学设备陈旧、基本教具匮乏、实习带教老师报酬过低等问题，严重影响了临床教学质量。为了尽快解决上述问题，我国需强化财政专项经费对医学生实习的支持，加大医学教育中实践教学经费的投入。充分利用经济杠杆的调节作用，提高带教教师收入，调动教学单位和带教教师的教学积极性。同时，应规范临床实习费用收取标准，可按照教学医院等级、师资水平、地区经济状况等因素，制订相应的经费投入标准与项目。

第三章　法国医学教育

第一节　基本国情

一、基本情况

法兰西共和国（French Republic，La République Française）简称“法国”，行政区划分为大区、省和市镇三个层级。2016 年 1 月 1 日起，法国将本土 22 个大区合并为 13 个，现有 13 个大区、96 个省，以及 5 个海外单省大区、5 个海外行政区和 1 个地位特殊的海外属地，共 36 700 个市镇，是欧盟面积最大的国家，约 55 万平方千米（不含海外属地）。法国实行多党制，政局总体稳定。总统大选的关键话题之一是医疗保健，现任总统马克龙的理念侧重于加强疾病预防、提高卫生系统的公平与效率，其顾问奥利弗·韦兰（Olivier Véran）在大选获胜后接受《柳叶刀》采访时称马克龙的改革将自下而上进行[1]。作为最发达的工业国家之一，法国 2017 年国内生产总值为 2.57 万亿欧元，经济增长率为 2.0%，通货膨胀率为 1.2%，本土失业率为 8.9%；2018 年经济增长率 1.6%，通货膨胀率 1.8%，本土失业率为 8.5%[2]。

根据法国国家统计局数据，2019 年 1 月法国总人口约 6699 万，其中女性约占 51.6%，65 岁及以上人口约占 20%[3]。自 20 世纪 20 年代以来，由于预期寿命的增长，法国老年人口数量约 50 年翻一番。据预测，未来 50 年法国人口老龄化速度与过去相同，2070 年老年人口将占法国总人口的 29%，其中 65 ～ 74 岁人口比例基本保持稳定，75 岁及以上人口比例增加。法国人口老龄化并非孤立现象，与过去 30 年间整个欧洲的情况保持一致[4]。根据世界卫生组织最新发布的《世界卫生统计 2018》（World Health Statistics 2018），法国人口预期寿命为 82.9 岁，位于世界第四，仅次于日本、瑞士和西班牙；孕产妇死亡率为 8/10 万，5 岁以下儿童死亡率为 3.9‰[5]。人类发展指数（human development index，HDI）依据出生时的预期寿命、受教育年限（包括成人平均受教育年限和儿童预期受教育年限）、人均国民总收入计算而来，是联合国开发计划署自 1990 年开始发布、用以衡量各国发展程度的指标。2017 年，法国人类发展指数为 0.901，位列全球第 24 名[6]。

---

[1] Casassus B. Macron's vision for the French health system[J]. The Lancet, 2017, 389(10082): 1871-1872.

[2] 中华人民共和国外交部 . 国家概况 [EB/OL]. [2019-3-10]. https://www.fmprc.gov.cn/web/gjhdq_676201/gj_676203/oz_678770/1206_679134/1206x0_679136/.

[3] INSEE. Age pyramid 2019-France and metropolitan France[EB/OL]. [2019-3-10]. https://www.insee.fr/en/statistiques/3312960?champ=fe&lang=en&annee=2019.

[4] INSEE. From 2.8 million senior citizens in France in 1870 to 21.9 million in 2070? [EB/OL]. [2019-3-10]. https://www.insee.fr/en/statistiques/3645998?sommaire=3646243.

[5] WHO. World Health Statistics 2018: Monitoring health for the SDGs[EB/OL]. [2019-10-3]. http://www.who.int/gho/publications/world_health_statistics/2018/en/.

[6] UNDP. Human Development Index (HDI) [EB/OL]. [2019-7-6]. http://hdr.undp.org/en/content/human-development-index-hdi.

法国设有超过 3500 所公立和私立高等教育机构，体系内目前共有 250 万学生，其中 12% 来自其他国家，是仅次于美国、英国和澳大利亚的第四大留学生接待国。自 2015 年以来，法国第一大留学生群体是中国学生。由于受政府支持，公立高等教育机构的费用极低，并且为留学生提供大量奖学金 [1]。不过，总理爱德华·菲利普于 2018 年底宣布，作为“欢迎来法国”（Bienvenue en France）计划的一部分，在增加奖学金和费用减免的同时，向非欧盟国家学生收取的费用将从现在的本科生每年 170 欧元、硕士生每年 243 欧元以及博士生每年 380 欧元，分别提高到 2770 欧元、3770 欧元以及 3770 欧元。虽然提高后的费用依然远低于英国、荷兰等其他邻国，但十几倍的涨幅仍引发热议。该计划有两点目标：一是到 2027 年接收 50 万外国留学生（目前约为 32.4 万）；二是鼓励更多学生出国交流。具体措施除前述增加非欧盟国家学生注册费、增设奖学金和学费减免外，还包括简化签证程序、法英双语培训、院校考核认证、国外教育建设以及开展全球宣传等 [2]。

自 1945 年二战结束以来，法国社会推崇平等主义（equality）和普遍主义（universalism），这些思想也影响了法国的医疗体系。法国卫生系统建立在医疗保险制度的基础之上，由公立、私立以及介于公私之间的非营利性保险机构、医院和政府部门等多个服务提供者和决策者共同构成。这种模式对贫困人群作出了一定的倾斜，已基本实现全民覆盖，并赋予了医患双方足够的自由度，但也给人员的协调与资源的利用增加了难度 [3]。

二、医生

根据法国医师总会的数据，截至 2018 年 1 月 1 日，法国注册医生数为 296 755 人，与 2017 年相比增加 2%，与 2010 年相比增加 12%；其中女性占 43%，男性占 57%；40 岁以下的医生占 18%，60 岁以上的医生占 41%，平均年龄为 57 岁。2018 年，执业医生数为 198 081 人，相比 2017 年略微减少了 0.1%，相比 2010 年下降了 10%；其中女性占 47%，男性占 53%；40 岁以下占 23%，60 岁以上占 24%，平均年龄为 51 岁。全科医生数为 87 801 人，比 2017 年下降了 0.4%，比 2010 年下降了 7.3%[4]。总而言之，虽然医生总数不断增加，但法国目前仍面临着严重的“医生荒”问题：年轻医生数量不足，尤其是全科医生数量下降，对以全科医生为主力的中小型城市和农村地区影响更为明显。相比之下，法国北方医生更为紧缺，部分地区甚至成为“医疗荒漠” [5]。

法国医学教育分为三个阶段。成为一名全科医生需要经过 9 年学习，成为外科或儿科等专科医生则需要 10 ～ 12 年的时间。法国医学教育第一阶段（Premier Cycle des Études Médicales，PCEM）为期 3 年，其中第 1 年称为公共医学基础教育（première année commune aux études de santé，PACES），有幸通过“入学人数限制”的学生将进入第 2 年和第 3 年的学习，于第 3 年结束时获得医学普通教育文凭（diplôme de formation générale en sciences médicales，DFGSM）。第二阶段（deuxième cycle des études médicales，DCEM）也为期 3 年，需要通过全国信息化排

[1] Campus France. Enseignement supérieur en France[EB/OL]. [2019-3-31]. https://www.campusfrance.org/fr/enseignement-superieur-francais.

[2] Ministère de l'Enseignement supérieur, de la Recherche et de l'Innovation. "Bienvenue en France": la stratégie d'attractivité pour les étudiants internationaux[EB/OL]. [2019-7-6]. https://www.enseignementsup-recherche.gouv.fr/cid136251/-bienvenue-en-france-la-strategie-d-attractivite-pour-les-etudiants-internationaux.html.

[3] Nay OP, Béjean SP, Benamouzig DP, et al. Achieving universal health coverage in France: policy reforms and the challenge of inequalities[J]. The Lancet, 2016, 387(10034): 2236-2249.

[4] Conseil National de l'Ordre des Médecins. Démographie médicale et projet de loi "Ma santé 2022" [EB/OL]. [2019-8-14]. https://www.conseil-national.medecin.fr/publications/communiques-presse/demographie-medicale-projet-loi-sante-2022.

[5] Le Vigouroux A. Continuité de soins à l'hôpital et médecins étrangers: la régulation d'un système et ses limites en France[J]. Global Health Promotion, 2012, 19(3): 74-77.

名考试（épreuves classantes nationales informatisées，ECNi），在第 6 年结束时获得硕士学位和医学高级教育文凭（Diplôme de Formation Approfondie en Sciences Médicales，DFASM）。第三阶段（troisième cycle des études médicales，TCEM）共有 44 个专业方向，不同专业的招录名额存在巨大差异。2018—2019 学年，小儿外科（chirurgie pédiatrique）仅开放了 23 个名额，老年病学（gériatrie）有 199 个名额，全科医学（médecine générale）的名额则达到了 3268 个。在第三阶段，全科医生需要学习 3 年，其他专业 4 ～ 6 年不等，结束时获得博士学位和专业教育文凭（diplômes d'études spécialisées，DES）[1]。

牙医、药剂师和助产士的培养过程与前述略有不同。牙科学生在经过 6 年学习后可获得牙科教育国家文凭，所有通过第二阶段的学生均可再接受为期 1 年的第三阶段教育。但仅有部分通过实习考试并获得奖学金者可经过 2 或 3 年的长阶段学习获得专业教育文凭，也即通过总共 8 或 9 年的学习获得牙科教育国家文凭和专业教育文凭。药学教育与牙科教育相似，不过长阶段学程只有 3 年这一种选择。助产士的培训只需要 5 年，在 PACES 后分为两个周期，每个周期各需 2 年，最终获得硕士学位和国家文凭（diplôme d'État，DE）[2]。目前，法国医学教育改革持续进行，许多制度即将迎来重大变化。

第二节　医学教育概况

一、古典医学教育时期（13 世纪—1789 年法国大革命）

法国第一批医学博士学位颁发于 1270 年，使用拉丁语进行教学，学制为 4 年。当时，巴黎医学院仍是皇家大学的一部分，与教会的关系非常密切，只有优秀的罗马天主教基督徒才有机会从事医学工作，教皇尼古拉斯五世还曾于 1466 年 3 月 23 日授予巴黎大学的医生们在全世界行医的权利。在名声显著的同时，巴黎医学院还具有垄断地位，在别处接受训练的医生必须获得其批准才能在巴黎行医。例如，来自蒙彼利埃的医生直到 1631 年仍在为获得许可而奋斗。

这段时期的“医生”指的是内科医生（physician），他们一般不与诊疗对象直接接触，而是将这部分工作交给下层商贩、体力活动者以及外科医生（surgeon）。外科医生也可以学习医学，但需要宣誓并作出不再进行相关操作以及类似体力活动的法律承诺，以免损害行业声誉。解剖尸体时，负责操作的外科医生不可随意发言，由坐着的内科医生进行“解读”。外科医生正式成为一种职业是在路易十五执政期间。1731 年 12 月 18 日，皇家外科学院成立，致力于外科的教学、认证和发展。这所学院之后还获得了路易十六的捐赠[3]。

二、近代医学教育时期（1789 年法国大革命—1944 年）

1789 年法国大革命爆发前后，法国的政治体制和社会思想发生了剧烈转变，传统的贵族和宗教特权受到强烈冲击，传统观念被自由、平等、博爱等原则取代，对医学教育也产生了重

[1] ONISEP. Les études de médecine[EB/OL]. [2019-5-24]. http://www.onisep.fr/Choisir-mes-etudes/Apres-le-bac/Principaux-domaines-d-etudes/Les-etudes-medicales/Les-etudes-de-medecine.

[2] Ministère de l'Enseignement supérieur, de la Recherche et de l'Innovation. Les études de santé[EB/OL]. [2019-5-24]. //www.enseignementsup-recherche.gouv.fr/cid53276/les-etudes-de-sante.html.

[3] Fahrer M. Politics and medical education in the times of the French Revolution, Napoleon I and restoration[J]. Aust N Z J Surg, 1999, 69(4): 289-290.

要影响。在一贯推崇精英教育的背景下，法国结束了由出身决定的特权教育，逐渐转向选拔以自身学术特长为基础、能够对社会有所贡献的优秀人物。录取学生仅依据书面考试成绩，人人皆有接受教育成为精英的机会，对来自特殊群体的学生并无额外照顾[1]。不过，这种转变经历了长期的发展过程。在1792年，医学院仍采用拉丁语教学，并且外科医生和内科医生的地位仍然存在差异；药剂师和助产士的教学使用法语，十一条药剂师宣言中的第五条是绝不将他们的知识传授给愚笨之人。

随着君主制的崩溃，所有皇家机构一并废除。1792年8月18日，一纸法令解散了巴黎大学，自然也包括医学院和皇家外科学院。接下来的几年里，医学教育完全失去秩序，对内科医生和外科医生的管理均是一片混乱，许多人趁机招摇撞骗。随着战争的爆发，两年内有超过六百名军医丧生，平民饱受流行疾病困扰，恢复医学教育迫在眉睫。

1794年12月4日，几所健康科学学院（Schools of Health Sciences）成立，分别位于巴黎、蒙彼利埃和斯特拉斯堡，各自配备了12、8和6名教授，分别招收了300、150和100名学生，所有学校都拥有图书馆、实验室及相关仪器、综合教学医院。巴黎对应的十二个教授席位是：解剖和生理学（anatomy and physiology）、化学和药剂学（chemistry and pharmacy）、物理和卫生学（physics and hygiene）、外科病理学（external pathology）、内科病理学（internal pathology）、医学史（medical natural history）、外科技术（surgical techniques）、临床外科学（clinical surgery）、临床内科学（clinical medicine）、高级训练（advanced training）、妇产科（obstetrics）、医学法和医学史（legal medicine and history of medicine）。这些教授从之前内科学院和外科学院的教师中挑选而来，意味着内科学和外科学的教育终于开始并驾齐驱。另一项重大改变是学生的选拔不再受宗教限制。1795年1月20日，新的教学正式开始，学制仍为4年。毕业生作为合格的医生，大多接受了军队招募。由于滥竽充数和四处行骗者仍未绝迹，法国于1803年出台了一项严格的规定：除了新建立的学院所培养的毕业生外，成功通过基础科学、临床医学和外科操作考试者方可行医。为了解决农村地区严重缺乏合格医生的问题，对健康科学学院所开设的两年制课程的毕业生增设了卫生官员（health officers）岗位，对药剂师和助产士的培训也进行了规范。

1808年5月10日，随着拿破仑帝国一项新法令的颁布，综合了神学院、法学院、医学院、理学院和艺术学院的帝国大学成立了。与之前独立于政府、可自由思考和表达的大学不同，帝国大学将教学的自由上交给了政府。以院长为首，新任教授们需向皇帝宣誓效忠。

1814年，路易十八复辟，医学教育又发生相应变化。巴黎医学院重归皇家大学的一部分，宗教力量再次占据上风，教授们改为向法兰西的合法国王表达忠诚，空缺教职的候选者由朝廷提名。不过，内科学和外科的联合教学未被废弃。经过长时间争取，医学院最终保住了在医生——包括内科医生和外科医生——注册方面的垄断地位。由于一封声称“缺乏宗教信仰、不忠于王室者缺乏教导年轻一代的资格”的信件，医学生们群情激奋，于1822年11月18日举行示威。三天后，医学院受到处分，教学被立即叫停，物品被转移到大学指定部门，不准学生进入教员的实验室、图书馆以及花园，被认为政治思想可靠的学生被允许转入斯特拉斯堡和蒙彼利埃的医学院。直至1823年2月2日，经历重组的巴黎医学院才恢复了职能，11名被认为政治上不可靠的教授遭到解雇。

法国的动荡还持续了一段时间。1830年7月，随着路易·菲利浦上位，法国进入君主立宪制。虽然这位国王对皇家大学的态度较为温和，但仍要求所有教师宣誓效忠，医学院的几位教授因不愿进行宣誓而失去职位。

[1] Segouin C, Hodges B. Educating doctors in France and Canada: are the differences based on evidence or history? [J]. Medical Education, 2005, 39(12): 1205-1212.

三、现代医学教育时期（1945 年至今）

法国的医学教育始终与时俱进，不断进行改革。法国于 1984 年和 1988 年先后两次对医学教育第三阶段做出重大改革，20 世纪 90 年代又对第一和第二阶段进行调整 [1]。进入本世纪后，2013 年完成了对第一阶段和第二阶段的再次改革，2017 年 9 月开始实施对第三阶段的深入改革 [2]。随着“我的健康 2022”计划的提出，医学教育的许多方面又将迎来新的变化。

第三节 医学教育管理与政策

一、医学教育管理体制

作为一个高度集权的国家，法国各方面多由政府主导，非政府组织的作用较为有限 [3]。法国负责医学教育的政府部门主要是高等教育、研究与创新部（Ministère de l’Enseignement supérieur, de la Recherche et de l’Innovation）（以下简称教育部）和社会团结与卫生部（Ministry for Solidarity and Health）（以下简称卫生部）。两位部长承担着医学教育方面的诸多事务，例如制订各教学与研究单位（unité de formation et de recherche，UFR）“入学人数限制”的具体限额等，并且齐心协力推动法国医学教育改革的顺利进行。

除教育部和卫生部外，法国政府也通过其他国家机构实现对医学教育的管控。例如，依据 1992 年 1 月 16 日第 92-70 号法令，全国大学理事会（Conseil national des universités，CNU）负责制订与大学教授和讲师资格、招聘与晋升有关的措施及条款。CNU 分为 11 个大组、52 个小组，分别对应不同学科，每个小组由相同数量的教授与讲师代表构成，小组划分及各组成员数量由教育部部长确定。成员中约三分之一由部长任命，三分之二通过选举产生，任期为 4 年，此外还有替补成员以确保工作能够顺利进行。CNU 于 2015 年底进行最近一次人员更新，成员超过 1800 人。医学方面略显特殊，医学、牙科与药学委员会下设的小组又分为若干部门，例如 55 小组头颈部病理学可细分为 5501 耳鼻喉科部门、5502 眼科部门、5503 颌面外科以及口腔外科部门，人事安排也略有不同 [4]。除此之外，根据法国教育法 L952-22 条，教学人员和医院职工在教学及医疗活动中受国家设立的唯一纪律部门管辖，2016 届纪律部门成员的名单可在法国教育部网站上查询，2019 年 11 月 15 日进行了最近一届成员选举 [5]。

法国医师总会则在监管医疗道德与伦理方面起着重要作用。该组织编写的医疗道德条例是公共卫生法的一部分，并负责对违反原则者进行调查和处理。法律还赋予法国医师总会保证医生专业能力与信用的任务，负责管理医生的注册，前文中法国医生的数量及变化情况即来自该机构的统计数据。与此同时，法国医师总会也对护理质量有所控制。另外，法国医师总会为医

[1] 蒯强 . 法国医学院校第一和第二阶段教育改革的进展 [J]. 国外医学（医学教育分册）, 1997, 2: 12-15.

[2] Ministère de l’Enseignement supérieur, de la Recherche et de l’Innovation. Réforme du 3e cycle des études de médecine: une formation rénovée, modernisée et simplifiée[EB/OL]. [2019-7-8]. http://www.enseignementsup-recherche.gouv.fr/cid118182/reforme-du-3e-cycle-des-etudes-de-medecine-une-formation-renovee-modernisee-et-simplifiee.html.

[3] Segouin C, Jouquan J, Hodges B, et al. Country re rt: medical education in France[J]. Med Educ, 2007, 41(3): 295-301.

[4] CNU. Accueil[EB/OL]. [2019-9-15]. https://www.conseil-national-des-universites.fr/cnu/#/.

[5] Ministère de l’Enseignement supérieur, de la Recherche et de l’Innovation. Juridiction disciplinaire compétente à l’égard des personnels enseignants et hospitaliers des centres hospitaliers et universitaires[EB/OL]. [2019-9-15]. //www.enseignementsup-recherche.gouv.fr/cid24419/juridiction-disciplinaire-competente-a-l-egard-des-personnels-enseignants-et-hospitaliers-des-centres-hospitaliers-et-universitaires.html.

生提供了各种合同范例、实践指南，在避免医患纠纷或医生之间的冲突方面给予法律援助，还为条件困难的医生及其家属提供支持。此外，法国医师总会也向政府提供咨询。法国医师总会是联合全法所有医生的唯一机构，通过各级委员会进行运作，成员任期为 6 年，每名医生一旦登记即可获得被选举权[1]。

法国的非政府组织与政府联系较为紧密。法国学生协会联合总会（Fédération des Associations Générales Étudiantes，FAGE）成立于 1989 年，是受到教育部认可的学生代表组织，通过约 30 个地区联合会和 20 个行业联合会将近 2000 个学生协会和工会与约 30 万名学生联合起来，目的是使人人享有平等的成功机会。为学生提供社会活动和志愿服务的同时，FAGE 也是国家高等教育和研究委员会（Conseil national de l'enseignement supérieur et de la recherche，CNESER）、国家社会支持委员会（Centre national des œuvres universitaires et scolaires，CNOUS）、法国青年论坛（Forum Français de la Jeunesse，FFJ）和地中海学生代表网络（Mediterranean Network of Student Representatives,MedNet）的一部分[2,3]。在医学教育领域，FAGE 的行业联合会包括全法医学生协会（Association Nationale des Etudiants en Médecine de France，ANEMF）、全法牙科学生联合会（Union Nationale des Etudiants en Chirurgie Dentaire，UNECD）、全法药学学生协会（Association Nationale des Etudiants en Pharmacie de France，ANEPF）和全国助产学生协会（Association nationale des étudiants sages-femmes，ANESF）等。其中，ANEMF 成立于 1901 年，独立于所有政党、工会和宗教，汇聚了 37 个地方协会，代表法国本土及海外的 36 个教学与研究单位以及 87 000 名医学生。ANEMF 的工作主要包括以下四个部分：第一，对医学教育相关改革进行深入研究；第二，围绕法国为解决人口问题所采取的措施进行宣传及讨论；第三，为通过地方选拔的学生提供培训和支持；第四，在其他重要社会问题上发挥作用，往往需要与 FAGE 合作。此外，ANEMF 也在全球健康、医学考试辅导、鼓励医学生课外发展等方面有所行动[4]。UNECD、ANEPF、ANESF 分别成立于 1961、1968 和 1987 年，在各自的领域不断发挥作用。

二、医学教育重要政策

2018 年 9 月 18 日，法国总统马克龙及卫生部部长布赞共同发布了“我的健康 2022”计划，法国卫生系统再次迎来重大变革。该项计划的背景是法国人口老龄化、慢性病患病率急剧增加以及新疗法新技术的进展，主要内容包括以下三个方面：一是加强培养未来的医学专业人员。具体措施包括前述的于 2020 年取消“入学人数限制”制度，支持其他专业学生学医及医学生转向其他专业；辅助医学生们选择符合自身知识、技能、能力和学习计划的课程；取消全国排名考试（épreuves classantes nationales，ECN），改为综合考虑学生的医术、人际交往能力和职业规划；对卫生专业人员定期进行认证，涉及牙科医生、药剂师、护士、理疗师及足科医生。二是在各地区建立医疗服务小组。措施包括将地区内的卫生专业人员以项目形式组织起来、加强合作以缩短医疗时间、在法律等方面给予支持、扶持当地医院等。三是引入数字技术，所采取举措包括 2022 年实现医疗信息数字化、建立国家健康数据中心以及发

[1] Conseil National de l'Ordre des Médecins. Nos missions[EB/OL]. [2019-9-15]. https://www.conseil-national.medecin.fr/lordre-medecins/linstitution-ordinale/missions.

[2] ESU. France-FAGE-National Federation of Students' Associations[EB/OL]. [2019-9-15]. https://www.esu-online.org/?member=france-federation-des-associations-generales-detudiants-fage.

[3] FAGE. Présentation de la Fédération des Associations Générales Etudiantes[EB/OL]. [2019-9-15]. https://www.fage.org/les-assos-etudiantes/presentation/.

[4] FAGE. ANEMF[EB/OL]. [2019-9-15]. https://www.fage.org/les-assos-etudiantes/federations-fage/federations-annuaire/anemf-medecine.htm#cbf2b3bdN1.

展远程医疗[1]。

在“我的健康 2022”计划的指导下，法国议会于 2019 年 7 月 16 日通过了《健康法案》（The Health Act）。该法案旨在建立更加完善的区域医疗体系，消除医疗保健方面的地区差异。在医学教育方面，确定将于 2020 年起废除“入学人数限制”，预计每年能够接受医学教育的学生将增加 20%；第一年末的考核仍然存在，题型将不仅限于多项选择题，还将包括社会技能测试。在加强地方医疗保健方面，计划建立区域医疗组织（Communautés Professionnelles Territoriales de Santé，CPTS），如多学科医疗中心（Maisons de santé pluridisciplinaires，MSP）；在 2019—2022 年配置 4000 名医疗助理，承担秘书职责，如接待患者、测量体重血压等，使医生能够在诊疗中投入更多时间；对于提供老年科、全科、康复科等日常保健服务的地方医院进行扶持，包括对经营不善的医院进行转制。在推动数字医疗技术发展方面，该法案提出创建健康数据中心、为每位患者创建数字档案、授权护士提供远程护理服务等[2]。

第四节　招生与入学考试

一、一般情况

法国高中毕业会考制度（baccalauréat，bac）创立于 1808 年，分为普通类（baccalauréat général）、技术类（baccalauréat technologique）和职业类（baccalauréat professionnel）三种类别。每一类别可进一步分为几种类型，例如，普通类考试可细分为社会经济类（économique et sociale，ES）、文科类（littéraire，L）和理科类（scientifique，S）。bac 虽然与我国高考存在一些相似（例如都在 6 月进行），但二者本质不同：bac 在法国教育体系中既是中学教育的结束，也是高等教育的开始，通过后同时获得国家认可的文凭（diplôme）和大学的第一级学位（grade）[3]。学生进入 PACES 需要在 Parcoursup 平台注册，不受 bac 类别限制，但理科类毕业生顺利通过“入学人数限制”的概率远高于其他类型[4]。

PACES 由医学教育第一年（PCEM1）和药学教育第一年（PCEP1）于 2010 年合并而来，并且整合了牙科与助产学教育。PACES 阶段主要学习三类理论课程：基础科学（生物学、物理学、化学、药理学等）、医学（解剖学、组织学、胚胎学、生理学等）以及人文社科（医学史、医学心理学、伦理学等）。经过一个学期的学习，医学生们将于 12 月或 1 月接受为期 1 ～ 2 天的考核，题型主要是多项选择题。排名在最后 0 ～ 15% 内（具体视学校而定）的学生无法继续参加 PACES，但可以转到其他专业；在其他专业攒够 90 个学分后，也可以重新修读 PACES。顺利通过第一次考核的学生将进入第二学期，并对后续学习医学、牙科、药学还是助产学做出决定，大部分课程仍然相同，少部分课程与所选专业有关。第二学期末考核涵盖共选课程和专业课程，一般于 5 月进行。排名综合了两次考核的结果，分为四种情况：①排名落在“入学人数限制”限额的 2.5 ～ 3 倍以外，需要转到其他专业，在其他专业

[1] Ministère des Solidarités et de la Santé. Adoption du projet de loi Ma Santé 2022 par le Parlement[EB/OL]. [2019-11-3]. https://solidarites-sante.gouv.fr/actualites/actualites-du-ministere/article/adoption-du-projet-de-loi-ma-sante-2022-par-le-parlement.

[2] Gouvernement. Health system transformation strategy[EB/OL]. [2019-5-11]. https://www.gouvernement.fr/en/health-system-transformation-strategy.

[3] Ministère de l'Éducation nationale et de la Jeunesse. Le baccalauréat, premier grade universitaire[EB/OL]. [2019-10-28]. https://www.education.gouv.fr/cid143/le-baccalaureat.html.

[4] Orientation Éducation. Hors bac S, le taux de réussite en Paces frise le 0%[EB/OL]. [2019-11-1]. https://www.orientation-education.com/article/hors-bac-s-le-taux-de-reussite-en-paces-frise-le-0.

获得 60 个学分后也可以再次进入医学学习；②成绩低于 10/20（20 分制获得 10 分），可以选择复读，也可以转专业，但新专业需要从第一年读起；③成绩高于 10/20，但未能被录取（称为 reçu collé），新专业可以从第二年开始；④顺利通过“入学人数限制”，继续接受医学教育[1,2]。

值得注意的是，除非获得校长的特别批准，否则通常只有一次复读机会。学生可以推迟复读时间，但具体情况需要学校确认，未必能在自己申请的年份进行复读[3]。

2010—2011 学年，共 34 448 名学生进入 PACES 阶段，其中 64% 为女性，42% 学生的父母身份是管理人员或高级专业人员。仅 4929 人（14%）顺利通过“入学人数限制”，其中 69% 进入 PCEM2，22% 进入药学学习，6% 选择牙科，3% 选择助产学；未通过的学生占到了 86%，其中 61% 选择复读，19% 改选了商业、工程等其他专业，20% 走向了其他方向，部分人修读了辅助医学课程，如职业治疗师、精神运动师等。第二年，选择复读的学生中 43% 顺利通过“入学人数限制”，57% 首次复读失败的学生中的 4% 选择了再次复读。总而言之，在 2010—2011 学年进入 PACES 阶段的学生中，37% 在 2 年内通过了“入学人数限制”，所有学生中约 21.9% 进入了医学学习，9.0% 进入药学学习，3.1% 进入牙科学习，2.6% 进入助产学学习[4]。

之后各年情况类似。在 2015—2016 学年，首次进入 PACES 阶段的学生共 39 171 人，女性占 68%。当年即顺利通过的仅占 12.0%，未通过者中 51.5% 选择复读，其中 47.5% 复读通过，未通过者中的 3.4% 选择再次复读。也即总人数中的 33% 左右在 2 年内通过了“入学人数限制”，选择医学、药学、牙科和助产学的比例分别是 20.2%、7.8%、3.0% 和 2.5%[5]。

从另一个方面来说，每年通过“入学人数限制”的学生主要包括初次进入 PACES 者、首次复读者以及部分再次复读者。根据 2019 年 4 月发布的官方公报，能够在 2019—2020 学年继续接受医学、牙科、药学及助产学教育的人数限额分别为 9314、1320、3261 及 1033 人；相对于 2018—2019 学年的 8205、1203、3124、991 人分别增长了 13.5%、9.7%、4.4%、4.2%。

自 2014—2015 学年起，法国政府开展了一系列试验以替代 PACES，主要分为两类[6]。第一类对 PACES 进行调整，包括课程内容和考核后的安排。已经完成 1 ～ 6 个学期试验的有 5 所大学，不同大学方案各异。昂热大学（Université d'Angers）于 2015 年 9 月起向普通类学生开放 PluriPASS 模式（pluri- 表示“多”，PluriPASS 指拥有多次升学机会的模式）。具体而言，第一年以五次考试和多次访谈的形式对学生进行评估，第一年末学生可选择申请医学教

[1] Ministère de l'Enseignement supérieur, de la recherche et de l'Innovation. Les Études de santé[EB/OL]. [2019-11-2]. //www.enseignementsup-recherche.gouv.fr/cid53276/les-etudes-de-sante.html.

[2] ONISEP. La PACES: organisation de la 1re année des études de santé[EB/OL]. [2019-11-2]. http://www.onisep.fr/Choisir-mes-etudes/Apres-le-bac/Principaux-domaines-d-etudes/Les-etudes-de-sante/La-PACES-organisation-de-la-1re-annee-des-etudes-de-sante.

[3] Ministère de l'Enseignement supérieur, de la Recherche et de l'Innovation. Études de santé: questions les plus fréquemment posées[EB/OL]. [2019-9-15]. //www.enseignementsup-recherche.gouv.fr/cid94249/etudes-de-sante-questions-les-plus-frequemment-posees.html.

[4] De L'enseignement Supérieur M, de la Recherche Et De L'Innovation'. Profil et parcours des étudiants en première année commune aux études de santé[EB/OL]. [2019-5-11]. //www.enseignementsup-recherche.gouv.fr/cid91504/profil-et-parcours-des-etudiants-en-premiere-annee-commune-aux-etudes-de-sante.html.

[5] De L'enseignement Supérieur M, de la Recherche Et De L'Innovation'. Inscriptions et parcours des étudiants en formations longues de santé[EB/OL]. [2019-5-11]. //www.enseignementsup-recherche.gouv.fr/cid135956/inscriptions-et-parcours-des-etudiants-en-formations-longues-de-sante.html.

[6] Ministère de l'Enseignement supérieur, de la Recherche et de l'Innovation. Les expérimentations de modalités particulières d'admission dans les études médicales, odontologiques, pharmaceutiques et maïeutiques[EB/OL]. [2019-11-3]. //www.enseignementsup-recherche.gouv.fr/cid78906/les-experimentations-de-modalites-particulieres-d-admission-dans-les-etudes-medicales-odontologiques-pharmaceutiques-et-maieutiques.html.

育课程，占当年“入学人数限制”名额的 70% ～ 80%；也可进入第二年多学科课程的学习，在第三学期（S3）末进行申请，占名额的 20% ～ 25%，或在第四学期结束后转向其他专业学习[1]。西布列塔尼大学（Université de Bretagne Occidentale，UBO）于 2018 年 9 月起开始实行 UBO PASS 模式；以 PluriPASS 模式为基础，同时也通过 AlterPACES 途径（alter- 表示“替代”，AlterPACES 途径可指 PACES 的替代途径）欢迎来自其他专业的学生。对医学生而言，如果完成第一年学习（L1 PluriPASS）时成绩低于 10/20，可以复读一年，也可以转到其他专业的第一年；如果成绩高于 10/20 但未被录取，可以转到其他专业从第二年（L2 LMD）读起，并在第二年学习结束时重新接受医学方面的考核。在 2020—2021 学年，为 L1 PluriPASS、L2 LMD 和其他专业学生分配的名额比例分别为 70%、20% 和 10%[2]。巴黎地区的巴黎五大（Paris Ⅴ，Université Paris-Descartes）、巴黎七大（Paris- Ⅶ，Université Paris Diderot）和索邦大学（Sorbonne université）使用的是 PACES one 模式（指只有一次学习机会的模式）。第二学期末首先进行两次笔试，选出成绩优异者，再对笔试表现欠佳的学生进行口试，录取名额分别占 60% 和 15%；剩下的学生不再具有复读机会，但可以尝试 AlterPACES 途径[3]。巴黎十一大（Parix Ⅺ，Université Paris-Sud）和巴黎十二大（Paris Ⅻ，Université Paris-Est Créteil Val-de-Marne，UPEC）于 2019 年 9 月开始了新的尝试。

第二类即 AlterPACES 途径。通过档案审查和一次或多次面试的学生可直接进入医学、牙科、药学或助产学教育的第二年或第三年，具体安排视大学而定。适用范围通常是其他专业二年级或三年级的学生，可以于 L2 和 L3 结束时进行两次尝试；参加过一次 PACES 的学生只有一次机会；已经参加过两次的学生则不符合条件。目前，有 24 所大学参与了此类试验，该途径也常与第一类模式及传统的 PACES 方案共存[4]。

2014—2015 学年开展上述试验时，计划实施限期为 6 年。2018 年，法国政府将其延长为 8 年，也即应当在 2021—2022 学年终止。从 2019 年发布的消息来看，PACES 及“入学人数限制”的替代方案显然从这些改革中吸取了经验：

从 2020 年开始，法国医学教育的正式名称定为“医学、助产学、牙科学及药学教育”（Médecine，Maïeutique，Odontologie，Pharmacie，MMOP），部分未加入该系统的医学专业尚待调整。“入学人数限制”更改为“开放录取”（Numerus apertus），大学将与地区卫生机构合作，根据当地医疗需求确定医学教育名额。进入 MMOP 有两条主要途径：一条是取代 PACES 的“健康门户（Portail Santé）”，正式公布时称为“医学学习特定途径”（parcours spécifique ‘accès santé’，PASS）；另一条途径是“医学辅修”（mineure santé），后改称“‘医学学习’许可”（licence avec option ‘accès santé’，L.AS）[5]。与 PACES 相比，PASS 途径学习内容更加丰富；学生在满足获得 60 个学分等条件后参加升学考试，通过考试后升入医学教育第二年（Diplôme de Formation Générale 2，DFG2）；若满足条件但考试不合格，可以进入其他医学专业或转入医学辅修途径；若不满足条件，不再允许复读。L.AS 途径还向法学、数学、化学、历史学等其他专业的学生开放，学生同样在满足几项条件的情况下获得考试资格，通过考试进入 DFG2。两者分别占进入 DFG2 人数的 60% 与 40%，具体的考试形式尚未确定，或将包括口试[6]。

---

[1] Université d’Angers. PluriPass[EB/OL]. [2019-11-3]. http://www.univ-angers.fr/fr/acces-directs/facultes-et-instituts/faculte-de-sante/formations/pluripass.html.

[2] UBO. Le dispositif UBO Pass[EB/OL]. [2019-11-3]. https://www.univ-brest.fr/digitalAssets/74/74055_UBO-Pass.pdf.

[3] CPCM. La PACES “Particulière” [EB/OL]. [2019-11-3]. https://www.prepa-cpcm.com/la-paces-particuliere/.

[4] Tutorat PACES. Alter PACES[EB/OL]. [2019-11-3]. https://www.tutoratpaces.fr/alter-paces/.

[5] Ministère de l’Éducation nationale et de la Jeunesse. Parcoursup 2020: ouverture du site d’information[EB/OL]. [2019-12-22]. https://www.education.gouv.fr/cid148065/parcoursup-2020-ouverture-du-site-d-information.html.

[6] Remede. PACES: tout sur la réforme des études de santé 2020[EB/OL]. [2019-12-15]. http://paces.remede.org/documents/paces-tout-sur-la-reforme-des-etudes-de-sante-2020.html.

二、招生规模调控

20 世纪 60 年代，受医学发展获得大力支持以及高等教育整体环境改善的影响，法国医学生数目急剧增加，从 1960 年的 31 500 人上升至 1966 年的 54 700 人，6 年间增长了 74%。但在 1968 年“五月风暴”之后，逐渐有人要求对医生数量进行控制，并陆续取得了法国医师总会（Conseil national de l’Ordre des médecins）、法国医师联合会（Fédération des médecins de France）等组织以及政府预算部门的支持。主要依据是应当确保未来的医生获得高质量的教育与培训，因此在所有学生接受相同训练的背景下，医学生数量应当受医学院培训能力的限制。同时，控制医学生数量还出于控制卫生支出的考虑。持有国家医学文凭并在医师总会注册者均可要求与法国社会保障局签订合同，且一般情况皆可通过，所以医生数量的迅速增加也意味着短期内医疗保险支出的明显增多。1971 年，法国开始根据医院床位数量限制能够进入医学教育第二年的学生数目。1979 年，由于预计 2000 年之后总人口可能减少，法国政府依据预估的医疗需求对招生人数做出调整。至 20 世纪 90 年代，法国年轻医生出现明显不足，因此 1999 年限额又被放宽。目前，法国根据人口需求、缩小地区差异的需要和医学院校培训能力等因素综合确定医学专业招生人数。这种限制措施被称为“入学人数限制”（numerus clausus，“closed number” in Latin），根据“我的健康 2022”计划于 2020 年废除。除上述在本国接受训练者外，其他欧盟成员国的医生也可来法执业，以比利时和罗马尼亚为主。部分未能通过选拔的学生去其他国家学习后也可返回法国行医。还有一些医生来自欧盟以外的国家，主要是阿尔及利亚和摩洛哥 [1-5]。

第五节 医学考试制度

法国医学方面的考试主要由国家管理中心（Centre National de Gestion，CNG）组织。CNG 属于公共行政机构（Établissement public administratif），受卫生部部长监督，也负责管理医疗机构从业人员及公共卫生人员，具体组织结构及管理职能可参见 2007 年 5 月 4 日第 2007-704 号法令 [6]。

CNG 组织的考试主要分为三类。第一类面向 DCEM 结束、将要进入 TCEM 的学生，包括分别为医学、药学和牙科学生开设的全国排名考试（épreuves classantes nationales，ECN）、全国药学实习考试（Concours national d’internat de pharmacie，PHA）和全国牙科实习考试（Concours national d’internat en odontology，ODT）。ECN 首次举办于 2004 年，取代了曾经的实习考试（concours de l’internat）；2016 年从纸质考试转变为以平板电脑为载体的在线考试，称为全国信息化排名考试（épreuves classantes nationales informatisées，ECNi），两种称呼常不

---

[1] Déplaude M. Enquête sur une politique manquée: l’État français et la démographie médicale (1960—2015) [J]. Saúde e Sociedade, 2018, 27(3): 682-692.

[2] Doan BD, Levy D, Pavot J. Demographic forecasts of medical workforce supply in France (2000—2050) . What numerus clausus for what future? [J]. Cah Sociol Demogr Med, 2004, 44(1): 101-148.

[3] Huguier M, Romestaing P. Numerus clausus and medical demographics in France[J]. Bull Acad Natl Med, 2014, 198(7): 1367-1378.

[4] Doan BD. The numerus clausus system of the French medical training (1967—2009) [J]. Cah Sociol Demogr Med, 2009, 49(3): 341-363.

[5] Wallach D. Numerus clausus: Pourquoi la France va manquer de médecins[EB/OL]. [2019-10-5]. https://books.google.com/books/about/Numerus_clausus.html?hl=zh-CN&id=-K9G3S6-_UIC.

[6] CNG. Qui sommes-nous? [EB/OL]. [2019-11-10]. https://www.cng.sante.fr/qui-sommes-nous.

作区分；有些研究还将 ECN 称为国家排名考试（national ranking examination，NRE）。对学生而言，在 ECN 中取得的名次将决定之后可选择的专业方向及实习地点，是决定未来职业发展和工作地点的关键因素；对学校而言，媒体将根据当年学生的表现对各院校进行比较，从而评判各院校的师资水平。ECN 包括三项内容，分为五场考试，每场考试时间均为 3 小时。第一项分三次进行，每次给出 6 个待诊疗的临床病例（dossiers cliniques progressifs，DCP），各病例相关的多项选择题数量从 13 至 17 不等，最终成绩占总分的 70%；第二项考试需要回答 120 道多选题（questions isolées，QI），占总成绩的 20%；最后一项考试需要分别对临床方向和病理生理学方向的两篇文章进行批判性阅读（lecture critique d'article，LCA），每篇包括 13 ～ 17 道选择题，占最终分数的 10%。为确保在线考试顺利进行，考前还会举行技术测试，要求每名考生验证用户名及密码并熟悉平板电脑的使用。2019 年完整的考试流程如表 3-1 所示 [1]。

表 3-1 法国 ECN 考试 2019 年日程安排

5 月 22 日—6 月 11 日	**登录 Celine 程序完成注册**	
6 月 17 日（周一）	11am 技术测试	2pm—5pm DCP1 ～ 6
6 月 18 日（周二）	9am—12am QI	2pm—5pm DCP7 ～ 12
6 月 19 日（周三）	9am—12am LCA	2pm—5pm DCP13 ～ 18
6 月 19 日—6 月 20 日	如有必要，进行预测试	
6 月 26 日	公布 ECN 排名	
8 月 1 日	启动模拟填报程序	
9 月 3 日—9 月 24 日	正式选择专业方向及实习地点	

虽然法国政府为 ECN 做了大量工作，但长期以来仍然存在诸多反对之声。一方面，ECN 在举办过程中曾经出现若干事故，近期较为严重的两起分别发生在 2015—2016 年与 2017 年。2015 年 12 月，首次借助平板电脑进行的 ECNi 全国预测试因两次服务器过载而以失败告终。愤怒的医学生们在 Twitter 上以"#PromoCrashTest"为标签表达不满，ANEMF 要求增加紧急预算以解决技术问题；CNG 相关负责人菲利普·图兹（Philippe Touzy）作出回应，声称将对测试进行改进 [2]。然而在 2016 年 3 月，正式考试前的最后一次测试再次发生技术故障，引起学生们的嘲讽及恐慌 [3]。在 2017 年，ECNi 的技术测试顺利落幕，但 6 月 19 日正式考试中 DCP 的一个案例与 2016 年测试题重复，评审团于 21 日宣布考试结果作废，于 22 日上午重新考试 [4]。更为糟糕的是，21 日下午进行的考试出现类似问题，一个案例与某医学院的模拟题重复，21 日深夜开始流传该考试结果也将被作废的消息，于 22 日获得官方承认，再次考试被安排在 22 日下午。总而言之，在高达 36℃的炎热环境下，考生们被临时要求在原定的全部考试结束后重考一整天 [5]。这场被标记为"#PromoFiasco"的事故引发了医学生们的强烈愤

[1] CNG. Épreuves Classantes Nationales (ECN) [EB/OL]. [2019-5-14]. https://www.cng.sante.fr/concours-examens/epreuves-classantes-nationales-ecn.

[2] Esanum. Colère des étudiants en médecine après l'échec des ECNi blancs[EB/OL]. [2019-12-14]. https://www.esanum.fr/today/posts/colere-ecni-blancs.

[3] What's Up Doc. Plantage aux ECN blanches: #PromoCrashTest, le retour[EB/OL]. [2019-12-14]. https://www.whatsupdoc-lemag.fr/article/plantage-aux-ecn-blanches-promocrashtest-le-retour-0.

[4] L'Etudiant. Médecine: une épreuve des ECN annulée, les étudiants très remontés[EB/OL]. [2019-12-14]. https://www.letudiant.fr/etudes/medecine-sante/medecine-epreuve-des-ecn-annulee-etudiants-tres-remontes.html.

[5] L'Etudiant. Médecine: et de deux épreuves d'ECN annulées, l'état de crise décrété[EB/OL]. [2019-12-14]. https://www.letudiant.fr/etudes/medecine-sante/medecine-deux-epreuves-des-ecn-annulees-etat-de-crise-decrete.html.

怒，数百名医学生身穿白色上衣聚集在教育部前的拉鲁广场（Place Larue），高呼“永不再犯”（Plus jamais ça）等口号[1]。另一方面，ECN的设置未将考生个人的经历和特点纳入考虑。

综合以上种种因素，2018年7月ANEMF于卡昂举办的大会上，教育部部长弗雷德里克·维达尔（Frédérique Vidal）和卫生部部长阿涅斯·布赞（Agnès Buzyn）宣布废除ECN制度，计划从2019年9月进入DCEM的这届学生起生效。替代ECN的制度包括三个部分。第一部分与ECN相似，改在医学教育第五年进行；第二部分是在第六年末通过客观结构化临床考试（examens cliniques objectifs structurés，ECOS）对学生的临床技能和沟通能力进行评估；第三部分则将学生的个性化经历纳入考虑[2]。据ANEMF前副主席阿纳托尔·勒·吉洛（Anatole Le Guillou）宣称，第一部分的考试占最终成绩的40%～50%，ECOS占30%～40%，对学生个人经历的评估将占10%[3]。

大部分人对ECN制度的取消持正面态度，但也有少数人表示反对。全国麻醉师联合会（Syndicat national des praticiens hospitaliers anesthésistes-réanimateurs élargi，SNPHARe）主席米歇尔·德鲁（Michel Dru）认为选拔应当基于“匿名、优秀和卓越”，重视被废除接近五十年的口试将带来暗箱操作的风险，某些学生或将凭借裙带关系获得不恰当的照顾，某些出身贫困、来自非医学专业或非医学院校的学生则可能处于不利地位[4]。

CNG组织的第二类考试分为八项，考生需要满足特定国籍、文凭或执业资格等前提条件。例如，全国公共卫生从业者考试（Concours national de praticien des établissements publics de santé，CNPH）分为两类。第一类面向已经完成TCEM获得学位、五年内有两年全职工作经历或折合为两年的兼职经历的医生、药剂师或牙医，通过者将由CNG的公立医院医生部门进行管理；不符合上述条件者需参加第二类考试，接受额外的口试。在非欧盟成员国获得文凭、希望在法国行医者则需要参加知识验证考试（Épreuves de vérification des connaissances，EVC），这是获得法国执业许可程序（procédure d'autorisation d'exercice，PAE）的第一步。来自欧盟其他成员国、希望在法国进入TCEM者需要参加欧洲特别考试（Concours Spécial Européen，CSE）或职业医学实习考试（Internat de médecine du travail，MDT），前者与ECN流程相同；来自非欧盟成员国者则需要参加国际医学实习考试（Internat en médecine à titre étranger，ETR）。此外还有欧洲药学实习考试（Internat de pharmacie à titre européen，PHA-UE）、欧洲牙科学实习考试（Internat d'odontologie à titre européen，ODT-UE）和国际药学实习考试（Internat de pharmacie à titre étranger，PHA-ET）。

CNG负责的第三类考试是医学方向的公务员考试，涉及医院行政专员（Attaché d'administration hospitalière，AAH）、社会医疗卫生机构主任（Directeur d'établissement sanitaire，social & médico-social，DESSMS）、医院主任（Directeur d'hôpital，DH）、护理总监（Directeur des soins，DS）四类岗位。一些公共卫生高等研究学院（École des hautes études en santé publique，EHESP）还提供相关的预科课程，称为综合预备班（Classe préparatoire intégrée de l'EHESP，CPI-EHESP）[5]。

---

[1] EducPros by L'Etudiant. Médecine: après l'annulation d'épreuves à l'ECN, la #PromoFiasco manifeste sa colère[EB/OL]. [2019-12-14]. https://www.letudiant.fr/educpros/actualite/medecine-apres-annulation-ecn-promofiasco-manifeste-colere.html.

[2] L'Etudiant. Études de médecine: l'ECN est mort, vive l'ECN ！ [EB/OL]. [2019-12-14]. https://www.letudiant.fr/etudes/medecine-sante/etudes-de-medecine-ecn-mort-vive-l-ecn.html.

[3] Remede. Parlez-vous ECOS? [EB/OL]. [2019-12-15]. http://www.remede.org/documents/parlez-vous-ecos.html.

[4] What's Up Doc. Suppression des ECN, retour du mandarinat? [EB/OL]. [2019-12-15]. https://www.whatsupdoc-lemag.fr/article/suppression-des-ecn-retour-du-mandarinat.

[5] CNG. Concours & examens[EB/OL]. [2019-12-15]. https://www.cng.sante.fr/concours-examens.

第六节 医学院校

一、法国大学面临的变革

长期以来，法国政府一直努力提升法国教育的全球竞争力。1998 年 5 月，法国、德国、英国和意大利四个国家的教育部部长在法国的倡议下于巴黎索邦大学签署了著名的《索邦宣言》。该宣言的目的是在欧洲高等教育区内建立共同的评估体系，促进在校生、毕业生以及教师的流动，提高人才的就业竞争力；对推进欧洲高等教育一体化的博洛尼亚进程的促成有重要作用[1]。不过，与其他国家相比，法国高等教育和研究的体系较为分散，在全球排名中处于不利地位。在 2003 年由我国上海交通大学世界一流大学中心（Center for World-Class Universities，CWCU）发布的首个全球性大学排名中，法国仅 3 所大学入围前一百名，负责精英培训的“大学校”（grande école）甚至无一进入百强。该排名称为“世界大学学术排名”（Academic Ranking of World Universities，ARWU），简称“上海排名”，旧称“交大排名”或“上海交大排名”，2009 年来改由独立于大学及政府机构之外的上海软科教育信息咨询有限公司发布；初衷是评估中国顶尖大学的全球地位，公布后引发了世界的广泛关注，目前仍是世界最具影响力的大学排行榜之一[2]。

在此背景下，法国政府采取了一系列应对措施[3]。一方面，加大对部分院校的资金投入。2008 年 2 月，法国政府启动了“校园计划”（Plan Campus/Operation Campus），向通过选拔的 12 所大学投入 50 亿欧元用于硬件设施，希望以此提高法国大学的吸引力与影响力。其中 37 亿欧元来自 2007 年对法国电力公司（Électricité de France S.A., EDF）国有资本 2.5% 的出售，13 亿欧元由未来投资计划（Programme d’investissements d’avenir，PIA）追加[4]。PIA 是由法国投资总秘书处（Secrétariat général pour l’investissement，SGPI）设立的重要政策，关注高等教育、技术研发、企业发展等领域，于 2010 年、2014 年、2017 年陆续投入 350 亿、120 亿、100 亿欧元，总投入达 570 亿欧元。高等教育和研究作为该计划的重点关注领域，各获得 110 亿、37 亿、29 亿欧元拨款，合计 176 亿欧元，占总额的 31%[5]。PIA 的重要项目还包括法国卓越大学计划（Initiatives d’excellence，IDEX）和科学、创新、领土、经济-法国卓越倡议项目（Initiatives Science，Innovation，Territoires，Economie，I-SITE）；IDEX 面向具有广泛影响力的研究型大学，I-SITE 则对研究方向更为集中的大学提供资助[6]。此外，高等教育和研究也是中央政府-大区规划合同（Contrat de Plan État-Région，CPER）关注的六大方面之一，CPER 可以为 PIA 中某些项目提供补充。通过 CPER，法国中央政府与大区政府共同对未来发展做出规划，为重要项目分配预算；时间跨度为 6 年[7]。

---

[1] European Higher Education Area and Bologna Process. Sorbonne Declaration 1998[EB/OL]. [2019-12-28]. http://www.ehea.info/cid100203/sorbonne-declaration-1998.html.

[2] ARWU. About academic ranking of world universities[EB/OL]. [2019-12-28]. http://www.shanghairanking.com/aboutarwu.html.

[3] Boudard E, Westerheijden D F. France: Initiatives for excellence[EB/OL]. [2019-12-28]. https://doi.org/10.1007/978-3-319-42237-4_8.

[4] Ministère de l’Enseignement supérieur, de la Recherche et de l’Innovation. Investissements d’Avenir: Opération Campus[EB/OL]. [2019-12-28]. //www.enseignementsup-recherche.gouv.fr/cid51363/investissements-d-avenir-operation-campus.html.

[5] SGPI. Le Programme d’investissements d’avenir[EB/OL]. [2019-12-28]. https://www.gouvernement.fr/le-programme-d-investissements-d-avenir.

[6] SGPI. IDEX/ISITE 2eme vague[EB/OL]. [2020-1-4]. https://www.gouvernement.fr/idex-isite-2eme-vague-5268.

[7] Ministère de la Cohésion des territoires et des Relations avec les collectivités territoriales. Contrats de plan État-Région[EB/OL]. [2020-1-4]. https://www.cohesion-territoires.gouv.fr/contrats-de-plan-etat-region.

另一条路径是促进大学间的合作与交流，表现之一是大量院校的合并（表 3-2）。根据法国教育法 L718-3 条，院校（及相关机构）的合并存在三种方式：融合（fusion）成为一所新学校，成立联盟（association），以及建立大学与院校共同体（communauté d'universités et établissements，ComUE）。后两种合并方式相对松散，排名时仍然对各院校单独评价。

表 3-2 法国 2010 年以来的部分院校合并情况

年份	合并前的院校	合并后的院校
2010	巴黎多芬纳大学 / 巴黎九大（Université Paris-Dauphine）、巴黎高等师范学院（École normale supérieure）等九所高校及研究所	巴黎文理研究大学（Université de recherche Paris-Sciences-et-Lettres，PSL）
2012	普罗旺斯大学 / 马赛一大（Université de Provence）、地中海大学 / 马赛二大（Université de la Méditerranée）、保罗-塞尚大学 / 马赛三大（Université Paul-Cézanne）	艾克斯-马赛大学（Aix-Marseille Université，AMU）
2014	南巴黎大学 / 巴黎十一大（Université Paris-Sud）、凡尔赛大学（Université de Versailles Saint-Quentin-en-Yvelines）等 3 所大学、4 所大学校、7 个研究中心	巴黎-萨克雷大学（Université Paris-Saclay*）
2016	约瑟夫·傅立叶大学 / 格勒诺布尔一大（Université Joseph Fourier）、皮艾尔·蒙德大学 / 格勒诺布尔二大（Université Pierre Mendès）、司汤达大学 / 格勒诺布尔三大（Université Stendhal）	格勒诺布尔-阿尔卑斯大学（Université Grenoble Alpes）
2018	皮埃尔和玛丽·居里大学 / 巴黎六大（Université Pierre et Marie Curie，UPMC）、巴黎-索邦大学 / 巴黎四大（Université Paris-Sorbonne）	索邦大学（Sorbonne université）
2019	巴黎笛卡尔大学 / 巴黎五大（Université Paris-Descartes）、巴黎狄德罗大学 / 巴黎七大（Université Paris Diderot）、巴黎地球物理研究所（Institut de Physique du Globe de Paris，IPGP）	巴黎大学（Université de Paris）

* 巴黎综合理工学院（别称"X"）（École Polytechnique）等 5 所原定参与整合的大学校于 2017 年退出，于 2019 年另行建立了巴黎综合理工学院联盟（Institut Polytechnique De Paris）

经过不断努力，法国大学在世界上的排名取得了一定进步。在 2019 年发布的上海排名中，巴黎十一大、索邦大学、巴黎高等师范学院分别获得了 37、44、79 的名次，共 21 所大学进入了前五百名[1]。

二、医学院系

法国没有独立设置的医学院校，37 个医学院系分别属于 36 所大学，此外还有 3 所大学允许学生接受第一年的医学教育，具体参见表 3-3（2019 年 5 月，法国医师总会）[2]。

表 3-3 法国医学院系与其所属大学

编号	所属大学名称	医学院系
1	亚眠大学（Université d'Amiens）	医学 UFR（UFR de Médecine）
2	昂热大学（Université d'Angers）	医学 UFR（UFR des Sciences Médicales）

[1] ARWU. ARWU World University Rankings 2019[EB/OL]. [2020-1-22]. http://www.shanghairanking.com/ARWU2019.html.
[2] Conseil National de l'Ordre des Médecins. Les facultés de médecine[EB/OL]. [2020-1-4]. https://www.conseil-national.medecin.fr/etudiants-internes/etudes-medecine/facultes-medecine.

（续表）

编号	所属大学名称	医学院系
3	弗朗什-孔泰大学（Université de Franche-Comté）	医学与药学 UFR（UFR Sciences Médicales et Pharmaceutiques）
4	波尔多第二大学（Université Victor Segalen-Bordeaux 2）	医学 UFR（UFR Sciences Médicales）
5	西布列塔尼大学（Université de Bretagne Occidentale）	医学与健康科学 UFR（UFR de Médecine et Sciences de la Santé）
6	卡昂大学（Université de Caen Basse-Normandie）	医学 UFR（UFR de Médecine）
7	奥弗涅大学（Université d'Auvergne）	医学院（Faculté de Médecine）
8	勃艮第大学（Université de Bourgogne）	医学院（Faculté de Médecine）
9	格勒诺布尔大学（Université Grenoble Rhône Alpes）	医学与药学院（Faculté de Médecine et de Pharmacie）
10	安第列斯—圭亚那大学（Université des Antilles et de la Guyane）	医学院（Faculté de Médecine）
11	留尼汪大学（Université de La Réunion）	健康 UFR（UFR Santé）
12	里尔第二大学（Université de Lille 2 Droit et Santé）	医学院（Faculté de Médecine）
13	里尔天主教大学（Université Catholique de Lille）	医学与助产学院（Faculté de Médecine et Maïeutique）
14	利摩日大学（Université de Limoges）	医学院（Faculté de Médecine）
15	里昂第一大学（Université Lyon 1）	里昂东部医学院（Faculté de Médecine Lyon Est）
16	查尔斯·梅里埃大学（Université Charles Mérieux）	里昂南部医学院（Faculté de Médecine Lyon Sud）
17	艾克斯-马赛大学（Aix-Marseille Université）	医学院（Faculté de Médecine）
18	蒙彼利埃大学（Université de Montpellier）	医学院（Faculté de Médecine）
19	洛林大学（Université de Lorraine）	医学院（Faculté de Médecine）
20	南特大学（Université de Nantes）	医学院（Faculté de Médecine）
21	索菲亚-安提波利斯-尼斯大学（Université Nice Sophia-Antipolis）	医学院（Faculté de Médecine）
22	巴黎笛卡尔大学（Université Paris Descartes）	医学院（Faculté de Médecine）
23	索邦大学（Sorbonne Université）	医学院（Faculté de Médecine）
24	巴黎狄德罗大学（Université Paris Diderot）	医学 UFR（UFR de Médecine）
25	巴黎第十一大学（Université Paris Sud 11）	巴黎南部医学院（Faculté de Médecine Paris Sud）
26	巴黎第十二大学（Université Paris Est Créteil Val de Marne）	医学院（Faculté de Médecine）
27	巴黎第十三大学（Université Paris Nord 13）	达芬奇健康、医学、人类生物学 UFR（UFR de Santé, Médecine et Biologie Humaine Léonard de Vinci）
28	凡尔赛大学（Université de Versailles Saint Quentin en Yvelines）	西蒙娜·韦依健康科学 UFR（UFR des sciences de la santé Simone Veil）
29	普瓦提埃大学（Université de Poitiers）	医学与药学院（Faculté de Médecine et de Pharmacie）
30	兰斯大学（Université de Reims Champagne-Ardenne）	医学院（Faculté de Médecine）

（续表）

编号	所属大学名称	医学院系
31	雷恩第一大学（Université de Rennes I）	医学 UFR（UFR Sciences Médicales）
32	鲁昂大学（Université de Rouen）	医学与药学院（Faculté de Médecine et de Pharmacie）
33	圣太田大学（Université Jean Monnet Saint-Étienne）	雅克·利斯弗朗克医学院（Faculté de Médecine Jacques Lisfranc）
34	斯特拉斯堡第一大学（Université Louis Pasteur Strasbourg）	医学院（Faculté de Médecine）
35	保尔·萨巴梯埃-图卢兹第三大学（Université Paul Sabatier Toulouse Ⅲ）	图卢兹普尔潘医学院（Faculté de Médecine Toulouse Purpan）
36		图卢兹朗格伊尔医学院（Faculté de Médecine Toulouse Rangueil）
37	弗朗索瓦·拉伯雷大学（Université François Rabelais）	图尔医学院（Faculté de Médecine de Tours）
38*	科西嘉大学（Université de Corse）	医学院（Faculté de médecine）
39*	新喀里多尼亚大学（Université de Nouvelle-Calédonie）	医学院（Faculté de médecine）
40*	法属波利尼西亚大学（Université de la polynésie française）	医学院（Faculté de médecine）

* 仅提供第一年的医学教育

其中医学专业较为闻名的有原巴黎六大（现与巴黎四大融合为索邦大学 Sorbonne université）、巴黎五大（Université Paris-Descartes）和里昂一大（Université Lyon 1）；对于药学专业，除巴黎五大和里昂一大外，巴黎十一大也颇负盛名[1]。

三、公立教学医院

在法国，与大学相关联的公立教学医院（centre hospitalier universitaire，CHU，直译为大学医院中心）也是进行医学教育的重要场所，承担护理、培训和研究三重任务。CHU 有时也写作 CHRU（Centres Hospitaliers Régionaux et Universitaires，直译为大学及地区医院中心）、CHR et U 或 CH&U（强调医院与大学间的联系，CH 对应负责护理的医院，U 对应负责培训及研究的大学）。

全法共有 32 所公立教学医院。27 所 CHU 根据所在地命名，如南特公立教学医院（CHU Nantes）、布雷斯特公立教学医院（CHRU Brest）。3 所 CHU 保留了个性化名称，分别是巴黎公共援助医院（Assistance Publique-Hôpitaux de Paris，AP-HP）、马赛公共援助医院（Assistance Publique-Hôpitaux de Marseille，AP-HM）和里昂综合人民医院（Hospices Civils de Lyon，HCL）。梅斯-蒂永维尔（Metz-Thionville）和奥尔良（Orléans）2 个地区由于没有相关大学，对应的医院称为 CHR（Centres Hospitaliers Régionaux，直译为地区医院中心），常一并归入 CHU，但也有些研究将其排除在外。只对 30 个 CHU 进行论述[2]。根据 2019 年的填报意愿，最受欢迎的 CHU 依次是 HCL、南特公立教学医院以及波尔多公立教学医院（CHU de Bordeaux）[3]。

[1] 中国驻法国大使馆教育处 . 法国优质高等教育资源分布调研 [EB/OL]. [2019-5-19]. http://www.education-ambchine.org/publish/portal116/tab5722/info116111.htm.

[2] Réseau CHU. CHU ou CHRU? [EB/OL]. [2020-1-23]. https://www.reseau-chu.org/mieux-connaitre-les-chu/chu-ou-chru/.

[3] EGORA. Top 3 des CHU et spécialités préférées des internes[EB/OL]. [2020-1-24]. https://www.egora.fr/actus-pro/etudes-de-medecine/46346-top-3-des-chu-et-specialites-preferees-des-internes.

自 1958 年建立以来，公立教学医院制度对法国的医学教育发展和医院系统建设做出了重大贡献。但各 CHU 的规模存在较大差距，以 2015 年的收入为例，AP-HP 为 73 亿欧元，占 30 个 CHU 总收入的 26%；紧随其后的 5 个 CHU 在 7 亿～ 11 亿欧元之间；最后 8 个 CHU 收入不足 5 亿欧元。与之对应，CHU 间对任务的执行能力分布不均，例如研究活动高度集中在部分 CHU 中；AP-HP 获得了医院临床研究计划（Programme Hospitalier de Recherche Clinique，PHRC）拨款的 29.3%，接下来 9 个 CHU 获得了 32.9%，剩余 20 个 CHU 合计获得 37.8%。此外，CHU 还面临着财政赤字、员工吸引力下降等一系列问题。在此背景下，法国审计院（Cour des comptes）提出了五项建议，其中较受关注的一项是呼吁对资源进行宏观调控，加强 CHU 与其他医疗机构间的联系，创建约 10 个 CHU 集群 [1]。

第七节　院校医学教育

一、学制与学位

法国高等教育采用的是 LMD 学制，颁发的 ECTS 学分受到欧盟及许多国家的广泛认可。LMD 即 Licence、Master、Doctorat，分别对应我国的学士、硕士、博士学位。取得学士学位要求学习 6 个学期，取得硕士学位要求继续学习 4 个学期；一般情况下，每个学期获得 30 个学分。得到博士学位需要进一步学习至少 3 年，合计修满 480 个学分 [2]。法国原定自 2009—2010 学年起将医学教育纳入 LMD 系统，受种种因素影响推迟至 2010—2011 学年 [3]。

第一节已经简要介绍过法国医学教育的三个阶段（图 3-1）。参照其他国家，我国将医学教育划分为院校教育、毕业后教育和继续教育（即终身教育）三部分 [4]。综合上述标准，法国医学教育的第一阶段（PCEM）结束时授予学士学位，第二阶段（DCEM）结束时授予硕士学位，前两个阶段为院校阶段教育；第三阶段（TCEM）学生将进行实习（internat），取得博士学位，为毕业后医学教育；TCEM 后的部分应当划分为继续医学教育。

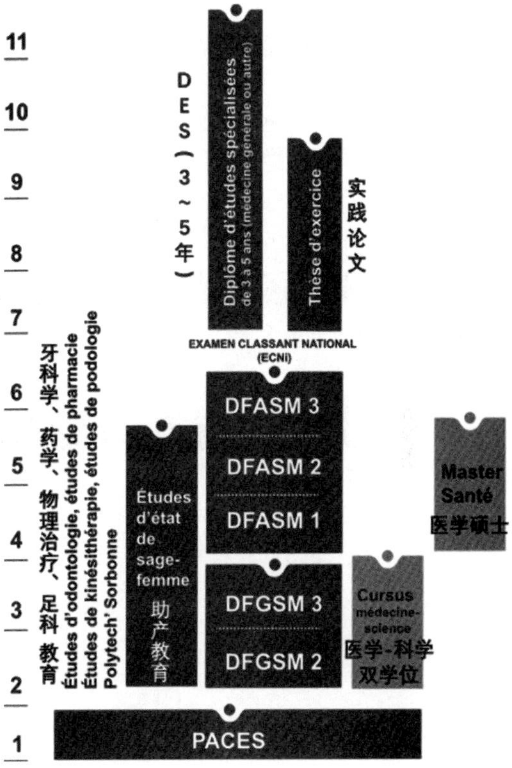

图 3-1　法国医学教育的阶段

---

[1] Cour des comptes. Le rôle des centres hospitaliers universitaires[EB/OL]. [2020-1-24]. https://www.ccomptes.fr/fr/publications/le-role-des-centres-hospitaliers-universitaires.

[2] Campus France. Diplômes français, système LMD et équivalences[EB/OL]. [2020-1-29]. https://www.campusfrance.org/fr/diplomes-francais-LMD-equivalences.

[3] Educpros. Bilan du quinquennat Sarkozy. La PAES, une première réponse au “gachis humain” en médecine[EB/OL]. [2020-1-31]. https://www.letudiant.fr/educpros/actualite/bilan-du-quinquennat-sarkozy-la-paes-une-premiere-reponse-au-gachis-humain-en-medecine.html.

[4] 中央政府门户网站 .《关于建立住院医师规范化培训制度的指导意见》解读 [EB/OL]. [2020-1-31]. http://www.gov.cn/gzdt/2014-01/17/content_2569108.htm.

有余力的学生还可以挑战修读双学位（double cursus），如医学–科学双学位（médecine-sciences）、医学–工程学双学位（médecine-ingénierie）、医学–经济学双学位（médecine-économie）等[1]。以医学–科学双学位为例，经典方案是在 DFGSM2/3 期间完成等效于科学硕士第一年（M1）的课程，包括至少 2 个课程模块的学习及 4 ～ 8 周的实验室实习[2]；实习期间，拨出一年时间完成 M2 的培训；实习结束后，还可在临床助理（chef de clinique des universités-assistant hospitalier，CCA）等职位上进一步学习以获得科学博士学位。另一类“早期”（précoce）方案，如索邦大学的医学科学课程（Le Cursus Médecine Sciences，CMS），受北美 MD-PhD 双学位项目启发，旨在为临床和科研领域创造卓越，允许医学生及早获得扎实的科学训练。具体而言，学生需要在 DFGSM2/3 期间完成等效于 M1 的特定科学基础课程（数学、物理、化学、生物学）并完成数月的实验室实习；在 PCEM 和 DCEM 之间空出一年用于 M2；M2 完成后，可以继续接受医学教育，在实习期间再读科学博士，也可以继续科学学习，获得科学博士学位后接着修读医学课程（图 3-2）。并非所有学校都支持早期方案，具体课程安排也可能存在差异。

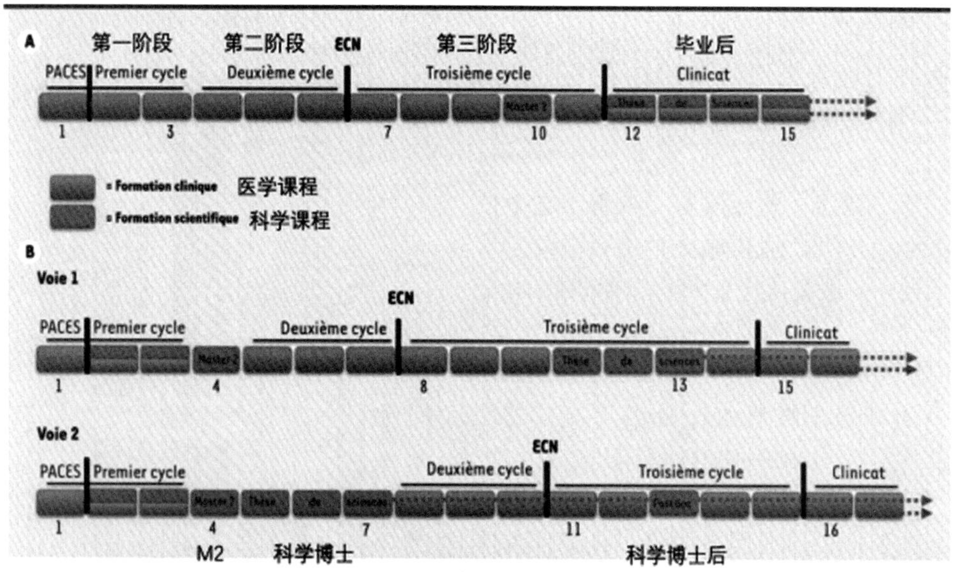

图 3-2 法国医学–科学双学位的修读方案（2018 年 5 月，Scherlinger M. 等）

二、培养模式

法国医学教育第一阶段培训的目标包括两方面。一方面要求学生获得基本的科学知识，范围涉及生物学、自然科学、人文社科等，为后续医学专业知识和技能的学习打下基础；另一方面，要求学生掌握识别患者的基本方法，包括症状学（séméiologie）的各项内容。为此提出四条原则：①在知识不断更新的情况下，学习重点并非全力掌握现有内容，而是获得基本概念及对研究的兴趣，在以后的学习和工作生涯中能够自主学习；②在条件允许的情况下，充分调动学生的积极性，可以灵活运用教师指点（travaux dirigés，TD）、口头展示（exposés）、案例研究（résolution de cas）、见习（stages）等形式；③在医疗卫生实践涉及多个学科的背景下，应当综

[1] Scherlinger M, Bienvenu TCM, Piffoux M, et al. Les doubles cursus médecine-sciences en France[J]. Med Sci(Paris), 2018, 34(5): 464-472.

[2] ANEMF. Doubles Cursus[EB/OL]. [2020-1-31]. https://www.anemf.org/double-cursus/.

合各个学科的知识，围绕某个器官、某项功能或某个公共卫生问题设立课程模块；④在职业前景丰富多彩的背景下，设置选修内容，可以对公共必修课程进行深化补充，可以作为后续研究的入门，也可以拓展到非严格意义的医学内容，协助学生个性化发展，也为攻读双学位创造可能。

在此基础上，法国医学教育的第二阶段重点关注一般能力与专业技能的培养，逐渐向第三阶段的临床医疗工作过渡。需要培养的一般能力共有七项：①作为一名临床医生，综合专业知识与患者特点对临床情况进行分析，并以患者为中心提供治疗与照护的能力；具体而言，包括病史采集、体格检查及其他检查、运用解剖-生理-病理知识进行推理、为常见疾病制订诊疗方案、将患者所处的伦理和文化环境纳入考虑、从预防角度确定易感人群、对情境进行全面观察、能够以口头形式清晰明了地做出解释等。②通过语言及非语言形式与患者、患者家属及其他医疗专业人员沟通的能力；除有效互动外，还涉及对自己与他人的压力进行管理、对新的信息及通信技术的使用等。③与跨专业医疗团队中其他成员合作的能力；能够理解各成员的角色、权限与责任，积极参与团队的活动与决策，有效利用卫生系统提供的资源，协作对患者及家属进行宣教，帮助新成员成长等。④参与公共卫生的能力，此能力有助于提高医疗系统效率，改善人群整体健康状况；例如使用不同级别卫生系统、了解世界主要卫生系统、实施疾病预防和健康促进等。⑤利用科学方法更新知识的能力；例如，能够理解并灵活运用循证医学的概念，能够利用网络与医学英语查询信息并进行判断。⑥具备职业道德；遵守医学伦理原则，尊重患者权利，维护医疗安全，了解信息披露、利益冲突、平衡个体与行业利益等方面的守则，了解医疗实践相关的法律法规。⑦持续反思的能力；能够意识到自己的局限性，不断改进，必要时也可以求助他人。

可以看出，在法国医学教育的院校阶段，对学生自主发展能力的培养贯彻始终；各阶段之间存在明显的承接关系，从通识性质的科学教育逐渐转向医学专业教育，为学生硕士毕业后进入实习及工作岗位做准备。

具体而言，PACES 整合了医学、牙科学、药学与助产学教育，为四个方向设置了共同的课程模块（unités d'enseignement，UE）（表 3-4）。与此同时，第一学期将提供与这些方向相关的各种职业的信息，并提高学生对生物医学研究的认识；第二学期为每个方向都建立了一个对应的课程模块，部分课程可在不同课程模块间实现共享。法律规定的 7 个共同课程模块共占 50 个 ECTS，具体分配方案由各大学董事会（conseil d'administration）参考教学与大学生活委员会（conseil des études et de la vie universitaire）的意见制订，不同方向间可以存在差异。

表 3-4　PACES 的 7 个共同的课程模块

	模块名称	总体学习目标
1	原子、生物分子、基因组、生物能量学、代谢	获得关于原子与生物分子的基本知识；知道如何描述重要的生化反应，了解药物的作用、主要的代谢障碍（以疾病为例）、与环境的联系；了解主要的生物分子（注意结构与功能间的关系），能够对平衡时的生理状态与失衡时的疾病状态进行描述；了解基因组的分子基础、功能、基因表达的基本步骤；了解营养素与能量代谢的主要作用
2	细胞与组织	了解真核细胞的主要结构及相关功能，从而理解细胞信号的表达与调控；了解主要组织的结构；能够对研究细胞与组织的主要方法进行描述；了解人类胚胎发育的主要阶段（器官发生、形态发生）
3	器官与系统 -1：研究方法的物理学基础、生理部分	理解各种影像学方法、生理功能研究方法的物理原理；了解物质交换、体内持续平衡状态的物理学、生理学基础

（续表）

	模块名称	总体学习目标
4	生命与健康科学常用的分析方法	理解广义的、狭义的量（grandeurs）的概念；掌握基本的计量学与数学概念（三角函数、指数函数、对数函数、多元函数）；掌握医学统计学涉及的基础数学理论（集合论、基本的数学函数）；掌握概率的概念、基本条件概率、离散型概率分布定律（伯努利二项分布、泊松分布）与连续型概率分布定律（正态分布）；了解统计学在医学方面的应用，掌握回顾性、前瞻性等研究手段，理解统计方法存在的局限性，掌握抽样、点估计与置信区间的概念，掌握参数检验与非参数检验；了解流行病学研究的统计学基础；尝试对实验中的统计学检验进行批判性思考，对统计方法、研究方案、统计功效进行审视，例如考虑临床研究中的条件概率（敏感性与特异性等）
5	器官与系统 -2：形态与功能部分	从解剖学、胚胎学（器官发生、形态发生）角度了解器官与系统；通过形态与功能的学习，为生理学、症状学、影像学的学习打下基础，并且能够初步识别典型影像
6	药物知识简介	内容涉及：药品及保健品的监管；药物从研发到上市的流程，包括上市后的持续检测；药物在体内的代谢；正确用药等
7	健康、社会、人文	培养分析推理与概括总结的能力，例如能对文章进行提炼（contraction）。在人文与社会科学方面，对医学史有所了解，科学认识医患关系，能够理解医学心理学，兼顾伦理与法制，思考科学方法的合理性；了解法律与政治学的基础（主要机构）、经济学的基础（基本原理）。在公共卫生方面，了解健康的定义及其影响因素，了解公共卫生服务的组织、分配、筹资原则，了解技术发展带来的医疗卫生水平进步，理解环境对卫生事业的影响

进入 DFGSM2/3 后，理论课程基本是按照学科设置的，部分课程也进行了一定程度的整合；课程仍以课程模块形式存在，每个课程模块的学分根据一个学期内全部课程模块合计 30 个 ECTS 进行分配。法律规定的公共必修课程（tronc commun，TC）应当占总课程的 80% ～ 90%（表 3-5），同时开设了自由选修课程（unités d'enseignement libres，UEL）。除理论课外，医学生们还将逐渐接触临床诊疗；在接受为期 4 周的前期培训、掌握医院卫生与急救原则后，进行合计至少 400 小时的见习（stages），将理论知识与临床实践联系起来。

表 3-5 DFGSM2/3 的公共必修课程

根据学科设置的课程	根据器官、系统或功能设置的跨学科课程
1. 健康–社会–人文	1. 消化系统
2. 外语（如英语）	2. 肌肉骨骼系统
3. 生物统计学	3. 呼吸系统
4. 分子与细胞病理学 *	4. 内分泌及其调节
5. 组织病理学及成像手段 *	5. 免疫及其干预 ***
6. 分子、细胞与组织药理学	6. 营养代谢
7. 医学遗传学	7. 男性生殖系统
8. 血液免疫学基础	8. 皮肤及其附属器
9. 症状学概论	9. 心血管系统
10. 传染病学概论 **	10. 神经系统
	11. 血液组织 ***

* 有部分教学内容重叠；** 分为 2 个部分；*** 是“血液免疫学基础”的后续课程

第二阶段也被称为见习阶段（externat）。分配给见习的时间大大增加，占据总培训时长的一半左右。根据院校安排不同，可能上午进行临床训练，下午进行理论培训；也可能为期数周的见习课程与理论课程交替进行。大多数情况下，学生每年需要轮转至少 4 个科室。较为理想的安排是见习科室与理论学习形成呼应，但往往受到实际条件限制。外科（chirurgie）、全科（médecine générale）与急诊、复苏及重症监护（unité d'accueil des urgences, ou de réanimation, ou de soins intensifs）等往往是必须轮转的科室，儿科（pédiatrie）、精神科（psychiatrie）等属于推荐科室。在此期间，学生还需执行 25 次及以上的轮值任务（gardes），具体次数可由校方决定。一次轮值的时间可以为 12 小时（夜晚、周日或公共假期）或者 24 小时（周日或公共假期）；夜班结束后，轮值者将拥有 11 小时的休息期，期间无需参与见习、考试等一切活动。轮值科室的范围不仅仅局限于急诊，也涵盖妇科（gynécologie）、骨科（orthopédie）、儿科等。根据法律规定，"见习与轮值"作为公共必修的课程模块之一，可在 6 个学期合计 120 学分中占 12 ～ 24 个 ECTS。此外，学生还可从 CHU 获得一定数额的工资；在住所距离 CHU 过远的情况下，还可报销部分通勤费用 [1]。

第二阶段公共必修的理论课程分为 12 个课程模块（表 3-6）。其中 11 个课程模块对学科进行了整合，可进一步细分为 362 个知识点。"科研入门培训"将重点放在对文献的批判性阅读上，目标是理解如何提出科学问题，围绕特定主题进行文献研究，利用现有数据进行分析，建立有效假设，理解研究过程，对结果进行分析讨论，并且对科学知识进行灵活运用等；在条件允许的情况下，还可以在实验室进行短期实习以加深理解。该课程模块也可分配一定学分。

表 3-6 DFASM 的 13 个共同的课程模块 *

编号	课程模块名称
1	医疗实践与跨专业合作
2	妊娠与分娩、妇科疾病、遗传疾病、儿童与青少年发育异常
3	心理发展、障碍与成瘾
4	感知、神经系统与皮肤疾病
5	残障、衰老、疼痛、姑息与临终关怀
6	传染性疾病、感染性疾病与健康管理（包括职业健康）
7	炎症、免疫、肺与血液疾病
8	循环与代谢疾病
9	肿瘤（包括血液肿瘤）
10	药物与非药物治疗的正确应用
11	急性脏器衰竭等急症
12	科研入门培训
13	见习与轮值

* 与 DFGSM2/3 相同，TC 可占总教学内容的 80% ～ 90%

对上述课程体系进行总结，可以发现三个特点。第一，高度重视临床实践，学生以见习形式早期、充分接触临床诊疗；第二，尽力打破学科间的界限，围绕器官、系统、功能或疾病组织课程；第三，积极培养学生的人文素养，并进行早期科研培训，此外还要求学生对外语进行学习。

由于 PACES 时期学生人数较多而教室容量有限，院校有时会采用转播形式，即部分学生与老师在一个教室上课，另一部分学生在其他教室观看实时转播。后期主要以小组形式进行授

[1] ANEMF. Externat[EB/OL]. [2020-2-8]. https://www.anemf.org/externat/.

课与教师指导，也积极尝试角色扮演、借助人体模型进行培训等教学方法。此外，由于学习与考核压力较大，校方往往会组织费用低廉的课后补习。

本小节主要参考 2009 年 12 月 3 日第 45 号、2011 年 4 月 28 日第 17 号、2013 年 5 月 16 日第 20 号官方公告[1]。值得注意的是，随着 PACES 被 PASS 途径取代等一系列改革措施的生效，上述内容可能有所调整。

第八节　毕业后医学教育

在发布一系列改革法令后，法国自 2017 年 9 月起正式推行新的毕业后医学教育措施[2]。此次改革的目标是为所有学生提供高水平培训，从而提高医疗质量。原则如下：第一，促进医学教育现代化；第二，对原有制度进行简化；第三，学生应循序渐进地掌握职业技能；第四，建立资格认证制度。

新措施对专业划分做了重大调整。改革前，学生在获得 DES 的同时可以通过额外的学习获得补充专业教育文凭（diplômes d'études spécialisées complémentaires，DESC）。本次改革取消了 DESC 的设置，取而代之的是新的 DES 以及专业交叉培训（formations spécialisées transversales，FST）。7 个新专业方向分别是急诊科、老年科、法医科、变态反应科、重症监护与复苏科、感染性疾病与热带疾病科以及血管科。共有 23 个 FST 项目，如疼痛、姑息治疗、运动医学等。法令为不同专业给出了选择建议；在 FST 名额有限的情况下，成功申请非建议项目的难度较大。与校级文凭（Diplômes Universitaires，DU）及校际文凭（Diplômes Inter Universitaires，DIU）不同，取得 FST 无须缴纳其他费用[3]。除 FST 外，某些特定专业还开设了选修专题，如公共卫生专业下设卫生管理专题课程。

总而言之，法国毕业后医学教育现有 44 个专业方向，可分为外科（chirurgicale）、内科（médicale）、生物医学（biologique）三大领域。外科共有 13 个专业，除口腔外科需要学习 4 年外，其他时长均为 6 年；医科包含 30 个专业，除全科学习时长为 3 年外，其他专业持续 4 或 5 年；生物医学有且仅有医学生物学方向一个专业，需要学习 4 年。对于特定专业，设有选修专题与建议的 FST 项目。对于原培训时间不超过 4 年的专业，完成选修或 FST 需要将培训时间延长 1 年；超过 4 年的应在原培训期间完成，部分特例除外（表 3-7）。

新措施还将毕业后医学教育细分成了三个阶段。第一阶段称为基础阶段（phase socle），时长为 1 年。学生需要进入住院医师（internat）角色，掌握所选专业的基础知识与基本技能。第二阶段也称为深化阶段（phase d'approfondissement），视专业要求持续 2 或 3 年。此阶段在前一阶段的基础上进一步学习，是获取知识与技能最为重要的时段。专科还将进行论文答辩，全科允许在深化阶段结束后的 3 年内完成答辩。第三阶段又称为巩固阶段（phase de consolidation），同样需要学习 2 或 3 年。学生对前两个阶段习得的内容进行巩固，在仍然受到上级医生指导的前提下拥有更多的自主权[4]。

[1] Ministère de l'Enseignement supérieur, de la Recherche et de l'Innovation. Bulletin Officiel[EB/OL]. [2020-2-2]. https://www.enseignementsup-recherche.gouv.fr/pid20536/bulletin-officiel.html.

[2] Ministère de l'Enseignement supérieur, de la Recherche et de l'Innovation. Réforme du 3e cycle des études de médecine: une formation rénovée, modernisée et simplifiée[EB/OL]. [2020-2-11]. //www.enseignementsup-recherche.gouv.fr/cid118182/reforme-du-3e-cycle-des-etudes-de-medecine-une-formation-renovee-modernisee-et-simplifiee.html.

[3] SSIPI-MG. FST: Formations Spécialisées Transversales[EB/OL]. [2020-2-12]. https://www.ssipi-mg.com/les-fst-et-les-options/.

[4] ANEMF. L'internat[EB/OL]. [2020-2-11]. https://www.anemf.org/linternat/.

表 3-7 法国毕业后医学教育的 44 个专业方向及其学期数

6 个学期：全科	8 个学期	10 个学期	12 个学期
	（1）口腔外科 （2）变态反应科（感染性疾病与热带疾病科、临床免疫科的 co-DES） （3）皮肤性病科 （4）内分泌、糖尿病与营养科 （5）医学遗传科 （6）老年科 （7）妇科 （8）急诊科 （9）职业医学与健康科 （10）法医科 （11）核医学科 （12）物理康复科 （13）血管科（心血管科的 co-DES） （14）肾内科 （15）神经科 （16）精神科 （17）风湿科 （18）公共卫生科 （19）医学生物学方向	（1）病理科 （2）麻醉与复苏科（重症监护与复苏科的 co-DES） （3）血液科 （4）感染性疾病与热带疾病科（临床免疫科、变态反应科的 co-DES） （5）重症监护与复苏科（麻醉与复苏科的 co-DES） （6）临床免疫科（感染性疾病与热带疾病科、变态反应科的 co-DES） （7）肿瘤科 （8）儿科 （9）肺科 （10）放射与影像科 （11）消化科** （12）心血管科（血管科的 co-DES）**	（1）颌面外科 （2）骨科与创伤外科 （3）小儿外科 （4）整形、重建、美容外科 （5）胸心血管外科 （6）血管外科 （7）消化外科 （8）妇产科 （9）神经外科 （10）眼科 （11）耳鼻咽喉 - 头颈外科 （12）泌尿外科

注：互为 co-DES 的专业，基础阶段的教学内容相同
**2019 年 3 月 19 日的法令对其持续学期数进行了修改

法国公共卫生法（Code de la santé publique）第 R6153-2 条列出了住院医师应履行的义务。一方面，平均每周需要进行 8 个半天的临床医疗服务（一晚相当于 2 个半天）。服务期间，每半天享有至少 15 分钟的休息时间。服务范围包括轮值任务与待命任务（astreintes），结束后均可进行休息。另一方面，每周应有 2 个半天用于非临床培训。其中 1 个半天在协调员（coordonnateur）的监督下进行，另 1 个半天允许学生自主学习，前者还可计入工作时间。

第九节 继续医学教育

法国现行的继续医学教育制度（Développement Professionnel Continu，DPC）由 2009 年的《医院、患者、卫生、区域法》（Hôpital，Patients，Santé et Territoires，HPST）提出，自 2013 年 1 月 1 日起生效；取代了之前的常规职业培训（formation professionnelle conventionnelle，FPC）与常规继续教育（formation continue conventionnelle，FCC），同时积分制也被取消。2016 年发布的《卫生系统现代化法》（Modernisation du système de Santé）对其进行了一定调整。DPC 旨在对医疗实践及风险管理进行评估与改进，对知识与技能进行巩固与更新，以及协助重要的公共卫生项目顺利运行[1]。

对 DPC 进行管理的两类主要组织是国家持续专业发展局（Agence nationale du Développement Professionnel Continu，ANDPC）与国家专业委员会（Conseils nationaux professionnels，CNP）。ANDPC 由法国政府与法国医疗保险基金联盟（Union nationale des caisses d'assurance

[1] ANDPC. DPC[EB/OL]. [2020-2-13]. https://www.agencedpc.fr/le-dpc-en-pratique.

maladie，UNCAM）联合创建，取代了之前的持续专业发展管理组织（Organisme Gestionnaire du Développement Professionnel Continu，OGPDC），属于公共事务组织（Groupement d'Intérêt Public，GIP）。ANDPC 负责对 DPC 进行质量评估，并对财务进行管理[1]。CNP 汇聚了某一专业内的各类团体（如学术协会、院校、CNU、工会等），各 CNP 又组成了医学专业联合会（Fédération des Spécialités Médicales，FSM）。在继续医学教育方面，CNP 主要承担方案与课程的制订，并对 DPC 义务的履行情况进行检查、签发证明[2]。

DPC 的建立受到了欧洲继续职业发展（continuing professional development，CPD）的启发，结合了持续教育与实践评估两种手段，程序包括确定需求、针对需求进行培训及评估对专业实践的影响。具体而言，医生需要以 3 年为一周期履行接受继续教育的义务，首个周期是 2017—2019 年。共有三种履行方式，可以遵循为所在专业制订的 DPC 方案，或参与获得认证的等效课程，也可以对 DPC 方案（包括培训、评估、对医疗实践与风险管理的改善）进行论证。一个周期至少需要采用两种方式；其中至少一种应当处于指导范围中，相关活动由获得 ANDPC 授权的机构实施[3]。截至 2019 年 9 月 30 日，获 ANDPC 授权、可进行 DPC 活动的组织数量已达到 2371 个，与 2018 年相比增长了 8.8%[4]。

第十节 讨论与借鉴

一、培养医学复合型人才，同时注重医学生的个性化培养

作为一门应用型科学，医学的发展在很大程度上依赖于基础科学领域的研究，但医学基础研究应当以解决临床问题为核心，因此未来的临床医生不仅需要为医疗服务做出贡献，还应当参与到医学转化研究中来。医学复合型人才不仅要具备扎实的本专业领域知识和技能，还应当根据自身的兴趣和未来的职业发展规划，适当学习相关专业领域的知识。

法国、德国与英国院校医学教育中均注重个性化培养和复合型人才的培养。法国医学生可以攻读双学位，如医学—科学、医学—工程学、医学—经济学等双学位。此外，法国医学院也重视人文教育与科研素养培养，鼓励医学生自主学习。在德国，一些医学院重视以科研为导向进行教育，向医学生提供参加高质量科项目和基于人个兴趣学习选修课的机会。在英国，采用让学生有机会选择额外学习 1 年取得其他专业第二学位的方式，使学生有机会在医学基础科学中接受研究培训；有的医学院校还让学生有一定的时间自主选择医学以外的专业进行学习，如哲学、管理学等。在基础医学教学阶段，我国很多医学院校为学生提供利用课余时间参与实验室研究的机会，但对学习过程和结果没有明确要求。我国医学院校应该积极进行改革探索，特别是综合性大学应该发挥学科专业齐全的优势，给予有意向的学生充分的个性化指导和课程体系的设计，为医学复合型人才的培养做出贡献。

[1] ANDPC. Nous connaître[EB/OL]. [2020-2-13]. https://www.agencedpc.fr/agence-nationale-dpc.

[2] FSM. Bienvenue sur le site de la fédération des spécialités médicales[EB/OL]. [2020-2-13]. http://www.specialitesmedicales.org/.

[3] Conseil National de l'Ordre des Médecins. Se former tout au long de sa carrière[EB/OL]. [2020-2-13]. https://www.conseil-national.medecin.fr/medecin/carriere/former-long-carriere.

[4] ANDPC. Les chiffres clés de l'Agence nationale du DPC-3ème trimestre 2019[EB/OL]. [2020-2-14]. https://www.agencedpc.fr/node/471.

二、根据医生供需情况和配置水平，科学调整医学院招生规模

医生供需情况和配置水平则是确定医学院招生规模调整方向的方向标。从理论上讲，医生数量不足或配置水平低下时需要扩大医学院招生规模；如相反，则需要缩减医学院招生规模。在不同历史时期，法国、英国、日本等发达国家均根据本国医生供需情况和配置水平采取了扩大或缩小医学院招生规模的举措。

在中国医学教育规模与医师队伍扩张的同时，关于医学教育规模的调整方向也存在不同意见。主流观点认为目前中国医学教育规模过大，需要控制乃至缩减规模，以避免出现医生供过于求的现象。与此同时，也存在相反的观点。与高等教育其他专业相比，医学教育具有学制长、培养环节多、淘汰率较高等特点，人才培养具有滞后性和不确定性的特点更为突出。为了确保我国医生队伍的有效供给、提高人才培养效率，对于医生供需情况做出及时、科学的预先判断，对于科学确定全国医学院招生规模的调整方向具有十分重要的意义。在未来，我国需要根据医教协同、医学教育按需招生的原则性要求，建立可持续机制摸清医疗卫生机构用人需求，为科学规划医学教育招生规模与结构提供依据。在实现以需定招的基础上，依靠医学教育认证和执业医师资格考试分阶段结果，逐步形成以质量定招和以质量定投入的机制。

三、采取综合性措施，提高医学教育同质化

医学人才培养水平质量直接关系到医药卫生与健康事业发展的质量问题。系统性地提高医学人才培养水平质量，需要认真对待医学教育教学中的每一个元素和每一个环节的建设。缩小医学院校间教学质量的差异、提高医学教育的同质化有利于提高人才培养效率与质量。在法国，医学教育采用全国统一的标准，并且以法律形式对各阶段的培养方案、课程目标、授课内容等进行规范，为缩小医学院校间教育质量的差异奠定了坚实基础。此外，在医学生学习的第一年末通过严格选拔以确保生源质量；在院校教育阶段后期通过全国考试排名填报专业学习志愿，允许未通过选拔的学生转向其他专业、细化毕业后教育阶段的专业方向等方式，都有利于提高医学人才培养质量和教育资源利用效率。在教学方面，以临床实践为指导，对不同学科的理论课程进行整合，并安排医学生进行早期、大量的见习与实习。

我国医学院间教学质量存在很大差异，相当一部分医学院的教学质量难以令人满意。2018年，各院校临床医学专业本科生参加执业医师资格考试通过率最高为100%，最低仅为31.8%。隶属于省地市政府的普通本科院校约占中国医学院总数的3/4，但执业医师资格考试通过率仅为69.2%；民办院校约占中国医学院数量的1/6，但执业医师资格考试的通过率仅为50.7%。为了缩小医学院间教学质量的差异，我国需要学习法国等国家的优秀经验，在医学教育立法、教育标准的制订与实施、医学院校管理体制、学科专业与师资队伍、直属和教学医院、基础和临床教学条件等方面积极进行探索，为提高人才培养质量奠定基础。

四、重视对跨专业教育的探索，突出团队合作能力培养

面对人口老龄化、慢性病、艾滋病等复杂的健康威胁，单个专业的医疗卫生人员难以提供全面的、高质量的医疗卫生服务。不同专业、学科、团队、机构乃至国家之间的医疗卫生人员需要有效合作，以满足患者 / 客户的复杂需求。现代医疗技术的发展，也决定了医疗活动需要多层次、多部门、多科室人员合作起来进行。加强医疗卫生人员之间的合作，除了可以提高服务效果外，还可以减少重复劳动、提高工作效率。然而，简单地把不同专业的人员聚集在一起并不能确保获得高质量的医疗卫生服务，需要的是开展有效的团队合作。当前，团队合作模式已经成为许多国家医疗卫生服务关注的焦点，主要内容包括跨专业团队的组建、团队知识结

构和技能的最优化、团队成员之间的相互尊重与信任等[1]。理论分析显示，不同种类服务提供者所组成的组合团队是构建整合服务提供模式的最重要基石。这些团队能够在卫生服务质量、成本和可及性的社会责任框架内满足患者的复杂需求。在医学教育中进行跨专业教育（inter-professional education）是改善医疗卫生人员的合作技能、提高团队合作精神的有效手段[2]。

跨专业教育是当前国际医学教育改革关注的热点之一，指两个或两个以上不同专业的人员相互或共同学习，以提高合作水平并改善医疗服务质量[3]。跨专业教育的目标并不是培养一类新的医药卫生人才，而是使他们具有与其他专业人员分享个人所学专业知识与思维的能力。为了达到上述目的，在医学教育中努力创造跨专业学习的机会十分重要。跨专业教育的形式可以多种多样，从单个事件到一个教学模块或专业都可以，不同专业学生可以通过共同承担小组作业、经验交流等教学活动，开展共同学习。数字学习技术（e-learning）的引进，也为跨专业教育创造了新的实现形式[4]。

跨专业教育已经被世界卫生组织和欧洲发达国家确定为对医疗卫生人员进行团队合作教育的关键步骤。由于跨专业教育使医疗卫生人员具有更为广阔的知识面，他们能够更好地承担更多的医疗任务，实现卫生人力资源利用的最大化并有效缓解人力短缺。此外，通过加强不同专业之间的人际关系和共同分担工作压力，还可以提高医疗卫生人员的工作满意度，并减少人员的流失[5]。在医学教育改革中，我国也应当积极探索跨专业教育的学习方法与组织形式。

[1] Jansen L. Collaborative and Interdisciplinary Health Care Teams: Ready or Not?[J]. Journal of Professional Nursing, 2008, 24(4): 218-227.

[2] Holt J., Coates C., Cotterill D., et al. Identifying common competences in health and social care: an example of multi-institutional and inter-professional working[J]. Nurse Education Today, 2010, 30(3): 264-270.

[3] Liaskos J., Frigas A., Antypas K., et al. Promoting interprofessional education in health sector within the European Interprofessional Education Network[J]. International Journal of Medical Informatics, 2009, 78S: S43-S47.

[4] Santy J., Beadle M., Needham Y. Using an online case conference to facilitate interprofessional learning[J]. Nurse Education in Practice, 2009, 9(6): 383-387.

[5] Pumar Méndez M. J., Armayor N. C., Díaz Navarlaz M. T., et al. The potential advantages and disadvantages of introducing interprofessional education into the healthcare curricula in Spain[J]. Nurse Education Today, 2008, 28(3): 327-336.

第四章　日本医学教育

第一节　基本国情

一、基本情况

日本陆地面积约为37.8万平方千米，包括北海道、本州、四国、九州四个大岛和其他6800多个小岛屿[1]。按可比价格计算，2017年日本国内生产总值约4.87万亿美元，人均国民总收入为38 550美元。2018年，居民消费价格指数为101.3，同比上涨1.0%；在医疗保健方面的消费价格指数为103.3，同比上涨1.5%。日本人口老龄化速度很快，1970年65岁及以上老年人口仅占7.1%，2018年已经升至28.2%。据预测，到2030年65岁及以上老年人口所占比例将达到30%左右，成为高收入国家中老年人口所占比例最大的国家。2005年，日本总人口在该国历史上首次出现了下降。根据日本厚生劳动省（Ministry of Health，Labor，and Welfare，MHLW）的数据，2005年死亡人口数超过出生人口数，一年之内总人口数减少了21 408人。2018年，日本总人口为1.26亿人，较上年减少37.41万人，总人口数连续9年减少。预测显示，2050年日本总人口将降至1.01亿人，65岁及以上老年人口所占比例将升至35.7%。人口数量下降和老龄化将对日本经济社会特别是社会保障工作产生深远影响。2018年，日本人口出生期望寿命为84.2岁，位于世界期望寿命排行榜之首，其中男性81.1岁，女性87.1岁[2]。2016年婴儿死亡率为1.9‰，2010年孕产妇死亡率为4.1/100 000，均在世界范围内处于极低水平。

在中央层面，日本最高行政机关为内阁，由内阁总理大臣（首相）和分管各省、厅（部委）的大臣组成。地方政府包括两个层级：较大区域内的政府单位为都、道、府、县。日本设有1都（东京都）、1道（北海道）、2府（京都府、大阪府）、43县政府，属于同一级别的地方最高行政机构的行政首长称为知事。每个都、道、府、县政府下面又设有称之为“自治体”的地方行政单位，包括市、町、村等，是最基层的行政单位，在日本经常被用作社区的地理单位。

二、医生

在日本要成为医生，需要高中毕业后在医学院接受6年院校教育，通过全国考试后可自主选择一所医院接受为期2年的住院医师培训。以上过程完成后，可以在日本任何医院或诊所行医。医生培养流程见图4-1。依据传统，医院中医生雇佣和主要职位的任命均由大学临床医学系和地方医学院决定。在此过程中，医院获得稳定的医生供给，医学院则获得声望和对地方医

[1]　中华人民共和国外交部 . 日本国家概况 (2018)[EB/OL]. [2019-01-24]. https://www.fmprc.gov.cn/web/gjhdq_676201/gj_676203/yz_676205/1206_676836/1206x0_676838.

[2]　Life Expectancy in Japan.[EB/OL]. [2019-07-07]. https://www.worldlifeexpectancy.com/japan-life-expectancy.html.

疗社区的控制权力。然而，近年来上述机制发生了巨大变化。例如，2004 年医学院毕业生是通过一项匹配制度分配到各医院做住院医生，而不是根据医学院的意愿进行分配[1]。自 1868 年明治维新以来，日本医生的职业发展轨迹就取决于大学教授，因此医院年轻医生对于科研十分重视。在过去，医生们也十分愿意把职业发展与大学临床医学系结合在一起，以成为其保护伞下的成员。不过，现在情况发生了变化。特别对于年轻医生而言，毕业后医学教育和职业发展的地点已从大学临床医学系转到医院[2]。

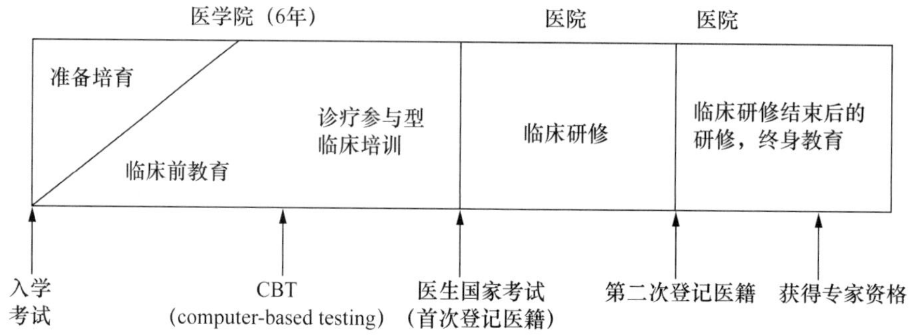

图 4-1 日本医生培养流程[3]

与英国、德国相类似，日本医生主要分为医院全职雇佣医生和私人开业医生两大类。也就是说，在医院工作的医生均为全职，不拥有自己的私立诊所。此外，两类医生均为专科医生，日本没有全科医生或家庭医生的培养体系。几乎所有的医学毕业生均从担任医院医生开始其执业生涯。医院医生既需要诊治住院患者，也需要在同一个医院内诊治门诊患者。

在日本，医生获得执业资格后终生有效，对于执业资格的更新、继续医学教育等均没有强制性要求[4]。厚生劳动省负责医生等卫生专业人员的管理与资格准入[5]。

第二节　医学教育概况

明治维新是日本教育现代化的起点。由此起始，日本教育经历了现代化的确立、发展、二战结束后的重建和复兴，在 20 世纪 70 年代开始追赶欧美成为经济强国和技术大国后，探索原创性发展的“第三次改革”。作为整个教育的组成部分，日本医学教育的现代化以及医学院校的建立也基本经历上述几个阶段。

一、西医传入（1868 年之前）

江户时期（1603—1867 年），日本与世界隔绝。在这一时期，日本主要从荷兰商人办公室的医生或荷兰医学书籍中了解西药。除此之外，日本医学还包括东方中医的教义，即使用生药

[1] Yamauchi K, Funada T, Shimizu H, et al. What factors are affecting physician payment by acute care hospitals in rural Japan?[J]. J Med Dent Sci, 2007, 54(1): 57-63.

[2] Kato K, Yamauchi K, Miyaji M, et al. Factors relating to doctors' desire to change hospitals in Japan[J]. Int J Health Care Qual Assur, 2012, 25(1): 19-40.

[3] 道夫井廻 . 医師国家試験の変遷と今後の方向 [J]. 日本内科学会雑誌 , 2015, 104(12): 2527-2532.

[4] Hirose M, Imanaka Y, Ishizaki T, et al. How can we improve the quality of health care in Japan? Learning from JCQHC Hospital Accreditation[J]. Health Policy, 2003, 66(1): 29-49.

[5] Tatara K, Okamoto E. Japan: Health System Review[J]. Health Systems in Transition, 2009, 11(5): 1-164.

制剂和草药。在很长一段时期内，所有外国书籍都被禁止。直到 1720 年，这一禁令被解除。日本在江户时期后期接触了荷兰和德国的医学，认识到了科学方法的重要性。最早学习荷兰医学的私塾是 1786 年建于江户的芝兰堂。

日本现代医学教育制度创建于 19 世纪初，包括地方院校设立的医学院、中央政府建立的独立医学院校和国外学习制度等。首先对西方医学进行系统教育的是 1818 年成立的京都顺正学院。在此时期，有代表性的西方医学教育机构有顺正学院、医学所和精德馆。顺正学院的创办人新宫凉庭认为："西方医学之兴盛，主要是因为欧洲各国在近百年来开设医学校，研究医学和培养医生的结果。"医学所始于江户神田的种痘所，后改称西洋医学所，又改称医学所。在明治维新后，医学所发展成为东京大学医学部。建于长崎的精德馆后来称为养生所，在聘用西方国家教师讲授西方医学方面首开先河。至此，西方医学在日本有了很好的基础，建立起比较成熟的医学教育体系，培养出不少有系统医学知识的西方医学人才，为明治维新后日本政府采取自上而下、全面接受西方医学的政策做好了充分的准备[1,2]。由此，日本医学史开始进入新的篇章，并且在立足本国现有基础之上，结合西方先进教育模式，开始了日本医学教育的探索之路。

二、现代医学的确立和发展（1868—1945 年：学习德国的时代）

明治维新之初，日本宣布放弃汉方医而接受西医。当时官方认为德国医学领先世界，决定邀请德国医师担任医学教育的组织者，开始将德国医学教育模式移植到各医学院。最早来日的德国教师是两名德国军医，他们以德国军医学校为样板对大学东校（东京大学医学部前身）实行改制，如今在日本使用的六年培训体系实际上源自德国的医学教育体系。1874 年，一项医疗法案确立了医生资格制度，1875 年举行了第一次行医执照考试。1879 年，根据医生考试规定建立了全国统一的医师执照考试制度，进一步推动了从东方医学向西方医学的转变[3]。随着这种转变，日本开始尝试将医疗保健标准化。在 1901 年之前，高中被定位为帝国大学的预科学校，是高等教育机构，有 5 所高中开办了医学院。由于东京大学医学院有德国教授，日本医学教育的开展深受德国体系的影响。1906 年，政府规定参加全国执业医师考试的申请人必须是医学院毕业生。

与此同时，日本还对部分不符合国情的做法（比如 8 年学制）进行了调整，在保证较高层次医学教育的同时，大量培养短期速成医生。以 1877 年东京大学医学部的创设为标志，开始建立以东京大学医学部为塔尖的金字塔形的医师培养体制[4]。东京大学医学部是日本现代医学与医学教育的典范，当时实行的医学教育有如下特征：一是设有别科和本科。其中，别科 4 年，由日本教师授课，也采用德文和拉丁语；本科 5 年，专由德国教师授课，严格采用德文和拉丁文术语。二是有第一和第二附属医院，第二附属医院专门用于别科生教育。在医院里，德国教师用德文讲述和分析病例。三是受德国实验医学的影响，对于基础医学研究的重视程度超过临床医学研究。四是实行教授讲座制，教授具有绝对权威。

至此，日本医学教育除了位于金字塔尖的东京大学医学部，还出现了国立大学医学部、公立医科大学和私立医科大学的雏形。后两者当时主要是公立医学专科学校和私立医学专科学校。后来，日本政府通过《专科学校令》，使性质比较模糊的各种专科学校得到整顿和规范。大正五年（1916 年），要求医生必须是专科以上学历，完全废止了医生速成教育。大正七年（1918），颁布了《大学令》，单科医科大学得以诞生，医学教育形成综合大学、医科大学、专

[1] 王桂 . 日本教育史 [M]. 长春 : 吉林教育出版社 , 1987.

[2] 朱潮 . 中外医学教育史 [M]. 上海 : 上海医科大学出版社 , 1988.

[3] Hashimoto, K. Doctors and low education group [EB/OL]. [2021-02-23]. https://ouj.repo.nii.ac.jp/?action=repository_action_common_download&item_id=4662&item_no=1&attribute_id=18&file_no=1. Accessed October 16, 2014.

[4] 三好信浩 . 日本教育の開国——外国教師と近代日本 [M]. 东京：福村出版社 , 1986.

科学校三个系统[1]。

在20世纪20年代早期，日本产生了新的私立医学职业学校，从而在大学培养高地位医生之外保证了乡村医生的供给。这种将职业发展和科研导向的高等教育相结合的医学教育制度增加了不同层次医生的数量。

在此阶段，通过聘请外籍学者来日本进行培训指导，将外国医学教育模式移植到日本各医学院，不仅学习了西方先进的医学技术，还将这种医学技术的传授模式引入日本。

三、二战后医学教育的重建和复兴（1945—1971年：二战后学习美国医学教育）

二战后，日本医学教育在美国的影响下重建，即全面学习美国的医学教育。在日本医学教育进行以美国模式为基础的改革中，军医摩顿少校的《关于日本医学教育的改革方案》起到纲领性指导作用。以摩顿的改革方案为指南，日本医学教育进行了比较全面彻底的改革。具体措施包括实行医学校和医院的国家认可制度；对医学部、校进行整顿，废止战时体制下设立的医学专科学校，对其他医学专科学校进行调整，改为新制大学医学部或医科大学；将学制延长为6年制，医学教育课程增设公共卫生学、医学社会学等方面的课程，用美国等发达国家的出版物代替旧有的教科书；确立注重实际临床能力的实习制度；实施国家医师考试制度并推行美国式毕业医学教育制度。这样，在二战后一段时间内，日本医学院校总数稳定在46所[2]。

1948年，日本大学标准协会颁布了医学教育标准，明确列出了2～3年的预科课程和4年制医学课程及其所占学时（表4-1）。除必修的课程之外，还有9%的选修课程。1954年，日本重新定义了医学教育标准，具体规定了课程科目和预科课程的时长，包括6年一贯本科教育、1年临床轮转实习以及行医执照考试的现代医学教育设计逐渐成型。然而，实训内容不科学、实习状况得不到保证、实习期经济困难等问题也逐渐暴露。

表4-1 日本医学教育课程科目与课时构成

科目	比例（%）	科目	比例（%）
基础医学和社会医学		**临床医学**	
解剖学	10	内科	19
生理学	6	精神病学	2
生物化学	4	儿科学	3
药理学	4	手术	9
病理学	6	骨科	2
微生物学	4	皮肤科和泌尿科	3
卫生学	2	眼科学	2
公共卫生学	4	耳鼻喉科	2
医学生态学	2	放射学	1
法医学	2	妇科	4

在20世纪60年代，美国发动的越南战争引发一系列学生抗议活动。日本医学生也发起抗议并举行罢工，要求为他们在临床实习中所做的工作提供公平的报酬[3]。在此之前，实习训练不利于良好的临床实践，不堪重负的实习生犯错的可能性增加，导致患者安全无法得到有效保

[1] 王秋威，康文江，尹梅．日本现代医学教育发展演变历程及启示[J]．黑龙江高教研究，2018, 6(290): 88-91.
[2] 日本科学史学会．日本科学技术史大系·全25卷：医学②[M]．东京：第一法规出版株式会社，1967.
[3] 杨琛．日本第三次教育改革及其启示[J]．煤炭医学教育，2006, 6: 69-71.

障。始于东京大学的抗议活动迅速蔓延到其他医科大学。抗议最终导致了日本全国范围内对国家医师执照考试的抵制。这一运动还引发了一个名为全校园联合斗争委员会的激进组织的发展并导致暴动。在此之后，实习政策发生了重大的变化，日本现行的住院医师培训制度取代了无报酬实习。医学生则可以在医科大学毕业后参加医师执照考试。

1968 年，日本通过对医疗执业法案的修订，废除了实习制度，并建立了新的医生培养制度。这项制度允许医生在医学院、大学医院和卫生福利部部长指定的医院接受 2 年及以上的培养[1]。

1969 年，日本现代政府成立一百周年之际，日本各界对国家生活的各个方面都在做认真的思考，包括建立更加自主完善的医学教育体系。

四、第三次教育改革（1971 年至今）

1971 年 6 月，中央教育审议会向文部大臣提交了《关于今后学校教育综合扩充、整顿的基本对策》的咨询报告，阐述了较为完整的改革计划，该报告被认为是日本第三次教育改革的发端。在这部纲领性文件中，提出了今后学校教育的总任务，即担负培养"人格形成"的使命。为实现这一目标，第三次教育改革的主要内容有以下四点：提倡构建终身化的教育体系；注重个性化学习；强调教育的国际化；重视教育信息化的发展。日本文部科学省（Ministry of Education，Culture，Sports，Science，and Technology，MEXT）在医学课程设置上给予大学很大的自主性，鼓励大学制订特色化教学课程。

1974 年创立的筑波大学，在日本医学教育改革中具有典型意义。筑波大学医学部在教育方针、课程设置、教学内容上都有显著特点，实行 6 年一贯制。课程分为五个阶段：第一阶段为医学讲座；第二阶段为基础医学、细胞生物学；第三阶段主要讲人体生物学和人类群体生物学；第四阶段为临床入门；第五阶段为临床实习。专业课分为基础医学、临床医学和社会医学三个部分，实行综合教学计划。临床实习阶段由病房实习、门诊实习、讨论课、临床病理讨论会、病例讨论和综合讲解组成。实习内容不单纯是临床医学知识，也学习临床技能、态度和习惯。贯穿整个过程的教学目标涉及知识、技能和态度三个方面。每学年对达标情况严格考核，普通课程采取学分制，第四年必须达到 70.5 学分以上；专业课均为必修课，采用学时制，到第 6 学年必须修满 4200 个学时以上，不合格者不得进入下一阶段的学习。

在 20 世纪 70 年代，日本政府实施了每个都道府县至少建立一所医学院的政策，并致力于提高医学生数量。1979 年，琉球大学设立医学部，从而消灭了"无医大县"。到 20 世纪 80 年代中期，每一年度医学毕业生或具有执业资格的新医生数量与此前相比翻了一番，从每年 4000 人增至 8000 人。医学院校的数量也逐年增加，到 1981 年达到 80 所。其中 43 所为国立大学、8 所为地方公立大学、29 所是私立大学[2]。1985 年，每 10 万人口医生数已达到 165 人。自 1985 年开始，日本政府转而通过限制医学院招生数量严格控制医生供给，医学院招生数量不得超过最大允许值。自 20 世纪 80 年代晚期开始，日本政府就开始减少医学生数以避免医生数量过剩。1986—2006 年，医学院招生定额减少了 7.8%。然而，自 2007 年开始明显出现医生数量不足的现象。2007 年，日本每千人口医生数为 2.1 人，每 10 万人口医学毕业生数为 6.0 人，在 30 个 OECD 国家中分列第 26 位和 28 位[3,4]。在世界卫生组织 193 个成员国中，日本每千人口医生数

[1] Onishi H. History of Japanese medical education[J]. Korean Journal of Medical Education, 2018, 30(4): 283-294.

[2] 朱莉莲 . 日本医学教育的发展历史 [J]. 复旦教育论坛 , 2003(6): 92.

[3] Yuji K, Imoto S, Yamaguchi R, et al. Forecasting Japan's physician shortage in 2035 as the first full-fledged aged society[J]. PLoS One, 2012, 7 (11): e50410.

[4] Tanihara S, Kobayashi Y, Une H, et al. Urbanization and physician maldistribution: a longitudinal study in Japan[J]. BMC Health Services Research, 2011, 11(1): 260.

量排在第60位[1]。相关调查显示，医生数量不足已成为日本公立医院管理与改革所面临的最大挑战[2]。医生短缺不仅导致了日本执业医生在数量上的不足，还进一步导致了医生的地区分配不均匀。医生分配不均的现象从2004年后开始明显恶化，随着医生总人数的增长，大城市医生数量日益增加，而偏远农村地区医生数量保持不变甚至逐渐减少[1]。日本某些专业的医生短缺现象也是一大社会问题，如儿科、产科、妇科医生的需求量增加，选择从事这些专业的医学生却在减少，势必导致部分专科医生的短缺[3]。为了解决医生缺乏问题，文部科学省在2008年开始实行医学院扩大招生政策。2008年，医学院招生数额为7793名；2009年，升至8486人，超过20世纪80年代早期的最高值；2010年，达到8846人，在21世纪初招生数基础上增加了16%[4,5]。虽然2008年以来医学院招生数量持续增加，但这些医学生仍需数年之后才能毕业和开始执业。2010年，日本每千人口执业医生数为2.2人，仍然明显低于OECD国家在2011年的平均水平（3.2人），并且在过去一个世纪长期低于绝大多数OECD国家[6,7]。

目前，每年大概有9000名学生进入医学院校接受医学教育。日本医学教育以培养良医为目标，坚持在大学教育中培养相应领域的必需素质和基本能力、在研究生教育及毕业后教育中再进行专业化培养。2001年，文部科学省关于医学和口腔医学教育改革的“协调委员会报告”规定了全国医科大学生都必须学习的标准核心课程，课时约占总学时的70%；各个大学能够自主决定其余30%的教学内容，以适应多样化的教学需求。在以上两大教学部分，通过86项一般指标和1224项达标指标规定了医学生所要学到的程度。

2017年，日本文部科学省发布《医学教育模式、核心和课程设置指南》，用以指导高等医学院校的医学教育改革[8]。指南规定了医学教育核心体系应该涵盖的七大领域（表4-2），占教学总量的三分之二，另外三分之一由各校作为特色课程自主安排。

表4-2 日本医学教育的核心领域教学内容

核心领域	具体要求
指南所规定的培养目标（教学总量的三分之二）	
A. 医师所具备的基本资质和能力	专业水平，医学知识以及应对问题的能力，诊疗技能和患者照护，沟通能力，医疗质量和安全管理，社会医疗实践，科学探究，终身学习
B. 社会和医疗	针对人群的医疗和相关法规，医学相关社会学知识，医学研究和伦理
C. 医学一般知识	生命现象的科学，个体结构和功能，个体反应，病因和病理，人的行为和心理

[1] Toyabe S. Trend in geographic distribution of physicians in Japan[J]. International Journal for Equity in Health, 2009, 8: 5.
[2] Anonymous. National and public hospital reform in Japan: key research findings 2012[R]. Yano Research Institute, 2012.
[3] Goto R, Kakihara H. A discrete choice experiment studying students' preferences for scholarships to private medical schools in Japan[J]. Human Resources for Health, 2016, 14: 4.
[4] Yuji K, Imoto S, Yamaguchi R, et al. Forecasting Japan's physician shortage in 2035 as the first full-fledged aged society[J]. PLoS One, 2012, 7 (11): e50410.
[5] Tanihara S, Kobayashi Y, Une H, et al. Urbanization and physician maldistribution: a longitudinal study in Japan[J]. BMC Health Services Research, 2011, 11(1): 260.
[6] OECD. Health at a Glance 2013: OECD Indicators, OECD[Z]. OECD Publishing, 2013.
[7] Shinjo D, Aramaki T. Geographic distribution of healthcare resources, healthcare service provision, and patient flow in Japan: a cross sectional study[J]. Social Science & Medicine, 2012, 75(11): 1954-1963.
[8] 日本文部科学省. 医学教育模式，核心和课程设置指 [EB/OL]. [2020-11-28]. https://www.mext.go.jp/component/b_menu/shingi/toushin/__icsFiles/afieldfile/2017/06/28/1383961_01.pdf.

（续表）

核心领域	具体要求
D. 人体器官的正常结构和功能，病理，诊断与治疗	
E. 全身性生理变化，病理及诊断治疗	
F. 基本诊疗	早期临床体验实习，症状病态转归，基本诊疗知识，基本诊疗技能，社区医疗临床实习
G. 临床实习	
各大学的特色课程（教学总量的三分之一）	素质教育，学生自选课程

在标准核心教程部分，传统的各个学科之间独立教学的方式被打破，相关学科的教学内容被整合，建立了综合型的教育体系。例如在消化系统的肝胆胰部分教学中，将解剖学、组织胚胎学、分子生物学、生理学、生物化学、免疫学、内科学、外科学、放射学、内镜超声医学等学科中的所有相关内容横向联系。该种教学方式能够避免传统方式中的教学内容互相重复、各学科之间缺少联系的弊端，有利于加强学生对医学内容的整体理解。

日本还在教学中推广“基于问题的学习”（problem-based learning，PBL）的模式。PBL 以临床案例为载体，通过提出问题、查找资料、小组讨论、总结归纳，引导学生自主学习医学知识。与传统的“基于课堂讲授的学习”相比，PBL 模式更加注重培养临床思维，有利于发挥学生的主动性、培养学生的发散性思维，为日后成为一名合格的临床医生打好基础。

在临床实习方面，日本各医科大学均提倡由见习型转变为诊疗参与型。诊疗参与型是指学生与带教老师组成诊疗小组，学生在临床能力允许的范围内担负一定责任，在带教老师指导和监督下参与实际诊疗工作。诊疗参与型临床实习能够提高医学生发现问题和临床推断的能力，可以更有效地提高医学生的临床工作能力[1]。为了对实习开始前的教学质量进行正确评估，开发了大学共用考试系统，即公共成效考试（common achievement test，CAT）[2]。CAT 由计算机考试（computer-based testing，CBT）和客观结构化临床考试（objective structured clinical examination，OSCE）组成[3]。

第三节　医学教育管理与政策

一、医学教育管理体制

根据《教育基本法》和《学校教育法》，日本高等教育实行中央与地方分权管理的模式。日本医学院校可分为国立、公立、私立三种类型。其中，国立大学由文部科学省直接管理，公立大学由地方政府管理，私立大学具有法人资格，但许多方面也要接受文部科学省的管理[4]。所有医学院校均由文部科学省的医学教育科和大学医学院指导室管理。根据《文部省设置法》的规定，文部科学省的职责权限包括：制订教育改革措施和教育工作近远景规划；确定教育基本标准；制订教育方面的政策法规；领导地方教育行政、大学和其他文化教育机构，协助和指导地方发展教育事业；分配国立大学、短期大学、高等专科学校的经费；确定教职员工工资标

[1]　金钢，蔡郑东，卓冬兰，等 . 日本医学教育的现状分析 [J]. 医学教育探索，2006, 5: 450-451.
[2]　武玉欣，郝素彬 . 日本医学教育中的标准化核心课程与共用考试介绍 [J]. 日本医学介绍，2005, 7: 332-333.
[3]　Teo A. The current state of medical education in Japan: a system under reform[J]. Medical Education, 2007.
[4]　陈田初 . 日本的高等教育管理 [J]. 中国高等教育，1991, 10: 48, 21.

准，审批新设学校、教科书，以及人事任免等[1]。

在医学院校内部，按照学校理事会—校长—医学系研究科·医学部—系的结构分级管理。教授会负责设定课程、决定学生的处分及入退学、聘用教授等事宜。对于国立和公立大学，内部管理规定、经费预算和人事安排等由学校理事会负责，理事会成员除了包括各部、研究所的人员及教师代表外，还包括政府官员、校友等校外人士；学校校长和重要官员经理事会选举产生，由文部科学省或地方政府任命。私立大学的内部管理则完全由理事会决定，政府不干涉。日本立法、执法和司法三权分立制在私立大学的权力构成上也有体现。私立大学实施理事会、评议会和监事会三权分立的横向管理体制：理事会统揽学校事务，负责提出学校发展规划方案；评议会对提出的方案进行审议并做出决定；监事会对学校财产及理事工作进行监察。三方彼此牵制[2]。

毕业后医学教育由厚生劳动省负责管理。毕业后医学教育包括初级临床培训即住院医师培训和高级临床培训。住院医师培训由教学医院提供，分配委员会（一个非政府机构）在2004年建立的分配系统负责将住院医师分配到各教学医院。分配委员会由运营委员会和事务局组成，其中事务局又可分为四部分：日本医师会、临床研修协议会、全国医学部长与医院会长会议及医疗研修推进财团。事务局根据运营委员会做出的决定进行管理，提供与培训计划相关信息和统计数据等[3]。高级培训由医学院校的临床科室提供，期间的专科资质考试由各专科的学术学会/协会负责。2014年5月7日，日本成立了第三方资格认证机构“日本专科医疗机构”，为外科、小儿科等专科医院提供统一的资格认证标准。专科医生体系由日本专科医师委员会组织管理。

继续医学教育由日本医师会统筹负责。日本医师会下设有继续医学教育委员会，每个地区都有继续医学教育主管部门，负责继续医学教育的管理工作。

二、医学教育重要政策

日本所面临的一个长期社会问题是医生地理分布不均，即医生聚集在大城市，而边远农村地区缺乏医生。为了解决这个问题，日本政府采取了多种措施。首先，在20世纪60—70年代，政府在每个县都建立了医学院校，医学院校数量因此从46所增加到79所，医学生入学人数也翻了1倍。其次，1972年中央和地方政府合作建立了一所特殊的私立医学院校，即自治医学院（Jichi Medical School），用来专门培养乡村医生。这些措施虽然增加了全国医生数量和乡村医生的数量，但在解决医生地理分布不均的问题上效果并不显著。2004年，新建立的住院医师培训制度甚至降低了大学医院将医生派往农村的分配能力，加剧了医生城乡分布不均的问题。

为了应对这种局面，日本政府于2008年实施了一项国家政策，即引入区域配额制度（regional quota 或 chiikiwaku）。在配额范围内，申请报考医学院的学生应毕业于当地县区的高中，并且在毕业之后有意向在本地行医。如果学生毕业后愿意在所在县的农村行医的话，在入学面试中将得到一定照顾。入学之后，当地政府一般会给此类学生提供6年的奖学金。学生在毕业后有一段指定义务期，在此期间内必须在包括农村地区的本地县区工作。区域配额制度（图4-2[4]）的设计在不同医学院校之间差别很大。例如，有的医学院不会为区域配额内的学生提供奖学金，当然这部分学生也就没有指定的强制服务时期；还有些区域配额要求毕业生在当地农村地区或者医生极度短缺的专业工作。目前，通过区域配额制度进入医学院的学生每年超

[1] 孙绵涛，石长林．论日本教育行政的特点及其启示[J]. 外国教育研究，2002, 1: 49-51.

[2] 张有声．日本私立高等教育管理的特点及启示[J]. 教育研究，2005, 10: 84-88.

[3] 医師臨床研修マッチング協議会．事務局[EB/OL]. [2019-07-07]. http://www.jrmp.jp/jimukyoku.htm.

[4] Matsumoto M, Inoue K, Takeuchi K. Quality of care in Japan: an additional strategy[J]. The Lancet, 2011, 378(9807): e17.

过 1500 名，约占医学新生总人数的 17%（图 4-3）。区域配额是日本为了解决医生分布不均问题而实施的最重要政策之一。由于最早享受该项政策的学生也刚毕业不久，目前还没有综合纵向的研究对政策效果进行评估[1]。

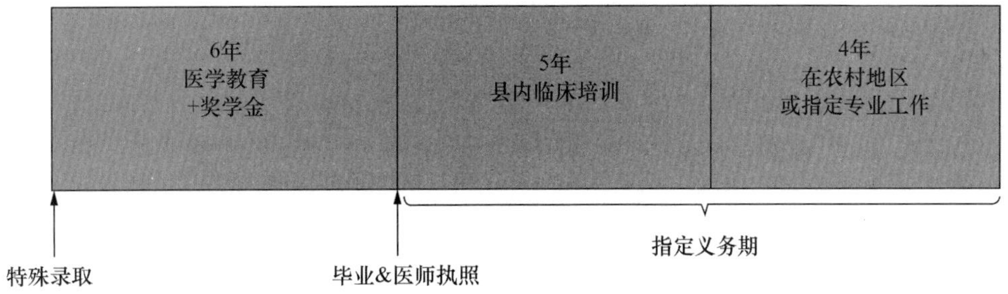

图 4-2　日本广岛县广岛大学医学院的区域配额制度

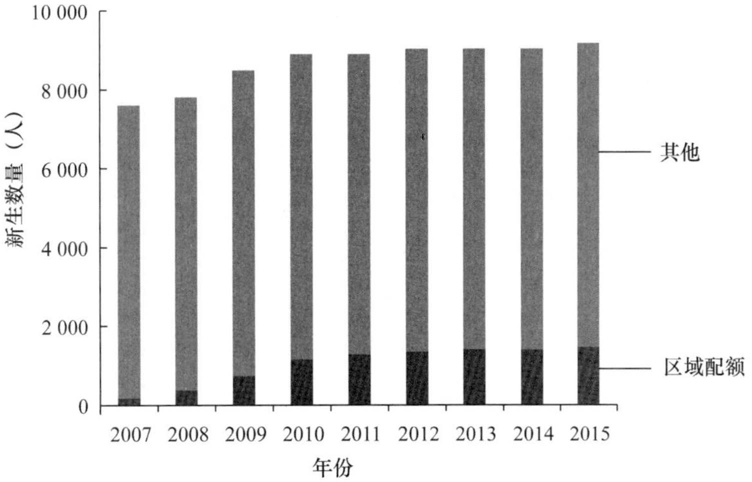

图 4-3　日本医学院入学新生数量与构成

第四节　招生与入学考试

一、一般情况

日本大学一般为自主招生，各大学在招生方面拥有较大的自主权。每所医学院校平均每年招收 100 名左右临床医学专业学生，全国共招收约 9000 名。医学院校是日本高中生报考的一大热门，录取率较低，在一些热门大学甚至低于 80∶1，竞争激烈。医学院考试难度一般位于综合院校所有专业之首，所以生源质量比较高，如冈山大学医学院的高考录取分数线高于东京大学其他专业。

日本医学院校主要招收高中毕业生。部分院校还招收本科毕业生，但招生人数较小，一般每校每年不超过 5 人。两类学生的培养方案并行，前者为标准的 6 年制本科医学教育，后者的学制则为 4 或 5 年。

[1] Matsumoto M, Takeuchi K, Tanaka J, et al. Follow-up study of the regional quota system of Japanese medical schools and prefecture scholarship programmes: a study protocol[J]. BMJ Open, 2016, 6(4): e11165.

2018 年，日本多所医学院爆出招生录取丑闻。其中，岩手医科大学、金泽医科大学和福冈大学 3 所私立大学在入学考试中操作成绩，对复读学生区别对待；东京医科大学在十多年时间里蓄意压低女性申请学生的分数以录取更多的男性学生；昭和大学则对来自校友家庭的申请者给予优惠待遇等。

二、入学考试

虽然日本医学院校选拔学生的方法有所差异，但基本上都可分为前期考试和后期考试，录取依据大致包括书面考试、面试、高中成绩报告单、高中校长推荐信及申请报告。

就前期考试而言，国立及地方医学院校均采用大学入学中心考试来录取学生。该考试是文部科学省下属机构"国家大学入学考试中心"组织的全国统一考试，分为 5 大项 7 大科目：日语、数学、英语、2 门自然科学（生物、物理、化学、地球科学等）及 2 门社会科学（日本历史、世界历史、人类地理学等）。具体的考试科目组合由各院校自主决定。国家大学入学考试中心的官网上会发布考试的相关信息，并在考试结束后公布考试答案[1]。私立医学院校则自主命题，考试科目为英语、数学及 2 门自然科学（从生物、物理、化学中选择）[2]。2019 年 1 月 20 日，国家大学入学考试中心考试结束，这也意味着该项考试结束历史使命。此后，将代之以大学入学统考，引进记述式试题和民间英语考试。第一次日本大学入学统一考试在 2021 年 1 月 16、17 日举行[3]。

通过前期考试的学生再参加后期考试。后期考试由大学自主命题，考试内容与方式多种多样，其中对学科知识的考查大多是针对数学、理科、外语这三项。对学科外能力的考查，由教授进行面试以确定申请考生是否适合学习医学及从事相关领域工作[4]。后期考试多在 3 月上旬举行。

第五节　医学考试制度

一、医师执照考试

日本医师执照考试是厚生劳动省举办的国家医师考试，每年 2 月中旬在北海道、宫城、东京、新潟、爱知、石川、大阪、广岛、香川、福冈、熊本、冲绳十二个地点举行，为期 3 天[5]。申请参加考试者必须要提交日本或其他国家的完成本科医学教育的证书，在 3 月 31 日即将毕业的医学生也可以参加同年度考试。考试合格者将被授予国家医师执照，并获得参加住院医师培训的资格。医师执照考试是判定是否具有医师最低限度知识的考试，是一项资格考试，不合格可以再考，一经合格则终生有效[6]。

该项考试为包含 500 道选择题的书面考试。其中，必答题 100 道，包含可能的医生禁忌行为的问题，这一部分要求答对 80% 及以上的问题才算通过。这些必答题的组成及各个主题内

---

[1] National Center for University Entrance Examinations[EB/OL]. [2019-01-26]. https://www.dnc.ac.jp/[2019-01-26].

[2] Tadahiko K. Medical education in Japan[J]. Academic Medicine, 2006, 81(12): 1069-1075.

[3] 人民网 . 日本首次大学入学统一考试计划于 2021 年 1 月 16 日进行 [EB/OL]. [2019-07-08]. http://japan.people.com.cn/n1/2019/0530/c35421-31111909.html.

[4] 曲智 , 张文承 . 日本医学院校入学考试介绍及对我们的启示 [J]. 日本医学介绍 , 2007, 28(4): 187-189.

[5] 医師国家試験の施行について [EB/OL]. [2019-01-29]. https://www.mhlw.go.jp/kouseiroudoushou/shikaku_shiken/ishi/index.html [2019-01-29].

[6] 路振富 , 韩铭红 . 日本医学教育改革现状、发展趋势及其几点借鉴 [J]. 国外医学 (医学教育分册) , 1996(4): 16-21.

容所占比例都会在考试前公布（表 4-3）。此外，还有 200 道一般问题和 200 道实际临床问题。这一部分则是根据全体考生的标准值和标准差确定通过的分数线，属于相对评估。同样，这部分的考查内容所占比例也会在考试前公布。

表 4-3　2006 年日本医师执照考试必答题部分涵盖的内容及所占比例 [1]

内容	构成比（%）
患者权利 / 医学伦理	4
社会与医疗服务	2
医学信息与证书	2
人体结构与功能	3
问诊	6
基本症状	15
一般体检	13
基本临床检验	5
基本临床决策	4
初级急救	9
主要疾病 / 损伤 / 综合征	10
治疗基础知识与临床技能	8
医疗服务中的团队合作	3
生活方式与健康隐患	6
患者的心理 / 社会因素	5
医疗服务质量与安全	3
受教育的一般问题	2

2001 年以前，医师执照考试试题由考试委员会成员拟定。2001 年以后，医学院校、教学医院以及日本医学会也都参与了试题库的扩建，并且使用过的试题不再公布。

二、专科医生医学专业委员会考试

日本专科医生体系由创建于 2002 年 12 月的日本专科医师委员会组织管理，目前有 19 个学科领域被指定为基本专科，包括综合诊疗科、检验科、病理科、整形外科、矫正外科、康复科、急救科、放射科、泌尿科、眼科、精神科、妇产科、儿科、麻醉科、神经外科、耳鼻喉科、外科、皮肤科、内科。各相关学科的学术机构负责本专科的考试，每位医生只允许在一项基本专科范围内行医。上述 19 个基本专科下还划分了亚专科，在通过基本专科的考核后，专科医生再选择亚专科。

只有在指定教学机构完成 5 年以上培训（包括 2 年的毕业后初级培训）才有资格参加专科医生医学专业委员会考试，考试合格者将获得学术委员会授予的专科医生称号 [1]。

[1]　汪青 . 日本的医学教育 [J]. 复旦教育论坛 , 2007, 5(2): 84-88.

第六节 医学院校

一、医学院校数量与分布

1876年，日本效仿德国、英国等欧洲国家，设立了以帝国大学为首的国公私立大学医学院、医科大学和医学专科学校。1945年开始，受美国医学影响，日本将原有的50所医学专科学校（包括大学附属医学专科部）进行了调整。1950年，旧制大学和升级学校都改为新制大学医学院、医科大学，共计46所，并大幅削减招生人数。日本医学院校数量在1965—1980年间逐年增加。特别是1970年起，医学院校得到快速发展，到1980年达80所，此后较长一段时间保持不变（图4-4）[1]。其中国立大学43所、地方公立大学8所、私立大学29所。包括日本帝国大学：东京大学、京都大学、东北大学、九州大学、北海道大学等；旧制六大医科大学：千叶大学、金泽大学、新泻大学、冈山大学、长崎大学、熊本大学；新制八大医科大学：东京医科齿科大学、弘前大学、群马大学、信州大学、鸟取大学、德岛大学等；国立医科大学：秋田大学医学部、旭川医科大学、山形大学医学部、筑波大学医学部、爱媛大学医学部、滨松医科大学、滋贺医科大学、宫崎大学、富山大学、岛根大学、佐贺大学、大分大学等。

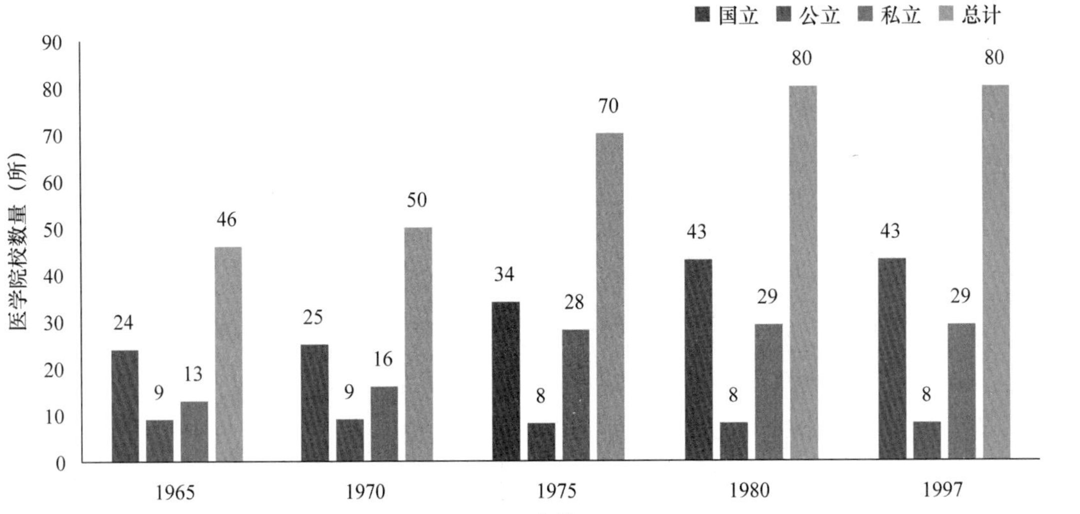

图4-4 日本医学院校数量变化

目前，日本有82所医学院，包括国立42所、公立8所、私立31所和1所隶属于防卫省的国防医学院（也常被归于国立医学院校）。其中，两所私立医学院校肩负有独特的使命：自治医学院负责培养农村医生，学生学费及生活费用由当地政府支付，学生毕业后必须在家乡的公立医疗机构工作9年[2]；职业与环境卫生大学（University of Occupational Environmental Health）培养行业领域医生，包括拥有50名员工以上公司所聘用的职业卫生医生、医院职业病医生、劳动卫生医生、职业与环境卫生研究人员等[3]。在国立和公立大学中，医学专业学费与其他专业相差不大；具体学费标准分别由中央或地方政府决定，每学年从5830美元至6330

[1] 刘玉梅，山下昭．日本医学教育改革现状[J]. 国外医学(医学教育分册), 2000, 2: 22-25.

[2] Matsumoto M, Inoue K, Kajii E. Characteristics of medical students with rural origin: implications for selective admission policies[J]. Health Policy, 2008, 87(2): 194-202.

[3] 汪青．日本的医学教育[J]. 复旦教育论坛, 2007, 5(2): 84-88.

美元不等。私立大学学费比公立、国立大学高 3 ～ 6 倍，平均每年约 55 900 美元[1]。大多数日本家庭都负担不起私立医科大学高昂的学费。

私立大学与国立、公立大学的功能定位有所不相同。日本高等教育体系是等级制的，政府建立的精英大学一般拥有更高的学术地位。例如，在 2011—2012 年泰晤士高等教育世界大学排名中，日本有 12 所拥有医学院的大学入选，其中 11 所为国立或公立大学。国立和公立大学更加注重科学研究，教育相应被弱化，所以在培养专科医生方面所发挥的作用较弱。与此相对比，私立大学则将更多的资源投入到医学教育之中，是日本专科医生的重要来源[1]。

具体而言，日本 42 所国立医学院校分别为：北海道大学、旭川医科大学、弘前大学、东北大学、秋田大学、山形大学、筑波大学、群马大学、千叶大学、东京大学、东京医科齿科大学、新潟大学、富山大学、金泽大学、福井大学、山梨大学、信州大学、岐阜大学、浜松医科大学、名古屋大学、三重大学、滋贺医科大学、京都大学、大阪大学、神户大学、鸟取大学、岛根大学、冈山大学、广岛大学、山口大学、德岛大学、香川大学、爱媛大学、高知大学、九州大学、佐贺大学、长崎大学、熊本大学、大分大学、宫崎大学、鹿儿岛大学、琉球大学。

8 所公立医学院校分别为：札幌医科大学、福岛县立医科大学、横滨市立大学、名古屋市立大学、京都府立医科大学、大阪市立大学、奈良县立医科大学、和歌山县立医科大学。

31 所私立医学院校分别为：岩手医科大学、东北药科大学、自治医科大学、独协医科大学、埼玉医科大学、国际医疗福祉大学、杏林大学、庆应义塾大学、顺天堂大学、昭和大学、帝京大学、东京医科大学、东京慈善会医科大学、东京女子医科大学、东邦大学、日本大学、日本医科大学、北里大学、圣玛丽安娜医科大学、东海大学、金泽医科大学、爱知医科大学、藤田医科大学、大阪医科大学、关西医科大学、近畿大学、兵库医科大学、川崎医科大学、久留米大学、产业医科大学、福冈大学[2]。

按照大学的专业设置分类，日本医学院校还可以分为独立设置的医科大学和综合性大学医学部。一般而言，独立医科大学办学历史较早，教学经验丰富，各类医学教育部门、研究所等设置齐全，有直属的附属医院，代表院校有东京齿科大学、东京女子医科大学等。综合性大学通常分为文学部、理学部、工学部、法学部、医学部等，其中医学部下又可分为医学院、护理学院、附属医院等。

二、医学院校筹资

日本大学的资金来源大致包括设置者的财政拨款、学生缴纳费用、外部资金导入和医院等的收入[3]。不同性质的大学，各项资金所占比例有所差异。例如，在财政拨款方面就实施倾斜性投入政策，大部分资金都流入培养社会精英和推动国家科研竞争力提升的国立大学，私立大学获得的财政拨款较少。

（一）国立大学医学院或者国立医学专科大学

日本国立医学专科大学极少，基本都是在国立大学设置医学部，医学教育经费基本依赖于所属大学的整体规划，按照人员、设备、生源等进行分配。2004 年，日本进行国立大学法人化改革后重构了国立大学的财政体系。国立大学法人收入包括法人的自筹资金、政府的运营交付金、设施建设维修费用、外部委托研究收入和社会捐赠。法人自筹资金是指学费收入、附属

[1] Goto R, Kakihara H. A discrete choice experiment studying students' preferences for scholarships to private medical schools in Japan[J]. Human Resources for Health, 2016, 14: 4.

[2] 文部科学省 . 各大学医学部ホームページ [EB/OL]. [2019-02-01]. http://www.mext.go.jp/a_menu/koutou/iryou/1337440 [2019-02-01].

[3] 朱超华 . 日本高等教育的财政现状与面临的课题 [J]. 高教探索 , 1995, 3: 69-71.

医院收入等国立大学自筹经费，这部分不再需要上缴国库，而是由国立大学自己支配。各大学对学费标准的制订有一定自主性。文部科学省每年公布学费标准额，该标准额乘以110%则为国立大学学费的最高限额，国立大学可在此范围内自主决定。文部科学省会核定国立大学法人日常运作所需要的经费。这部分经费一般不能完全由法人自筹资金所覆盖，不足的部分由政府拨款补齐，也称作运营交付金。运营交付金用来保障国立大学日常科研教学活动的正常进行，有附属医院的大学还会获得专属的附属医院运营交付金。国家还会为国立大学的大型设备购置、维修提供专项资金。除了这些来自政府的拨款之外，国立大学还可以通过接受社会团体捐赠、对外提供研究等来开拓财源[1]。

2019年度文部科学省预算显示，高校教育振兴补助费18 824亿日元，占国家GDP的0.5%。在高校教育振兴补助费中，拨给国立大学运营费交付金10 971亿日元（占58%），私立学校补助4385亿日元（占23%），大学教育改革626亿日元（占3%），其他机构2842万元（占16%）。政府拨款占国立大学运营经费的36%，生均176万日元；政府拨款占私立大学运营经费的9%，生均13万日元[2]。学费收入、经营收入及捐赠收入均为大学自筹运营资金，不同大学的收入金额有所不同[3]。这些数据说明，日本政府对大学资金投入水平并不高，重视借助民间力量办学。

对于国立医学专科大学，如旭川医科大学，资金来源与非医学专科的国立大学类似，主要包括政府拨款、学费收入、运营收入、捐赠收入等。其中，来自附属医院的经费是最主要的资金来源。2019—2020年，各校总收入合计305.8亿日元。其中，运营费拨款53.4亿日元，占17.5%；学费收入5.5亿日元，占1.8%；附属医院收入228.7亿日元，占75%，是学校最主要的经济来源；其他费用18.2亿日元，占6%[4]。2019—2020年，浜松医科大学总收入为333.4亿日元，其中来自附属医院的收入243.9亿日元，占73.2%[5]。2019—2020年，滋贺医科大学总收入为344.1亿日元，其中附属医院收入243.2亿日元，占70.7%[6]。

（二）公立医学专科大学

与医学相关的公立大学基本都是医学专科大学，包括札幌医科大学、福岛县立医科大学、京都府立医科大学等[7]，其资金来源和构成与国立大学有所区别。

公立大学的财源分为规模较小的捐赠和委托金、学生缴纳的学费和作为其设置者的地方公共团体捐赠。关于后者，由地方公共团体以运营交付金的形式拨付。地方公共团体的主要收入渠道包括地方税和地方交付税。对于拥有公立大学的地方公共团体，建立和管理大学的费用包含在计算普通补助税的标准财政需求中。地方交付税是地方固有的财源，其用途由地方公共团体自主决定，很多地方公共团体将地方交付税用于扶持当地的公立大学。

---

[1] 鲍威．法人化改革后日本国立大学财政管理体系的重构——从“行政隶属型”向“契约型”的转化[J].比较教育研究，2007, 28(9): 62-67.

[2] 日本文部科学省．2019年度文部科学预算要点[EB/OL]. [2020-12-21]. https://warp.ndl.go.jp/info: ndljp/pid/11293659/www.mext.go.jp/component/b_menu/other/__icsFiles/afieldfile/2018/12/21/1412042_01.pdf.

[3] 日本文部科学省．国立大学收到的捐款清单[EB/OL]. [2020-12-24]. https://warp.ndl.go.jp/info: ndljp/pid/11293659/www.mext.go.jp/component/a_menu/education/detail/__icsFiles/afieldfile/2018/10/24/1384238_03_1.pdf.

[4] 旭川医科大学．令和元年度财务报表[EB/OL]. [2020-11-31]. http://www.asahikawa-med.ac.jp/bureau/public/zaimu/zaimur01.pdf.

[5] 浜松医科大学．令和元年度财务报表[EB/OL]. [2020-12-01]. https://www.hama-med.ac.jp/about-us/disclosure-info/e50337e1e8f51ac6ecb859a7efdd9785.pdf.

[6] 滋賀医科大学．令和元年度财务报表[EB/OL]. [2020-12-01]. https://www.shiga-med.ac.jp/sites/default/files/2020-09/%E4%BB%A4%E5%92%8C%E5%85%83%E5%B9%B4%E5%BA%A6%E6%B1%BA%E7%AE%97%E5%A0%B1%E5%91%8A%E6%9B%B8.pdf.

[7] 日本文部科学省．公立大学[EB/OL]. [2020-9-1]. https://warp.ndl.go.jp/info: ndljp/pid/11293659/www.mext.go.jp/b_menu/link/daigaku2.htm.

在国家对公立大学的支持方面，公立大学的设施成本补贴制度始于 1963 年，以改善教育的内容和方法。从 1976 年起，公立医科大学均获得了国家补贴。但是，在 2003 财年末三位一体改革中，作为对国家和地方公共财政合理化的一部分，日本取消了国家对地方政府的激励性补贴，对于公立大学的国家财政支持体系也被废除[1]。运营公立大学所需的费用已包含在普通分配税的标准财务需求之中。具体而言，通过将基于特定标准计算的生均费用（单位费用）乘以公立大学在校学生人数得出的经费分配数额。此外，还考虑了诸如减免学费和为有经济困难的学生提供免税等费用。从 2013 年起，建立了新的人文科学体系和卫生体系，以便可以根据公立大学的特征和实际情况计算补助经费。

以札幌医科大学为例，其收入来源主要包括运营拨款、学费收入、经营收入、捐赠等。2019—2020 财年，大学总收入为 356.8 亿日元。其中，运营费拨款 65.1 亿日元，占 18.2%；学费收入 7 亿日元，占 2%；来自附属医院的收入 265.1 亿日元，占 74.3%，是学校的最主要经济来源；其他费用合计 19.6 亿日元，占 5.5%[2]。福岛县立医科大学、京都府立医科大学、奈良县立医科大学、和歌山县立医科大学等主要资金来源也是附属医院收入，占到 7 成以上[3]。因此，日本医学院校的收入主要来源于附属医院。

（三）私立大学医学院或私立医学专科大学

私立大学对日本学校教育的发展做出了巨大贡献。近年来，在日益国际化、信息化的社会中，日本要求每所私立大学都进行符合人民多样化需求的独特的教育和研究。私立大学在质量和数量上都对日本教育的发展起着重要作用。因此，教育、文化、体育、科学和技术部将促进私立大学的发展定位为一项重要的政策问题，并致力于维持和改善私立大学的教育和研究条件，减轻入学学生的经济负担[4]。

日本私立大学的经费来源包括学生缴纳的学费、政府财政补助、学校经营收入以及社会团体捐赠等。其中，学费主要包括新生入学时缴纳的入学手续费和每学年都要缴纳的听课费、入学金、设施设备费、实验实习费、图书馆读书费等，占学校总收入的 70% 以上，是私立大学的主要经费来源。政府财政补助约占学校总收入的 14%，是私立大学发展的一大保障。财政补助分为两种类型：一类为一般性补助，即以教职工数和学生数为基数，直接乘以补助额；另一类为特别补助，指在一般补助基础上额外增加的补助，其数额会综合考虑学生人数超编或不足、平均每个教师教的学生数量、学生缴纳费用有多少用于教学科研等因素。经营收入约占总收入的 10%，也是学校经费的重要来源，指大学利用自身的科技、设备等优势对外开展服务所取得的收入。经营收入的主要形式有：通过申请课题或签订研究合同获得的科研经费；与企业合作中所获得的经费；医院对外服务；出租学校场地和设备等。社会团体捐赠收入约占学校总收入的 3%。绝大多数私立大学是由社会团体或个人捐赠而创立，办学期间也一直接受社会捐助。捐赠来源包括公司、校友等，私立大学能够获得的捐赠数额与办学质量、学校社会地位等有关，越好的学校获得的捐赠越多[5]。

对于私立大学医学院，医学教育资金来源基本依赖于所属大学的总体财务规划，按照人员、设备、生源等分配。一般而言，私立大学运营资金来源主要有学费收入、政府拨款、劳务

[1] 日本文部科学省 . 公立大学财政 [EB/OL]. [2020-11-01]. https://warp.ndl.go.jp/info: ndljp/pid/11293659/www.mext.go.jp/a_menu/koutou/kouritsu/detail/1284531.htm.

[2] 札幌医科大学 . 令和元年度财务报表 [EB/OL]. [2020-11-01]. https://web.sapmed.ac.jp/jp/summary/section/foundation/03bqho00000006e8-att/jmjbbn000000tnla.pdf.

[3] 日本文部科学省 . 公立大学 [EB/OL]. [2020-11-1]. https://warp.ndl.go.jp/info: ndljp/pid/11293659/www.mext.go.jp/b_menu/link/daigaku2.htm.

[4] 日本文部科学省 . 私立大学 [EB/OL]. [2020-11-1]. https://warp.ndl.go.jp/info: ndljp/pid/11293659/www.mext.go.jp/a_menu/koutou/shiritsu/index.htm.

[5] 蔡霞 . 日本私立大学经费筹措对我国民办高等教育的启示 [J]. 科教导刊（电子版）, 2018, 2: 32-33.

费、科研经费等。以早稻田大学为例，2019—2020财年，学校总收入1949.7亿日元。其中，学费收入666.8亿日元，政府拨款125亿日元，劳务费489.4亿日元，科研经费431.2亿日元，分别占34.2%、6.5%、25.1%、22.1%；其他收入237.3亿日元，占12.2%。因此，学校收入的主要来源为学费和科研经费[1]。对于私立医学专科大学，收入来源主要包括学费、项目经费、附属医院收入等。以川崎医科大学为例，2019—2020财年，学校总收入为604.3亿日元。其中，学费124.1亿日元，项目经费21.7亿日元，附属医院收入437.4亿日元，分别占20.5%、3.6%、72.4%；其他收入合计21.1亿日元，占3.5%[2]。因此，私立医学专科大学的最主要收入也来源于附属医院。

总的来说，无论是国立、公立还是私立医学专科大学，资金来源的绝大部分是其附属医院的医疗收入，还包括学费和科研经费等收入；而对于国立或私立大学医学院，则基本依赖所属大学整体规划，按照人员、设备、生源等分配。

三、医学院校招生

日本医学院校招生人数从1965年的3560名逐渐上升至1985年的8340名。在1983年提前达到了厚生劳动省提出的1985年实现全国医生数达到百万人的目标。此后，出现医生过剩现象，因此在1985年后开始减少医学院校的招生数量（图4-5）[3]。2007年，日本又出现了医生短缺现象，于是从2008年开始再次增加各医学院校的招生人数。

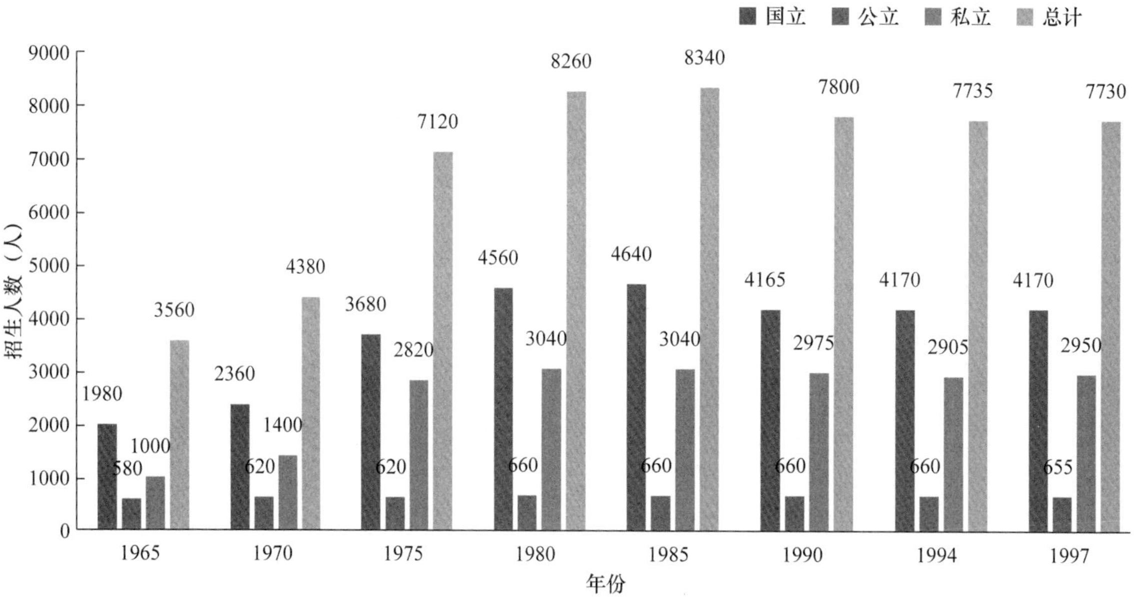

图4-5 日本医学院校招生人数变化

在2018年，日本国立、公立、私立医学院校总共招生9203人，绝大多数医学院校招生人数都在100人以上，平均每所院校招生约115人（表4-4）。其中，实际竞争率=应试人数/合格人数，定员充足率=入学人数/招生人数。每所学校的最大招生数量由厚生劳动省决定。私立医学院校的报名人数远超过招生名额更多的国立医学院校，实际竞争率高达14.06，竞争极

[1] 早稻田大学.2019年财务报表[EB/OL].[2020-11-02]. https://www.waseda.jp/top/assets/uploads/2020/06/02_setumei19-1.pdf.
[2] 川崎医科大学.令和元年度财务报表[EB/OL].[2020-11-26]. https://k.kawasaki-m.ac.jp/pdf/gaiyou/r01_houkoku.pdf.
[3] 刘玉梅，山下昭.日本医学教育改革现状[J].国外医学(医学教育分册)，2000, 2: 22-25.

其激烈。此外，数据显示私立医学院校的考试合格者中有近一半人最终并没有选择在私立医学院校就读。

日本医学院校有多种招生途径，包括一般入试、特别选拔、AO 入试等。其中，一般入试就是指通过参加大学入学中心考试及各院校自主命题的考试入学，是学生进入医学院校的主流方式，具体内容参见本章第四节。特别选拔是相对一般入试而言，包括推荐入学、归国子女特别选拔、社会人特别选拔等。通过特别选拔入学的新生数仅次于一般入学新生，也是一种所占比例较大的招生方式。

表 4-4　2018 年日本医学院医学科入学状况

大学名称		一般入学考试、AO 入学考试、特别选拔等							编入学		
		招生人数	报名人数	应试人数	合格人数	入学人数	实际竞争率	定员充足率	招生人数	报名人数	入学人数
1	北海道大学	102	359	331	104	102	3.18	100.0%	5	75	5
2	旭川医科大学	107	1072	769	107	107	7.19	100.0%	10	130	10
3	弘前大学	112	639	566	112	112	5.05	100.0%	20	105	20
4	东北大学	135	645	422	139	139	3.04	103.0%	0	0	0
5	秋田大学	124	910	407	131	124	3.11	100.0%	5	102	5
6	山形大学	120	638	480	122	120	3.93	100.0%	0	0	0
7	筑波大学	135	571	522	139	135	3.76	100.0%	5	116	5
8	群马大学	108	325	307	114	108	2.69	100.0%	15	275	15
9	千叶大学	117	680	360	123	117	2.93	100.0%	5	104	5
10	东京大学	100	462	384	100	100	3.84	100.0%	0	0	0
11	东京医科齿科大学	101	585	376	113	100	3.33	99.0%	5	39	4
12	新潟大学	122	534	472	129	122	3.66	100.0%	5	61	5
13	富山大学	105	708	446	112	105	3.98	100.0%	5	97	5
14	金泽大学	111	438	319	114	111	2.80	100.0%	5	63	5
15	福井大学	110	847	354	114	111	3.11	100.9%	5	234	4
16	山梨大学	125	1351	391	137	125	2.85	100.0%	0	0	0
17	信州大学	120	554	483	127	120	3.80	100.0%	0	0	0
18	岐阜大学	110	1339	574	114	111	5.04	100.9%	0	0	0
19	滨松医科大学	115	593	352	116	115	3.03	100.0%	5	135	4
20	名古屋大学	107	374	306	113	111	2.71	103.7%	5	118	5
21	三重大学	125	709	423	125	125	3.38	100.0%	0	0	0
22	滋贺医科大学	100	538	485	100	100	4.85	100.0%	17	397	17
23	京都大学	107	349	330	109	109	3.03	101.9%	0	0	0
24	大阪大学	100	279	262	100	101	2.62	101.0%	10	127	9
25	神户大学	112	407	298	112	112	2.66	100.0%	5	111	5
26	鸟取大学	105	1037	756	110	105	6.87	100.0%	5	152	5
27	岛根大学	102	529	486	103	102	4.72	100.0%	10	160	10
28	冈山大学	112	380	361	115	112	3.14	100.0%	5	57	5

（续表）

大学名称	一般入学考试、AO 入学考试、特别选拔等							编入学		
	招生人数	报名人数	应试人数	合格人数	入学人数	实际竞争率	定员充足率	招生人数	报名人数	入学人数
29 广岛大学	120	855	645	123	120	5.24	100.0%	0	0	0
30 山口大学	107	674	483	110	107	4.39	100.0%	10	279	10
31 德岛大学	114	307	184	115	114	1.60	100.0%	0	0	0
32 香川大学	109	722	441	112	109	3.94	100.0%	5	47	5
33 爱媛大学	110	603	399	116	110	3.44	100.0%	5	94	5
34 高知大学	110	614	497	110	110	4.52	100.0%	5	123	5
35 九州大学	111	329	316	112	112	2.82	100.9%	0	0	0
36 佐贺大学	106	720	390	107	106	3.64	100.0%	0	0	0
37 长崎大学	120	624	440	122	120	3.61	100.0%	5	123	5
38 熊本大学	115	410	379	116	115	3.27	100.0%	0	0	0
39 大分大学	100	548	238	100	100	2.38	100.0%	10	268	8
40 宫崎大学	110	870	423	113	110	3.74	100.0%	0	0	0
41 鹿儿岛大学	107	650	382	111	107	3.44	100.0%	10	248	9
42 琉球大学	112	863	505	114	112	4.43	100.0%	5	107	5
国立大学总计	**4700**	**26 641**	**17 744**	**4835**	**4713**	**3.67**	**100.3%**	**207**	**3947**	**200**
43 札幌医科大学	110	462	395	111	110	3.56	100.0%	0	0	0
44 福岛县立大学	130	726	447	137	130	3.26	100.0%	0	0	0
45 横滨市立大学	90	310	262	97	90	2.70	100.0%	0	0	0
46 名古屋市立大学	97	673	605	97	97	6.24	100.0%	0	0	0
47 京都府立大学	107	309	291	107	107	2.72	100.0%	0	0	0
48 大阪市立大学	95	364	348	95	95	3.66	100.0%	0	0	0
49 奈良县立医科大学	113	1419	778	119	113	6.54	100.0%	2	4	1
50 和歌山县立医科大学	100	290	225	101	100	2.23	100.0%	0	0	0
公立大学总计	**842**	**4553**	**3351**	**864**	**842**	**3.88**	**100.0%**	**2**	**4**	**1**
51 岩手医科大学	123	3477	3379	216	120	15.64	97.6%	7	34	7
52 东北药科大学	100	1873	1673	227	100	7.37	100.0%	0	0	0
53 自治医科大学	123	2186	2140	158	123	13.54	100.0%	0	0	0
54 独协医科大学	120	3164	2920	261	120	11.19	100.0%	0	0	0
55 埼玉医科大学	129	5569	5010	242	129	20.70	100.0%	0	0	0
56 国际医疗福祉大学	140	3453	3346	341	140	9.81	100.0%	0	0	0
57 杏林大学	117	4263	4112	356	117	11.55	100.0%	0	0	0
58 庆应义塾大学	113	1587	1389	224	114	6.20	100.9%	0	0	0
59 顺天堂大学	140	4280	4157	238	141	17.47	100.7%	0	0	0
60 昭和大学	110	5933	5600	335	120	16.72	109.1%	0	0	0
61 帝京大学	120	9663	8856	178	126	49.75	105.0%	0	0	0
62 东京医科大学	120	4007	3677	241	120	15.26	100.0%	0	0	0

（续表）

大学名称	一般入学考试、AO 入学考试、特别选拔等							编入学		
	招生人数	报名人数	应试人数	合格人数	入学人数	实际竞争率	定员充足率	招生人数	报名人数	入学人数
63　东京慈善会医科大学	110	2017	1845	273	110	6.76	100.0%	0	0	0
64　东京女子医科大学	110	1452	1405	187	112	7.51	101.8%	0	0	0
65　东邦大学	115	3229	2980	226	115	13.19	100.0%	0	0	0
66　日本大学	120	4566	4001	203	120	19.71	100.0%	0	0	0
67　日本医科大学	121	3932	3672	122	121	30.10	100.0%	0	0	0
68　北里大学	119	2704	2364	229	119	10.32	100.0%	0*	5	1
69　圣玛丽安娜医科大学	115	3540	3211	212	115	15.15	100.0%	0	0	0
70　东海大学	98	6045	5315	200	105	26.58	107.1%	20	308	18
71　金泽医科大学	105	5236	4893	250	105	19.57	100.0%	5	91	5
72　爱知医科大学	115	3060	2949	302	116	9.76	100.9%	0	0	0
73　藤田医科大学	120	3679	3501	339	120	10.33	100.0%	0	0	0
74　大阪医科大学	112	2944	2659	349	111	7.62	99.1%	0	0	0
75　关西医科大学	122	3484	3212	191	122	16.82	100.0%	0	0	0
76　近畿大学	115	4037	3841	272	115	14.12	100.0%	0	0	0
77　兵库医科大学	112	2991	2821	248	112	11.38	100.0%	0	0	0
78　川崎医科大学	126	1554	1507	215	128	7.01	101.6%	0	0	0
79　久留米大学	115	2364	2171	193	116	11.25	100.9%	0	0	0
80　产业医科大学	105	2203	1875	128	105	14.65	100.0%	0	0	0
81　福冈大学	110	3932	3655	250	111	14.62	100.9%	0	0	0
私立大学总计	**3620**	**112 424**	**104 136**	**7406**	**3648**	**14.06**	**100.8%**	**32**	**438**	**31**
国公私立大学总计	**9162**	**143 618**	**125 231**	**13 105**	**9203**	**9.56**	**100.4%**	**241**	**4389**	**232**

* 北里大学在编入学时招收若干名

来源：文部科学省，http://www.mext.go.jp/a_menu/koutou/iryou/1324090.htm

AO 是招生办公室（admission office）的简称，AO 入试是指由各大学设立的招生部门（入学选拔办公室或招生担当事务所）组织实施的招生方式，1990 年由庆应义塾大学最早实施。各个大学的 AO 入试的选拔方式各不相同，但主要是通过递交申请书和自我推荐书、参加面试、体验教学等方式对学生进行选拔。通过 AO 入试进入大学的人数在新生总人数所占比例较小，不过近年来有上升趋势。AO 入试方式主要应用于私立大学的招生之中，大约 10% 的私立大学新生通过 AO 入试入学，所占比例远大于国立大学和公立大学。AO 入学大致可分为三种类型：一为论文考查型，学生向目标院校提交小论文和 2000 ～ 3000 字的志愿理由书，学校对此进行筛选，合格学生进入面试，学校根据面试结果录取学生。二为面试型，这是 AO 入试的主流类型，在学生正式提交志愿之前，学校先进行 1 ～ 2 次预备面试，然后学生通过提交志愿申请书、自我简介等获取正式面试机会。学校在了解学生的求学经历、人生规划之后，对符合招生标准的学生尽可能给予机会。此种方法注重考查学生的入学动机。三为体验型，学生走进大学校园，体验大学课堂教学，然后提交体验报告书，学校根据学生体验入学的表现及报告书质量选拔学生 [1]。

[1]　王丽燕，蒋丽凯．日本大学招生“AO 入学”选拔的现状及其启示 [J]. 考试研究，2015, 6: 41-45.

编入学针对短期大学、高等专门学校、专门学校的应届毕业生，以及大学中途退学的社会人（已取得必要的学分）。在原学校所取得的学分得到拟转入学校认可的情况下，通过笔试、书面审查、面试等招考形式，把录取的应届毕业生插班编入四年制大学三年级，录取的社会考生插班编入四年制大学二年级[1]。其中，笔试内容包括外语与医学专业课。外语除了考查英语外，还要从德语和法语中选择一门小语种参加考试。英语考试内容为医学领域和一般教养的长文阅读以及英译日的句子翻译，考试中主要考查学生对单词、语法等基础的掌握程度以及对于一些专业术语的熟悉程度。在书面审查方面，考生需提供申请志愿书、就学经历书、报考理由书及学业企划书。对外国及短期大学的申请者，还需要提供大学期间的课程表、每次授课时间、每周上课次数、科目开讲时间（按周数或年记载）。无日本国籍的外国人还应提供住民票和护照复印件以及日本语能力考试 N1 的能力认定书。面试在编入学录取中极为重要，不参加面试或在面试中拒绝回答问题的考生一律不予录取。面试主要是根据报考时提交的志愿书和报考理由书提问，常常询问考生入学后的规划，以此了解学生的学习意愿；由于社会考生学习时间较少，在面试时偏向于对其社会经验的考查[2]。总体来看，通过编入学方式录取的医学生人数极少，2018 年国立、公立、私立大学总共才招收 232 人，其中大多数去往国立大学，仅有几所公立大学和私立大学提供此种入学途径。

第七节　院校医学教育

一、学制与学位

日本医学院设有医学科、综合药学科和保健学科，其中临床医学本科专业学制为 6 年，包括 4 年临床前教育和 2 年临床教育。牙医学、兽医学本科专业学制 6 年，药学系本科专业学制 4 年或 6 年。最后获得的学位都是学士学位。整体来说，医学类专业本科 6 年的居多。此外，硕士学制 2 年，博士学制 4 年。医学本科生入学时并不分科，前 4 年统一学习医学基础课以及综合临床课程，第 5 年进入临床实践学习阶段，第 6 年选择专科进行专科学习。每学年始于 4 月 1 日，止于翌年的 3 月 31 日[3]。

二、培养模式

（一）课程体系

日本医学本科教育课程体系基本可分为全学教育和专业教育两个阶段，每个阶段都有三种结构类型，详见表 4-5 和表 4-6。全学教育由大学的教养部负责施教，包括普通基础课和教养教育，要求 45 ～ 48 学分；专业教育则由医学部负责，包括医学基础课和临床教学，要求 80 ～ 84 学分。近年来，随着日本医学教育改革，理论课时数逐渐减少，而增加了实习学时[4]。课程考核通常由出勤、讨论和考试三部分构成。有部分全学课程及专业讨论课程通过提交报告、口头报告或实验报告等代替考试。成绩通常用 S、A、B、C、F 五等级法评定，其中 F 表示不及格；还有的用优、良、中、差四等级法来评定。

[1] 大学编入って何 [EB/OL]. [2019-02-13]. https://daigaku.gakkou.net/groom/paw/guide157.html.
[2] 庞世佳，徐涵．日本编入学制度及启示 [J]. 职教通讯，2014, 19: 35-38.
[3] 汪青．日本的医学教育 [J]. 复旦教育论坛，2007, 5(2): 84-88.
[4] 路振富，韩铭红．日本医学教育改革现状、发展趋势及其几点借鉴 [J]. 国外医学（医学教育分册），1996, 4: 16-21.

表 4-5 全学教育的三种结构类型

类型	主要特征
第一种	由基础课程和教养课程两部分组成。基础课程分为全学基础课程（包括基础专题讨论、语言文化和健康体育科学）、文科基础课程、理科基础课程；教养课程分为文科教养课程、理科教养课程、全学教养课程和开放课程
第二种	分为教养前期课程、文科基础课程、理科基础课程、信息处理课程和教养后期课程。其中教养前期课程又可分为共同核心课、核心专题讨论、文科核心课、理科核心课、语言文化课和健康体育科学
第三种	分为若干课程群，一般包括人文社会科学课程群、自然科学课程群、外语课程群、保健体育课程群等

表 4-6 专业教育的三种结构类型

类型	主要特征
学科型	按学科来组织专业课程，分为基础医学、临床医学、社会医学。整个医学课程分为若干课程群，包括细胞生物学、生物体机能学、病例病态学、内科病态学、发生发育医学、外科病态学、神经感觉器官病态学、社会医学
跨学科型	按器官系统来组织专业课程，即围绕各个器官系统，就其解剖结构、生理功能、生长发育、病理改变以及常见疾病的典型临床表现、诊断、治疗等问题，将相关知识统合起来形成课程组织结构
需要型	以问题为中心的跨学科综合式课程设置。主要围绕临床问题，或以疾病、症状、临床工作常见典型问题等为中心，将基础医学与临床医学或社会医学与临床医学有机地融合起来组织课程

（二）培养计划

日本医学生每学期一般有 10 ～ 15 门课，每门课一周只上 1 ～ 2 小时。在前四年中，医学生经常投入更多时间参加课外活动，比如体育社团、兼职工作等（表 4-7）。很多学生表示在这四年里通过课程考核只需要付出少量努力，比较容易[1]。

表 4-7 日本本科医学教育的培养计划

年份	课程
第一年	主要采用素质教育的方式，以培养思想道德素质、参观医院、观看医疗设施、体会照护患者、心理健康教育等作为主要内容。课程多为必修基础课，如生物、化学、英语等
第二年	开始学习基础医学课程，包括解剖学、生物学、生物化学、组织胚胎学、病理学及生理学等。除了课堂学习外，学生还进行相关实习
第三、四年	主要学习内、外、妇、儿、神经、精神、放射等临床专业课程，心理学、公共卫生学、法医学、社会医学等学科也是必修课。所有临床医学课程结束后，参加厚生劳动省组织的统一命题考试
第五年	开始在附属医院各科室进行临床实习。临床实习分为三种类型：诊疗见习型、模拟诊疗型和诊疗参与型。医学院校本科生临床实习以诊疗参与型为主。住院医师与实习生组成诊疗小组，实习生参加实际的日常诊疗活动以提高临床能力。各医学院校对实习生采取观察记录、共用考试和客观结构化临床考试（OSCE）进行考核。其中半数以上学校采取网络版医学测试（National Board of Medical Examination，NBME）进行
第六年	临床实习的同时，学生们准备毕业考试。通过毕业考试后获得 MD 学位，也获得参加日本国家医师考试的资格。考试结果通常在毕业前夕发布，约 80% 的学生通过国家医师资格考试，获得医师资格证书

[1] Teo A. The current state of medical education in Japan: a system under reform[J]. Medical Education, 2007, 41(3): 302-308.

日本医学生完成临床前医学教育后，需要参加由公共成效考试组织（Common Achievement Tests Organization，CATO）组织的公共成效考试（CAT），包括计算机考试（CBT）和客观结构化临床考试（OSCE），通过后才能进入临床实习。根据日本法律，未获得医师资格的公民禁止进行医学操作，所以临床技能培训部分在模拟医生和病人中进行操作，同时模拟教育和标准化病人得到了很好的发展[1]。

CAT 由 CBT 和 OSCE 两部分组成，考试内容及合格标准依据 2001 年的样板核心课程制订。其中，CBT 在各医学院校完成，学生使用学校的计算机进行考试，考题 300 道，考试时间 6 小时。各科目及其所占比例见表 4-8。CBT 试题来自全国各医学院，试题编写研讨班也在全国范围内举办。2001 年起，每年约有 1 万道新题目收自 79 所医学院，经 CATO 教育委员会审核、编辑及试用，再评估后如果合适便汇入试题库。试题库储存在 CATO 中央计算机中，每年的试题由计算机随机抽取，计算机还会对试题顺序进行重组，以使不同考生的试卷看上去不一样但内容完全一致。OSCE 则是通过 6 个站点测试临床能力：问诊（10 分钟）、头颈部（5 分钟）、生命体征与胸部（5 分钟）、腹部（5 分钟）、神经学检查（5 分钟）、外科基本操作与生命支持（5 分钟）。由于设备及经费的限制，2005 年测试站点仅限 6 个，2 位评分者中一位为本校教师，另一位来自外校，评分表通过 2002—2005 年反复测试而产生并加以标准化。相应的培训标准化病人（standardized patient，SP）和 OSCE 评分者的研讨班在地方及全国范围内定期举办[2]。

表 4-8 CBT 考试科目及所占比例

科目	构成比（%）
医学原理	5
生物医学基本原理	20
器官的正常结构与功能，病理生理学，诊断与治疗	40
系统生理学 / 病理生理学改变	10
临床医学导论	15
健康促进 / 医疗保健 / 社会	10

（三）教学方法

日本绝大多数医学校采取了“楔形”教育模式和 PBL 模式。其中，PBL 模式以小班教学为主，按照“提供病例—建立假说—收集验证假说所需要的信息和知识—验证假说”的流程实施。具体的 PBL 主题参见表 4-9。该模式改变了传统的知识传授式教学，以问题为基础，课程中学生自主提出学习问题并以此指导他们个人的学习方式，在培养临床思维、强调实用性知识的传授、发挥学生主动性、培养学生创造力等方面有十分显著的效果。PBL 模式将各学科知识相互渗透，培养学生灵活运用知识的能力。经过这样学习的毕业生，具备一定的问题解决能力[3]。

[1] 石燕强 . 感受日本医学教育与文化 [EB/OL]. [2017-3-17]. http://static.nfapp.southcn.com/content/201703/17/c324944.html.
[2] 汪青 . 日本的医学教育 [J]. 复旦教育论坛 , 2007, 5(2): 84-88.
[3] 张训巍 , 武玉欣 . 日本医学院校教学模式特点介绍及分析 [J]. 日本医学介绍 , 2007, 12: 573-574.

表 4-9　日本高知医科大学 PBL 主题

PBL Ⅰ（医科 2 年级学生）	PBL Ⅱ（医科 3 年级学生）	PBL Ⅲ（医科 4 年级学生）
主题 1　前 -PBL	主题 1　感染性疾病	主题 1　血液系统疾病
主题 2　前 -PBL	主题 2　免疫与风湿性疾病	主题 2　内分泌系统疾病
主题 3　老年人特点	主题 3　成长与发育	主题 3　消化系统疾病
主题 4　性学	主题 4　乳房疾病	主题 4　神经系统疾病
主题 5　心身障碍和医疗	主题 5　儿鼻咽喉系统疾病	主题 5　生殖系统疾病
主题 6　营养	主题 6　口腔疾病	主题 6　妊娠与分娩
主题 7　化学因素引起的疾病	主题 7　精神疾病	主题 7　眼与视觉
主题 8　物理因素引起的疾病	主题 8　呼吸系统疾病	主题 8　运动系统疾病
	主题 9　心血管系统疾病	主题 9　皮肤
	主题 10　泌尿系统疾病	

“楔形”教育是指将专业课学习楔入基础课学习之中，即医学生提前开始专业课学习，并在高年级复修一些基础课程。这种教学方式既能满足低年级医学生对临床知识的渴望，也能满足高年级学生巩固基础知识的需求，同时将基础教学和临床教学的教学计划统一起来。比如，就某一器官、系统和组织等从生理、组织胚胎、系统解剖、病理等方面进行横向集中讲授。

第八节　毕业后医学教育

一、初级临床培训

医学毕业生获得国家医师执照后，就可以参加毕业后的初级临床培训即住院医师培训。现在实施的毕业后临床培训体系是依据厚生劳动省 2002 年颁布的 158 号法令，从 2004 年开始实行。初级临床培训为期 2 年，2004 年 4 月 1 日后注册的医生若要从医都必须参加并通过该阶段培训。研究表明，接受了住院医师培训的医生在照顾急性疾病患者时比 2004 年前毕业而没参加过培训的医生更加自信，更可能在急症医学中坚持适当的标准[1]。课程设置着眼于使医学生在初级卫生保健与全科医学方面打下扎实的基础，得到有效的培训。第一年培训包括普通内科学（不少于 6 个月）、普通外科学（不少于 3 个月）、急救医学（包括麻醉学）；第二年则为儿科学（不少于 1 个月）、妇产科学（不少于 1 个月）、精神病学（不少于 1 个月）及社区医学（不少于 1 个月）。

承担毕业后培训的教学医院可分三类：独立医院（independent hospital）、行政医院（administrative hospital）及合作医院（cooperative hospital）。其中，独立医院为大学附属医院及大型教学医院，可独立培训住院医师；合作医院则必须辅助行政医院，共同培训住院医师。培训基地接受培训医师的数量原则上不超过医院病床数的 10% 或每年住院患者数的 1%[2]。

为使住院医师培训更加有效，国家对受训者合理付酬，给予其相应的生活补助，同时严格禁止去其他医疗机构打工等所谓的兼职。住院医师的工作时间也有严格限制，以防止过度疲劳。2005 年 6 月 3 日，日本高等法院裁定一名住院医师之死是由于在大学附属医院过度劳累

[1]　Tokuda Y, Soshi M, Okubo T, et al. Postgraduate medical education in Japan: Missed opportunity for learning clinical reasoning[J]. J Gen Fam Med, 2018, 19(5): 152-153.

[2]　孟开 , 张玲 . 日本和中国医师培训制度的比较研究 [J]. 中华医院管理杂志 , 2009, 25(10): 717-720.

所致。法院认为，尽管住院医师可被认为是学习者，但只要他在专业人员指导下从事医疗服务，就可视为劳动者，受劳动标准法保护。该案促使高等法院颁布了一条新法令，即住院医师工作时间与日本所有普通劳动者一样，每周应在 40 小时以内。但该工作时间限制仅适用于 2 年的初级培训，对 3 年以上高级住院医师或教职员工并不适用。

以往，日本并没有全国范围的住院医师岗位匹配系统，住院医师可随意向自己感兴趣的医院申请培训职位。2004 年，住院医师岗位匹配系统由一个非政府机构——分配委员会组织建立。2005 年，日本共有 1261 个住院医师培训项目，分布于全国 1016 家医院，提供 11 228 个培训岗位。在当年的 8472 名申请者之中，8100 名（95.6%）被成功匹配。其中，46.2% 在大学附属医院，49.4% 在其他教学医院；2496 名（30.8%）在所在大学的附属医院，4184 名（51.7%）到厚生劳动省批准的其他教学医院。剩余的 372 名申请者未进入分配系统，可能通过与医院直接谈判而自行找到培训岗位[1]。

2 年初级培训结束后，得到培训医院认可者，会获得培训医院颁发的培训结业证书；未得到认可的话，培训医院会以书面形式说明原因，这部分培训医师也就得不到结业证书。此外，如果培训医师因为各种原因中断培训，培训医院将在培训中断证明书上记录该培训医师已经学习过的培训内容，以便其日后能够继续接受临床培训[2]。通过 2 年的毕业后初级培训后，受训者可进入研究生院参加高级临床培训课程而成为专科医师，或进入社区成为一名全科医生[3]。

二、高级临床培训

在完成 2 年的初级培训后，要成为专科医生还需要继续参加高级临床培训。培训由医学院校的临床科室提供，在教学医院内进行。培训的内容与具体年限依据各专科学会的标准而定，一般培训时间为 4 ～ 6 年不等。培训结束后，受训者必须参加学术委员会的基本专科考试（详见本章第五节中的“专科医生医学专业委员会考试”），考试合格者获得专科医生证书。

第九节　继续医学教育

继续医学教育（continuing medical education，CME）制度由日本医师会（Japan Medical Association，JMA）于 1987 年建立。日本医师会是一个支持医生医疗实践的私立学术组织，2017 年 12 月大约有 170 199 名会员，约占日本所有执业医师的 55%（图 4-6）[4]。

2011 年 2 月，日本医师会颁布了《日本医师会生涯教育制度》，将继续医学教育的对象扩大为所有通过国家执业医师资格考试的医师。日本继续医学教育制度鼓励每位会员参加各种与医疗保健相关的组织和机构举办的医学教育项目或讨论会，但不是强制性的。日本医师会要求全体会员（包括私人开业或在综合医院工作的医生）都要参加学习，但对不参加学习、不进行汇报的会员也没有任何处罚措施。学习方法相对灵活，医师可以通过参加教育项目、讨论班、培训班、学术会议、小组学习、自学、实践等多种方式来完成继续教育。

---

[1] 汪青 . 日本的医学教育 [J]. 复旦教育论坛 , 2007, 5(2): 84-88.

[2] 孟开 , 张玲 . 日本和中国医师培训制度的比较研究 [J]. 中华医院管理杂志 , 2009, 25(10): 717-720.

[3] Tadahiko K. Medical education in Japan[J]. Academic Medicine, 2006, 81(12): 1069-1075.

[4] Japan Medical Association. Overview[EB/OL]. [2019-02-01]. https://www.med.or.jp/english/about_JMA/overview.html.

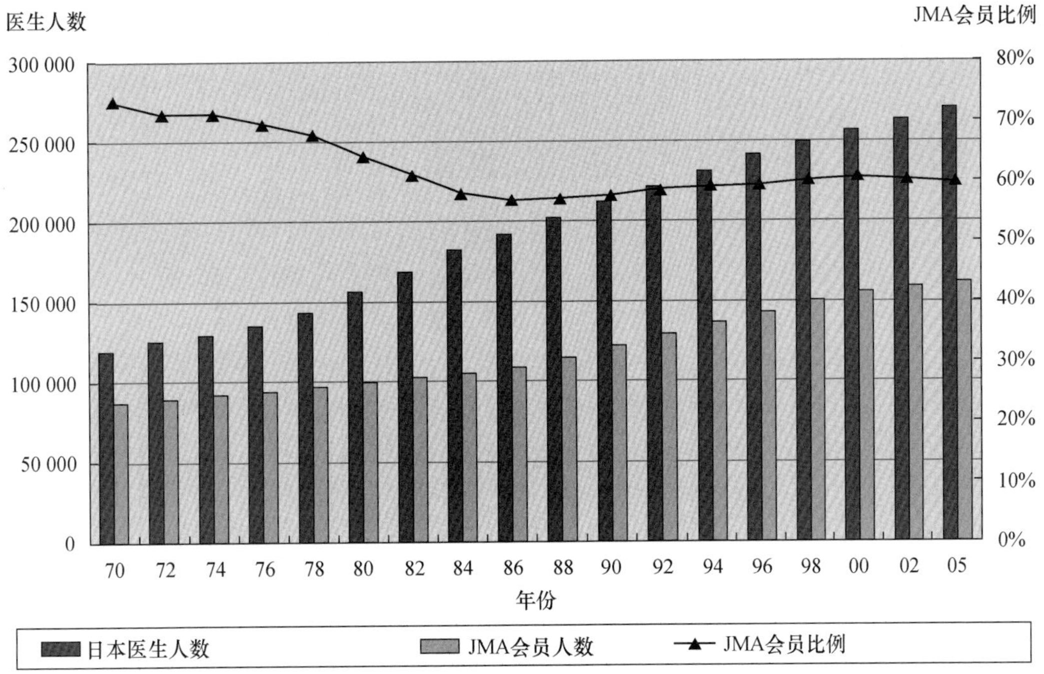

图 4-6　日本医生人数和 JMA 会员比例[1]

参加继续医学教育的医师，在一个年度内，通过课程学习、远程参与继续医学教育讲座、发表医学学术论文等方式获得“单位”数（1 单位为 1 学时，最小单位为 0.5 学时），填写“生涯教育单位记录表”，5 月前将其和相关证明文件提交至所属市区医师会；市区医师会整理审核后于 6 月前提交至都道府县医师会；都道府县医师会将审核后的申请资料和该年度的申请比率和具体数据在 7 月前提交至日本医师会。日本医师会最终审核并于 10 月确定通过者获得该年度的“生涯教育单位取得证”。继续医学教育学习周期为 3 年。参加者每年取得 10 个单位，3 年累计 30 个单位，加上通过参加研讨会、联合会诊等方式取得的 30 个单位，共计 60 个单位，即可以获得日本医师会审核合格后颁发的“日本医师会生涯教育认定证书”。证书有效期为 3 年。虽然“日本医师会生涯教育认定证书”不与职称晋升挂钩，但拥有此证书的医师能够获得更多的工作机会和福祉。

关于继续医学教育的学习内容，不仅包含医学科学，还包括与医疗实践有关的社会伦理，并且注重通过参加综合医院和教学机构的临床实践来获得实践经验。其中，继续医学教育课程有 84 门，包括食欲不振、腹痛等常见病课程，意识障碍、精神科领域的急救等精神科课程，以及继续学习和临床能力的保持、医疗伦理等提高医师责任感和职业道德类课程等。总体而言，继续医学教育有利于帮助日本医生适应同行竞争极其激烈的社会环境。同时，对社会伦理的进一步探讨和学习，也使继续医学教育在彰显教育真谛、维护社会伦理等方面发挥了更大的作用。

[1]　Japan Medical Association. Number of Physicians[EB/OL]. [2019-02-01]. https://www.med.or.jp/english/about_JMA/physicians.html.

第十节　讨论与借鉴

一、统筹规划，稳步增加优质医学院数量

2018 年，中国每千万人口临床医学本科院校数仅为 1.4 所，明显低于澳大利亚（8.9 所）、英国（8.5 所）、法国（7.9 所）、日本（6.7 所）、美国（5.9 所）、德国（5.2 所）、加拿大（4.6 所）、印度（3.1 所）等国家。此外，中国每千万人口医学院数量尚不及全球平均水平的一半。更为严重的是，中国医学院间教学质量存在很大差异，相当一部分医学院的教学质量难以令人满意，导致医学院的数量更显不足。在中国现有医学院中，985 工程和世界一流学科建设高校等高层次院校开设临床医学本科专业比例高，而院校数量较少；非高层次院校开设临床医学本科专业比例较低，而院校数量较多。由于高层次院校临床医学本科专业招生规模较小，加之两类院校数量存在明显差距，因此中国临床医学人才的培养主力仍是普通本科院校。为了更好地发挥普通本科院校的作用，未来可能需要采取相关扶持政策，不断提高地方医学院校办学水平，比如出台激励政策引导重点医学院毕业生到地方院校就业以加强师资队伍建设，贯彻实行医学院校对口帮扶政策以促进欠发达地区医学院的发展等。高等职业医学教育是中国医学教育的重要组成部分，在当前基层卫生人员不足的阶段发挥了不可替代的作用。对于一些优质的高等职业院校，可在严格提升办学质量的基础之上升格为本科院校。

二、科学布局，促进医学教育区域间均衡发展

医学院校的地域分布对于满足区域医疗卫生人才的需求具有着重要作用。在 20 世纪 70 年代，日本政府就实施了每个都道府县至少建立一所医学院的政策。目前，日本 47 个都道府县共设有 82 所医学院。中国不同区域和省份间的医学院的绝对数量以及按地区人口和地理面积计算的相对数量均呈显著差异。2018 年，全国有 5 个省份的临床医学本科院校超过 10 所，均位于东部和中部地区。其中，居于前三位的分别为浙江（17 所）、湖北（15 所）和江苏（13 所）；海南、重庆、西藏、青海和宁夏等 5 个省份均仅有 1 所临床医学本科院校，在各省份中居于最后，其中 4 所位于西部地区。就每千万人口临床医学本科院校数量而言，居于前三位的分别为浙江（3.0 所）、西藏（3.0 所）和湖北（2.5 所），居于后三位的分别为重庆（0.3 所）、河南（0.8 所）、山东（0.8 所）。此外，全国每十万平方千米临床医学本科院校数量为 1.9 所。其中，居于前三位的分别为上海（63.1 所）、天津（25.2 所）和北京（24.4 所），居于后三位的分别为青海（0.1 所）、西藏（0.1 所）和新疆（0.2 所）。从相对数量看，按照地理面积配置计算的院校数量差异远大于按照人口数量配置的院校数量。同时，两种方法计算的结果在部分省份的差异极大。因此，在制订区域医学院设置和宏观调控时不但要考虑区域院校的绝对数量，而且要参考基于人口和地理面积计算的相对指标进行综合考虑，科学布局医学院建设，不断促进医学教育区域间均衡发展。

三、研究私立医学院建设与管理的国际经验，促进我国民办医学院的健康发展

由于医学教育具有成本高的特点，举办医学院校需要大量经费，允许民间资本举办私立医学院可以减轻政府财政负担，从而在等量财政投入下有效扩大医学教育规模、缓解医学人才短缺问题，因此私立医学院的发展应当受到政府鼓励。在全球范围内，公立和私立院校在医学

人才培养体系中所占比重因国家或地区而异。私立医学院在很多国家获得了极大发展，成为医学人才培养体系的重要组成部分，教学质量并不比公立医学院差，甚至优于公立院校。例如，日本拥有 31 所私立医学院，占该国医学院总数的三分之一以下。私立医学院是美国医学教育的起源。2014 年，全美拥有 51 所获得完全认证的授予医学博士学位的私立医学院，占总数的 39.5%，包括哈佛大学医学院等世界名校 [1]。非洲第一所私立医学院于 1990 年前后成立，目前私立医学院占总数的 26%，分为非营利性和营利性两种类型 [2]。在尼泊尔等南亚发展中国家，也成立了很多私立医学院，绝大部分像营利性企业一样运营。政府对于私立医学院基础设施和日常运营所需经费的投入十分有限 [3]。

19 世纪中期，西方国家传教士所创办的私立医学学校是中国现代医学教育的起源。1866 年，中国最早的西医教会医科学校“博济医校”（又称博济医学校）成立。1949 年，全国共有医学院校 44 所，包括国立 24 所、省立 7 所、私立 13 所，在校生 18 800 人。新中国成立后，政府先后接管了公私立医学院校，私立医学院校则全部被转制为由政府举办。在随后近半个世纪中，中国高等医学教育领域被公立院校所独占。1997 年 10 月，国务院发布《社会力量办学条例》，从法律层面开始鼓励社会力量办学，但对于社会力量举办高等教育机构仍然严格控制。此后，普通高等医学教育领域出现了为数不多的民办医学院校。2003 年，《中华人民共和国民办教育促进法》和《中华人民共和国民办教育促进法实施条例》先后实施，积极鼓励国家机构以外的社会组织或者个人利用非国家财政性经费，面向社会举办学校，从而使民办医学院校得到了快速发展。部分民办医学院校具有比较充足的资金来源和科学的管理体制，同时聘请公立大学具有丰富经验的管理人员和教师，较好解决了民办院校师资力量薄弱和不稳定等问题，取得了不错的办学效益，也表明民办医学院校可以办好并能够分担国家医学教育重任。然而，众多民办医学院校由于资金短缺、趋利性过强等原因，在人力和物力资源方面的投入明显不足。此外，政府对民办医学院校管理仍欠规范，存在缺位现象，专业认证制度不健全和政府监管不力导致部分资格不符的民办医学院校进入教育市场。整体而言，民办医学院校在教学资源硬件条件方面仍存在很大不足，办学质量有待提高，与公立医学院相比尚存在一定差距。

为了促进民办医学院的健康发展，我国迫切需要研究相关国家私立医学院建设与管理的相关经验，包括政策环境、监督管理体制、医学院治理结构等。与此同时，财政扶持的对象不能仅限于公立医学院校，而是应发挥公共财政的职能，把符合条件的民办院校也覆盖在内。原因在于我国民间资本尚不雄厚，单纯依靠民间投入办学可能并不现实。政府部门应逐渐增加对非营利性医学院校的经费投入。同时，应切实落实相关政策，保证民办医学院校获得应有的政策待遇。

四、增加地方财政投入，扩大中央财政转移支付规模，加强医学院校建设

根据国际成熟经验，解决某地区卫生人力短缺的一个有效途径是加强地方医学院校建设并招收本地生源。我国医学院校和卫生人力的分布与区域经济发展状况存在密切关系，经济欠发达地区医学院校与卫生人力的配置水平均相对较低，然而仅依靠当地财政力量解决此问题存在

[1] Association of American Medical Colleges. 2013 Tables and Graphs-Medical School Revenues, http://www.aamc.org/data/finance.

[2] Mullan F, Frehywot S, Omaswa F, et al. Medical schools in sub-Saharan Africa[J]. The Lancet, 2011, 377(9771): 1113-1121.

[3] P. Rayi Shankar. Self-financing students in private medical schools[J]. Journal of Education Evaluation for Health Professions, 2012, 9: 4.

很大困难。因此，中央财政应通过转移支付强化对欠发达地区医学院校建设与发展的支持。此外，地方财政对医学类专业的生均拨款标准应高于其他专业。由于医学类不同专业的培养成本有很大不同，应开展专业培养成本的测算，并在此基础之上进一步细化专业拨款与收费标准。目前，我国对于某医学类专业进行成本测算的实证研究还很少，数据的准确搜集较为困难，对于成本测算口径也存在争议。因此，对某医学类专业的生均培养成本进行测算时，测算标准的确立和测算体系的完善至关重要。

第五章　加拿大医学教育

第一节　基本国情

一、基本情况

加拿大（Canada）位于北美洲北部，是英联邦成员国之一，素有“枫叶之国”的美誉。首都为安大略省的渥太华（Ottawa）。加拿大东临大西洋，西濒太平洋，西北部邻美国阿拉斯加州，南接美国本土，北靠北冰洋。国土面积 998 万平方千米，其中陆地面积 909 万平方千米，淡水覆盖面积 89 万平方千米。

作为西方七大工业国家之一，加拿大的制造业、高科技产业、服务业发达，资源工业、初级制造业和农业是国民经济的主要支柱。加拿大以贸易立国，对外贸依赖较大，经济上受美国影响较深。2018 年，主要经济指标如下：国内生产总值 20 634 亿加元，人均国内生产总值 5.51 万加元，GDP 增长率 1.8%，失业率 5.6%[1]。

人口主要集中在南部五大湖沿岸。根据 2016 年人口普查，加拿大共有约 3515 万人口，较 2011 年增长约 5.0%，为 1871 年加拿大第一次人口普查时的 10 倍，相比 2011 年增长了 170 万。移民是该国人口增长的主要因素，约占人口增长的三分之二，而另外三分之一则为自然生育。人口主要为英、法等欧洲后裔，原住民约占 3%，其余为亚洲、拉美、非洲裔等。据 2017 年的统计数据，加拿大人口数量为 3670 万，平均年龄为 41 岁。其中 65 岁及以上人口为 593 万；百岁以上有 8230 人，男性为 1340 人，女性为 6890 人。

根据加拿大统计局官网的资料，加拿大人口从 1970 年的 2130 万人增加到 2019 年的 3740 万人，年均增长率为 1.15%。同期内，女性占比从 49.9% 增长到 50.4%，年均增长率为 0.02%；65 岁及以上人口占比从 8% 增长到 17.6%，年均增长率为 1.62%；人口出生率从 16.6‰下降到 10.3‰，生育率从每位妇女生育 2.2 胎下降到 1.5 胎。婴儿死亡率从 1969 年的每 1000 名活产死亡 19.4 人逐渐下降到 2018 年的 4.3 人，孕产妇死亡率从 1998 年的每 10 万活产死亡 9 人上升到 2017 年的 10 人。预期寿命从 1968 年的 72.4 岁增长到 2017 年的 82.2 岁，年均增长率为 0.26%[2,3]。

在行政区划上，加拿大分 10 个省和 3 个领地（territory）。其中，10 省分别为不列颠哥伦比亚、阿尔伯塔、萨斯喀彻温、曼尼托巴、安大略、魁北克、新不伦瑞克、新斯科舍、爱德华王子岛、纽芬兰和拉布拉多；3 个领地为育空领地、西北领地、努纳武特领地。

---

[1] 中华人民共和国外交部 . 加拿大国家概况 [EB/OL]. [2020-2-8]. https://www.fmprc.gov.cn/web/gjhdq_676201/gj_676203/bmz_679954/1206_680426/1206x0_680428/.

[2] World Data Atlas. Canada[EB/OL]. [2020-2-8]. https://knoema.com/atlas/Canada.

[3] Statistics Canada. Population size and growth in Canada: Key results from the 2016 Census[EB/OL]. [2020-2-8] https://www150.statcan.gc.ca/n1/daily-quotidien/170208/dq170208a-eng.htm?HPA=1.

各省设省督、省议长、省长和省内阁。领地也设立相应职位和机构。加拿大的省和领地的主要区别如下：省是根据宪法条约所设立的，而领地是根据联邦法律所设立的。因此，领地由联邦政府直接管辖，而省由各省政府管辖。与联邦政府相比，省在某些领域经费开支的控制限度上有很大的权力，如在健康保险、教育和工作保险等社会保障领域。除了省政府的税收之外，各省也可以获得联邦政府下拨的转移支付[1]。

加拿大的政治体制为君主立宪下的议会制，采用三权分立，立法权、司法权及行政权均来源于加拿大君主。现任君主为英国国王查尔斯三世，他同时也是其他 15 个独立的英联邦国家的君主。由于加拿大国王居住在英国，所以他通常会指派总督来代表他行使权力。皇室成员在政府内的权力十分有限，实际上国家的行政权集中于内阁——一个成员全是国家大臣和一些下议院议员并由总理带领的委员会，但是总督或君主依然会保留着一些实权以在危机时使用。为了保持政府的稳定，通常由总理任命总督。总理办公室是政府中最具实权的一个机构，可以发起立法提案，任命总督、省督、上议院议员、联邦最高法院大法官、国营企业以及政府机构的负责人[2]。

二、医生

（一）医生成长之路

加拿大受美国的影响，实行北美医学教育模式，医生培养的基本流程为：学生高中毕业后，接受 3 ～ 4 年大学本科教育并获得学士学位（也有部分医学院校招收本科 2 ～ 3 年的学生），然后才有资格申请进入医学院进行学习；被医学院录取后，再经过 3 ～ 5 年医学院校教育，获得 MD 学位；参加加拿大医学委员会组织的医师资格考试（Medical Council of Canada Qualifying Examination，MCCQE）第一阶段部分，取得接受实习医师和住院医师培训的资格；医学院毕业获 MD 学位后，进入医院接受住院医师培训，住院医师第一年培训结束，可经加拿大医学委员会组织的医师资格考试（MCCQE）第二阶段考试，获得加拿大医学委员会颁发的医师资格证书，但还不能独立执业，还需完成住院医师培训并获得专科医师资格认证后，才可独立行医[3,4]。通过长时间的培养、严格的考核和持续的质量改进，才能成长为一名医生，主要过程详见图 5-1。

（二）医生数量、构成与分布

根据加拿大医学会（Canadian Medical Association）和加拿大健康信息研究所（Canadian Institute for Health Information）的数据，截至 2019 年 1 月，加拿大在职医生（不包括住院医师）总人数为 86 092 人[5]，每 1000 人中有 2.41 名医生[6]。其中，家庭医生占 52%，其他专科医生占 48%；就性别而言，43% 是女性，57% 是男性；55 岁或以上医生人数占 39%。就毕业院校而言，75% 毕业于加拿大医学院，22% 毕业于外国医学院，3% 未注明。在 35 岁以下的

[1] 中华人民共和国外交部 . 加拿大国家概况 [EB/OL]. [2020-2-8]. https://www.fmprc.gov.cn/web/gjhdq_676201/gj_676203/bmz_679954/1206_680426/1206x0_680428/.

[2] Forsey EA. How Canadians govern themselves[M]. 7th ed. Ottawa: Library of Parliament, 2003.

[3] 李文惠 , 陈校云 , 余中光 , 等 . 加拿大医学教育模式对我国医师培养的启示 [J]. 中国高等医学教育, 2015, 6: 122-123.

[4] 刘萍 , 耿赟 , 吴晓莉 , 等 . 以胜任力为导向的加拿大住院医师培训框架对我国中医住院医师培训体系的启示 [J]. 中医药管理杂志, 2017, 20: 7-9.

[5] Canadian Medical Association. CMA Masterfile, January 2019[EB/OL]. [2020-2-8]. https://www.cma.ca/quick-facts-canadas-physicians.

[6] Canadian Institute for Health Information. Supply, distribution and migration of Canadian physicians, 2018[EB/OL]. [2020-2-8]. https://www.cma.ca/quick-facts-canadas-physicians.

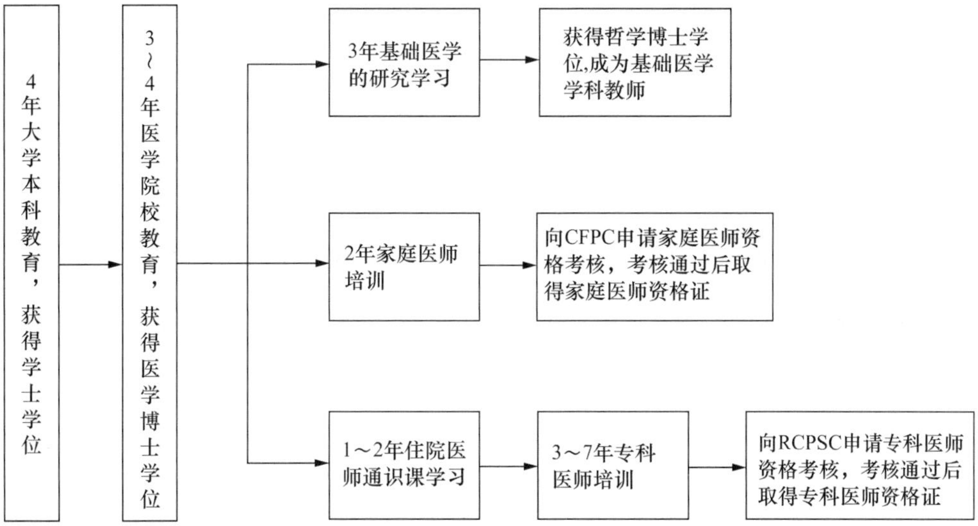

图 5-1 加拿大医生成长之路

家庭医生中，约三分之二（64%）为女性[1]。

根据加拿大医学会的数据，约 8% 的医生在农村地区执业[2]，而约 19% 的加拿大人生活在农村地区[3]。在萨斯喀彻温省和纽芬兰省，毕业于外国医学院的医生分别占当地医生的 52% 和 37%。在魁北克省，只有 10% 的医生毕业于加拿大以外医学院。74% 的加拿大本国毕业生在他们所毕业的省份实习。就毕业生保留率（即某地区医学院毕业生留在该地区从医的比例）而言，新斯科舍省为 38%，魁北克省为 86%[4]。

就加拿大 2019 年在职医生所获得医学博士学位的院校而言，加拿大医学院校毕业生占 74.73%，为 64 337 人；美国医学院校毕业生占 0.94%，为 813 人；中国大陆医学院校毕业生占 0.21%，为 185 人。在 2008—2019 年间，来自中国大陆医学院校的毕业生约占加拿大在职医生的 0.2%（表 5-1）[5]。

表 5-1 2008—2019 年加拿大医生的医学院校毕业情况比较

年份	加拿大		美国		中国大陆		其他国家		未知		合计	
	人数	占比（%）	人数	占比（%）	人数	占比（%）	人数	占比（%）	人数	占比（%）	人数	占比（%）
2008	49 902	75.85	557	0.85	103	0.16	14 244	21.65	988	1.50	65 794	100.0
2009	50 638	75.59	587	0.88	113	0.17	14 521	21.68	1133	1.69	66 992	100.0
2010	52 169	75.32	623	0.90	112	0.16	15 024	21.69	1339	1.93	69 267	100.0
2011	52 665	75.14	652	0.93	130	0.19	15 925	22.72	716	1.02	70 088	100.0

[1] Canadian Medical Association. CMA Masterfile, January 2019[EB/OL]. [2020-2-8]. https://www.cma.ca/quick-facts-canadas-physicians.

[2] Canadian Medical Association. CMA Postal Code file, January 2017[EB/OL]. [2020-2-8]. https://www.cma.ca/quick-facts-canadas-physicians.

[3] Canadian Medical Association. 2016 Census of Population, Statistics Canada[EB/OL]. [2020-2-8]. https://www.cma.ca/quick-facts-canadas-physicians.

[4] Canadian Medical Association. CMA masterfile, January 2019[EB/OL]. [2020-2-8]. https://www.cma.ca/quick-facts-canadas-physicians.

[5] Canadian Medical Association. Active physicians by country of MD graduation, Canada, 2008—2019[EB/OL]. [2020-2-8]. https://www.cma.ca/sites/default/files/2019-11/2019-10-phys-by-country.pdf.

（续表）

年份	加拿大		美国		中国大陆		其他国家		未知		合计	
	人数	占比（%）	人数	占比（%）	人数	占比（%）	人数	占比（%）	人数	占比（%）	人数	占比（%）
2012	54 378	75.14	663	0.92	132	0.18	16 612	22.95	583	0.81	72 368	100.0
2013	55 756	74.81	693	0.93	142	0.19	17 157	23.02	778	1.04	74 526	100.0
2014	57 942	74.78	742	0.96	150	0.19	17 639	22.77	1006	1.30	77 479	100.0
2015	58 818	74.78	745	0.95	157	0.20	17 477	22.22	1460	1.86	78 657	100.0
2016	60 187	74.73	771	0.96	167	0.21	17 689	21.96	1730	2.15	80 544	100.0
2017	62 296	74.91	787	0.95	176	0.21	17 749	21.34	2151	2.59	83 159	100.0
2018	62 744	74.46	798	0.95	180	0.21	18 011	21.38	2527	3.00	84 260	100.0
2019	64 337	74.73	813	0.94	185	0.21	17 992	20.90	2765	3.21	86 092	100.0

第二节 医学教育概况

一、医学院校发展史

加拿大第一个医学教育项目于 1824 年在蒙特利尔医学所（Montreal Medical Institution）创立，5 年后该机构成为麦吉尔大学医学院（Faculty of Medicine at McGill University）。此后，多伦多大学（University of Toronto）、拉瓦尔大学（Laval University）、皇后大学（Queen's University）、达尔豪西大学（Dalhousie University）、西安大略大学（University of Western Ontario）和马尼托巴大学（University of Manitoba）纷纷成立了医学院。1913 年，位于埃德蒙顿的阿尔伯塔大学（University of Alberta）成立了全国第 8 所医学院。截止到 1950 年，萨斯喀彻温大学（University of Saskatchewan）、渥太华大学（University of Ottawa）和不列颠哥伦比亚大学（University of British Columbia）也各自成立了医学院，而拉瓦尔大学的蒙特利尔分校成长为一所独立的大学并亦设立了医学院，即蒙特利尔大学医学院（Medical Faculty of University of Montreal）。

在 20 世纪初，有两件事深刻影响了加拿大医学教育的质量。第一件事是 1910 年卡内基教学促进基金会（Carnegie Foundation for the Advancement of Teaching）出版了《美国和加拿大医学教育》（*Medical Education in the United States and Canada*）。该书由亚伯拉罕·弗莱克斯纳（Abraham Flexner）所撰写。他访问了这两个国家的 155 所医学院，并根据这些医学院的访问情况，认为：可接受的医学院必须有很高的招生标准，必须是一所大学的一部分，必须遵守严格的学术标准，必须以其教育计划为基础、以科学的方法对待医学，必须鼓励医学院进行学术研究。Flexner 报告的影响如此深远，以至于在它发布的 15 年内，大多数被认定为不合格的医学院（接近总数的一半）都永远关闭了。虽然加拿大没有医学院被关闭，但医学院的基本标准却有了很大提高。

第二个具有重要影响的事件是 1912 年加拿大医学委员会（Medical Council of Canada，MCC）的成立。该委员会为加拿大所有医学院的毕业生建立了一个统一标准的考试，并最终被所有省级医疗执照颁发机构接受，作为颁发医生执照的标准。因此，全国医学教育的质量变得更加标准化。同样重要的是，医学毕业生可以自由地从一个地方迁移到另一个地方，因为他们有理由相信自己的资格会得到认可和接受。

对加拿大医学教育的下一个重大影响事件是 1964 年皇家卫生服务委员会（Royal Commission on Health Services）报告的发表。该委员会由埃米特·霍尔（Emmett Hall）法官领导，旨在调查全国卫生服务的提供情况。报告的结论是，如果不继续依赖在其他国家接受培训医生的大量移民，12 所医学院提供的医学毕业生数量将不足以满足该国对于医生的需求数量。上述研究结果导致麦克马斯特大学（McMaster University）、卡尔加里大学（University of Calgary）和纪念大学（Memorial University）几乎立即成立了新的医学院，并加速了舍布鲁克大学（University of Sherbrooke）医学院的发展[1]。

二、医学课程与教学方式的演化

在第二次世界大战之前，加拿大医学院的课程一般是从麦吉尔大学建立的课程发展而来，而麦吉尔大学的课程又以爱丁堡模式为基础。19 世纪 80 年代，威廉·奥斯勒（William Osler）在麦吉尔大学引入了床旁教学。医学课程包括为期 2 年的解剖学、生理学、生物化学、细菌学、病理学和药理学等基础科学的讲授和实验课学习，以及 2 年在医院病房接受临床指导。在传统上，弗莱克斯纳以其对于基础医学理论基础的重视，塑造了基础医学教学。相比之下，临床教学强调医疗保健的实际应用方面，几乎完全基于学生接触医院患者的情况。

科学知识在第二次世界大战期间和之后急剧增长，其中许多知识被很快吸收到医疗实践之中。因此，原本就很丰富的医学课程也相应有所增加。在此阶段，加拿大医学院出现了一批新的临床教师。青年们被越来越多的研究经费支持和研究职业所能提供的机会所吸引，不再仅仅满足于临床学科的培训，而是在一门或多门基础科学中寻求更加广泛和更加深刻的理论基础。他们成为新一代临床科学家-教师（clinical scientist-teachers）的先驱者，其中部分人员对于加拿大所有的医学院都产生了巨大的影响。

到 20 世纪 50 年代末和 60 年代初，加拿大医学院校在快速增长的知识体系的压力下步履蹒跚，当时的课程无法充分传达这些知识。医学院学生们变得越来越沮丧，抱怨他们必须学习的信息太多，而这些信息的相关性并不总是很明显。作为回应，大多数医学院校开始在第一年而不是第三年让学生接触临床患者，目的在于为仍然需要教授的基础科学知识创造条件。为了适应这一变化，基础医学实验活动要么减少，要么被取消。

许多医学院校开始采用综合或“系统”的课程体系，其中心血管系统、肌肉骨骼系统、呼吸系统或消化系统的基本和临床特征以综合模块的形式进行教授。学生按照协调的顺序学习这些系统的临床特征、诊断和管理的基础科学知识。基于系统的学习方法为医学生提供了一个概念框架，使他们能够根据这个框架进行疾病的诊断和治疗。在新的教学模式之中，课堂和实验室不再是主要的教学工具，而研讨会和辅导课受到了重视。为了应付不断增长的必须吸收的知识，学校还鼓励医学生对自己的教育承担更多的责任，以培养他们解决问题的技能。

在新教学模式中最激进且引起全世界关注的，是麦克马斯特大学采用的基于问题的学习方法（problem-based learning，PBL）。PBL 方法融合了数种教育原则，倡导并优化以学生为中心的、自我指导和反思性学习的整合教学方式。PBL 方法代表了从以教师为中心的指导教学到以学生为中心的学习方式的重大转变。在该种教学模式下，医学生们分成小组，在教师的指导下共同收集和整合来自书籍和期刊或由教师提供的信息，以解决教师为他们设计的问题。该教学模式强调学生和教师之间的团队合作。教师并没有假装为医学生提供百科全书式的医学知识，而是假设在经历了以问题为基础的课程之后，学生们解决问题的能力将得到培养和提高，以处

[1] Douglas Waugh, Patricia G. Bailey. The Canadian Encyclopedia: Medical education[EB/OL]. [2020-3-16]. https://www.thecanadianencyclopedia.ca/en/article/medical-education.

理他们在实践中可能遇到的临床问题。

该教学模式的批评者宣称，麦克马斯特大学医学院毕业生的表现一直低于加拿大其他大学医学毕业生的平均水平，而且失败率更高。然而，被北美和其他地区一些最负盛名的毕业后教育培训项目所录取的麦克马斯特大学医学院毕业生，在那里获得了很高的评价[1]。

三、医学院认证

自 1934 年以来，加拿大医学院一直定期得到美国医学教育联络委员会（Liaison Committee on Medical Education）的认证。随着 1970 年加拿大全民医疗保健的出现，美国和加拿大的医疗保健和实践模式开始出现分歧，加拿大有必要采用一种更适合本国需要的医学院认证制度。因此，1979 年成立了加拿大医学院认证委员会（Committee on the Accreditation of Canadian Medical Schools），作为一个独立的机构来审查和认证加拿大医学院教育项目的质量。现在，加拿大医学院由上述两个机构联合认证，以保证达到加拿大的相关标准[2]。

第三节 医学教育管理与政策

一、医学教育管理体制

加拿大是联邦制国家，其医学教育和医疗服务由所辖的 10 个省和 3 个领地自行负责。医学教育主要由政府提供资金，大学提供教育，第三方监管机构进行资格认证[3]。医学院校在教学上有高度自主权。各医学院校自主招生、自主设置专业和专业方向、自主设置课程和学分[4]。医学教育由政府提供资金，大学提供教育，第三方监管机构进行资格认证[5]。加拿大政府（包括各省政府）只控制 17 个医学院校的招生人数和各医院招收住院医师的人数，并提供相应的培训经费，但不负责教学质量。由于每个学生的培训经费和住院医师的工资均由政府给予，因此政府严格控制医学院校的招生数和住院医师的职位数。

（一）政府在医学教育管理中的权力和责任

1. 省和领地政府

加拿大教育事务由各省、领地教育部负责，联邦政府不设统一管理全国教育事务的教育部。在 1867 年，联邦宪法从法律上赋予各省教育立法权和管理权，至今未有改变。

由于各省之间经济发展水平参差不齐，各省建立了适合自身发展、相对独立的教育体制。各省法律明确规定，省政府直接负责包括医学教育在内的各个层次的教育。其主要职能包括：管理大学及学区教育局，监管公立和私立教育，向大学和学区教育局拨款，资助职业培训等。

由于教育管理高度非集中化，建立、健全高等教育质量保证体系是各省政府的职责。在大

[1] Douglas Waugh, Patricia G. Bailey. The Canadian Encyclopedia: Medical education[EB/OL]. [2020-3-16]. https://www.thecanadianencyclopedia.ca/en/article/medical-education.

[2] Douglas Waugh, Patricia G. Bailey. The Canadian Encyclopedia: Medical education[EB/OL]. [2020-3-16]. https://www.thecanadianencyclopedia.ca/en/article/medical-education.

[3] 万磊，董琨，陈岳生．关于中国、加拿大医学教育模式的比较分析 [J]. 中国医药科学，2017, 7(18): 251-253.

[4] Busing N, Rosenfield J, Rungta K, et al. Smoothing the transition points in Canadian medical education[J]. Acad Med, 2018, 93(5): 715-721.

[5] Busing N, Harris K, MacLellan AM, et al. The future of postgraduate medical education in Canada[J]. Acad Med, 2015, 90(9): 1258-1263.

多数省份，具有共性的做法概述如下：

（1）立法。各省和领地有关立法明确了省、领地政府在监控高等教育质量方面的职能。例如，各层次私立培训机构只要获得注册和执照（registered，licensed），符合消费者权益保护方面的法律，即可办学并颁发证书。建立公立大学和院校则必须得到省或领地政府的批准，经过认可（recognized）之后才可以颁发文凭和证书。在一些省份，高校所设专业及标准、教师资格也须得到政府的批准，否则政府不划拨教育经费。

（2）外部和内部评估。外部评估主要是以专业认证为目的，由校外的同行、行业和产业界的代表共同组成小组进行实地考察，考察报告提交给专业认证机构和政府部门。为了争取经费，绝大部分高校也自行对本校专业和学校整体办学质量进行内部评估。

（3）专业认证。加拿大设有多个全国性的专业认证机构，如加拿大医学会等。它们直接参与医学院课程标准的制订，对大学设立的相关专业学位教育项目进行认证。认证结果具有权威性，并得到社会的普遍认可。

（4）会员资格。加拿大现存的几个与高等教育相关的全国性非政府组织的会员资格也是判断学校层次和质量的公认标志。例如，要成为加拿大大学与学院协会的会员，必须是经省政府批准设立的大学，在学校行政和财务管理、专业水平、硬件设施、学生数量等方面必须达到若干硬性指标。目前，几乎所有加拿大大学都是该协会的会员。

由于联邦政府不设教育部，加拿大省际教育交流与合作由各省教育部部长组成的加拿大教育部部长理事会（Council of Ministers of Education，Canada，CMEC）协调，有常设办事机构。

2. 联邦政府

虽然教育由各省、领地负责，但是加拿大联邦政府通过三种方式对医学教育的发展进行宏观引导。

（1）法规和政策。通过语言、宗教、原住民族、文化遗产、人力资源开发、移民等领域相关法律法规，联邦立法和政府部门对加拿大医学教育的发展进行引导，并且为医学教育的机会均等提供法律保证。

（2）财政转移支付。根据 1977 年颁发的《联邦与省财政安排法》，联邦政府以转移支付的方式向各省划拨经费，拨款时虽然不限定用于教育的具体数额，但是它直接影响省级教育经费的规模。部分与人力资源、经济发展相关的联邦政府部门，如人力资源部、工业部甚至外交部等也分别从本部门预算中对教育或教育对外交流给予投入。

（3）联邦政府向自然科学和工程研究委员会、社会科学和人文科学研究委员会、加拿大卫生研究院等资助机构拨款，后者直接向大学提供大量的科研经费，培养高层次科研人才。

（二）非政府机构

1. 加拿大医学委员会

加拿大医学委员会（Medical Council of Canada，MCC）位于渥太华。MCC 致力于对医生资质进行严格审核，为加拿大公民提供最高水平的医疗照护，每年通过其审核的医学生和医学毕业生超过 11 000 人。该机构组织的加拿大医学委员会资格考试（medical council of Canada qualifying examination，MCCQE）不仅在加拿大所有考点都有两种官方语言形式，且在全世界 80 多个国家中共设有 500 多个考点。MCC 是认证和颁发医学资格证书最多的机构，其证书受到加拿大其他医学组织的认可。

作为加拿大医学登记机构，MCC 负责登记符合其要求的医学毕业生。MCC 还致力于医学研究和发展，以保证自己始终走在医学评估创新的前沿[1]。

---

[1]　Medical Council of Canada. About us[EB/OL]. [2020-8-03]. https://mcc.ca/about/.

2. 加拿大医学院协会

加拿大医学院协会（Association of Faculties of Medicine of Canada，AFMC）成立于 1943 年，是一个致力于代表和支持加拿大医学院的注册非营利性机构。作为加拿大 17 所医学院校的学术合作组织，AFMC 通过集体领导和倡议，在医学教育、医学研究和向加拿大人提供高质量卫生保健方面取得了卓越成就，是加拿大医学学术界的重要代表。AFMC 的倡议旨在使医学问题在联邦政府的议程中处于优先地位，并确保加拿大医学院校成为该国卫生决策者的重要资源[1]。

3. 加拿大医学院认证委员会

加拿大医学院认证委员会（Committee on Accreditation of Canadian Medical Schools，CACMS）由加拿大医学院协会于 1979 年成立，作为加拿大医学教育项目认证的可靠机构，以确保全国的医学生从医学院毕业时能够具备很强的学术基础。

4. 加拿大皇家内科医师和外科医师学会

1929 年 6 月 14 日，加拿大成立了皇家内科医师和外科医师学会（Royal College of Physicians and Surgeons of Canada，RCPSC），其任务是承担普通内科学和普通外科学住院医师专业培训项目的认证和颁发资格证书。1937 年，应加拿大医学会的要求，RCPSC 的上述职能扩大至皮肤病学、眼科学、耳鼻喉科学、儿科学、放射诊断学、放射治疗学和泌尿科学 7 个专科，以后逐步增加至 1995 年的 53 个专科和亚专科[2]。目前，RCPSC 主要负责认证和监督加拿大除家庭医生外所有的专科医师培训项目[3]。

RCPSC 是全国性非营利组织，其宗旨在于通过设定专业医学教育和终身学习标准，以及推进专业实践和医疗保健，为患者、不同人群和其会员服务。RCPSC 是负责监督加拿大专科医师医学教育的国家级专业协会。RCPSC 对于承担住院医师培训的教育项目进行认证，同时开发和管理住院医师为获得专科医师注册资格而必须通过的严格考试。该学会还负责 68 个专科和亚专科的培训标准的制订和培训基地的考核认证工作，审查已获得认可的专科及亚专科状态，评价新的专科及亚专科申请及通过决定，监督加拿大皇家内科医师和外科医师学会认可的每一个专科及亚专科的不同委员会的活动。由该机构提供的专科资格认定是加拿大专科医师获得专科医学执照的必要条件。

RCPSC 通过帮助医生在某专业内培养技能、知识和特长以保护加拿大人民的健康。该机构通过维持医生资格认定项目，支持专科医师的终身学习和职业发展，并确保他们在不断演变的医疗环境保持胜任力的持续更新。

RCPSC 与加拿大 17 所医学院校、国家级专业协会（professional associations）、国家级专科学会（specialty societies）、志愿性健康组织和政府机构分享专业知识并保持密切的工作关系。在医学教育、医学研究和向加拿大人民提供高质量卫生保健服务等问题的关键讨论之中，该机构的观点受到各方尊重，并且发挥了重要的影响。

RCPSC 致力于医学教育、教育标准和卫生政策方面的学术研究。通过与专科医学领域的前沿研究人员和合作伙伴的合作，RCPSC 致力于建立更有效的方法以评估医生的胜任力，并且为对于加拿大人民至关重要的卫生系统问题找到创新的解决方案。

通过与其他国家的兄弟学会分享教育活动和工具，RCPSC 对于卫生保健、培训价值和职业发展等方面的全球标准提供支持。RCPSC 与全球合作伙伴建立关系，帮助他们建立提供专科医学教育（specialty medical education）的能力，并建立自己的具有可持续性的卫生系统[4]。

---

[1] Association of Faculties of Medicine of Canada. About[EB/OL]. [2020-3-16]. https://afmc.ca/index.php/en/about.

[2] 朱新，王申生. 加拿大住院医师培训概况 [J]. 国外医学（医学教育分册），1999, 4: 40-42.

[3] 殷荣，郑珊，柴毅明，等. 加拿大住院医师培训及其借鉴 [J]. 医学信息，2017, 30(18): 5-7.

[4] Royal College of Physicians and Surgeons of Canada. About[EB/OL]. [2020-06-10]. http://www.royalcollege.ca/rcsite/about/about-royal-college-e.

5. 加拿大家庭医师学会

加拿大家庭医师学会（College of Family Physicians of Canada，CFPC）是加拿大家庭医学的专业协会和法定认证机构。CFPC 成立于 1954 年，是一个通过设定家庭医学教育标准和专业资质、鼓励最新医疗信息的研究和传播以改善加拿大人民健康的全国性组织。CFPC 设有 10 个省级分会，面向教师、研究人员、有特殊兴趣或执业重点（focused practices）的家庭医师、住院医师和医学生。其主要职责包括：

（1）资质认定（certification）：CFPC 组织家庭医学资质考试，通过后获得 CCFP 资质称号（designation）；也组织急诊医学特殊能力考试，通过后获得 CCFP（急诊医学）资质称号。

（2）认证（accreditation）：CFPC 是加拿大 17 所医学院的家庭医学毕业后培训项目的认证机构。

（3）继续医学教育 / 继续职业发展：继续职业发展对 CFPC 会员而言是强制性的。

（4）建立会员制：CFPC 会员人数稳步增长，目前约有 35 000 名家庭医师、学生和住院医师。超过 25 000 名家庭医师拥有 CCFP 资质，其中拥有急诊医学资质者超过 3000 名。此外，有 6000 多人是 CFPC 的研究员（fellow）[1]。

（5）组织会议：CFPC 每年举办加拿大规模最大的单项医学教育活动——家庭医学论坛，同时省级分会在加拿大不同地区也举办一系列年度科学会议。

6. 加拿大医疗监管机构联合会

加拿大医疗监管机构联合会（Federation of Medical Regulatory Authorities of Canada，FMRAC）是一个由省级和领地医疗监管机构组成的全国性协会，其使命是通过合作、共同标准和最佳实践等代表公众推进医疗监管。以下六大支柱使 FMRAC 能够尽可能积极和创造性地完成这一使命：①建立机制，就涉及医疗监管的问题与其成员和相关方面进行有效的信息交流、讨论和合作；②就医疗法规的各个方面制订政策、标准、声明和观点——无论是泛加拿大的还是可由成员国修改的草案；③积极参与泛加拿大卫生系统改革的设计和协调；④在国家或国际重要的医疗监管事务上，成为与关键利益相关者（包括政府、公众和媒体）互动和告知的有效声音；⑤为会员开发和维护项目、服务和福利；⑥及时识别和减轻医疗监管风险[2]。

7. 魁北克医学会

魁北克医学会（Collège des médecins du Québec，CMQ）是魁北克省的专业医师协会，其使命是为公众提供优质的医疗服务。魁北克医学会具有以下职能：①监督和评估魁北克的医疗实践；②提出建议，以改善魁北克的医疗实践；③接受和回应公众的相关投诉；④维持并促进医生的胜任力；⑤确保未来医生的胜任力和他们行医的适宜性；⑥签发执业许可证及授权；⑦监督非法行医；⑧与其他专业部门合作，最大限度地统筹安排向魁北克省人民提供的医疗保健和社会服务；⑨制订实践指南和指导方针；⑩通过媒体等渠道，就各种卫生问题表明立场。为了履行这些职能，魁北克医学会依靠董事会（Board of Directors）和诉求委员会（Requests Committee），并设有常设委员会和六个部门：执业促进部（Practice Enhancement Division）、咨询部（Inquiries Division）、医学教育部（Medical Education Division）、法律事务部（Legal Services Division）、财务和信息技术部（Finances and Information Technology Division）以及行政办公室（Executive Office）。行政办公室负责协调所有部门的活动，执行董事会和诉求委员会的决定和方针[3]。

8. 加拿大继续医学教育认证委员会

加拿大继续医学教育认证委员会（Committee on Accreditation of Continuing Medical Education，

---

[1] College of Family Physicians of Canada. About the College of Family Physicians of Canada[EB/OL]. [2020-06-10]. https://www.cfp.ca/content/AboutCollege.

[2] Federation of Medical Regulatory Authorities of Canada. About us[EB/OL]. [2020-06-10]. https://fmrac.ca/about-us/.

[3] Collège des médecins du Québec.Collège’s mission[EB/OL]. [2020-06-10]. http://www.cmq.org/page/en/mission.aspx.

CACME）是一个由加拿大医学院协会、加拿大皇家内科医师和外科医师学会、加拿大家庭医师学会、加拿大医疗监管机构联合会、魁北克医学会等多个加拿大医疗组织构成的国家级委员会，由其成员组织提名的执业医师和教育工作者组成。

认证是一个定期和综合的过程，包括机构自我评审和以标准为基础的外部评审。通过透明而负责的评审程序，专业人士和公众确信其将负责继续医学教育 / 继续职业发展所代表的长期终身学习的学术中心，致力于提供优良的服务。成功的认证将促进学术机构达到预期的高标准。

继续医学教育 / 继续职业发展办公室作为大学医学 / 健康科学学院的组成部分，承担着特殊的角色，包括：①通过提供教育举措和服务，促进持续学习；②参与项目评估和执业医师的再学习和培训；③通过教育研究和其他学术活动来促进理解。继续医学教育 / 继续职业发展办公室在履行这些基于大学的角色的同时，还必须通过注册费和外部赞助获得经济支持。重要的是，认证过程应确保继续医学教育 / 继续职业发展办公室能够通过评估其资源的充分性、可持续性和合法性等因素履行其各项职责[1]。

二、医学教育重要政策

医学教育在加拿大医疗卫生体系中扮演着至关重要的角色。通过提供严格、最新和全面的医学教育与培训，以确保加拿大人民获得最佳的医疗保健服务。

加拿大未来医学教育（Future of Medical Education in Canada，FMEC）倡议所涵盖的范围十分全面，旨在确保加拿大医学教育能够继续满足加拿大人现在和未来不断变化的需求。迄今为止，已经完成了两个项目，即加拿大未来医学教育医学博士项目（FMEC Medical Doctor Project，FMEC MD）和加拿大未来医学教育毕业后项目（FMEC Postgraduate Project FMEC PG）。第三个项目的重点是继续职业发展（CPD），现在正在进行之中[2]。

加拿大未来医学教育医学博士项目是一个由加拿大医学院协会负责实施且受到加拿大卫生部资助的重大项目之一。该项目的实施时间最初计划为 18 个月，于 2009 年 3 月结束，后延长了 1 年，以便进行知识传播和规划实施等活动。该项目旨在建立一个能够更好地满足加拿大人民现在和将来需要的医学教育系统。该项目的总体目标是通过利益相关者访谈、国际比较、社区咨询和文献研究等方法，对加拿大授予医学博士学位的教育项目进行全面审查，促进医学教育体系改革，以更好地适应不断变化的社会需求。

对于医学博士教育（也被称为院校医学教育），FMEC 所提出的 10 条建议基于循证并且来自于广泛而严格的专家咨询。它们是：①满足个人和社区的需要；②强化招生过程；③建立在医学的科学基础之上；④促进预防和公共卫生；⑤注重隐性课程；⑥多元化学习环境；⑦注重可推广性；⑧推进专业间和专业内的实践；⑨采用基于胜任力且灵活的方式；⑩促进医疗领导力。此外还提出了五项促进执行的建议，分别是：①修订认证标准；②建立能够促进改变的能力；③加强国家间合作；④改进技术的使用；⑤加强师资队伍建设[3]。

加拿大未来医学教育毕业后项目的目标是改革加拿大毕业后医学教育体系，以适应不断变化的社会需求，同时提高效率以支持更加具有可持续性的医疗保健系统。在 2013 年 4 月—

[1] Committee on Accreditation of Continuing Medical Education. Committee composition.[EB/OL]. [2020-06-10]. https://cacme-caemc.ca/about-cacme/committee-composition.

[2] Association of Faculties of Medicine of Canada. Future of medical education in Canada[EB/OL]. [2020-06-10]. https://afmc.ca/en/projects-resources/future-of-medical-education-of-canada-fmec.

[3] Association of Faculties of Medicine of Canada. The future of medical education in Canada: a collective vision for MD education[EB/OL]. [2020-08-03]. https://afmc.ca/sites/default/files/pdf/2010-FMEC-MD_EN.pdf.

2016 年 3 月，该项目针对加拿大毕业后医学教育领域提出了一系列重大改进的建议 [1]。

加拿大未来医学教育毕业后项目为培养加拿大现在和将来所需要的医生提出了愿景。该愿景的部分内容如下：所有医生在培训结束时，应该具备必要的临床专业特长，根据质量、安全、专业、以患者为中心和以团队为基础等原则行医。

加拿大的医学教育体系虽然已经得到了国际认可，然而它还存在亟待完善之处。认识到这一点，由加拿大医学院协会、魁北克医学会、加拿大家庭医师学会、加拿大皇家内科医师和外科医师学会四家组织组成立了一个联盟，与其他主要利益相关方一起审查了加拿大的毕业后医学教育体系，并提出了重要的改革建议。

基于 FMEC MD 项目的工作，FMEC PG 项目将毕业后医学教育作为医生学习连续体的一部分进行了审视，重点关注医学院学生进入毕业后培训和随后进入临床实践的情况。FMEC PG 项目所建议的很多改革，与 FMEC MD 项目所建议的改革相呼应，突出了在医学教育连续统一体中进行相互协调的改革的重要性。

FMEC PG 项目建立在广泛的循证基础之上，包括文献回顾、利益相关者访谈和国际最佳实践的借鉴。所提出的建议和行动计划经过反复起草和完善，并且广泛咨询了众多的利益相关方。该项目最终提出了 10 项变革建议，每项建议都由一项关键的变革行动和其他需要集体意志才能实施的行动作为支持。这些变革对于更加有效地改造加拿大毕业后医学教育体系至关重要。

FMEC PG 项目所提出的建议以四项指导原则为基础，这些原则概括了 FMEC MD 和 PG 项目所得出的重要观点，这四项基本原则分别为：①使医生的学习以服务于患者和社区的健康和福祉为中心；②确保患者安全和高质量医疗照护；③重视、塑造和整合跨专业和专业内知识到住院医师的学习和实践之中；④集成最先进的技术。

FMEC PG 项目关于加拿大毕业后教育的 10 条建议分别为：①确保医生的构成、分布和数量适宜，以满足社会需求；②通过不同学习和工作环境中的经验积累，以培养社会责任感；③创造积极且具有支持性的学习和工作环境；④将基于胜任力的课程体系融入毕业后教育项目；⑤确保医学教育不同阶段之间的有效整合和过渡；⑥建立有效的评估制度；⑦培养、支持和认可临床教师；⑧培养领导力；⑨在毕业后医学教育中建立有效的协同治理机制；⑩统一认证标准 [2]。

FMEC 第一个和第二个项目促成了对加拿大医学博士教育和毕业后医学教育改革和创新的共同愿景。

加拿大未来医学教育项目的第三份报告提出了更新和修订国家层面体系的愿景，以便为医生的学习和医疗实践改进提供支持。未来的继续职业发展体系将精准、及时地应对加拿大人民在地方、区域和国家等各层面不断变化的需求。对于卫生保健具有启示意义的科学证据快速发生变化，再加上新技术、人工智能的进步和医疗保健模式的变化，需要继续职业发展体系使用外部数据和反馈来支持医生的学习和医疗实践改进。然而，在追求提高患者的就医体验和改善人口健康状况的过程之中，不能忽视卫生保健提供者的福祉。在快节奏和不断演化的医疗环境中，医生角色将发生变化。因此，该报告认为：未来的继续职业发展不仅必须改革以提高医疗保健的质量和安全性，而且还必须促进医生与同行、同事和患者一起学习新事物的乐趣。

---

[1] Association of Faculties of Medicine of Canada. The future of medical education in Canada-postgraduate project[EB/OL]. [2020-08-03]. https://afmc.ca/future-of-medical-education-in-canada/postgraduate-project/phase2/index.php.

[2] Association of Faculties of Medicine of Canada. The future of medical education in Canada: a collective vision for MD education[EB/OL]. [2020-08-03]. https://afmc.ca/sites/default/files/pdf/2012-FMEC-MD_EN.pdf.

第四节 入学与医学考试制度

一、医学院入学考试

医学院入学考试（medical college admission test，MCAT）是申请攻读北美医学院的学生所参加的一种基于计算机的标准化考试。它旨在考查考生解决问题的能力、批判性思维能力以及对于自然社会科学原理和知识的掌握程度。在加拿大，并非所有医学院都要求申请者参加该项考试，并且考试结果在录取决定中所占的权重也因医学院而异。

为了适应现代医学的发展，2015 年 4 月生效的最新版 MCAT 不仅测试考生的知识储备，而且还评估他们对所学知识的应用能力。自从 2015 年改版以来，MCAT 一共分为四个部分：生物系统的化学和物理基础（chemical and physical foundations of biological systems）；生命系统的生物和生化基础（biological and biochemical foundations of living systems）；批判性分析和推理能力（critical analysis and reasoning skills）；行为的心理、社会和生物学基础（psychological，social and biological foundations of behavior）（表 5-2）。

表 5-2 MCAT 考试介绍

部分	题量与题型	持续时间
生物系统的化学和物理基础	59 道，多项选择题	95 分钟
生命系统的生物和生化基础	59 道，多项选择题	95 分钟
批判性分析和推理能力	53 道，多项选择题	90 分钟
行为的心理、社会和生物学基础	59 道，多项选择题	95 分钟

MCAT 总答题时间为 6 小时 15 分钟，整个考试共持续约 7 小时 30 分钟。MCAT 总分为 528 分，每个部分为 118 ～ 132 分。MCAT 的理想分数是每个部分都没有太大的缺陷。假设两个申请者总分相同，每个部分成绩相近的分数要好过偏科严重的分数。

在 MCAT 考试中，理科和心理学、社会学部分主要以科学、实验及科研有关的阅读为主，经常会提供很多数据来支持或反对某个结论，以考查考生对基础知识的掌握程度以及快速从大量的新数据中做出推断的能力；批判性分析和推理能力部分主要以文学、艺术、历史类资料的阅读为主[1]。

二、医师执照考试

医学生须在医学院校的最后学年通过加拿大医学委员会资格考试（Medical Council of Canada Qualifying Examination，MCCQE）的第一阶段考试。考试时间为 1 天，上午考试形式为计算机自适应考试，共有 196 道选择题，考试时间为 3.5 小时；下午为简答题，考试内容为病例解析，考试时间为 4 小时。只有通过本阶段考试的医学生才可能获得医学博士学位并进入住院医师培训阶段。

医学毕业生完成 12 个月的住院医师培训后，需加参加 MCCQE 第二阶段考试，考试形式为 OSCE。全部通过 MCCQE 考试后，住院医师将获得加拿大医学委员会实习医师执照

[1] Association of American Medical Colleges. What's on the MCAT Exam? [EB/OL]. [2020-3-20]. https://students-residents.aamc.org/applying-medical-school/article/whats-mcat-exam/.

（licentiate of the medical council of Canada，LMCC），并在加拿大医学注册系统（Canadian medical register）中注册。持有 LMCC 的医生没有独立行医的权利。

对于从加拿大和美国之外医学院校毕业的医学生，参加 MCCQE 考试前必须参加并通过加拿大医学委员会下设机构——国家评估协作中心（National Assessment Collaboration，NAC）组织的评估考试（evaluating examination）[1]。对于首次参加评估考试的考生，考试费用为 1550 加元（约合人民币 9700 元），再次参考费用为 1300 加元（约合人民币 8130 元）。MCCQE 第一阶段考试的参考费用为 780 加元（约合人民币 4880 元），第二阶段费用为 1950 加元（约合人民币 12 200 元）。

三、家庭医师资格考试与专科医师资格考试

只有通过 RCPSC 所举办的专科医师资格考试获得专科医师资格证书（即 RCPSC 证书），或者通过 CFPC 所举办的家庭医师资格考试获得家庭医师资格证书（即 CFPC 证书），持有实习执照的医师才有可能向所在省区的医学管理机构（如省医学会等）申请正式行医执照。根据加拿大医学院协会的介绍，加拿大医学毕业生一般在住院医培训的第二年就可以参加家庭医师证书考试；而专科医师必须经过至少 4 年的住院医师培训才能参加专科证书考试。

（一）家庭医师资格考试

家庭医师资格考试（certification examination in family medicine）由家庭医师学会每年春季和秋季在加拿大多个考试中心举办，考试语言可选择英语或法语[2]。

如果医师符合下文 A 类或 B 类中列出的标准，则他们有资格作为合格的候选人参加考试。其中，A 类适用于经美国医学教育联络委员会、加拿大医学院认证委员会（Committee on Accreditation of Canadian Medical Schools，CACMS）认证的医学院的毕业生，或经美国整骨学会（American Osteopathic Association，AOA）专业教育局认证的整骨医学院毕业生。B 类适用于目前在加拿大全职从事家庭医学临床实践但未经 A 类组织认证的医学院毕业生。

为了报名参加家庭医师资格考试，考生需要满足的 A 类标准如下：①持有在加拿大或其他地方独立从事家庭医学的执照，且信誉良好；②成为 CFPC 中有良好状态的积极成员；③已完成 12 个月的相关毕业后培训；④在申请日之前，已在家庭医学领域完成至少 5 年的全职医疗实践；⑤在申请日期前，至少连续 2 年从事全职家庭医疗实践；⑥在参加考试之时，继续连续从事全职家庭医学实践并能够维持行医执照。

为了报名参加家庭医师资格考试，考生需要满足的 B 类标准如下：①持有在加拿大某省或领地独立从事家庭医学的执照，且信誉良好；②成为 CFPC 中有良好状态的积极成员；③已完成 12 个月的相关毕业后培训；④在申请日之前，已在家庭医学领域完成至少 5 年的全职医疗实践；⑤在申请日期前，至少连续 2 年在加拿大从事全职家庭医疗实践；⑥在截止到参加考试之时，继续连续在加拿大从事全职家庭医学实践，并能够维持行医执照；⑦至少在考试日期前 8 周，所拥有的在加拿大境外获得且与考试资格确认相关的所有证书（如医学学位、医学执照、毕业后教育培训）须已成功通过加拿大医学委员会医师证书库（Physician Credentials Repository，原称为加拿大医师证书注册中心）的来源验证。

报名成功的考生将接受为期两天的考试，考试形式包括笔试和口试。笔试部分由基于计算机的简答管理题（short-answer management problems，SAMPs）组成，旨在考查考生对健康问题定义、健康问题管理和批判性评估方面的知识和解决问题的能力，考试时长为 4 小时。

---

[1] Medical Council of Canada. Overview[EB/OL]. [2020-06-10]. https://mcc.ca/about/overview/.

[2] College of Family Physicians of Canada. Certificate examination in family medicine[EB/OL]. [2020-06-10]. https://www.cfpc.ca/en/education-professional-development/examinations-and-certification/certification-examination-in-family-medicine.

口试部分为模拟办公室口语考试（simulated office oral exams，SOOs），15 分钟一题，共 5 题。SOOs 被设计成尽可能地复制家庭医师执业时的实际“环境”。加拿大医生们接受过角色扮演的培训，以应对患者的具体抱怨。在考试中，扮演患者角色的医生记录参考者如何管理病例，并根据预先给定的标准进行打分。考试也将评估健康问题的定义和管理。评分系统侧重于参考者处理患者的方法——包括他们理解患者独特经历的能力和建立积极的医患关系的能力。得出“正确的诊断”在得分中只起很小的比重。原因在于加拿大家庭医师学会认为医生采用以患者为中心的方法能够更好地满足患者的需求[1]。

（二）专科医师资格考试

专科医师资格考试由加拿大皇家内科医师和外科医师学会每年春季和秋季在加拿大多个中心举办，考试语言可选择英语或法语。每个专业和亚专业都有一个由来自加拿大各地的考试内容专家组成的考试委员会。编辑、翻译人员、语言评审员、项目创建者、项目评审员和其他考试内容专家都参与了试题开发过程。考试形式主要包括笔试和口试，具体组成部分、过程和时间安排等因专业不同而异[2]。

第五节 医学院校

一、医学院数量与分布

加拿大医学院校是授予医学博士（MD）学位的学术机构，由加拿大医学院认证委员会和美国医学教育联络委员会联合认证。目前，加拿大总共有 17 所认证良好的医学院校，均为公立，提供本科和研究生两个层次的医学教育。

17 所医学院校在全国范围内的分布情况为：6 所位于安大略省；4 所位于魁北克省；2 所位于阿尔伯塔省；其余 5 所分别位于不列颠哥伦比亚、曼尼托巴、纽芬兰和拉布拉多、新斯科舍以及萨斯喀彻温 5 个省（表 5-3）。新不伦瑞克省、爱德华王子岛省以及育空、西北、努纳武特三个领地没有医学院[3]。

表 5-3 加拿大医学院校及其分布情况

省	医学院
阿尔伯塔 （Alberta）	阿尔伯塔大学医学与牙医学院 University of Alberta Faculty of Medicine and Dentistry
	卡尔加里大学卡明医学院 University of Calgary Cumming School of Medicine
不列颠哥伦比亚 （British Columbia）	英属哥伦比亚大学医学院 University of British Columbia Faculty of Medicine

[1] College of Family Physicians of Canada. Preparing for the certification examination in family medicine[EB/OL]. [2020-06-10]. https://www.cfpc.ca/en/education-professional-development/examinations-and-certification/certification-examination-in-family-medicine/preparing-for-the-certification-examination-in-fam.

[2] Royal College of Physicians and Surgeons of Canada. Preparing for exams[EB/OL]. [2020-08-03]. http://www.royalcollege.ca/rcsite/credentials-exams/exams-preparation-e#.

[3] Liaison Committee on Medical Education. Directory of Accredited Medical Education Programs[EB/OL]. [2020-3-12]. https://www.webcitation.org/60MHPlzyM?url=http://www.lcme.org/directry.htm.

（续表）

省	医学院
曼尼托巴 （Manitoba）	曼尼托巴大学医学院 University of Manitoba Faculty of Medicine
纽芬兰和拉布拉多 （Newfoundland and Labrador）	纽芬兰纪念大学医学院 Memorial University of Newfoundland Faculty of Medicine
新斯科舍 （Nova Scotia）	达尔豪西大学医学院 Dalhousie University Faculty of Medicine
安大略 （Ontario）	麦克马斯特大学迈克尔·G．德格鲁特医学院 McMaster University Michael G. DeGroote School of Medicine
	北安大略医学院 Northern Ontario School of Medicine
	皇后大学健康科学学院 Queen's University Faculty of Health Sciences
	韦仕郭（原西安大略大学）大学舒立克医学与牙医学院 Western University Schulich School of Medicine&Dentistry
	渥太华大学医学院 University of Ottawa Faculty of Medicine
	多伦多大学医学院 University of Toronto Faculty of Medicine
魁北克 （Quebec）	拉瓦尔大学医学院 Laval University Faculty of Medicine
	麦吉尔大学医学院 McGill University Faculty of Medicine
	蒙特利尔大学医学院 University of Montreal Faculty of Medicine
	舍布鲁克大学医学与健康科学学院 University of Sherbrooke Faculty of Medicine and Health Sciences
萨斯喀彻温 （Saskatchewan）	萨斯喀彻温大学医学院 University of Saskatchewan College of Medicine

二、医学院校筹资

加拿大医学院校的经费来源主要包括：联邦政府运营和资本项目拨款、省或领地政府运营拨款、来自私人或私立部门收入、研究和咨询活动收入、学生学费等。不同院校通过各种方式筹集的经费总数及其所占比例有所不同。以多伦多大学 2019 年收入为例，25 亿美元或 68.3% 的收入来自学生学费和政府资助学生入学的补助，另外 4.69 亿美元来自政府和其他来源的科研项目经费以及限制用途的合同经费。上述三个来源的收入加起来占当年总收入的 81.4%[1]。表 5-4 显示了多伦多大学 2013—2019 年的收入情况，图 5-2 显示了 2019 年多伦多大学各项收入来源所占比例。

[1] University of Toronto. Financial Report 2019[EB/OL]. [2020-06-10]. https://finance.utoronto.ca/reports/financial/.

表 5-4 2013—2019 年多伦多大学收入情况（百万美元）

项目	2010	2011	2012	2013	2014	2015	2016	2017	2018	2019
投资收入（investment income）	125	136	103	151	179	192	109	220	180	205
捐款（donations）	58	64	60	84	90	86	114	101	128	102
销售、服务和杂项收入（sales, services and sundry income）	253	260	274	288	310	292	301	333	352	362
限制用途科研经费（grants for restricted purposes）	396	406	420	391	386	397	383	418	413	469
学生学杂费（student fees）	701	764	847	945	1039	1159	1292	1431	1583	1728
一般业务补助经费（grants for general operations）	678	691	702	704	706	714	710	713	723	727
总收入（total revenues）	**2211**	**2321**	**2406**	**2563**	**2710**	**2840**	**2909**	**3216**	**3379**	**3593**

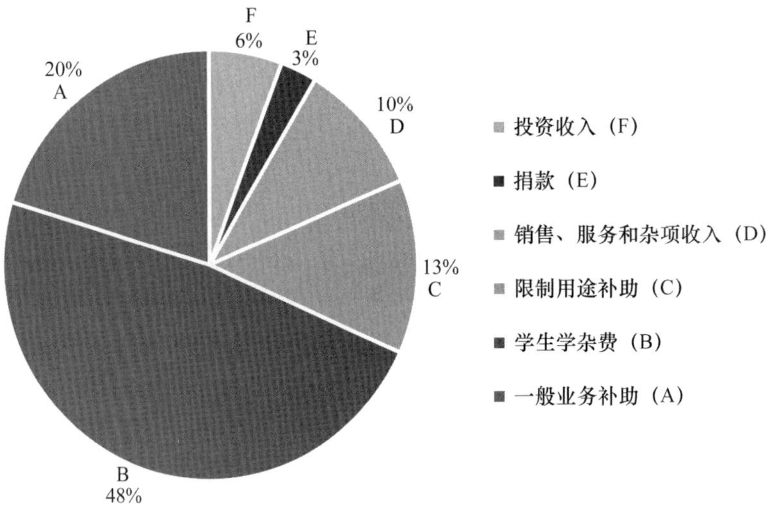

图 5-2 多伦多大学 2019 年筹资构成情况

三、医学院校招生

（一）招生录取过程与标准

大部分医学院校招收本科毕业生，申请者通常需要在其他领域（通常是生物科学）完成 3 ～ 4 年的本科学习并取得学士学位。也有部分医学院校招收本科二年级或三年级的学生。例如，魁北克省的医学院接受具备两年制普通职业教育学院（college of general and vocation education，CEGEP）毕业证书的申请者，相当于其他省份的 12 年级加上大学的第一年。加拿大西部及安大略省的大多数医学院要求申请者完成至少 2 年或 3 年的本科教育。每年每所医学院都会根据自己的申请程序对申请标准进行相应调整。尽管这些学校所遵循的申请过程有相似之处，但仍有一些不同之处。因此，建议申请人访问各个学院的网站以获取最准确的信息 [1]。

录取标准因学校而异，一般以个人陈述（personal statement）、自传短文（autobiographical sketch）、本科平均成绩绩点（grade point average，GPA）、MCAT 成绩和面试成绩为选拔依据。魁北克省所有医学院（提供英语教学和法语教学）、渥太华大学医学院（英法双语教学）和北安大略医学院（推广法语文化的学校）不需要 MCAT 成绩，原因在于 MCAT 没有对应的法语版考试。多伦多大学和皇后大学等一些大学医学院使用 MCAT 分数作为录取分数线，即申请者 MCAT 成绩必须达到某一既定的标准。

[1] Medschooladmissions.com. Essential Medical School Admissions Requirements (USA, Canada) [EB/OL]. [2020-3-13]. http://medschooladmissions.com/admissions/admissions-requirements.

申请流程的一般步骤如表 5-5 所示。

表 5-5　加拿大医学院校申请一般步骤

第一步：入学标准	资格要求 学业表现 自传短文 推荐信
第二步：完成面试	小组面试 多重迷你面试 舍布鲁克大学医学学习能力测试
第三步：录取通知	

第一步是满足申请学校所确定的具体入学标准。一般而言，加拿大医学院校的入学标准分为四大类：

资格要求（eligibility requirements）：大多数省份要求至少两年的高等教育，大多数学校还要求申请人在入学前完成特定的基础科学课程，为医学学习做好准备。由于这些先决条件因学校而异，可参考各医学院官方网站以了解详情。

学业表现（academic performance）：加拿大医学院校在评估候选人是否能被录取时，会密切关注其学业表现。选拔委员会考虑 GPA，以确定申请人是否有正确的学习习惯和从事医学研究的智力与能力。有些院校还使用 MCAT 成绩。具体要求可咨询参考各医学院官方网站。

自传短文（autobiographical sketch）：申请人有机会通过反映其个性和成就的自传短文，将自己与其他候选人区分开来。短文内容可包括志愿者和有偿工作经历、研究、额外课程、爱好、运动、奖励、奖学金及其他被认可的形式。

推荐信（reference letters）：大多数医学院校要求学生提供推荐信。这些推荐信可以来自社区成员、教师或以前的雇主。这些信件为选拔委员会提供了一个额外视角，来判断申请人可能会成为哪种类型的医学生。

第二步要求申请人完成面试。加拿大医学院有多种面试方式：小组面试（panel interview）、多重迷你面试（multiple mini-interview，MMI）、基于计算机的个人特征抽样评估（computer-based assessment for sampling personal characteristics，CASPer）面试和舍布鲁克大学医学学习能力测试（Test d'aptitude à l'apprentissage de la médecine à l'Université de Sherbrooke，TAAMUS）。其中，小组面试是一种传统的面试方式，申请人在一个由社区成员、教师代表、医学生和执业医师组成的小组面前接受面试。通常会有 3 ～ 4 个面试官在场。MMI 是一种评估申请人与患者及医生同事互动潜力的面试形式。MMI 旨在衡量沟通技能，尤其是语言和非语言技能，这些技能无法通过标准化的书面考试或审查课程成绩单来衡量。MMI 通常包括 6 ～ 10 个时间非常短的面试，每个面试针对一个特定的场景。CASPer 测试是一个 90 分钟的基于网络的情境判断测试（situational judgment test，SJT），旨在评估关键的个人和专业特征，如职业精神、道德、沟通和同情心。对于 TAAMUS，只有舍布鲁克大学选择使用；如果申请人是加拿大部队成员或者是魁北克省、大西洋沿岸地区或加拿大西部省份的居民，则并不强制要求参加 TAAMUS。

如果学校确定申请人具有从事医学职业的能力，则进入第三步，即学校向申请者提供其医学院录取通知书[1]。

（二）招生数量与变化情况

2017—2018 学年，加拿大医学在校生总人数为 11 737 人，其中一年级人数为 2916 人，相比 1997—1998 学年增长 85%。在 2916 名一年级医学生中，56% 为女性，44% 为男性（表 5-6）。

[1]　Association of Faculties of Medicine of Canada. Admission requirements of Canadian faculties of medicine admission in 2020[EB/OL]. [2020-3-15]. https://afmc.ca/sites/default/files/pdf/2020_admission-requirements_EN.pdf.

表 5-6　加拿大各医学院校医学新生人数 [1]

医学院校	2008—2009	2009—2010	2010—2011	2011—2012	2012—2013	2013—2014	2014—2015	2015—2016	2016—2017	2017—2018
阿尔伯塔大学医学与牙医学院	155	188	167	166	167	162	162	162	162	162
卡尔加里大学卡明医学院	148	175	168	174	170	157	158	158	160	160
阿尔伯塔省合计	**303**	**363**	**335**	**340**	**337**	**319**	**320**	**320**	**322**	**322**
英属哥伦比亚大学医学院	256	255	256	288	287	288	288	288	288	288
不列颠哥伦比亚省合计	**256**	**255**	**256**	**288**	**287**	**288**	**288**	**288**	**288**	**288**
曼尼托巴大学医学院	110	110	110	110	110	110	109	110	110	110
曼尼托巴省合计	**110**	**110**	**110**	**110**	**110**	**110**	**109**	**110**	**110**	**110**
纽芬兰纪念大学医学院	64	64	64	64	64	80	80	80	80	80
纽芬兰和拉布拉多省合计	**64**	**64**	**64**	**64**	**64**	**80**	**80**	**80**	**80**	**80**
达尔豪西大学医学院	102	102	109	112	111	110	109	110	109	109
新斯科舍省合计	**102**	**102**	**109**	**112**	**111**	**110**	**109**	**110**	**109**	**109**
麦克马斯特大学迈克尔・G．德格鲁特医学院	183	196	206	206	203	207	206	206	203	203
北安大略医学院	58	56	64	64	64	64	64	64	64	64
皇后大学健康科学学院	100	100	100	100	100	101	100	100	100	100
韦仕郭大学舒立克医学与牙医学院	147	159	171	169	170	168	170	170	171	170
渥太华大学医学院	156	154	164	164	163	164	164	164	164	164
多伦多大学医学院	224	224	250	259	267	259	260	260	259	260
安大略省合计	**868**	**889**	**955**	**962**	**967**	**963**	**964**	**964**	**961**	**961**
拉瓦尔大学医学院	218	215	225	225	226	228	230	230	229	226
麦吉尔大学医学院	175	176	174	185	186	183	186	189	180	180
蒙特利尔大学医学院	261	261	286	292	293	293	295	293	294	293
舍布鲁克大学医学与健康科学学院	200	195	210	212	207	201	206	205	206	203
魁北克省合计	**854**	**847**	**895**	**914**	**912**	**905**	**917**	**917**	**909**	**902**
萨斯喀彻温大学医学院	84	84	84	84	100	99	100	100	100	100
萨斯喀彻温省合计	**84**	**84**	**84**	**84**	**100**	**99**	**100**	**100**	**100**	**100**
总计	**2641**	**2714**	**2808**	**2874**	**2888**	**2874**	**2887**	**2889**	**2879**	**2872**

[1] Association of Faculties of Medicine of Canada. Canadian Medical Education Statistics 2018[EB/OL]. [2020-03-15]. https://afmc.ca/sites/default/files/pdf/CMES/CMES2018-Complete_EN.pdf.

（三）国际医学生

在 17 所加拿大医学院中，有 7 所不接受国际学生；在剩余的 10 所医学院中，达尔豪西大学和卡尔加里大学医学院只接受来自与他们签订了合同的国家（通常是位于波斯湾的国家）的学生。这样做的部分原因是确保医学毕业生继续在加拿大实习。加拿大政府为这些医学院校提供了大量经费补助，因此希望医学毕业生能够服务于本国纳税人的医疗保健需求。

如果申请者来自没有与加拿大学校签订合同的国家，如美国、英国或其他国家，只能申请另外 9 所医学院校。虽然这些学校允许国际学生申请他们的课程，但并不能保证他们会接受任何申请，而且名额有限。2016—2017 学年，只有 11 名非合同国家的学生进入加拿大医学院就读。此外，拉瓦尔大学、舍布鲁克大学和蒙特勒阿尔大学中的三所学校都设在魁北克，只提供法语教学。

第六节 院校医学教育

一、学制

在 MD 学位项目的学制方面，麦克马斯特大学和卡尔加里大学医学院为 3 年制，每年只有一个月的假期，没有暑假；麦吉尔大学和魁北克省的蒙特利尔大学都提供 4/5 年制课程，其中一年为 CEGEP 毕业生的医学预科年；舍布鲁克大学医学与健康科学学院和魁北克省的拉瓦尔大学为所有入学学生（包括 CEGEP 毕业生和大学水平的学生）提供 4 ～ 5 年制课程；其他加拿大医学院和北美其他几乎所有的医学院一样，医学课程均为 4 年制（表 5-7）[1,2]。

表 5-7 2018—2019 学年加拿大医学院校 MD 学位项目学制设置

医学院校	学制	授课语言
阿尔伯塔大学医学与牙医学院	4 年	英语
卡尔加里大学卡明医学院	3 年	英语
英属哥伦比亚大学医学院	4 年	英语
曼尼托巴大学医学院	4 年	英语
纽芬兰纪念大学医学院	4 年	英语
达尔豪西大学医学院	4 年	英语
麦克马斯特大学迈克尔 · G．德格鲁特医学院	3 年	英语
北安大略医学院	4 年	英语
皇后大学健康科学学院	4 年	英语
韦仕郭大学舒立克医学与牙医学院	4 年	英语
渥太华大学医学院	4 年	英语 / 法语
多伦多大学医学院	4 年	英语

[1] Douglas Waugh, Patricia G. Bailey. The canadian encyclopedia: medical education[EB/OL]. [2020-3-16]. https://www.thecanadianencyclopedia.ca/en/article/medical-education.

[2] Association of Faculties of Medicine of Canada. Canadian Medical Education Statistics 2018[EB/OL]. [2020-06-10]. https://afmc.ca/sites/default/files/pdf/CMES/CMES2018-Complete_EN.pdf.

（续表）

医学院校	学制	授课语言
拉瓦尔大学医学院	4/5 年	法语
麦吉尔大学医学院	4/5 年	英语
蒙特利尔大学医学院	4/5 年	法语
舍布鲁克大学医学与健康科学学院	4/5 年	法语
萨斯喀彻温大学医学院	4 年	英语

二、培养模式

加拿大同美国一样，实行北美医学模式。加拿大医学院校教育强调培养学生基本的医疗知识、技能及个人行为素质。基本的医疗知识包括疾病的预防、治疗、康复知识及临床实践知识；技能主要培养批判性思维、临床和自主学习；个人行为素质注重培养对待自己、患者及家属、同事和社会的四种行为素质。

加拿大医学课程的前半部分即实习前（pre-clerkship）阶段，主要教授与医学相关的基础课程，如解剖学、组织学、生理学、药理学、遗传学、微生物学、伦理学和流行病学。一般而言，教学按学科或器官系统进行组织。教学方法可以包括传统讲座、PBL、实验室课程、模拟病人课程和有限的临床接触。医学课程的后半部分为实习（clerkship）阶段，作为临床实习医生（clinical clerks）在医院参与患者的日常管理。在这段时间内，他们在住院医师和持有医师执照医生的监督与指导下进行学习。典型的轮转包括内科、家庭医学、精神病学、外科、急诊医学、妇产科和儿科。学生们可以选择科室进行轮转学习，这样他们就可以探索自己感兴趣的专业，为之后进行住院医师培训做好准备。实习轮转主要由四种课程构成：①必修（mandatory）：即每个学生必须完成的特定学科的轮转；②选修（electives）：即允许学生自主选择但需要是给过批准的非强制性课程；③自选（selectives）：即从一组特定课程中可自主选择的非强制性课程；④非临床（non-clinical）：每个医学院的非临床课程各不相同，例如，CaRMS 访谈、患者引导（orientation）、检查回顾（examination review）、高级心脏生命支持（advanced cardiac life support，ACLS）。具体轮转安排因医学院不同而异，2018—2019 学年加拿大医学院临床实习安排时间详见表 5-8[1]。

表 5-8 2018—2019 学年加拿大医学院临床实习安排时间设置

医学院	实习周数				
	必修	选修	自选	非临床	总计
阿尔伯塔大学医学与牙医学院	57	13	0	9	79
卡尔加里大学卡明医学院	44	12	0	0	56
英属哥伦比亚大学医学院	48	31	0	10	89
曼尼托巴大学医学院	48	14	6	14	82
纽芬兰纪念大学医学院	48	12	12	7	79
达尔豪西大学医学院	36	18	12	13	79

[1] Association of Faculties of Medicine of Canada. Canadian Medical Education Statistics 2018[EB/OL]. [2020-06-10]. https://afmc.ca/sites/default/files/pdf/CMES/CMES2018-Complete_EN.pdf.

（续表）

医学院	实习周数				
	必修	选修	自选	非临床	总计
麦克马斯特大学迈克尔·G. 德格鲁特医学院	46	17	0	6	69
北安大略医学院	30	0	0	0	30
皇后大学健康科学学院	48	16	0	12	76
韦仕郭大学舒立克医学与牙医学院	34	0	14	1	49
渥太华大学医学院	52	18	0	10	80
多伦多大学医学院	46	13	8	9	76
拉瓦尔大学医学院	53	18	0	15	86
麦吉尔大学医学院	52	20	0	14	86
蒙特利尔大学医学院	52	14	6	7	79
舍布鲁克大学医学与健康科学学院	32	16	12	6	66
萨斯喀彻温大学医学院	48	24	0	14	86

课程成绩一般由平时成绩与考试成绩组成。平时成绩由任课老师给分，部分学校由任课老师和同学共同评分。考试主要包括笔试和操作，操作多采用 OSCE 形式，部分学校采用末位淘汰制。除通过学校考试外，在最后一年还要参加 MCCQE 第一阶段考试。通过考试可以继续申请住院医师培训，不通过则不能从事医疗工作。毕业可获得医学博士（MD）学位。

此外，一些医学院提供联合学位课程，感兴趣的学生可以同时攻读相关领域的理科硕士或博士学位。这种研究训练通常在选修课期间进行，并且在基础科学和临床见习课程之间进行。例如，舍布鲁克大学提供医学博士 / 理学硕士学位，麦吉尔大学为在相关领域拥有本科学位的医学生提供攻读医学博士（MD）、哲学博士学位（PhD）的机会。

三、医学毕业生

由表 5-9 可见，1984 年加拿大 MD 学位授予者人数为 1773 人，2018 年升至 2860 人。

表 5-9 1984—2018 年加拿大各省 MD 学位授予者人数

年份	阿尔伯塔	不列颠哥伦比亚	曼尼托巴	纽芬兰和拉布拉多	新斯科舍	安大略	魁北克	萨斯喀彻温	合计
1984	184	117	91	48	92	590	594	57	1773
1985	182	120	95	57	90	622	611	58	1835
1986	178	121	92	52	85	591	581	58	1758
1987	187	124	92	49	98	589	566	61	1766
1988	185	118	89	55	94	605	578	57	1781
1989	174	123	93	54	97	587	537	57	1722
1990	190	113	86	56	90	593	526	54	1708
1991	183	123	76	58	91	604	515	54	1704
1992	196	121	82	59	81	597	558	55	1749
1993	189	115	81	51	83	611	508	64	1702

（续表）

年份	阿尔伯塔	不列颠哥伦比亚	曼尼托巴	纽芬兰和拉布拉多	新斯科舍	安大略	魁北克	萨斯喀彻温	合计
1994	191	112	79	55	86	587	512	64	1686
1995	181	120	85	63	83	607	545	55	1739
1996	180	118	76	54	85	586	524	62	1685
1997	169	118	69	55	81	510	520	55	1577
1998	174	122	68	57	87	532	510	54	1604
1999	180	125	71	59	81	528	500	50	1594
2000	179	123	74	60	90	530	464	58	1578
2001	184	109	72	59	88	532	437	56	1537
2002	181	119	69	59	87	516	457	55	1543
2003	197	114	74	62	91	569	498	54	1659
2004	234	116	75	61	90	599	528	53	1756
2005	230	131	82	63	89	662	563	57	1877
2006	235	126	89	56	84	702	609	56	1957
2007	239	123	87	58	101	702	672	64	2046
2008	230	195	88	59	96	703	692	59	2122
2009	252	220	90	63	93	797	762	60	2338
2010	282	216	105	61	105	816	805	57	2447
2011	297	248	95	65	95	856	798	72	2526
2012	326	262	105	59	103	875	831	82	2643
2013	340	248	104	72	109	887	814	84	2658
2014	346	257	109	65	116	934	883	85	2795
2015	333	293	108	61	120	946	867	85	2813
2016	323	286	106	69	119	954	901	89	2847
2017	329	274	113	80	108	913	892	102	2811
2018	300	290	108	77	110	1000	883	95	2863

表 5-10 显示，2013—2018 年，各医学院 MD 学位授予人数有所变动，但变动幅度不大。2018 年，各医学院 MD 学位授予人数位于 69 ～ 297 人之间。其中，位于前三位的医学院分别为英属哥伦比亚大学医学院（290 人）、蒙特利尔大学医学院（297 人）和多伦多大学医学院（271 人）；位于后三位的医学院分别为北安大略医学院（69 人）、纽芬兰纪念大学医学院（77 人）和萨斯喀彻温大学医学院（95 人）。

表 5-10 2013—2018 年加拿大医学院 MD 学位授予人数

	2013	2014	2015	2016	2017	2018
阿尔伯塔大学医学与牙医学院	181	170	165	163	169	151
卡尔加里大学卡明医学院	159	176	168	160	160	149
英属哥伦比亚大学医学院	248	257	293	286	274	290
曼尼托巴大学医学院	104	109	108	106	113	108

（续表）

	2013	2014	2015	2016	2017	2018
纽芬兰纪念大学医学院	72	65	61	69	80	77
达尔豪西大学医学院	109	116	120	119	108	110
麦克马斯特大学迈克尔·G. 德格鲁特医学院	207	203	204	206	198	212
北安大略医学院	56	61	63	65	63	69
皇后大学健康科学学院	100	102	98	98	104	99
韦仕郭大学舒立克医学与牙医学院	156	169	165	169	161	178
渥太华大学医学院	150	153	162	157	158	171
多伦多大学医学院	218	246	254	259	229	271
拉瓦尔大学医学院	184	229	202	239	223	199
麦吉尔大学医学院	176	175	186	185	185	189
蒙特利尔大学医学院	260	279	281	275	291	300
舍布鲁克大学医学与健康科学学院	194	200	198	202	193	195
萨斯喀彻温大学医学院	84	85	85	89	102	95
合计	**2658**	**2795**	**2813**	**2847**	**2811**	**2863**

第七节 毕业后医学教育

加拿大毕业后医学教育分住院医师与专科医师培训、家庭医师培训两种渠道，只有通过培训才能独立行医。在医学毕业生中，大约 97% 选择住院医师培训或家庭医师培训，剩余 3% 申请进入研究生教育。RCPSC 所负责的毕业后培训可分为住院医师培训和专科医师培训两个阶段。完成了规范化的住院医师培训和一定期限的临床实践，并已取得医师执照，才具备专科医师培训的申请资格 [1]。

家庭医学专业毕业后医学教育由 CFPC 负责组织实施。同时，该组织也对家庭医学毕业后培训项目进行认证。所有其他医学专业的住院医师培训项目均由 RCPSC 进行认证 [2]。为保证住院医师培养质量，RCPSC 和 CFPC 每 6 年要对毕业后培训项目进行审查，审查结果分为完全认证和部分认证 [3]。目前已经有超过 800 个认证的住院医师培训项目，约 14 000 名在培住院医师。RCPSC 还负责为除家庭医师以外的所有内、外科及其分支学科的专科医师进行资格证明。

一、申请条件和招收对象

在加拿大申请住院医师培训的条件是毕业于被认可的医学院校，并取得医学博士学位。医学院毕业后，就需要匹配到住院医师培训项目。医学生参加不同学校的面试，将自己心仪的培

[1] 刘莹. 专科医师培训考核体系研究 [D]. 南京医科大学, 2010.

[2] Busing N, Harris K, MacLellan AM, et al. The Future of Postgraduate Medical Education in Canada[J]. Acad Med, 2015, 90(9): 1258-1263.

[3] 刘萍, 耿赟, 吴晓莉, 等. 以胜任力为导向的加拿大住院医师培训框架对我国中医住院医师培训体系的启示 [J]. 中医药管理杂志, 2017, 20: 7-9.

训基地进行排名，而培训基地也根据面试后的结果将住院医师进行排名，最后应用计算机系统进行匹配，90% 以上的学生可以匹配到合适的培训基地[1]。

在医学院学习最后一年的秋天，医学生们进入加拿大住院医师匹配服务（Canadian resident matching service，CaRMS）系统，对医院和专业的偏好进行排序。他们所申请的培训项目则对每个申请者进行排名。这两套排名表均是保密的。每一组的偏好都被输入一个计算机匹配系统，以确定申请者的住院医师培训地点。“匹配日”（match day）通常在毕业前几个月的 3 月份。

美国、澳大利亚、新西兰每年有一轮专科医师培训申请，但在加拿大则有两轮，第二轮主要是面向于国际毕业生和在第一轮申请中不匹配的候选人。每位申请人有 2 ～ 3 个月的时间来准备申请事宜。考生可以根据自己的意愿申请多个项目，每个项目都需要向申请者收取费用，加拿大每四份申请收取 205 美元，按比例收取项目费用，并且允许无限制地申请[2]。

申请表格包括医学教育、以前的培训、荣誉和奖励、研究和文章以及课外和社区活动等内容。其中有充足的科研经历以及文章产出占一定的比重，课外活动也被进行评估，一定量的选修课也是申请评估中的一个决定因素。此外，申请人的报告及推荐信也作为筛选的标准之一。申请者需要提供推荐信，尤其是选修导师的推荐信，这些信件需要说明推荐人与申请人接触的类型和持续时间，并就认知技能、知识、解决问题、患者管理、行为、态度技巧、沟通技巧、工作关系、团队合作能力、守时、责任感以及与他们所选择的学科相关的资质等进行评论。申请人还需要提供医学院成绩单和个人陈述。必要时，审查委员会会直接与推荐人通话以确定更多的细节。

在被申请机构对申请表格、推荐信、个人陈述、院长信、研究经验、课外活动和社区活动进行全面的评价后，候选人需要进行面试，面试采取多站式的制度，对候选人进行技能、熟练度、自信、有效工作能力、与课程兼容性以及整体评分的评估。最后，项目主管通过申请表、推荐信和面试对所有候选人进行排名，每部分的权重各不相同，申请表格和学术资料的比例是 20% ～ 35%，推荐信占 35% ～ 40%，面试占 35% ～ 40%。当考生有相同的分数时，个别项目会使用不同的标准来打破僵局，例如，医疗资格考试的结果或全体教师的一致意见。

二、培训目标

（一）RCPSC 住院医师培训目标

RCPSC 于 1996 年将加拿大医学教育专科医生指南（Canadian medical education directives for specialists，CanMEDS）作为加拿大毕业后教育的基础，现已经形成了较为成熟的、以岗位胜任力为导向的住院医师培训模式，强调培养优秀且具有多方位胜任力的医生，自提出以来已经成为了许多国家医学教育尤其是住院医师培训的参考。1996 年，RCPSC 开始采用 CanMEDS 模式的医学教育框架。它强调了医生在不同方面的能力。在 2005 年进行了更新和修订后，CanMEDS 能力框架被纳入了 RCPSC 的认证标准（accreditation standards）、培训目标（objectives of training）、培训评估（final in-training evaluations）、考试大纲（exam blueprints）以及资格认定项目的维护（maintenance of certification program）[3,4]。

最新版本的 CanMEDS 是 2015 年 RCPSC 修订的第三个版本，进一步与基于胜任力的医学

[1] 殷荣，郑珊，柴毅明，等．加拿大住院医师培训及其借鉴 [J]. 医学信息，2017, 30(18): 5-7.

[2] 冯攀．加拿大医师能力框架对我国制订执业医师能力标准的启示 [J]. 中国医院管理，2013, 33(4): 61-63.

[3] Tromp F, Vernooij M. Assessment of CanMEDS roles in postgraduate training: the validation of the Compass[J]. Patient Education & Counseling, 2012, 89(1): 199-204.

[4] Fluit C, Bolhuis S, Grol R, et al. Evaluation and feedback for effective clinical teaching in postgraduate medical education: Validation of an assessment instrument incorporating the CanMEDS roles[J]. Medical Teacher, 2012, 34(11): 893-901.

教育相结合。在 2015 版 CanMEDS 的框架中，描述了医生应具备 7 个角色的能力：医学专家（medical expert）、沟通者（communicator）、协作者（collaborator）、领导者（leader）（在 2005 版中是 manager）、健康倡导者（health advocate）、学者（scholar）和专业人士（professional）。其中医学专家是最核心的角色，其他六个角色起到重要的辅助作用[1,2]。

加拿大基于 CanMEDS 胜任力框架为住院医师培训项目制订了统一的培训内容和考核目标，医院在课程内容和目标设置上强调住院医师全面的能力培养，培养其胜任力而不仅仅是作为医师的专业能力。CanMEDS 认为作为医疗专家，应该把医学知识、临床技能和职业素养整合运用到医疗服务中；作为沟通者，要擅长处理医患关系和其在诊疗活动的变化；作为协作者，要掌握有效地与其他医疗人员开展协作以提供更好的医疗服务；作为领导者，要学习组织管理医疗活动、进行资源分配；作为健康倡导者，要尽责运用其专业技能和影响力，促进患者个体、社区的健康与幸福；作为学者，要专注于思考和创新，不断学习新的医学知识并进行传播和转化；作为专业人士，要提升自我职业素养，遵循职业相关法规，从事符合伦理要求的医疗实践，为社会健康服务[3,4]。

（二）CFPC 家庭医师培训目标

加拿大家庭医师学会负责家庭医师培训项目认证和医师资格认可，同时制订培训项目的核心内容和核心课程，其核心课程称为“基于专业能力的 3C”课程，包括：全面的能力（comprehensive）、注重持续的教育和患者照护（focused on continuity of education and patient care）、以家庭医学为中心（centred in family medicine）。

三、培训时间

加拿大的毕业后医学教育培训年限为 2 ～ 7 年，因专业不同而异。其中，家庭医学领域培训时间至少 2 年。从第三年开始，家庭医师培训项目在多个医疗实践领域都有，包括急诊医学、妇幼保健、老年人护理、姑息治疗或运动医学等。

普通内科培训时间为 3 年，内科各亚专科再加 2 ～ 4 年。例如，内科学的神经、心血管、胃肠、血液、肾病等专科则需在普通内科培训 3 年的基础上再培训 2 ～ 4 年。如果是普通外科，则需要 5 年的住院医师培训，外科各亚专科再加 1 ～ 2 年。例如，神经外科、心胸外科等专科需在普外科培训 5 年的基础上再培训 1 ～ 2 年。儿科的培训期需要 4 年[5]。

四、培训内容

加拿大住院医师培训内容主要包括医疗、教学和科研三个方面的工作：

第一，医疗工作。住院医师在培养期间需要参与大量的临床实践工作。除了本专业科室轮转外，还需要在其他相关科室进行轮转，这有益于培养住院医师处理各科常见疾病的基本能力。

第二，教学工作。住院医师的教学工作，一方面，指在培养期间每一位住院医师都必须选修所有的住院医师教学课程，考试合格；另一方面，指住院医师必须完成一定量的授课任务，

[1] Frank JR, Snell L, Sherbino J. CanMEDS 2015 Physician Competency Framework[D]. Royal College of Physicians and Surgeons of Canada, 2015.

[2] Renting N, Dornan T, Gans RO, et al. What supervisors say in their feedback: construction of CanMEDS roles in workplace settings[J]. Adv Health Sci Educ Theory Pract, 2016, 21(2): 375-387.

[3] Jefferis T. Selection for specialist training: what can we learn from other countries? [J]. BMJ, 2007, 334(7607): 1302-1304.

[4] 刘萍，耿赟，吴晓莉，等. 以胜任力为导向的加拿大住院医师培训框架对我国中医住院医师培训体系的启示 [J]. 中医药管理杂志，2017, 20: 7-9.

[5] 殷荣，郑珊，柴毅明，等. 加拿大住院医师培训及其借鉴 [J]. 医学信息，2017, 30(18): 5-7.

主要安排在住院医师第 3 年或第 4 年担任住院总医师，授课对象为医学生和低年资住院医师。住院医师主要负责第 3 年医学生转科实习和第 4 年医学生选科实习的教学工作，并需定期结合病例给医学生开设小讲座。

第三，科研工作。所有的住院医师培养均有实验研究的内容。根据培养计划的安排，住院医师自己选定科研题目，所选的研究课题可以是临床的应用，也可以是基础理论的研究。住院医师可以参加有关课题组的研究，也可以独立完成研究课题。同时，住院医师培训期间还需要参与科室的科研工作。根据需要一般安排几周到半年科研工作。研究内容可以是基础研究、病例总结、临床调查研究、回顾性研究等 [1]。

以阿尔伯塔大学医院心脏外科住院医师培训为例，住院医师培训前两年为心脏外科相关科室的轮转，包括创伤、急诊、重症监护室（ICU）、心血管麻醉科、普外科、心内科、心外科、血管外科和胸外科。要求住院医师熟悉外科原则、外科患者的术前评估和术后管理、麻醉、外科器械和外科技术等。第一年住院医师需要学习大隐静脉和桡动脉的获取以及各种置管操作（包括中心静脉、桡动脉、Swan Ganz 导管、透析置管以及球囊反搏置管）。第二年需要掌握正中切口开胸和经静脉起搏器的植入。ICU 轮转期间需掌握血流动力学监测、血管活性药物使用和机械通气。心内科轮转期间需掌握冠心病的诊断和内科治疗、病房患者管理、门诊患者处理及康复治疗。第三年的培训集中在心血管外科和胸外科技术的训练，同时也涵盖患者的术前评估、术后处理及随访。第三年中有半年在成人心脏外科培训，住院医师需要逐步掌握体外循环的建立、乳内动脉的获取及冠脉旁路近端吻合。血管外科轮转期间住院医师将有机会进行血管吻合，学会处理静脉血管疾病和急性缺血。在胸外科轮转期间住院医师将学习开胸手术，进行气管镜、纵隔镜、胸腔镜和气管切开操作，担任肺移植手术助手。在小儿心脏外科轮转期间，住院医师需要熟悉先心病的诊断方法和外科术式，并在上级医师指导下进行术前和术后管理。培训的最后一年均在成人心脏外科受训，住院医师将有大量的外科手术锻炼机会，在培训结束时需能够独立完成冠脉旁路移植术和瓣膜置换术。此外，培训期间住院医师需要参加每周的心脏外科查房、每周一次的半天学术活动和每两周一次的期刊俱乐部。培训 3 年后住院医师还必须进行为期至少一年的“学术充电”，进行临床或基础研究或者外科教学研究，住院医师可以选择外校甚至外国进行研究学习，也可以趁此机会取得科学硕士或博士学位 [2]。

五、培训方式与方法

不同阶段住院医师的学习侧重不同，学习方法也有差别。除了常规讲座以外，住院医师培训方式还包括床旁教学、病房里的小讲课、模拟教学、学术会议、手术室床旁教学、技能教室教学、抢救室模拟教学等。教学方法包括讲座、网上课程、PBL 以及案例为基础的教学（case based learning，CBL）。教学中案例是虚拟案例模拟培训为主，结合角色扮演。在住院医师培训过程中，为了能兼顾 CanMEDS 各个方面，使用不同的教学方法。

加拿大住院医师培训还注重能力培养，以结果为导向，培训住院医师向主治医师能力的过渡，这个理念贯穿住院医师培训的始终。临床教学单元（clinical teaching unit，CTU）就是一个具有加拿大特色的医学教育模型 [3]。CTU 的概念最早在 1962 年由加拿大医学院协会提出，目的在于使教学医院有限的资源能够适应快速增长的医学生实习的需求 [4]。CTU 是在医院开

[1] 唐国瑶，陈建俞．北美住院医师培养模式运行现状与发展趋势 [J]. 中华医学教育杂志，2006, 26(1): 88-91.

[2] 李芝，甄福喜．浅析加拿大医学教育模式及对我国医学教育的启示 [J]. 南京医科大学学报（社会科学版），2018, 18(6): 478-480.

[3] Huth K, Hart F, Moreau K, et al. Real world implementation of a standardized handover program (I-PASS) on a pediatric clinical teaching unit[J]. Academic Pediatrics, 2016, 16(6): 532-539.

[4] Maudsley RF. The clinical teaching unit in transition[J]. Canadian Medical Association Journal, 1993, 148(9): 1564-1566.

辟出的单独教学病房，收治各种不同类型的患者，高年资住院医师模拟主治医师，带领初级住院医师和实习医师查房，完成主治医师的所有工作。这里是独立的病区，所有的高年资住院医师必须轮转，而上级医师只是起到监督的作用。加拿大所有的医学院都采用了 CTU 的教学模式，CTU 实现了住院医师培训的放手的理念，实现住院医师向主治医师的过渡，住院医师完成培训后能直接胜任主治医师的工作，达到无缝衔接。

加拿大住院医师培训理念中，还提出一分钟教学的理念，即只要临床上有一分钟，都可以用于教学。换言之，抓紧任何碎片时间进行教学，包括吃饭时间、手术外洗手时间、患者床边、值班时、查房时等[1]。

六、考核认定

住院医师第一年的培训结束，可参加 MCCQE 第二阶段考试，通过后可获得医师执照，但还不能独立执业。完成住院医师培训且获得专科医师资格之后，便可独立行医。RCPSC 负责包括所有内外科专科及其亚专科的医师资格认定，通过认定的学员还将受邀成为学会会员。

住院医师和专科住院医师考核由 RCPSC 的考试委员会在全国范围内统一组织。首先要对考试进行真实性和可靠性为期几个月的测评，在稳定和可接受的前提下开始正式考试，考试内容包含了 CanMEDS 的相关内容要求，即 7 种胜任力角色的考核。

考试形式包括笔试、口试和技能考核。笔试采取多项选择题、简答题、短论文题、长论文题等各种类型试题组合的考试方法，其中，多选题考试是 RCPSC 全国统一的考试方法。口试方法是考核住院医师理论知识深度、解决临床问题能力的传统方法，目前 RCPSC 的 36 个专业委员会仍在使用。技能考核则采用 OSCE 或床旁临床考试。

面试和技能考试是由 RCPSC 组织的，RCPSC 先确定专家组成员，进行严格培训，每个专家组成员要参加 4 个相关专科的住院医师考核。由于培训住院医师的医院和专业委员会成员均经过 RCPSC 的严格评审，具有权威性[2]。RCPSC 包括所有专科和亚专科的医师资格认证，加拿大专科医师以及家庭医师的培训都是采取项目管理的模式，分别由 RCPSC 和 CFPC 负责项目认证和审查。

医师完成了 RCPSC 规定的毕业后培训，并通过了学会组织的考试后，培训项目负责人用 RCPSC 的培训完成确认表证明该学员已成功地完成了毕业后医学教育，该表格可在住院培训的最后一年得到。完成所有培训后，经申请、评估、考试等步骤获得专科医师资格证书，然后可申请成为 RCPSC 会员。大约 90% 取得合格证明的专科医师在 2 年内都能成为会员。

第八节　继续医学教育

20 世纪 90 年代以来，加拿大政府制订并实施了一系列推动终身学习的政策，包括制订法律文件、提供经费保障、完善技术支持、建设学习载体、支持弱势群体、开展相关研究等。在加拿大，医生实行终身教育制度，每年必须完成一定的继续教育学分，才能保证获得继续从事专业工作的资格。加拿大家庭医师学会、加拿大皇家内科医师和外科医师学会均要求会员医生

[1] 殷荣，郑珊，柴毅明，等. 加拿大住院医师培训及其借鉴 [J]. 医学信息，2017, 30(18): 5-7.
[2] 刘萍，耿赟，吴晓莉，等. 以胜任力为导向的加拿大住院医师培训框架对我国中医住院医师培训体系的启示 [J]. 中医药管理杂志，2017, 25(20): 7-9.

参加继续医学教育活动，比如学术会议、基于实践的小组学习、高级课程（如高级心脏生命支持课程）培训等，以保证医师知识体系的更新。

一、加拿大家庭医师学会继续医学教育

加拿大家庭医师学会通过维持熟练程度系统（maintenance of proficiency，Mainpro +）为家庭医师的继续医学教育提供服务。Mainpro +旨在支持和促进家庭医生的继续职业发展，是加拿大家庭医师学会提供优质继续职业发展承诺的一部分。Mainpro +提供三个关键功能：①为加拿大家庭医生提供继续职业发展参与机会、指南和标准；②使家庭医生能够方便地追踪和监测他们的继续职业发展参与情况；③通过严格的同行评审认证过程，确保高质量、符合伦理的继续职业发展规划。

医生参加不同的继续医学教育活动可获得不同学分。加拿大家庭医师学会规定家庭医师需在 5 年完成至少 250 学时的继续教育学习。家庭医师每两年须参加一次行医资格考试。考试不合格的，停止行医 3 ～ 6 个月再复考，合格者可以继续行医，以保证医师的知识更新。在 Mainpro +系统中，维持加拿大家庭医师学会会员资格的继续医学教育最低要求见表 5-11[1]。

表 5-11 Mainpro +系统中维持 CFPC 会员资格的继续医学教育最低要求

会员类型	学分要求	认定学分	非认定学分
活跃的非会员 Mainpro +参与者（non-member Mainpro + participants）、附属专科医师（affiliate specialist）、高级医师（senior）等	每 5 年必须提交至少 250 学分 必须在 5 年周期内每年至少提交 25 学分	在 250 学分中，至少有 125 学分必须通过 Mainpro +认定	在 250 学分中，最多有 125 学分可以来自未经认定的任何类别活动（如小组学习、自学、评估）
所有 Mainpro +参与者（会员和非会员）	必须在 5 年周期内每年至少获得并报告 25 学分	每年至少 25 学分可以是小组学习、自学和评估类别中认定和（或）未认定学分的任意组合	
住院医师、退休医师	可以访问 Mainpro +系统，但参与该计划是自愿的		
荣誉会员、非医生、学生、助理、公众	不提供或不需要访问 Mainpro +系统		

二、RCPSC 继续医学教育

（一）维持胜任力项目

为了解决传统继续医学教育缺点，RCPSC 在 20 世纪 90 年代推出了维持胜任力项目（maintenance of competence programme，MOCOMP），鼓励专科医师通过每天从日常工作中学习一些知识来调控他们的继续医学教育。MOCOMP 从自我评估和客观信息两方面来评估医生的胜任力。它的三个主要特征是：日记、年度总结和继续医学教育学分制。MOCOMP 承认两种类型的继续医学教育方式：自我导向式学习（阅读期刊、教学、研究等）和小组活动（参加会议等）。

自我导向继续医学教育的关键是 MOCOMP 日记。医生记录自我导向学习和参加继续医学教育会议的项目，审查他们的学习组合（例如，生成文件以激励进一步的学习），并每个月提交。最开始医生们以纸质形式将日记提交给学院，很快 MOCOMP 团队设计了自己的计算机软

[1] College of Family Physicians of Canada. Mainpro+overview[EB/OL]. [2020-06-10]. https://www.cfpc.ca/en/education-professional-development/mainpro/mainpro-overview.

件——PCDiary，医生们需要每个月将文件传输到渥太华学会总部的中央数据库。对于无法使用计算机的医生，仍可使用纸质版本。

从 2000 年 1 月 1 日起，专科医师必须提供一份 5 年期的继续职业发展报告。RCPSC 与国家专业协会一起对每个医学专业公布并实施一套继续医学教育原则和标准。成功地完成该计划的专科医师会得到一份有其名字的证书。专科医师的姓名和证书同时也可在网络上查询。医师们必须在 5 年期内通过参加他们所选择的教育活动取得 400 个学分。RCPSC 还研制了一种电子日志，使医师们能够明确他们的学习需要。该电子日志建立的可搜索内容的数据库能产生一个线上图书馆，允许医师们通过互联网将他们的学习需要和实践与其同事做对比。然而，在 1998 年维持胜任力项目登记注册的 11 088 名 RCPSC 会员医师中，只有 554 人使用过电子日志[1,2]。

（二）维持认定资格项目

目前，RCPSC 为专科医师的终身学习提供维持认定资格（maintenance of certification，MOC）项目和继续职业发展，旨在帮助医师保持与时俱进的职业发展。MOC 是加拿大皇家内科和外科医师学会为卫生保健专业人士制订的继续职业发展计划。在每一年度，每个会员均要完成一定量的学习任务，并将学习总结提交到官方网站的 MAINPORT 系统。该系统是一个网络应用程序，MOC 计划参与者可以用其来提交和跟踪持续的职业发展活动，管理自己的学习活动和访问，并获得有助于他们学习的网络资源和程序，建立学习档案。每位会员每年要提交至少 40 个学分或每 5 年至少提交 400 个学分的总结，否则将被取消学会会员资格。

MOC 学分可通过参加小组学习（group learning）、自学（self learning）、评估（assessment）三类继续职业发展活动获得。

经认定的小组学习活动，每参加 1 小时可获得 1 学分（不设上限）。在加拿大境内，可获得认可的小组学习活动包括作为与会者 / 学习者参与以下活动：① RCPSC 认证的继续职业发展机构认可的会议、课程和研讨会；②其他获得认可的现场小组学习活动，如会议、短期课程和研讨会；③ RCPSC 认证的继续职业发展机构批准的在线小组学习活动；④经认可的医院查房、期刊俱乐部和小组学习活动。在加拿大境外，经认可的小组学习活动包括作为与会者 / 学习者参与：①由大学、学院、学术机构或医生学会组织的现场小组学习活动，如会议、短期课程、研讨会；②在欧盟和非欧盟国家内举行的小组学习（仅限现场）活动；③通过 EBAC 认可的团体学习活动（现场和在线），可获得 EBAC 继续职业发展学分；④由 QCHP-AD 认证的继续职业发展认可的小组学习活动（现场和在线），可获得 QCHP 继续职业发展学分。

自学活动包括：①研究生奖学金项目。一年的奖学金项目相当于 100 个学分，在 MAINPORT 系统中记录为 4 个条目，每个条目 25 个学分。②博士或硕士课程。在正规课程体系下，每门课程可报 25 学分。③其他类型的正式课程。作为一个学习者，参加其他类型的正式课程可以获得每门课程 25 个学分。④作为学习者参与高级心血管生命支持（ACLS）、儿科高级生命支持（pediatric advanced life support，PALS）、新生儿高级生命支持（neonatal advanced life support，NALS）、新生儿复苏项目（neonatal resuscitation program，NRP）、高级创伤生命支持（advanced trauma life support，ATLS）和基本生命支持（basic life support，BLS）等活动，每小时可获得 2 学分。⑤在研究和准备研究期间获得的学习可以作为个人学习项目（personal learning projects，PLPs）提交，每小时可以获得 2 个学分。⑥阅读期刊文章，对学习或实践有重大影响的每一篇期刊文章可以单独记录，每篇文章可获得 1 学分。⑦听 / 看播客、磁带、录像带，评阅相关材料或浏览互联网网站（如 Medscape、UpToDate），每个主

[1] Evans I. Canada's style of continuing medical education[J]. Lancet, 1995, 346: 1093.

[2] Director PAJ, Head RWS. Traditional and new approaches to CME: Perceptions of a variety of CME activities[J]. Journal of Continuing Education in the Health Professions, 1994, 14(2): 75-82.

题搜索可获得 0.5 学分。⑧参加某些委员会（他们必须有一个正式的结构，包括任命程序和明确的职权范围，还必须定期开会），每年每个委员会可获得 15 学分。⑨与同事一起制订临床实践指南，或参与为医院制订临床护理标准的活动或小组，每年可获得 20 个学分。⑩开发课程，每年可以获得 15 个学分。⑪考试发展活动，如制订考试标准、成为一名考官，每年可以获得 15 个学分。⑫同行评审期刊文章，每年获得 15 学分。⑬制订评估策略，或者评估同行或同事，每年获得 15 学分。⑭其他学习活动，如患者安全倡议、护理质量倡议、临床表现标准制订活动、学习者评估策略或教育项目，每年可获得 15 学分。

评估（assessment）类活动主要包括：①完成 MCC 360° 评估，了解作为沟通者、合作者和专业人士的表现；②回顾年度教学评估（包括一年来在正式的继续医学教育环境中教授医学生、住院医师或执业医师的评估）；③参与绩效评估、360° 评估或与实践领域相关的任何其他类型的工作场所评估，包括沟通、领导能力或管理能力评估等；④在撰写同行评议的期刊文章后，审阅从同行那里得到的反馈；⑤进行图表审核或其他基于绩效的实践评估；⑥加拿大境内外的认证评估活动[1]。

三、继续医学教育活动的举办

医师学会、医学院校和医学专科学会等机构组织开展相关继续医学教育活动。例如，医学院对继续医学教育项目的设定程序如下：①项目的成立要依据广大医师和其他业务人员的需要，由医学院校务委员会提出建议；②再由继续教育部门与有关联络委员会成员讨论完善并具体落实项目、经费来源、广告宣传、课程、学员食宿、教师分配、授课地点等；③提交继续教育委员会讨论，医学院批准；④实施、评估、检查、总结。每一学习班（一天的也包括在内）结束时，学员和课程计划者都要认真填写评估表，要求课程负责人结束后与总结口对评估结果和问题向学院领导汇报重大问题，校长召集有关负责人讨论解决。在各类继续教育活动中，专题讲座和专业证书班深受欢迎[2]。

总体而言，加拿大继续医学教育工作建立了比较完善的运行体系，培训项目在充分进行效果需求评估、尊重被培训者的实际需求的基础上具体组织实施，培训费用以被培训者支付为主，政府、医院、学会根据培训的目的和预期影响资助，以补贴经费、免费提供教学器械或场地等形式适当予以资助。这种做法引入了竞争机制，提高了培训质量，同时也降低了以往高投入、低收效的培训风险，减少了运行成本和工作量。

第九节 讨论与借鉴

一、调整招生结构，提高医学人才培养质量

加拿大 17 所医学院均设在公立大学之内。能够设立医学院的大学均是科研、教学能力很强的综合性大学，医学毕业生的水平较高且在院校之间具有同质化。我国医学院校众多，但教学质量良莠不齐，医学毕业生水平在院校之间也参差不齐。此外，我国校均招生数较大的高校多为地方及民办高校，而 985、211 等重点高校、“双一流”高校及中央部属高校的招生数相对较小。相对于临床医学教育高投入、高成本的特点，地方与民办高校从政府获得的经费支持力

[1] Royal College of Physicians and Surgeons of Canada. CPD activities you can record[EB/OL]. [2020-06-10]. http://www.royalcollege.ca/rcsite/cpd/moc-program/cpd-activities-can-record-e.

[2] 王江波 . 加拿大的继续医学教育概况 [J]. 继续医学教育 , 1989, 4: 157-158.

度有限，多选择规模扩张的外延式发展模式，通过扩大招生规模、收取学费以维持学校运行和教学运转；中央部属高校拥有相对较多的经费来源渠道及数量，更倾向于提升教育质量的内涵式发展模式。为实现医学教育的高质量发展，应根据高校的教育资源情况调控招生规模，尤其要压缩教学资源有限、培养质量不高院校的招生规模。另外，应继续巩固优质高校合理的招生规模，在办学条件允许的前提下适当扩大规模。

二、完善医学院校筹资渠道，提高经费保障水平

充足的经费是办好教育的最基本保障。医学教育具有学制长、实践环节多、质量要求高等特殊性，人才培养的生均成本明显高于其他学科，离不开高水平的资金投入，对于筹资的依赖性很强。在英美加等发达国家，医学院校通过多元化筹资渠道筹集了巨额经费，为确保医学教育质量处于国际先进水平奠定了基础。医学教育与临床医疗服务之间存在密不可分的天然联系。在美国，临床教师执业收入和附属医院收入是医学院的最主要收入来源，为医疗人才培养奠定了坚实的物质基础。

在我国，医学院校附属医院属于经济完全独立的核算主体。不过，附属医院的收入中曾有一定比例用于医学院校办学，在某些院校曾每年达到数亿元，对于促进医学教育发展、改善办学条件和保证教学质量发挥了重要作用。受院校合并和相关政策的影响，目前附属医院收入中一般不再提取医学教育经费，使部分医学院校出现了较大的经费缺口。近年来中央财政大幅提高了医学类专业的生均拨款标准。然而，部分地方政府或大学却按理工科学生标准划拨医学教育经费，造成一些重点医学院校只能依赖具有不确定性的科研经费改善办学条件，普通院校则通过扩大招生以获得更多学费收入，从而加剧了办学条件、教学质量和医学生就业率下滑等问题。总体而言，虽然我国医学院校的多元化筹资模式已初步形成，生均拨款定额标准不断提高，但是存在筹资渠道狭窄、资金来源较单一、学费标准有待细化、捐赠收入低等问题，同时对于地方和民办医学院的财政支持也有待加强。为解决上述问题，我国需要适度提高财政投入强度、进一步优化转移支付方式以加强卫生人力短缺地区的医学院校建设，加强成本测算并完善医学类专业收费标准，建立健全法律法规与制度以鼓励和引导社会与个人捐赠，并且不断拓宽筹资渠道以扩大教育经费来源，强化多元化筹资。此外，应逐步提高医学教育学费水平，切实落实医学类专业生均拨款标准并建立动态增长机制，确保医学院校获得足额经费。

医学教育与医学科研具有十分密切的联系。加强医学科学研究、推动科研成果的转化既有利于提升医学院校科研与教学能力，又能增加科研收入、经营性收入和教育资本的积累，从而形成产学研合作办学、合作育人的科学办学模式。医学院校可以利用自身人才优势争取科研项目，提高科研经费收入。同时，还可以加强与医疗机构、制药企业等社会机构和企业的合作，获取资金支持，推动科研成果的转化。

三、创新教学模式，提高教学效果与质量

在 20 世纪末之前，欧美国家的医学教学以教师为中心、课堂讲授为主，学生仅是大量知识与信息的被动接受者。由于存在很大弊端，发达国家已经纷纷摒弃此种教学方法并探索使用更为先进的方法，如 1969 年加拿大在世界上首先实施的 PBL 方法和随后实施的医学模拟教学等。在世界范围内，医学教育的教学方法和内容普遍转向实践学习或动手能力的培养。PBL 方法已经在全球医学教育领域得到广泛应用。医学模拟教学是一种促进实验与反思性学习的技术，在满足仿真程度的要求下，通过人工、简化手段代表复杂、真实的过程，有利于保证患者安全和提高医学生的医学知识与技能。

目前，我国一些医学院校仍然主要采用教师课堂集中讲授、学生被动学习的落后教学方式

和灌输式、填鸭式的教学方法，医学生在学习中则把重点放在记忆现存的生物医学知识之上，十分不利于医学生创新和批判性思维的培养。为了缩小与世界先进水平的差距，我国医学教育迫切需要重视以学生为中心的教学模式，确立医学生在学习中的主体地位，积极学习借鉴国际经验，推进教学方法的改革与创新。

四、以实际需求为导向，在住院医师培训中培养胜任力全面的医生

根据 CanMEDS 框架，医生岗位包含医学专家、沟通者、协作者、领导者、健康倡导者、学者和专业人士 7 种角色。在加拿大住院医师培训中，除注重临床技能的培训，还注重教学和科研能力的培养。在我国住院医师培训中，仍主要侧重医学知识和技能的培养，即过分强调医学专家这一角色而忽略了其他方面的胜任力。例如，科研能力在我国住院医师培训之中不大受重视。对于希望进一步科研深造者，一般只有选择考取研究生才有机会接触基础研究。

在医疗实践中，医生所需要承担的责任和工作是多方面的，在住院医师培训之中仅注重医学知识与技能的培养远远不能满足实际需求。全方位发展的医生应该具有多种胜任力，特别是良好的科研教学素质和临床能力应相辅相成，以便为医生的未来发展奠定扎实的基础。因此，我国住院医师培训的内容应参考 CanMEDS 框架中 7 种医生角色需要具备的胜任力，从以医学知识和临床技能培训为主向临床、教学、科研多层次的培训过渡，并通过增加多样化的考核方式，全方位提高培训医师的能力水平。

五、完善住院医师培训考核制度

加拿大住院医师培训考核由 RCPSC 考试委员会在全国统一组织进行，对考试本身也进行可靠性测评。此种考核方式相对科学公正。目前，我国住院医师规范化培训的考核方式主要由日常考核、年度考核、通科考核、出站考核等组成，考试形式包括理论考试、操作、答辩考试等。同时，各省区市通常会根据自身情况拟定具体考核方案，导致考核标准与水平存在很大差异。借鉴加拿大等国经验，我国有必要制订科学的住院医师培训考核指南，建立统一的考核评价体系，以达到人才培养规范化、同质化的目标。

六、完善专科医师培训的认证与管理制度

加拿大在国家层面建立了专科医师培训管理机构与制度，RCPSC 是独立于政府或卫生行政机构的医学委员会，其成员组成来自于不同专业，在专科医师培训标准、培训项目认证、专科医师资格认定与注册等方面进行系统性、规范化的管理。与此相类似，美国、英国等国家均设有专业性的专科医师培训管理机构。

目前，我国专科医师培训制度处于试点阶段，在国家层面尚缺乏专业性的管理机构，导致培训标准不一、质量参差不齐、培训基地缺乏管理、专科医师资格认定与注册制度不健全等一系列问题。借鉴加拿大等国经验，我国应考虑借助医学院校和医学学（协）会的力量成立专业性的国家级专科医师管理机构，在全国范围内实现专科医师培训与考核、资格认定与注册等职责的统一认证与管理，以促进专科医师培训质量与效率的稳步提高。

第六章　美国医学教育

第一节　基本国情

一、基本情况

美国是美利坚合众国（United States of America）的简称，位于北美洲中部，领土还包括北美洲西北部的阿拉斯加和太平洋中部的夏威夷群岛。国土面积 937 万平方千米。如果只计算陆地面积，美国在全球排名第三，仅次于俄罗斯、中国，排名在加拿大之前。

美国所处的北美洲大陆原为印第安人聚居地。1492 年 10 月，意大利航海家哥伦布发现美洲。15 世纪末，西班牙、荷兰、法国、英国等国开始向北美移民。到 1773 年，英国已建立 13 个殖民地。1775 年，美国爆发独立战争；1776 年 7 月 4 日通过《独立宣言》，正式宣布建立美利坚合众国。1787 年制订联邦宪法，主要内容是建立联邦制国家，各州拥有较大的自主权，包括立法权；实行三权分立的政治体制，立法、行政、司法三部门鼎立，并相互制约。

全国共分 50 个州和 1 个特区（哥伦比亚特区），有 3144 个县。美国属于联邦立宪制国家，政府部门分为联邦（federal）、州（state）和地方（local）政府三个层级。联邦政府的权力和职责限于美国宪法所赋予的内容。各州均拥有主权、宪法，并不属于联邦政府的亚单位。对于教育、社会保障等公共事业，一般由联邦政府制订特定法律并提供资金，由州政府在遵循联邦政府指导原则的前提下负责具体提供与管理。通过此种方式，联邦政府获得了对各州行为产生影响的权力。在很多情况下，州政府需要提供匹配资金才有资格获得联邦政府资金。在各州内部，设有更低一级的地方政府，包括市、县、镇、学区（school district）和特别行政区（special-purpose district）。州政府所制订的政策不能与联邦法律发生冲突，地方政府也必须遵守州宪法和法令。

美国一直是个移民国家，人口组成复杂。截至 2018 年 6 月，全国总人口为 3.28 亿人。其中，非拉美裔白人占 62.1%，拉美裔占 17.4%，非洲裔占 13.2%，亚裔占 5.4%，混血占 2.5%，印第安人和阿拉斯加原住民占 1.2%，夏威夷原住民或其他太平洋岛民占 0.2%。据美国《国会山报》报道，由于美国人成家年龄推迟、来自欧洲国家的移民减少等原因，美国白人正在迅速老龄化。美国少数族群人口则正在快速增长，进一步加速近几十年来的人口构成转变趋势。美国非西班牙裔白人平均年龄为 43.5 岁，相比之下，西班牙裔美国人平均年龄为 29.3 岁。据预测，美国 65 岁及以上的高龄人口将于 2035 年首度超越儿童人数。根据世界卫生组织的数据，2016 年美国人均期望寿命是 78.5 岁，全球排名并不突出。5 岁以下儿童的死亡率为 4.5‰，孕产妇死亡率 0.14‰。

美国是高度发达的现代市场经济国家，其国内生产总值居世界首位。当前，美国经济总体保持温和增长态势。2017 年实际国内生产总值增长率 2.3%。根据 2017 年联合国发布的《人类发展指数报告》，挪威和澳大利亚仍稳居前两名，美国位列第八［人类发展指数（human development index，HDI）是用以衡量联合国各成员国社会经济发展水平的指标］。然而，美国贫富差距较大，2016 年基尼系数为 0.45，超过警戒水平。

市场化是美国卫生体系的主要特点，医疗卫生领域的市场竞争相当激烈。与其他发达国家相比，美国政府对于卫生服务管理的介入较为有限，私立部门在医疗卫生服务提供中处于垄断地位，政府力量则处于从属地位。与此同时，美国卫生体系十分复杂，拥有种类繁多的医疗保险机构、医疗卫生服务提供者和医疗费用补偿方法，缺乏卫生服务筹资、补偿与提供方面的中央管理机构，与英国、德国、日本等国家相对单一的卫生体系形成了鲜明对比。与世界上绝大多数国家一样，美国医疗保障制度实行私立医疗保险（也称为商业医疗保险）与社会医疗保障制度相结合的办法。私立医疗保险是美国医疗保障制度的主体，绝大多数美国人参加了私立医疗保险计划，这一点在世界范围内是比较独特的。不过，没有一家社会或私立保障制度能够在美国占绝对统治地位。美国最主要的社会医疗保障制是成立于 1965 年的 Medicare 和 Medicaid 制度，也是该国历史上第一次由国家介入的卫生活动。其中，Medicare 制度的保障对象为 65 岁以上老年人，属于社会医疗保险制度。目前，Medicare 几乎覆盖了所有 65 岁以上老年人、残疾人和晚期肾病患者。与 Medicare 不同，Medicaid 属于社会福利制度，只有收入低下并且满足一定资格要求的人（如 18 岁以下儿童、有孩子的成年女性）才可参加，参加者一般可获得免费医疗服务。Medicaid 的覆盖人群还包括残疾成年人、破产后需要长期照顾者，同时也与 Medicare 项目一起为低收入老年人提供医疗保障。该项制度的经费由联邦政府和州政府联合提供，由各州具体负责组织和管理，但必须遵守联邦政府的相关规定。由于各州在参保资格、保障内容、补偿标准等方面的规定有所不同，因此 Medicaid 在各州之间存在较大差异。近年来，美国医疗开支不断攀升，政府财政入不敷出。在奥巴马政府执政期间，美国会于 2010 年 3 月通过以“全覆盖”和“低成本”为核心的医保改革法案（被称为 Obamacare）；特朗普总统就职后，宣布废除并替代该医改法案（被称为 Trumpcare）。

二、医生

在美国所有卫生人员中，医生所需要接受的正规教育和培训最多。如果想成长为一名医生，需要具体多方面条件，包括：完成四年的大学本科学习，并且成绩优异；通过竞争激烈的 MCAT 考试，并具备研究经验、志愿者经历和领导力；在经过认证的医学院接受为期 4 年的医学教育，通过 USMLE 前两阶段考试；毕业后还需要进行 3 ～ 8 年的住院医师培训，通过 USMLE 第三阶段考试，合格后才可以独立行医。亚专科医师还需要完成专科医师培训。整个过程中涉及多方面素质的考查与重重淘汰，筛选方式严格而综合。

绝大多数的医院专科医生拥有医学博士（doctor of medicine，MD）学位，部分拥有整骨医学博士学位（doctor of osteopathy，DO）。在美国医学院校协会（Association of American Medical Colleges，AAMC）统计口径中，美国 MD 医生指从位于美国或波多黎各（Puerto Rico）且获得 LCME 认证的医学院取得 MD 学位的医生；DO 医生指从位于美国且获得美国整骨医学协会整骨医学院认证委员会（American Osteopathic Association Commission on Osteopathic College Accreditation，COCA）认证的某整骨医学院取得 DO 学位的医生。

美国所有州均要求，医生需要通过医师执照考试并获得执照后才可执业。医生和护士等卫生技术人员的执业资格准入与认证由各州负责，执业资格在绝大多数州而不是所有州互认。需要指出的是，美国医院医生并不像英国、德国和中国同行一样存在年资或职称分级制度。在美国医院，所有经过住院医师培训阶段的医生均称为主治医师（attending physician）。

在欧洲，医院医生基本上为全职、工资制医生，以医院雇员身份为诊所医生（office-based

physicians）转诊而来的患者提供住院医疗服务。与此相对比，美国绝大部分医生为诊所医生。他们不但提供诊所服务，而且也在其患者入院后随之提供住院服务。在美国，70% 以上的医生在门诊机构工作，并且绝大部分医生单独、合伙或通过某医生组织拥有自己的诊所。2005 年，仅有 12% 的医生作为专科医生或医务主管在医院工作。2007 年，近 60% 的医生拥有自己的诊所。在医院中，医生处于相对独立地位，一般把医院作为提供专业服务的“车间”。医生使用医院的设施诊治患者并获得收入，作为交换，则承担医院的部分职责，如担任医院质量和利用评估委员会委员、在需要时参与急诊科的抢救等。近年来，为了应对卫生改革，美国医院已开始加速直接雇佣医生。2011 年一项调查显示，大约 3/4 的医院表示在未来 12 个月将增加医生数量。根据美国卫生改革走向估计，医院医生在 2011 年起的 5 年内将增加 10% ～ 25%。

2007—2016 年，美国每千人口医生数为 2.6 人，略低于加拿大（2.5 人）。2018 年，美国获得行医执照且每周至少工作 20 小时的活跃医生（active physician）总数为 908 760 人（表 6-1）。其中，拥有 MD 学位者为 835 898 人，占全国活跃医生总数的 92.0%；拥有 DO 学位者为 72 812 人，占全国活跃医生总数的 8.0%。每千人口活跃医生数为 2.8 人。在所有州中，马萨诸塞州每千人口医生数最高，为 4.5 人；密西西比州最低，为 1.9 人。每千人口活跃医生数最高的州主要集中在东北部地区。在全美所有的活跃医生中，女性占 35.8%，60 岁以上者占 32.1%。在活跃医生中，直接为患者提供医疗服务的医生或临床医生（active patient care physician）为 792 066 人，每 10 万人口为 242.1 人。在临床医生之中，拥有 MD 学位者为 726 801 人，占 91.8%；拥有 DO 学位者 65 239 人，占 8.2%。

在 AAMC 统计口径之中，初级保健医生（primary care physician）指从事以下专业的医生：青少年医学（儿科学方向）、家庭医学（family medicine）、全科医学（general practice）、老年医学（家庭医学方向）、老年医学（内科学方向）、内科学或儿科学。2018 年，美国初级保健医生达到 302 590 人。其中，拥有 MD 学位者 273 505 人，占 90.4%；拥有 DO 学位者 29 058 人，占 9.6%。2018 年，全美每千人口初级保健医生数为 0.93 人，其中马萨诸塞州最高（1.3 人），犹他州最低（0.7 人）。

表 6-1 美国医生队伍主要指标的州中位数（state median）

	2008	2010	2012	2014	2016	2018
每 10 万人口活跃医生人数	239.6	244.2	244.5	251.0	257.6	263.3
每 10 万人口活跃临床医生人数	213.5	215.1	217.6	225.6	227.2	234.0
每 10 万人口活跃初级保健医生人数	89.9	91.0	90.3	90.4	90.8	91.3
每 10 万人口活跃初级保健临床医生人数	80.1	80.4	81.5	83.1	82.5	82.9
活跃医生中女性所占比例（%）	28.0	29.3	30.8	32.4	33.8	35.0
活跃医生中国际医学毕业生所占比例（%）	17.6	17.8	18.2	18.7	19.1	19.4
活跃医生中 60 岁及以上者所占比例（%）	23.4	25.2	26.5	28.5	30.3	31.4

数据来源：美国医学院校协会

在美国，国际医学毕业生（international medical graduate，IMG）指在美国、波多黎各、加拿大以外医学院校毕业的医学生，包括在上述三个国家或地区之外完成医学教育的美国公民。2018 年，国际医学毕业生占美国医生总数的 24.6%。其中，新泽西州和纽约州的医生中，国际医学毕业生所占比例居于前两位，分别为 38.2% 和 37.0%；该比例在爱达荷州和蒙大拿州分别仅为 5.5% 和 5.8%[1]。在美国毕业后医学教育中，2018 年大约四分之一（23.3%）的住院医师和专科培训医师为国际医学毕业生。在北达科他州和新泽西州，几乎一半的住院医师和

[1] Association of American Medical Colleges. 2019 State physician workforce data report. [EB/OL]. [2019-12-01]. https://store.aamc.org/downloadable/download/sample/sample_id/305/.

专科培训医师为国际医学毕业生[1]。在移民到美国的医生中，60% 来源于低收入国家。根据国外医学毕业生教育委员会（Educational Commission for Foreign Medical Graduates，ECFMG）2011 年度的报告，在美国的国外医学院校毕业生来源的国度也是以发展中国家为主。就前十位来源国家而言，印度居首，其次是菲律宾、巴基斯坦，中国位居第 8 位[1]。

第二节 医学教育概况

一、医学教育历史回顾

在 18 世纪早期，北美大陆出现了学徒式的传统医学教育。1765 年，美国第一所医学院——费城大学医学院创立，医学院课程教学逐步取代师徒培训。到了 19 世纪 20—30 年代，许多州先后废除了行医执照的相关法律，进入医生职业的制度壁垒遭受极大削弱，文凭成为重要的凭证。以营利为目的的医学专科学校开始出现，且迅速成为 19 世纪美国培养医生的主流机构。此类院校具有学费低廉、入学门槛低、教学设施简陋、知识陈旧和学制短等特征。大量学生经由这种低质量的医学教育涌入医生行业，医生规模快速上涨。与此同时，大学的医学教育质量也难以服众。医学系或医学院与所属的大学或学院甚少关联，医学院自行设置招生标准与课程体系，经费独立，自负盈亏，大学或学院很少将自身的质量标准加诸医学系或医学院之上，两者仅仅共享大学或学院之名。与医学专科学校相类似，这些医学院（系）对学生入学几乎没有任何学术要求。职业控制的弱化和医学教育的鱼龙混杂，极大地削弱了医生的社会地位和声望。

为了缓解职业危机，19 世纪后半叶，医生群体开始重新强化对自身的控制。1893 年，约翰 · 霍普金斯大学正式成立真正的大学教育型医学院并开始招生，受德国模式影响，从办学条件、教师聘任、招生等方面进行了全方位的制度改革。赞助者玛丽 · 伊丽莎白 · 加纳特除要求医学院接受女生之外，还要求入学者具有学士文凭，最好修习过数学、物理、化学、生物等与医学相关的科学课程。在不长的时间里，约翰 · 霍普金斯大学医学院就声誉鹊起，迅速发展成为全美第一流医学院。受约翰 · 霍普金斯大学影响，哈佛大学医学院也开始要求申请者持有学士文凭；康奈尔大学也随后跟进，并积极借鉴约翰 · 霍普金斯大学医学院的模式进行学院改革。在此后的二三十年里，大学附属医学院在医生教育中建立起垄断地位，越来越多的医学院纳入大学而成为研究型大学的一部分。20 世纪初，新成立的卡内基教学促进委员会主席明确宣称，“医学教育最适宜的场所是大学”。

1904 年，美国医学会（American Medical Association，AMA）为构建规范的美国医学教育体系，成立了医学教育委员会（Council on Medical Education，CME），并开始建立医学教育标准。医学界的精英人士还试图利用医师执照考试、认证与评估等方式提高医生地位和教育质量。1908 年，医学教育委员会对美国医学教育现状进行了调查研究，由教育家 Abraham Flexner 研究并撰写的《弗莱克斯纳报告》（*Flexner Report*）反映了当时美国医学院校及培养方式的诸多弊病，促使了医学教育委员会医学教育改革议程的制订与不合格医学院校的撤并，推动了现代医学教育的产生[2]。1910 年，《弗莱克斯纳报告》对外发布，提出一整套将医学教育精英化的方案，其中包括全面提高医学院的入学标准，还建议对医学院学生入学前的教育经历进行校验

[1] 王林，贺加 . 全球医学教育资源失衡下的医学人才流失 [J]. 复旦教育论坛，2014, 4: 108-112.
[2] 住院医师同质化培养与考核体系建设培训团，张俊华 . 美国住院医师培养制度与管理体系镜鉴 [J]. 中国卫生人才，2018, 1: 54-59.

和评估。随后，医学教育规模缩减，入学标准越来越严格，医学教育也成为耗时、昂贵的代名词，家境优越的学业优秀者成为医学院的潜在生源群体。在20世纪20年代之后，美国医学教育逐渐扭转颓势，早先的教育乱象一去不复返，医学教育成为美国高等教育中最为严格的部分。

20世纪80年代，美国医学教育界对医学教育进行重新审视和反思，推出了《医学教育的未来方向》《为21世纪培养医生：医生的通用专业教育》等系列重要报告。到20世纪末，美国医学院数量达到124所。

在美国，大约十分之一的医生拥有整骨医学博士（doctor of osteopathy，DO）学位。Osteo-在拉丁文中指骨骼，Pathy-则是指疾病。但是，拥有DO学位的医生并不仅限于骨科医生。如果把拥有DO学位的医生翻译成骨科医生是不能确切表达其含义的，其实他们的地位和MD学位医生完全一样。

在19世纪中叶，西医还处于初始发展阶段。当时的医学传统是将身体各器官当作完全独立的系统来处理，强调对抗治疗。有一位叫安德鲁·泰勒·斯第奥（Andrew Taylor Still）的医生十分反对这个概念。虽然他自己就是一名MD学位医生，但是他认为：身体是一个整体的系统（holistic system），而疾病就是因为这个系统失去了平衡；医生的主要责任是帮助患者身体系统恢复平衡。斯第奥医生认为肌肉骨骼系统是身体所有系统中最重要的组成部分，所以对它们特别重视。1874年，他在密苏里州科克斯威尔（Kirksville）市创办了一所医学院，至今仍然存在。为了表示和传统医学的区别，该医学院颁发DO而不是MD学位。最初，DO教育的核心理论是通过推拿来改变身体的肌肉骨骼系统，以平衡和影响其他的系统，从而达到治疗疾病的目的。该领域也特别注意食物、运动、休息和环境等对健康的影响。和当时的传统MD教育相比，这是一个完全不同的医学理论系统，反而和中医相类似，重视全人医疗。不过，DO教育与实践者并没有离弃科学根基，并不坚持推拿是唯一有效的治疗方法。当科学发展带来新的医疗方法之时，只要有效，DO学位医生们一样会采用。和MD学位医生们一样，DO学位医生们不断随着科学的发展而改进其治疗方法。

在最初阶段，MD学位教育与实践者对DO教育与医疗体系持反对态度，视其为异端，很多患者也不接纳DO学位医生。20世纪，美国开始通过发放行医执照对医生行业进行管制的时候，DO学位医生在绝大部分州都不能取得合法地位，只能在他们已经有一定势力的少数几个州立足。但是，当他们改良自己的理论，和传统MD学位医生愈来愈接近的时候，也开始逐渐被大众所接受。第二次世界大战是DO教育与医疗体系发展的一个转折点。当时军方征召大量的医生入伍，但是因为美国联邦政府不承认DO学位医生的专业地位，他们反而可以留在国内，担负起为国民提供医疗服务的责任，从而逐步得到社会各界的认识和认同。二战以后，DO学位医生力争获得和MD学位医生一样的地位。到1973年，他们成功取得了在每一个州和MD学位医生一样的资格。现在，MD学位教育与实践体系基本上是完全接纳DO学位毕业生。在不少授予MD学位的医学院，DO学位毕业者一样可以任教。

在DO学位医生争取平等的过程中，MD学位教育与实践体系一度希望将他们吸纳到同一系统之内。最有趣的例子是在加利福尼亚州。在20世纪50年代，加州政府通过加州大学系统成立了一所医学院，即加州大学尔湾（Irvine）分校医学院的前身。该医学院第一批学生的入学条件，就是必须为持有行医执照的DO学位医生。他们只需要象征性地上一点课，就可以得到MD学位。在很短的时间之内，数千名DO学位医生变成了MD学位医生。

不过，并不是每一个DO学位医生都想成为MD学位医生。很多DO学位医生认为他们和MD学位医生的区别正是自己的优点。事实上，从20世纪80年代开始，美国就发现其MD医疗系统存在很大问题，过于依赖高科技和专科医生，而重视"全人医疗"的家庭医生严重不足。DO学位教育正好可以弥补MD学位教育在这方面的弱点。然而，并不是说DO学位毕业生只能当家庭医生或者所有MD学位毕业生都将成为专科医生，只是两个教育系统的取向有所不同。此时，美国新开设的医学院中只有一所授予 MD 学位，其他均授予 DO 学位。1992 年，亦即第一所授予 DO 学位的医学院成立 100 多年之后，美国还是仅有 13 所授予 DO 学位的医学院。目前，授予 DO 学位的医学院已经发展到 20 所。

简言之，MD 学位教育偏向于培养专科医生，DO 学位教育则偏向于培养全科医生；MD 学位医生讲究对抗治疗，DO 学位医生强调全人治疗、人体内部平衡以及健康和食物、环境等之间的关系。虽然两者之间有对立，但是 DO 学位教育与实践者从一开始就愿意跟着科学的发展来改良其理论。在美国，DO 学位教育与实践者所开创的很多理念已经被 MD 体系接纳成为主流，包括全人医疗以及对于食物、环境和运动的重视等。

二、医学教育规模

表 6-2 显示，自 2010 年以来，美国医学院招生、在校生和毕业生人数基本上逐年增加。在 2010—2020 年间，申请人数增加了 24.9%，招生人数增加了 17.2%，在校生人生增加了 17.8%。

表 6-2 2010—2020 年美国医学院申请、招生、在校与毕业人数

	2010—2011	2011—2012	2012—2013	2013—2014	2014—2015	2015—2016	2016—2017	2017—2018	2018—2019	2019—2020
申请人数	42 741	43 919	45 266	48 014	49 480	52 549	53 042	51 680	52 777	53 371
招生人数	18 665	19 230	19 517	20 055	20 343	20 631	21 030	21 338	21 622	21 869
在校人数	78 740	80 207	81 934	83 356	85 128	86 595	88 191	89 759	91 266	92 758
毕业人数	17 360	17 344	18 155	18 072	18 703	18 943	19 260	19 563	19 936	—

数据来源：美国医学院校协会

由表 6-3 可见，美国医学院在校生的种族呈现多样化。2015—2020 年，白人学生所占比例均最高，其次为亚洲裔、黑人或非洲裔学生。在 2019—2020 学年，美国医学院在校医学生人数达到 92 758 名。其中，白人 46 205 人，占比 49.8%；亚洲裔 20 836 人，占比 22.5%；黑人或非洲裔 6783 人，占比 7.3%；西班牙裔或拉丁美裔 6063 人，占比 6.5%。总体而言，上述四类医学生约占美国医学院在校医学生的 86.1%。

表 6-3 2015—2020 学年美国医学院分种族在校生人数

种族	2015—2016	2016—2017	2017—2018	2018—2019	2019—2020
美洲印第安人或阿拉斯加原住民	160	180	185	200	199
亚洲裔	18 528	19 002	19 539	20 190	20 836
黑人或非洲裔	5356	5748	6119	6476	6783
西班牙裔或拉丁美裔	4807	5157	5517	5748	6063
夏威夷原住民或其他太平洋岛民	55	59	60	72	76
白人	47 391	47 227	46 946	46 626	46 205
其他	1577	1682	1734	1766	1776
多种族（multiple race/ethnicity）	6763	7194	7569	8047	8621
未知种族	541	615	756	808	892
非美国公民与非永久居民	1417	1327	1334	1333	1307
合计	**86 595**	**88 191**	**89 759**	**91 266**	**92 758**

数据来源：美国医学院校协会

在 2018—2019 学年间，美国攻读 MD 或 DO 学位的医学生达到每 10 万人口 36.8 人，并且该比例在东部或中西部地区最高。在攻读 MD 学位的医学生中，一半以上（61.1%）就读于公立医学院。与此相对比，在攻读 DO 学位的医学生中，不到五分之一（17.1%）就读于私立医学院。在全美，在公立医学院攻读 MD 或 DO 学位的医学生为每 10 万人口 18.4 人。

在 2008—2009 学年至 2018—2019 学年之间，美国攻读 MD 或 DO 学位的医学生增加了 35.1%。在此 10 年期间，攻读 MD 学位者增加了 17 799 人，攻读 DO 学位者增加了 13 474 人，两者分别增加了 24.7% 和 79.8%。与此同时，每个州和哥伦比亚特区都经历了医学在校生人数的增长，其中 32 个州的增长率在 21.0% 及以上。

在获得 ACGME 认证的毕业后医学教育项目中，2018 年住院医师和专科培训医师人数为 134 126 人。其中，拥有美国 MD 学位者 83 243 人，占 62.1%；拥有美国 DO 学位者 19 532 人，占 14.6%；国际医学毕业生 31 212 人，占 23.3%。每 10 万人口住院医师和专科培训医师人数为 41.0 人。其中，纽约州每 10 万人口住院医师和专科培训医师人数最高，为 88.8 人；阿拉斯加州最低，为 5.0 人。每 10 万人口初级卫生保健住院医师和专科培训医师为 15.1 人，其中东北和中西部地区最高。由于国际医学毕业生的流入，住院医师和专科培训医师人数超过医学生人数，两者比例为 1.14∶1。2008—2018 年，ACGME 项目中的住院医师和专科培训医师人数增加了 24 310 人（22.1%）。在此期间，所有州的住院医师和专科培训医师数量均有所增加 [1]。

由表 6-4 可见，2008—2018 年，美国每 10 万人口 MD 或 DO 医学院在校生人数、每 10 万人口 ACGME 认证项目住院医师与专科培训医师数两个指标的州中位数均呈明显上升趋势，在 2018 年分别达到 34.6 人和 29.9 人。此外，州内 MD 医学生所占比例的州中位数呈上升趋势，由 2008 年的 64.4% 增至 2018 年的 68.2%；ACGME 认证项目住院医师与专科培训医师中国际毕业生占比的州中位数则呈下降趋势，由 2008 年的 22.9% 降至 2018 年的 19.4%。住院医师、专科培训医师与在校医学生比例的州中位数由 2008 的 1.11 下降至 2018 年的 0.97，说明此段时间内毕业后教育培养规模与院校教育培养规模之间的关系发生了变化，后者在数量上已超过了前者。

表 6-4　美国医学教育主要指标州中位数

	2008	2010	2012	2014	2016	2018
院校教育（undergraduate medical education）						
每 10 万人口 MD 或 DO 医学院在校生人数	25.4	27.9	29.1	30.4	32.7	34.6
每 10 万人口 MD 或 DO 公立医学院在校生人数	15.5	19.7	18.8	21.4	21.2	21.3
州内 MD 医学生占比（%）	64.4	67.1	67.7	69.2	65.6	68.2
毕业后教育（graduate medical education）						
每 10 万人口 ACGME 认证项目住院医师与专科培训医师数	26.8	26.2	26.8	27.4	28.1	29.9
每 10 万人口 ACGME 认证初级保健项目住院医师与专科培训医师数	10.5	10.2	10.4	10.5	10.6	12.0
ACGME 认证项目住院医师与专科培训医师中国际毕业生占比（%）	22.9	23.1	22.4	22.2	20.5	19.4
住院医师、专科培训医师与在校医学生比例	1.11	1.09	1.05	1.05	0.98	0.97

数据来源：美国医学院校协会

[1] Association of American Medical Colleges. 2019 State physician workforce data report. [EB/OL]. [2019-12-1]. https://store.aamc.org/downloadable/download/sample/sample_id/305/.

第三节 医学教育管理与政策

一、联邦及州政府

美国医学教育的宏观管理主要依赖于非政府组织而不是政府机构。美国联邦政府主要通过教育拨款和科研资助等方式影响医学院的发展。20 世纪 80 年代，由于临床医学毕业生出现供大于求的情况，联邦政府减少了对医学院的拨款，以限制医学院招生规模。此外，联邦政府可提名人选参加美国毕业后医学教育认证委员会、美国继续医学教育认证委员会等非政府机构的董事会，但联邦政府代表没有表决权。各州政府负责医生、护士和其他卫生工作者的资格准入。

二、非政府机构

美国临床医学教育的要求之严格、质量之高在全球范围得到广泛认可。这一成就的取得与建立了科学的管理体制机制是密不可分的，其主要特点是通过非政府机构——私立非营利性组织实现对医学教育的宏观管理。

（一）美国医学院校协会

美国医学院校协会（Association of American Medical Colleges，AAMC）是一个私立的非营利性组织，其成员机构包括：全美所有 147 家获认证的医学院和加拿大 17 家获认证的医学院、400 余家教学医院及医疗联合体、80 多家学术组织。AAMC 受 16 名成员组成的董事会领导，成员包括协会主席、首席执行官、成员机构理事会主席、临床医学生代表、住院医师代表和公众代表等。AAMC 聘用约 320 名正式员工负责日常事务管理及运行，分属于政府联络办公室、医学教育部、医学院标准与考核部等 12 个部门。

AAMC 致力于提高医学教育和培训的质量，以把教育与高效的卫生服务结合起来，在临床医学教育领域具体承担以下职责：①对于希望进入 AAMC 成员医学院学习者，提供在线入学申请服务。同时，为医学院招生负责人提供申请者的学习成绩和犯罪背景审查等资料，被全美 140 多家医学院在招生过程中所使用。②提供住院医师申请的流程化服务，每年将约 2.2 万余名申请者匹配到合适的住院医师培训岗位。③提供医学院入学考试的官方信息、备考训练与指南等服务。在美国和加拿大，想进入医学院学习者必须参加并通过该考试。④为医学生提供国内外访学服务。⑤构建医学院课程目录库和学习资源库，并发布相关报告。⑥通过下属机构提供职业培训，以提高成员单位职工和管理者的职业水平。⑦召开年度学术会议，对临床医学教育、研究、医疗服务等领域存在的问题进行广泛讨论。会议向公众开放，邀请国会议员及国家负责卫生事务的官员参加。⑧提供咨询服务。此外，AAMC 还发布医学院申请者、在读临床医学生、住院医师、医学院及教学医院、师资、医生队伍等方面的统计数据[1]。例如，AAMC 自 1978 年起每年都会制订毕业问卷（graduation questionnaire，GQ），以收集经过 LCME 认证的所有授予医学博士学位医学院的全部毕业生的相关数据。

（二）医学教育联络委员会

AAMC 和美国医学会（AMA）于 1942 年联合组建医学教育联络委员会（Liaison Committee on Medical Education，LCME）。该委员会负责美国和加拿大所有 MD 学位项目的认证，属于专业认证体系的组成部分。只有所隶属的医学院获得区域认证机构的整校认证的前提下，MD

[1] Association of American Medical Colleges. About the AAMC[EB/OL]. [2017-09-15]. https://www.aamc.org/.

学位项目才有资格申请 LCME 的初始认证和继续认证。作为权威认证机构，LCME 获得了美国国会相关卫生法律及美国教育部的认可，在 2014 年还获得了世界医学教育联合会为期 10 年的认证。

LCME 董事会由 19 名拥有投票权的成员组成，即 15 名专业成员（如医学教育或管理专家、执业医生）、2 名公众代表和 2 名临床医学生。AAMC 和 AMA 医学教育理事会分别就 7 名专业成员和 1 名医学生成员进行提名，LCME 从被提名人中选择任命。专业成员和公众代表任期 3 年，医学生成员任期 1 年。另外 1 名专业成员从加拿大医学院认证委员会成员中选择任命。美国医学院校协会和美国医学会各任命 1 名秘书组成秘书处，负责认证办公室的日常运营。他们是具有丰富经验的医学教育工作者，一般是医学院校的高级教师和（或）管理人员。

LCME 的认证是一个自愿参加、同行参与评审的过程。申请认证的 MD 学位项目需要证明其毕业生具备可进入下一阶段培训的胜任力，并且为医师终身学习和未来熟练地提供医疗服务奠定了基础。在美国，通过 LCME 的认证是有资格获得多个联邦政府项目的前提条件。在绝大多数州，只有获得 LCME 的认证，MD 学位项目的毕业生才有资格参加美国医师执照考试和获得医师执照，也才有资格申请毕业后医学教育认证委员会认证的住院医师培训。认证程序分为被评机构提出申请并获得候选人资格、获得初步认证、获得有条件认证、获得完全认证、继续获得完全认证等阶段。认证所依据的标准为 LCME 所制订的《医学院职能与结构》。在 2018—2019 年有效的版本中，评价标准涉及医学院使命与规划、领导班子与管理、学术与学习环境、师资、教育资源与基础设施、胜任力与课程体系目标及设计、课程体系内容、课程体系的管理与评价、教学管理与评价等 12 个方面。基于所收集的资料，LCME 可在任何时候对 1 个 MD 学位项目采取下列任何一种行动：给予认证（可分为完全认证、初步认证、有条件认证 3 种状态）、继续给予认证、继续给予认证但提出警告、继续给予认证但设置观察期、拒绝认证、撤销认证。如果 LCME 认为某 MD 学位项目没有遵守所有的认证标准或者在 1 个或多个环节的表现不尽如人意，还可以采取调查访问等 1 个或多个后续行动。对于新设立的 MD 学位项目，在获得初步认证之前不可招生或进行招生宣传等相关活动。初次申请认证的 MD 学位项目需要缴纳 2.5 万美元的申请费。新设立和正在建设中的 MD 学位项目有责任承担秘书处人员现场咨询所发生的差旅费，也有责任承担认证调查访问所发生的差旅费 [1,2]。

（三）毕业后医学教育认证委员会

毕业后医学教育认证委员会（Accreditation Council for Graduate Medical Education，ACGME）负责毕业后医学教育培训（包括住院医师、专科医师培训）基地与培训项目的评估与认证。ACGME 为独立的、由医生领导的私立非营利性组织，实行董事会制，目前拥有 36 名董事。其中，24 名董事由以下成员机构提名产生，包括美国医学专科委员会（American Board of Medical Specialties）、美国医院协会、美国医学会、美国医学院校协会、医学专业学会委员会（Council of Medical Specialty Societies）、美国整骨医学会、美国整骨医学院联合会。董事会成员还包括 2 名住院医师代表、3 名公众代表、4 名培训项目主任、1 名专科评审委员会主席团主席和 2 名联邦政府代表，但联邦政府代表没有表决权 [1]。ACGME 的宗旨是通过认证和评估，提高毕业后医学教育质量，从而提高医疗卫生服务质量及人群健康水平。其任务不仅是负责住

[1] 陈敏，邱伟华 . 美英医学教育专业认证制度比较研究 [J]. 复旦教育论坛，2013, 11(01): 92-96.

[2] Liaison Committee on Medical Education. About the Liaison Committee on Medical Education[EB/OL]. [2017-09-20]. http://lcme.org/.

院医师及专科医师培训项目的认证，更为重要的是制订毕业后医学教育标准[1,2]。

ACGME 具体职责可分为以下几个方面：第一，对不同专业的培训计划和具体要求制订认证标准，尤其是制订不同培训阶段的里程碑（milestones）培训目标；第二，对承担住院医师和专科医师培训的基地及培训项目进行审核，对违反规定的基地可予以处理，甚至取消其培训资质；第三，对新增的培训基地进行评价与认证。其中，对于培训基地的认证极为复杂，要通过书面审查、现场考察、专家评议、理事会决议等多个环节，根据培训基地硬件设施、涵盖患者数量、教师数量等教学资源情况，严格核定各培训基地所能招收住院医师和专科医师的名额上限。接受认证的基地相关科室必须向 ACGME 作出书面保证，确保住院医师可以充分享受各种培训机会，每年的全国住院医师培训考试也会间接检查培训机构的教育成果。

ACGME 对于承担住院医师培训的机构、各专科及亚专科培训项目分别制订了全美统一的认证标准，并监督这些标准的遵守情况。其中，28 个专科评审委员会为所对应的专科及其亚专科制订统一的认证标准。专科评审委员会成员由志愿医师、住院医师、公众代表等组成。所有成员均需要满足一定的资格要求并获得相关机构提名，由董事会任命。获得认证的培训项目还需要接受所对应专科评审委员会的持续监督。专科评审委员会还会定期评估认证标准，以确保这些认证标准是基于当前的最好临床实践。住院医师则定期向 ACGME 提供关于培训项目的反馈，从内部视角帮助委员会不断改善认证项目的整体质量。机构评审委员会负责对承担毕业后医学教育项目的机构进行评审与认证。每个评审委员会在获得相应数据后，在每一年度均对所负责的已获得认证或新申请的培训机构或项目的认证状态做出决定[3]。2016—2017 年，经 ACGME 认证的住院医师培训项目为 10 672 个，涉及 154 个专科或亚专科。其中，初始认证项目 1120 项，继续给予认证 9344 项，继续给予认证但提出警告 151 项，继续给予认证但设置观察期 24 项，撤销认证 33 项[4]。

（四）继续医学教育认证委员会

继续医学教育认证委员会（Accreditation Council for Continuing Medical Education，ACCME）于 1981 年由 7 个成员机构联合成立，目的在于建立继续医学教育的国家认证体系。其成员机构分别是美国医学专科董事会、美国医院协会、AMA、AAMC、医院临床医学教育协会、医学专业学会委员会、美国州立医学理事会联合会等。上述机构负责 ACCME 董事会成员的提名，为战略发展方向提供建议，并且监督其行为和管理规则的变化。除了成员机构所提名的人员外，ACCME 董事会成员还包括：2 名无投票权的联邦政府代表，由联邦政府提名；2 名公众代表，根据公开选拔以及成员机构的意见提名产生。此外，目前有 25 名雇员负责日常运营与管理。ACCME 的主要职责包括：充当继续医学教育提供机构的认证主体、充当继续医学教育认证机构的认可主体、开发继续医学教育项目与活动的评价标准、开发或促进继续医学教育及其认证效果的测量方法、建议或启动相关科学研究等。全美有大约 2000 家经认证的继续医学教育提供机构，包括医学院、非营利性医生组织、医院或医疗联合体、保险公司、州医学专业学会、县医学学会等。上述机构或者由 ACCME 直接认证，或者由 ACCME 认可的 42 个州或区域医学专业学会进行认证，两者之间认证要求与过程完全相同。ACCME 一般负责全国性

[1] Ross FJ, Metro DG, Beaman ST, et al. A first look at the Accreditation Council for Graduate Medical Education anesthesiology milestones: implementation of self-evaluation in a large residency program[J]. Journal of Clinical Anesthesia, 2016, 32: 17-24.

[2] Rose SH, Long TR, Elliott BA. A historical perspective on resident evaluation, the Accreditation Council for Graduate Medical Education Outcome Project and Accreditation Council for Graduate Medical Education duty hour requirement.[J]. Anesthesia & Analgesia, 2009, 109(1): 190-193.

[3] Accreditation Council for Graduate Medical Education. What we do[EB/OL]. [2017-09-22]. http://www.acgme.org/.

[4] Accreditation Council for Graduate Medical Education. Data resource book: academic year 2016-2017[EB/OL]. [2017-09-22]. http://www.acgme.org/Portals/0/PDFs/2016-2017-ACGMEAnnualReport.pdf?ver=2017-09-25-095906-817.

继续医学教育提供机构的认证，州或区域医学专业学会负责本州或邻近州继续医学教育提供机构的认证。不论认证主体是谁，获得认证的机构所提供的所有继续医学教育活动均应满足相同的认证要求。ACCME 的经费主要来自认证收费和研讨会注册费。

ACCME 重视继续医学教育认证要求的制订与修订。认证要求包括 3 个部分，即认证标准、商业支持标准和相关政策。其中，认证标准是基于以学习者为中心、持续改进的继续医学教育模型，要求继续医学教育项目的设计应该达到提高医师胜任力或执业行为以及改善医疗服务效果的目的；商业支持标准的设计旨在确保继续医学教育活动是独立的且不受商业利益的影响，对于继续医学教育提供机构与药品、医疗器械及其他商业公司之间的互动设置了严格限制。虽然 ACCME 允许继续医学教育提供机构接受商业公司的资助，但禁止继续医学教育内容受到任何商业利益的直接或间接影响 [1]。

（五）州立医学委员会联合会

州立医学委员会联合会（Federation of State Medical Boards, FSMB）是一家非营利性机构，代表美国本土及其领地（territories）与哥伦比亚特区 70 家州立医学委员会或整骨医学委员会（一般统称为州立医学委员会，State Medical Board）。在美国，医师行医执照发放和纪律管理由各州负责。具体而言，每家州立医学委员会负责为所在州的医师资格申请者发放行医执照、针对患者的投诉启动调查，并对违反相关规定的医生进行处分。FSMB 则为各成员委员会提供支持、代表它们开展相关活动，包括提供国家医学考试项目、提供能够促进相关证书记录与分发的工具、资助纪律事件追踪国家数据库的建设，并且在医师执照与执业相关重要议题上代表各州立医学委员会在国家层面发出声音 [2]。概括而言，FSMB 的使命在于充当各州立医学会的传声筒，通过教育、评价、研究和倡议等活动为它们提供支持，同时提供服务和倡议以促进患者安全和卫生服务质量。

FSMB 成立于 1912 年。在初始阶段，FSMB 仅是州委员会执行官们的小型年度聚会，无固定员工和总部。经过一个多世纪的发展，FSMB 已成长为具有活力的全国性机构，拥有近 200 名员工和位于美国得克萨斯州与首都华盛顿市的两处办公地点 [3]。

该机构的战略目标为：

- **州立医学委员会支持：**通过促进最佳实践为州立医学委员会服务，提供政策、倡议和其他资源以提高它们的工作效果。
- **倡议与政策领导：**在充满变化、全球互联的卫生服务环境中，增强以州为基础的医学管制（state-based medical regulation）机制的活力。
- **协作：**在州立医学委员会之间促进参与和合作，拓展与美国国内和国际性组织的协作关系。
- **教育：**提供教育工具与资源以提升医学管制质量，增强公众对于州立医学会重要作用的认识。
- **数据与研究服务：**拓展 FSMB 的数据分享与研究能力，为州立医学委员会、公众和其他利益相关者提供富有价值的信息。
- **组织建设：**在充满变化的环境中提升 FSMB 的组织活力与适应性，加强其财务资源建设以便为实现组织使命提供支持 [4]。

FSMB 成员包括以下四种类型：成员医学委员会（Member Medical Board）、个人成员

[1] Accreditation Council for Continuing Medical Education. About us[EB/OL]. [2017-10-15]. http://www.accme.org/.

[2] United States Medical Licensing Examination[EB/OL]. [2019-12-1]. About. https://www.usmle.org/about/.

[3] Federation of State Medical Boards. About FSMB[EB/OL]. [2019-12-13]. http://www.fsmb.org/about-fsmb/.

[4] Federation of State Medical Boards. Strategic goals[EB/OL]. [2019-12-13]. http://www.fsmb.org/about-fsmb/strategic-goals/.

（fellow）、荣誉个人成员（honorary fellow）和准个人成员（associate member）。

作为 FSMB 医学委员会成员，州立医学委员会可以使用该机构的相关服务和产品，以协助它们在其属地内履行保护公众、促进卫生服务质量的使命。同时，它们在 FSMB 代表大会（House of Delegates）的年度事务会议中享有表决权，从而对于制订医疗规制政策和塑造该机构的战略发展方向发挥作用。具体而言，成员医学委员会所享有的权益包括：全国、各州医生与医生助理综合数据的访问权；获得位于华盛顿特区的联邦和州咨询机构的支持；FSMB 代表大会会议中的表决权；对于 FSMB 相关政策与指南提前提出反馈意见的机会；参与为医疗管制机构量身定做的教育活动；医学文凭校验服务终端的访问权；医生评价服务终端的访问权；公共关系支持。

成员医学委员会的委员在获得任命之时自动成为 FSMB 的个人成员，并且在其任期及任期届满后 3 年之内都被视为 FSMB 的个人成员。他们所享有的权益包括：具有 FSMB 选举办公室的参选资格；被任命为 FSMB 常设或特别委员会委员的资格；获得参加 FSMB 相关教育活动的邀请；获得与医疗规制领域内相关执照颁发和纪律管理机构互动的机会；免费在线继续医学教育活动的访问权；FSMB 董事会圆桌会议的访问权；免费订阅 *Journal of Medical Regulation* 杂志；FSMB 白皮书、新闻简报和手册等出版物的访问权。在州医学委员会任期届满 3 年之后，个人成员变为荣誉个人成员。州医学委员会雇员有资格成为 FSMB 准个人成员，每个成员委员会也可指定若干名雇员成为 FSMB 准个人成员。除没有资格参选 FSMB 选举办公室以外，荣誉个人成员和准个人成员基本享有与个人成员一样的权益。以上三类个人成员均不必缴纳会费[1]。

在内部管理方面，FSMB 设有审计、法规、编辑、教育、伦理与职业素养、财务、提名等常设委员会和顾问委员会。根据现实的需要，还可成立由委员会主任所任命的特殊委员会和工作组。很多志愿者在常设委员会、顾问委员会、特殊委员会和工作组中任职。不同委员会在时间贡献上对于委员的要求有所不同。例如，审计委员会负责审阅集团的审计报告及其伴随的财务报告，委员任期 1 年，传统上在此 1 年内举行 2 ～ 4 次电视电话会议，根据需要可举行 1 次面对面会议；教育委员会协助开发网上讨论会等教育项目，委员任期 1 年，每年举行多次面对面或电视电话会议，每季度至少举行 1 次常规会议。

此外，FSMB 管理层部分成员还在 USMLE 预算委员会和出题委员会、ABMS、ACCME、ACGME、外国医学毕业生教育委员会（Educational Commission for Foreign Medical Graduates，ECFMG）、国家医学考试委员会（National Board of Medical Examiners，NBME）、国家医生助理证书委员会（National Commission on Certification of Physician Assistant，NCCPA）等机构交叉任职[2]。

（六）国家医学考试委员会

国家医学考试委员会（National Board of Medical Examiners，NBME）成立于 1915 年，是一家独立的非营利性机构，通过医疗卫生专业人员评价服务于公众。NBME 开发了许多种评价工具用于国内外医学教育、医师执照与证书颁发等领域，并且参与旨在促进医学教育与评价科学进步的相关研究和发展。具体而言，NBME 开发并管理美国医师执照考试，与 FSMB 共同举办该项考试，外国医学毕业生教育委员会（Educational Commission for Foreign Medical Graduates，ECFMG）作为第三合作方也参与到该考试项目之中。NBME 与 FSMB 还共同举办

[1] Federation of State Medical Boards. Membership information[EB/OL]. [2019-12-13]. http://www.fsmb.org/about-fsmb/fsmb-member-medical-boards/.

[2] Federation of State Medical Boards. FSMB committees[EB/OL]. [2019-12-13]. http://www.fsmb.org/about-fsmb/fsmb-committees/.

了执照后评价系统（post-licensure assessment system），供医师执照颁发机构用于评价已获得医师执照的医师。与此同时，NBME 设立了一个新的考试项目，即国际医学基础（International Foundations of Medicine），从而把医师通用标准的概念拓展到了国际医学领域。众多医学专业委员会、其他医疗卫生专业、学术机构等也邀请 NBME 开发定制的评价系统，通过在线评价可以帮助学生与专业人员发现自身的长处与短处。一些组织机构也学习借鉴 NBME 的经验，在本机构的评价项目、考试管理和评分（scoring）等方面进行咨询。

该组织的大约 80 名董事会成员分为 5 种类型，即一般当选（elected at-large）成员、组织机构代表成员、考试委员会代表成员、执行理事会成员和荣誉成员，具体包括考试设计方面的国家级专家、公众代表，以及 AAMC、美国医学专科委员会（American Board of Medical Specialties，ABMS）、AMA 及其住院医师与专科医师培训部、美国医学生协会（American Medical Student Association，AMSA）、医学专科学会理事会（Council of Medical Specialty Societies，CMSS）、外国医学毕业生教育委员会（Educational Commission for Foreign Medical Graduates，ECFMG）、FSMB、学生国家医学会（Student National Medical Association，SNMA）、武装部队以及退伍军人事务部等相关方面的代表[1,2]。

（七）医学专科学会理事会

医学专科学会理事会（Council of Medical Specialty Societies，CMSS）成立于 1965 年，目的在于为专科医生全国性议题与共同关心的话题提供一个独立的讨论平台。创始成员包括美国妇产科医生学会、美国内科医生学会和美国外科医生学会，因此 CMSS 最初名为三学会理事会（Tri-College Council）。1967 年，随着其他专科学会的加入，CMSS 获得了现在的名称。目前，CMSS 会员包括 43 家专科学会和 79 万余名医生。CMSS 是符合美国联邦政府 501（c）（3）税法条款的免税非营利性协会。

该组织由其议会（assembly）和理事会（the Council）负责管理，成员由每家成员学会所指定的一名或多名代表组成。议会每年召开 2 次会议，一般在 5 月和 11 月，每次 1 ～ 2 天。在理事会中，只有医生代表可以进行投票选举并担任主任委员会委员。在常规会议之间，CMSS 的日常事务由 8 名委员组成的主任委员会进行管理，具体成员包括主任委员会主席、候任主席、秘书、财务主管、前任主席、常务副主席等。主任委员会成员任期 2 年。在财务方面，CMSS 主要通过会员缴纳的年度会费获得支持[3]。

（八）国外医学毕业生教育委员会

国外医学毕业生教育委员会（Educational Commission for Foreign Medical Graduates，ECFMG）成立于 1952 年，是一家私立非营利性组织，总部位于美国宾夕法尼亚州费城，雇佣员工 800 余人。该组织的使命主要包括：对于希望参加美国毕业后医学教育的国际医学毕业生进行资质确认，参与全美和国际范围内其他医学和卫生服务专业人员的评价与资质确认，以促进卫生服务质量的提升；与国际医学教育与研究促进基金会（Foundation for Advancement of International Medical Education and Research，FAIMER）和其他合作伙伴合作，通过项目和研究活动积极寻求促进医学教育发展的机会。

在传统上，从美国与加拿大以外国家的医学院获得医学学位的国际医学毕业生（international medical graduate，IMG）在美国医生队伍中占据较大比例，目前大约占美国培训期医生和执业医生的四分之一。长期以来，评价国际医学毕业生参加美国毕业后医学教育的准备程度成为美国医学组织、医生、州医师执照颁发机构和公众所关心的问题。在 20 世纪 50

[1] National Board of Medical Examiners. About NBME[EB/OL]. [2019-12-9]. https://www.nbme.org/about/index.html.

[2] United States Medical Licensing Examination. About[EB/OL]. [2019-12-1]. https://www.usmle.org/about/.

[3] Council of Medical Specialty Societies. About CMSS[EB/OL]. [2019-12-9]. https://cmss.org/about-cmss/.

年代，受卫生服务需求爆炸式增长、医学人才培训的经济机会增加、更加依赖住院医师提供医疗服务等因素的影响，美国毕业后医学教育岗位数量大量增加。1956 年，一家名为国外医学毕业生评价服务组织（Evaluation Service for Foreign Medical Graduates，ESFMG）的私立非营利性机构成立。其目的在于为准备到美国参加毕业后医学教育的国际医学毕业生提供相关信息并回答他们的问题，对国际医学毕业生所获得的文凭、医学知识和英语掌握程度进行评价，对已完成特定医学教育并满足相关考试要求的国际医学毕业生提供资质证明。同年晚些时候，ECFMG 将其机构名称改为国外医学毕业生教育理事会（Educational Council for Foreign Medical Graduates，ECFMG）。ECFMG 开发了确认医学文凭的流程，在 NBME 协助下开发了一项医学科学考试和一项英语语言能力考试。对于国际医学毕业生的正式评价包括上述考试和医学文凭确认，此过程被称之为 ECFMG 证明（ECFMG certification）。目前，ECFMG 证明的具体要求包括：确认所毕业的医学院满足 ECFMG 的相关要求；完成 ECFMG 证明申请的填写；满足医学科学考试和临床技能的相关要求（目前为 USMLE Step 1、Step 2 CK 和 Step 2 CS）；最后获得的医学文凭和医学院成绩的源头确认。

1958 年，ECFMG 举办了其首次考试，并向国际医学毕业生颁发了第一批标准 ECFMG 证书（standard ECFMG certificate）。在三年之内，ECFMG 证书成为了评价国际医学毕业生是否具备资质进入美国卫生服务体系的新标准，美国医学会（AMA）和美国医院协会（American Hospital Association，AHA）均要求在美国医院临床科室工作的国际医学毕业生应该获得该项证书。

1974 年，ECFMG 与国外医学毕业生委员会（Commission on Foreign Medical Graduates，CFMG）合并，其职责范围也因而得到拓展。CFMG 的原业务范围包括国际医学毕业生研究、美国国内医学交换生签证状况监测等。合并后的机构被命名为国外医学毕业生教育委员会（Educational Commission for Foreign Medical Graduates），英文缩写仍然为 ECFMG。通过此次合并，ECFMG 获得了为参加美国毕业后医学教育的交换访问医生发放签证信的权力，并且越来越融入国际医学领域之中。

ECFMG 所擅长的领域包括国际医学毕业生资质审核、国际医学院校信息、与医学教育培训和执照颁发相关的医生资格证明、临床技能评价。具体而言，ECFMG 的组织目标包括：

- 通过资格评价，对于希望参加美国毕业后医学教育和加入美国卫生服务体系的国际医学毕业生提供资质证明。
- 为希望参加美国毕业后医学教育的国际医学毕业生提供完整、及时和可及的相关信息。
- 在国际医学毕业生即将参加美国毕业后医学教育之时，评价他们对于美国患者多元化社会、经济和文化需求的认知程度。
- 确认国际医学毕业生在融入美国卫生服务体系过程之中的需要。
- 文凭确认，并为全球范围内的卫生服务专业人员提供其他相关服务。
- 提供考试和评价项目的国际访问路径。
- 通过收集数据、实施研究、传播研究发现等方式，拓展对于国际医学教育项目及其毕业生的认知。
- 通过与医学院校以及其他学科发展、标准制订、评价机构的协商与合作，促进国际医学教育的发展。
- 通过与美国国内外其他机构的协作，促进评价科学的发展。
- 为其他国家的国际医学毕业生评价机构提供研究和咨询服务，以改善卫生服务质量。
- 把国际医学教育领域的相关活动分配给 FAIMER，以提高效率。

从美国和加拿大以外国家的医学院毕业之后，国际医学毕业生只有获得 ECFMG 所颁发的资质证书，才有资格参加美国毕业后医学教育、在上级医生指导下提供医疗服务，也才有资格参加 USMLE 第三阶段考试并获得不受限制行医执照（unrestricted license）而在美国行医。1958 年以来，ECFMG 已为 32 万余名国际医学毕业生颁发了证书。2018 年，该机构为国际医学毕业生发放了 9431 份标准 ECFMG 证书。在 1994—2018 年的 25 年间，获得标准 ECFMG 证书者的前 5 位国籍国相同，但排列顺序有所变化。1994 年，前 5 位国家从高到低分别为印度、巴基斯坦、美国、中国和加拿大；2018 年，前 5 位国家从高到低分别为美国、印度、加拿大、巴基斯坦和中国。从排名顺序的变化和发展趋势看，美国、加拿大两国去其他国家学医后返回美国的人数明显增加，印度、巴基斯坦和中国医学毕业生中申请 ECFMG 标准证书的人数有所下降或基本持平。

ECFMG 还提供其他服务项目以帮助国际医学毕业生接受美国毕业后医学教育、加入美国医学学术团体。例如，在他们申请美国毕业后医学教育岗位过程之中提供帮助，对于希望参加此类项目的外国国民提供 J-1 签证信等。ECFMG 通过提供验证服务，使美国毕业后医学教育项目、州医学委员会、医院、文凭管理机构等能够获得第一手资料信息，以确认其国际医学毕业生申请人获得了 ECFMG 所颁发的证书。

ECFMG 在临床技能评价方面拥有丰富经验。作为 NBME 的合作伙伴，ECFMG 参与 USMLE 第二阶段临床技能考试的开发与实施。通过临床技能评估协作中心（Clinical Skills Evaluation Collaboration，CSEC），ECFMG 运用其在评价方面的经验以确保所有参加美国毕业后医学教育的培训医师能够具备基本临床技能，以在上级医生指导下提供安全而有效的医疗服务。

经过 70 余年的工作积累，ECFMG 熟识全球范围内的医学院校及其颁发给医学毕业生的文凭，在文凭确认方面积累了无与伦比的经验。在 20 余年之前，该组织将其所擅长的领域扩展到了与毕业后培训和医生注册 / 执照颁发相关文凭的源头确认（primary-source verification）。目前，该组织的国际文凭电子档案服务（electronic portfolio of international credentials，EPIC）为医生个人以及医生培训、教育、雇佣、注册、执照颁发机构提供服务，用以分享 ECFMG 在医学文凭源头确认方面所积累的丰富经验。

ECFMG 还为全球医学院校及其毕业生提供富有价值的服务，以在世界范围内提高医学教育质量。2015 年，ECFMG 设立了 GEMx^{sm} 项目，以促进医学和卫生专业教育领域的国际交流与交换。通过 GEMx^{sm} 项目，ECFMG 正在创建全球性伙伴关系，并且支持区域性伙伴关系。GEMx^{sm} 项目促进了参加机构及其学生的交流与交换，为学生提供了越来越多的交换机会。通过 ECFMG 医学院网络门户（ECFMG Medical School Web Portal，EMSWP），该组织还为全球医学院校提供多项网络服务，包括电子文凭确认、USMLE 考试成绩数据等。

FAIMER 是 ECFMG 于 2000 年成立的非营利性基金会，其主要目的是在国际范围内提升医学教育质量，为致力于发展国际医学教育的研究与项目提供支持。例如，FAIMER 负责 ECFMG 针对国际医学教育者所提供的培训项目，支持相关研究活动。通过 FAIMER，ECFMG 提供领导力培训和卫生专业人员教育，建立并维护全球医学教育数据库，在国际医学教育项目、医生流动、美国医生人力队伍等方面开展研究[1,2,3]。目前，ECFMG 还在国际医学院认证方面提供支持，并致力于为医生、医学院和国际医学领域其他参与者拓展网络服务。

（九）其他

与美国临床医学教育管理有关的非营利性组织还包括 AMA、美国整骨医学协会、美国医

[1] Educational Commission for Foreign Medical Graduates. About ECFMG-overview[EB/OL]. [2019-12-9]. https://www.ecfmg.org/about/statement-of-values.html.

[2] Educational Commission for Foreign Medical Graduates. About ECFMG-statement of values, mission, and purposes[EB/OL]. [2019-12-9]. https://www.ecfmg.org/about/index.html.

[3] Educational Commission for Foreign Medical Graduates. About ECFMG-history[EB/OL]. [2019-12-9]. https://www.ecfmg.org/about/history.html.

学专科委员会（American Board of Medical Specialties，ABMS）、医学专科学会、州县行业学（协）会等。其中，AMA 是最大的医师组织，在医院院校改革、医学教育筹资等领域发挥一定的作用[1]。美国整骨医学协会负责 DO 学位项目的认证。ABMS 的使命是通过与会员委员会（Member Boards）的合作，制订终身认可（lifelong certification）的专业标准，提高医疗保健质量，从而为公众和医学专业服务。只有达到这些标准，医生才能获得委员会的资格认可（board certified）。在医生的整个职业生涯中，具有以下胜任力将使其认可资格保持激活状态：职业素养、患者照护和操作技能、医学知识、基于实践的学习（practice-based learning）、人际和沟通技巧、系统资源（system-based resources）等。此外，24 个医学专科学会分别制订了本专科的执业资质标准，负责各自专科医生资格证书的颁发与定期更新。

第四节　招生与入学考试

一、招生要求

美国申请医学院的学生一般要先完成 4 年基础学科大学本科的学习，主要为理工科学生，但也有部分人文专业学生，然后取得相应学士学位。部分医学院要求申请者在本科期间完成医学类先修课程的学习，如生物学、物理学和化学等课程。其他要求还包括通过医学院入学考试（medical college admission test，MCAT）、志愿活动、科研经历、社会实践等。例如，哈佛大学医学院寻求录取成熟、关心他人、具有领导者潜质且能与他人合作的学生。招生委员会从多个方面评估申请者的条件，包括申请者的学术成绩、申请短文、MCAT 成绩、评估信（letter of evaluations）、课外活动、暑期工作、生活经历、卫生领域经历（含研究与社区工作）等。2019 年，美国医学院申请人数为 53 371 人。在申请材料中，52 414 人提交了 MCAT 成绩，占比 98.2%；53 106 人提交了本科 GPA 绩点，占比 99.5%。

在美国医学院中，有 40 所左右招收国际医学生。各学院有不同要求，但几乎全部要求申请者首先需完成 1 年的生物、物理、英语学习以及 2 年有机化学学习，在此基础上通过 MCAT 和专门针对国际学生的 TOEFL 考试，并持有本科毕业学校教授或医学预科委员会的推荐信。进入医学院学习的留学生不再单独安排语言课程。不过，不同医学院对待国际学生的招生政策有所不同。例如，哈佛大学医学院欢迎已在美国或加拿大某家获得认证的高校学习至少 1 年且已完成课程要求的国际学生。申请者应英语流利，但并不要求提供 TOEFL 考试成绩。虽然该校也招收具有国际教育背景的学生，但更倾向于招收在美国和加拿大经认证高校获得学位的申请者。对于在美国或加拿大以外国家所学习的课程，个别课程可以用于满足申请相关要求，但需逐个审核。在被录取之前，申请者应完成至少 3 年的大学学习并获得学士学位[2]。

二、医学院入学考试

美国医学院入学考试（MCAT）是一个标准化、由多项选择题构成的考试，旨在评估考生解决问题的能力、批判性思维（critical thinking）能力以及学习医学所需要的自然科学、行为科学、社会科学概念与原则等预科知识。几乎所有美国医学院和很多加拿大医学院要求申请入学者在其申请材料中提交 MCAT 成绩，并且很多医学院不接受已超过 3 年的考试成绩。

[1] American Medical Association. Education overview[EB/OL]. [2017-10-16]. https://www.ama-assn.org/.

[2] Harvard Medical School. Selection factors—medical education. https://meded.hms.harvard.edu/admissions-selection-factors#InternationalStudents.

在更为广泛的意义上，有意向申请入学卫生专业类学校（health professions school）并就读于以下教育项目者都有资格参加 MCAT：M.D. 学位项目、D.O. 学位项目、足病项目（D.P.M）、兽医学（D.V.M）项目，以及把 MCAT 结果作为入学考试成绩之一的其他任何与健康相关的教育项目。在注册参加 MCAT 考试之时，考生需要同意一项声明以确认有意向申请就读于卫生专业类学校。对于国际考生，没有其他额外的资格要求。对于正就读于 MBBS 学位项目或拥有 MBBS 学位者，不必获得特殊许可就可注册参加考试。对于无计划申请卫生专业类学校者或者目前在读的医学生（非 MBBS 学位项目），则必须获得"特殊允可"才可注册参加 MCAT 考试。

2015 年，AAMC 就可以参加 MCAT 的次数做出了规定：在单个考试年份，最多可以参加 3 次；在两个连续年份，最多可以参加 4 次；在一生之中，最多可以参加 7 次。无效考试（void）与考试时未出现（no-show）均计入一生之中的限制考试次数。医学院并不掌握考生选择无效或不出现考试的记录，它们只能访问到考生选择生成成绩的考试。

关于何时应该参加 MCAT，因人而异，并无统一的答案。不过，AAMC 建议：考生感到自己已为考试做好最充足的准备之时，就是参加该项考试的最好时间。很多考生在开始申请医学院的同一年份参加 MCAT。例如，如果计划在 2020 年秋季入学，则一般在 2019 年开始申请并参加考试。很多考生多次参加考试。如果认为自己可能需要重新参加考试或者给自己保留此选项，则最好在一个考试年份的早些时候参加考试。如果这样的话，可以留出较充足的时间以接受考试成绩，决定是否重新参加考试，并且在该考试年份稍后时间里更有可能找到合适的考试时间与地点重新参加考试。

考生需要通过 MCAT 注册系统提前预约参加考试。对于每个考试日期，有以下三个预约区域：金色、银色和铜色。其中，金色区域预约费用较低，灵活性较高。与此相反，铜色区域预约费用较高，灵活性较差。在预约之后，不同区域修改考试日期或取消考试的截止时间有所不同，但均在考试之前一定天数内。所有截止时间均为考试中心当地时间晚上 11:59。例如，如果预约于 2020 年 8 月 9 日在加利福尼亚州洛杉矶市参加 MCAT，则铜色区域修改考试日期或取消考试的截止时间为美国西部标准时间 2018 年 8 月 1 日晚上 11:59。

MCAT 考试所涉及的所有内容均可在绝大部分本科院校入门级课程中找到，包括生物学、化学通论与有机化学、物理学以及第一学期的生物化学、心理学和社会学。考试中所涉及的研究方法和统计学概念是入门级科学实验室和入门级心理学与社会学课程中所使用的。

在考试完成之后 30 ～ 35 天，AAMC 将发布考试成绩。MCAT 考试成绩并不是原始得分，而是经过转换后的标准分，以使考试成绩在不同批次考试之间更具有可比性。2015 年 4 月，AAMC 发布了新版本的 MCAT，按照以下四个部分分别计算并公布考生成绩：生物系统的化学与物理学基础（chemical and physical foundations of biological systems，CPBS），批判性分析与推理技能（critical analysis and reasoning skills，CARS），生命系统的生物学与生物化学基础（biological and biochemical foundations of living systems，BBLS），行为的心理、社会与生物学基础（psychological，social，and biological foundations of behavior，PSBB）。每一部分的最低标准成绩为 118 分，最高标准成绩为 132 分。例如，如果考生在某部分做对了 35 ～ 37 道题，经转换后的标准成绩可能为 123 分；如果做对了 46 ～ 48 道题，转换后的标准成绩可能为 128 分。表 6-5 显示，在 2018—2019 和 2019—2020 两个学年，被美国医学实际录取学生的 MCAT 各部分与总平均成绩均略高于申请者。以 2019—2020 学年为例，实际被录取者 MCAT 总平均成绩为 511.5 分，而申请者为 506.1 分；实际录取者 CPBS、CARS、BBLS、PSBB 各部分的平均成绩分别为 127.8、127.1、128.1 和 128.5 分，申请者此四部分的平均成绩则分别为 126.4、125.9、126.7 和 127.1 分。

表 6-5 美国医学院申请者与实际被录取者 MCAT 平均成绩

	2018—2019 学年		2019—2020 学年	
	申请者（N = 52 777）	实际被录取者（N = 21 622）	申请者（N = 53 371）	实际被录取者（N = 21 869）
CPBS	126.3（2.7）	127.7（2.1）	126.4（2.8）	127.8（2.2）
CARS	125.9（2.7）	127.1（2.3）	125.9（2.7）	127.1（2.3）
BBLS	126.6（2.7）	128.0（2.1）	126.7（2.7）	128.1（2.1）
PSBB	126.8（2.7）	128.3（2.1）	127.1（2.7）	128.5（2.0）
总分	505.6（9.3）	511.2（6.5）	506.1（9.3）	511.5（6.5）

注：①数据来源：AAMC；②括号内为标准差

如果申请入学者有多次 MCAT 成绩，不同医学院的处理方式有所不同。一些医学院对所有成绩一视同仁，并特别关注是否有改善；另外一些医学院仅考虑最近的考试成绩；还有一些医学院取所有成绩的均数；一些医学院则仅使用最高的总成绩或单科成绩[1,2]。

三、申请与招录情况

由表 6-6 可见，2019—2020 学年美国医学院共招收了 21 869 名医学生，其本科阶段所学的主要专业包括生物科学、物理科学、社会科学、人文科学、数学与统计学、专业类健康科学（specialized health sciences）等。其中，位居前五位的本科主要专业分别是生物科学（占比 57.1%）、物理科学（占比 15.4%）、社会科学（占比 10.8%）、人文科学（占比 9.1%）和专业类健康科学（占比 3.3%）。就实际被录取的申请入学成绩而言，MCAT 总平均成绩为 511.5 分，科学类课程 GPA 平均成绩为 3.66 分，非科学类课程 GPA 平均成绩为 3.81 分，GPA 总平均成绩为 3.73 分。

表 6-6 2019—2020 学年美国医学院实际录取者 MCAT 与 GPA 平均成绩

本科主要专业	MCAT 总分	科学类课程 GPA	非科学类课程 GPA	GPA 总分	招生人数
生物科学	511.3（6.5）	3.67（0.30）	3.82（0.21）	3.73（0.24）	12 484
人文科学	512.9（6.1）	3.63（0.31）	3.80（0.22）	3.72（0.23）	780
数学与统计学	514.8（6.4）	3.70（0.26）	3.77（0.22）	3.72（0.23）	163
其他	511.0（6.4）	3.65（0.31）	3.80（0.21）	3.74（0.23）	3371
物理科学	513.1（6.5）	3.70（0.28）	3.78（0.23）	3.73（0.24）	2355
社会科学	511.7（6.2）	3.60（0.33）	3.75（0.25）	3.68（0.26）	1995
专业类健康科学	510.1（6.7）	3.65（0.30）	3.83（0.19）	3.74（0.23）	721
合计	511.5（6.5）	3.66（0.30）	3.81（0.22）	3.73（0.24）	21 869

注：①数据来源：AAMC；②括号内为标准差

表 6-7 显示，2019—2020 学年，美国有 153 所授予 M.D. 学位的医学院，共接收到 896 819 份入学申请，实际招收医学生 21 869 人，实际录取率仅为 2.4%，竞争十分激烈。平均每所医

[1] Association of American Medical Colleges. MCAT FAQs[EB/OL]. [2019-12-13]. https://students-residents.aamc.org/applying-medical-school/faq/mcat-faqs/.

[2] Association of American Medical Colleges. Prepare for the MCAT exam[EB/OL]. [2019-12-13]. https://students-residents.aamc.org/applying-medical-school/taking-mcat-exam/prepare-mcat-exam/.

学院招生人数为 143 人，其中印第安纳医学院招生人数最多（365 人），纽约大学长岛医学院招生人数最少（24 人）。就实际录取率而言，最高的 5 所医学院分别为纽约城市大学医学院（100.0%）、密西西比大学医学院（38.6%）、波多黎各大学医学院（14.1%）、美世大学医学院（10.7%）、密苏里堪萨斯城大学医学院（8.8%）和肯塔基大学医学院（8.5%）；最低的 5 所医学院则分别为弗吉尼亚理工大学卡瑞琳医学院（0.96%）、得克萨斯大学奥斯汀分校戴尔医学院（0.98%）、诺瓦东南大学医学院（1.00%）、纽约大学长岛医学院（1.00%）和达特茅斯学院盖泽尔医学院（1.10%）。以弗吉尼亚理工大学卡瑞琳医学院为例，有 4483 人申请，但实际仅招收了 43 人，申请与实际被招收者比例约为 104：1，竞争极为激烈。

表 6-7　美国医学院 2019—2020 学年申请与招生情况

序号	所在州英文缩写	医学院名称	申请人数	招生人数	实际录取率（%）	州内外招生比例（%）	
						州内	州外
1	AL	阿拉巴马大学伯明翰分校医学院（University of Alabama at Birmingham School of Medicine）	4373	186	4.3	85.5	14.5
2	AL	南阿拉巴马大学医学院（University of South Alabama College of Medicine）	1554	74	4.8	87.8	12.2
3	AR	阿肯色大学医学院（University of Arkansas for Medical Sciences）	2566	172	6.7	91.3	8.7
4	AZ	亚利桑那大学医学院（University of Arizona College of Medicine）	9940	119	1.2	79.0	21.0
5	AZ	亚利桑那大学医学院凤凰城分校（University of Arizona College of Medicine-Phoenix）	5835	80	1.4	61.3	38.8
6	CA	加州大学医学院（California University of Science and Medicine）	5494	98	1.8	83.7	16.3
7	CA	北加州大学医学院（California Northstate University College of Medicine）	4184	96	2.3	90.6	9.4
8	CA	罗马琳达大学医学院（Loma Linda University School of Medicine）	6318	168	2.7	43.5	56.5
9	CA	南加州大学凯克医学院（Keck School of Medicine of University of Southern California）	8041	186	2.3	82.3	17.7
10	CA	斯坦福大学医学院（Stanford University School of Medicine）	7506	90	1.2	37.8	62.2
11	CA	加州大学戴维斯医学院（University of California, Davis School of Medicine）	7161	123	1.7	99.2	0.8
12	CA	加州大学尔湾医学院（University of California, Irvine School of Medicine）	6281	104	1.7	85.6	14.4
13	CA	加州大学河滨医学院（University of California, Riverside School of Medicine）	5902	77	1.3	100.0	0.0
14	CA	加州大学圣迭戈医学院（University of California, San Diego School of Medicine）	7398	134	1.8	85.8	14.2
15	CA	加州大学旧金山分校医学院（UCSF School of Medicine）	7900	171	2.2	77.8	22.2

（续表）

序号	所在州英文缩写	医学院名称	申请人数	招生人数	实际录取率（%）	州内外招生比例（%）	
						州内	州外
16		加州大学洛杉矶分校大卫格芬医学院（David Geffen School of Medicine of UCLA）	13 101	180	1.4	62.2	37.8
17	CO	科罗拉多大学医学院（University of Colorado School of Medicine）	8666	182	2.1	47.3	52.7
18	CT	康涅狄格大学医学院（University of Connecticut School of Medicine）	3286	110	3.4	76.4	23.6
19		昆尼皮亚克大学弗兰克·内特医学院（Frank H. Netter M.D. School of Medicine of Quinnipiac University）	7701	94	1.2	25.5	74.5
20		耶鲁大学医学院（Yale School of Medicine）	5776	104	1.8	15.4	84.6
21	DC	乔治华盛顿大学医学院（George Washington University Medical School）	14 997	184	1.2	3.3	96.7
22		乔治敦大学医学院（Georgetown University School of Medicine）	13 149	203	1.5	3.4	96.6
23		霍华德大学医学院（Howard University College of Medicine）	9093	119	1.3	5.0	95.0
24	FL	佛罗里达国际大学赫伯特韦特海姆医学院（Florida International University Herbert Wertheim College of Medicine）	4672	122	2.6	81.1	18.9
25		佛罗里达大学医学院（University of Florida College of Medicine）	4499	137	3.1	87.6	12.4
26		佛罗里达大西洋大学查尔斯施密特医学院（Florida Atlantic University Charles E. Schmidt College of Medicine）	3586	66	1.8	42.4	57.6
27		佛罗里达州立大学医学院（Florida State University College of Medicine）	7313	120	1.6	96.7	3.3
28		迈阿密大学伦纳德米勒医学院（University of Miami Leonard M. Miller School of Medicine）	9175	207	2.3	56.5	43.5
29		诺瓦东南大学医学院（Nova Southeastern University Dr. Kiran C. Patel College of Allopathic Medicine）	5120	51	1.0	58.8	41.2
30		中佛罗里达大学医学院（University of Central Florida College of Medicine）	5120	120	2.3	67.5	32.5
31		南佛罗里达大学莫萨尼医学院（University of South Florida Morsani College of Medicine）	5574	182	3.3	64.3	35.7
32	GA	埃默里大学医学院（Emory University School of Medicine）	10 382	138	1.3	29.7	70.3
33		奥古斯塔大学乔治亚医学院（Medical College of Georgia at Augusta University）	3100	230	7.4	97.0	3.0
34		美世大学医学院（Mercer University School of Medicine）	1122	120	10.7	100.0	0.0

（续表）

序号	所在州英文缩写	医学院名称	申请人数	招生人数	实际录取率（%）	州内外招生比例（%）	
						州内	州外
35		莫尔豪斯医学院（Morehouse School of Medicine）	7316	100	1.4	55.0	45.0
36	HI	夏威夷大学马诺阿分校约翰伯恩斯医学院（University of Hawaii at Manoa John A. Burns School of Medicine）	1980	77	3.9	84.4	15.6
37	IA	爱荷华大学卡佛医学院（University of Iowa Carver College of Medicine）	3878	152	3.9	64.5	35.5
38	IL	伊利诺伊大学香槟分校卡里-伊利诺伊医学院（University of Illinois at Urbana-Champaign Carle Illinois College of Medicine）	2350	32	1.4	12.5	87.5
39		罗莎琳德富兰克林医科大学芝加哥医学院（Chicago Medical School of Rosalind Franklin University of Medicine and Science）	15 415	189	1.2	52.4	47.6
40		芝加哥大学普利兹克医学院（University of Chicago Pritzker School of Medicine）	5683	90	1.6	21.1	78.9
41		伊利诺斯大学医学院（University of Illinois College of Medicine）	5722	291	5.1	79.4	20.6
42		洛约拉大学芝加哥斯特里奇医学院（Loyola University Chicago Stritch School of Medicine）	14 905	170	1.1	34.1	65.9
43		西北大学芬柏格医学院（Northwestern University Feinberg School of Medicine）	6878	159	2.3	32.1	67.9
44		拉什医学院（Rush Medical College）	11 297	144	1.3	22.9	77.1
45		南伊利诺斯大学医学院（Southern Illinois University School of Medicine）	1196	72	6.0	100.0	0.0
46	IN	印第安纳大学医学院（Indiana University School of Medicine）	6683	365	5.5	78.1	21.9
47	KS	堪萨斯大学医学院（University of Kansas School of Medicine）	3207	211	6.6	86.7	13.3
48	KY	肯塔基大学医学院（University of Kentucky College of Medicine）	2394	203	8.5	89.2	10.8
49		路易斯维尔大学医学院（University of Louisville School of Medicine）	3848	162	4.2	73.5	26.5
50	LA	路易斯安那州立大学医学院新奥尔良校区（Louisiana State University School of Medicine in New Orleans）	3827	198	5.2	91.9	8.1
51		路易斯安那州立大学医学院什里夫波特校区（Louisiana State University School of Medicine in Shreveport）	2866	150	5.2	90.0	10.0
52		杜兰大学医学院（Tulane University School of Medicine）	12 982	190	1.5	19.5	80.5
53	MA	波士顿大学医学院（Boston University School of Medicine）	9151	160	1.8	23.8	76.3

（续表）

序号	所在州英文缩写	医学院名称	申请人数	招生人数	实际录取率（%）	州内外招生比例（%）	
						州内	州外
54		哈佛医学院（Harvard Medical School）	7613	165	2.2	11.5	88.5
55		马萨诸塞大学医学院（University of Massachusetts Medical School）	4094	162	4.0	69.8	30.2
56		塔夫茨大学医学院（Tufts University School of Medicine）	12 764	200	1.6	21.0	79.0
57	MD	约翰·霍普金斯大学医学院（Johns Hopkins University School of Medicine）	6016	120	2.0	12.5	87.5
58	MD	马里兰大学医学院（University of Maryland School of Medicine）	5185	148	2.9	62.2	37.8
59	MD	军事医科大学（Uniformed Services University of the Health Sciences）	3096	175	5.7	8.6	91.4
60	MI	中密歇根大学医学院（Central Michigan University College of Medicine）	7360	103	1.4	82.5	17.5
61	MI	密歇根大学医学院（University of Michigan Medical School）	7896	177	2.2	41.2	58.8
62	MI	密歇根州立大学医学院（Michigan State University College of Human Medicine）	7994	190	2.4	74.2	25.8
63	MI	奥克兰大学威廉博蒙特医学院（Oakland University William Beaumont School of Medicine）	7550	125	1.7	53.6	46.4
64	MI	韦恩州立大学医学院（Wayne State University School of Medicine）	9993	292	2.9	61.6	38.4
65	MI	西密歇根大学霍默·斯特赖克医学院（Western Michigan University Homer Stryker M.D. School of Medicine）	4143	84	2.0	34.5	65.5
66	MN	梅奥医学院（Mayo Clinic Alix School of Medicine）	7265	102	1.4	5.9	94.1
67	MN	明尼苏达大学医学院（University of Minnesota Medical School）	5561	240	4.3	85.4	14.6
68	MO	密苏里哥伦比亚大学医学院（University of Missouri-Columbia School of Medicine）	3390	112	3.3	85.7	14.3
69	MO	密苏里堪萨斯城大学医学院（University of Missouri-Kansas City School of Medicine）	1303	115	8.8	64.3	35.7
70	MO	圣路易斯大学医学院（Saint Louis University School of Medicine）	6834	180	2.6	18.9	81.1
71	MO	华盛顿大学医学院（Washington University School of Medicine）	4766	101	2.1	11.9	88.1
72	MS	密西西比大学医学院（University of Mississippi School of Medicine）	428	165	38.6	100.0	0.0
73	NC	杜克大学医学院（Duke University School of Medicine）	6951	121	1.7	17.4	82.6
74	NC	东卡罗莱纳大学布罗迪医学院（Brody School of Medicine at East Carolina University）	1075	86	8.0	100.0	0.0

（续表）

序号	所在州英文缩写	医学院名称	申请人数	招生人数	实际录取率（%）	州内外招生比例（%）	
						州内	州外
75		北卡罗莱纳大学医学院（University of North Carolina School of Medicine）	7383	190	2.6	87.4	12.6
76		维克森林大学医学院（Wake Forest School of Medicine）	10 703	145	1.4	31.0	69.0
77	ND	北达科他州大学医学与健康科学学院（University of North Dakota School of Medicine and Health Sciences）	1718	77	4.5	61.0	39.0
78	NE	克莱顿大学医学院（Creighton University School of Medicine）	6375	166	2.6	6.6	93.4
79	NE	内布拉斯加大学医学院（University of Nebraska College of Medicine）	1590	132	8.3	86.4	13.6
80	NH	达特茅斯学院盖泽尔医学院（Dartmouth College Geisel School of Medicine）	8399	92	1.1	5.4	94.6
81	NJ	罗文大学库珀医学院（Cooper Medical School of Rowan University）	6826	111	1.6	74.8	25.2
82	NJ	罗格斯新泽西医学院（Rutgers New Jersey Medical School）	5112	178	3.5	80.9	19.1
83	NJ	罗格斯大学罗伯特·伍德·约翰逊医学院（Rutgers Robert Wood Johnson Medical School）	5689	165	2.9	76.4	23.6
84	NJ	西顿霍尔大学 Hackensack Meridian 医学院（School of Medicine at Seton Hall University）	4654	91	2.0	63.7	36.3
85	NM	新墨西哥大学医学院（University of New Mexico School of Medicine）	1862	103	5.5	98.1	1.9
86	NV	内华达大学拉斯维加斯医学院（University of Nevada，Las Vegas School of Medicine）	1942	60	3.1	88.3	11.7
87	NV	内华达大学里诺医学院（University of Nevada，Reno School of Medicine）	1484	68	4.6	89.7	10.3
88	NY	奥尔巴尼医学院（Albany Medical College）	10 247	139	1.4	28.1	71.9
89	NY	布法罗大学医学与生物医学科学学院（University at Buffalo School of Medicine and Biomedical Sciences）	3823	180	4.7	82.8	17.2
90	NY	纽约城市大学医学院（City University of New York School of Medicine）	75	75	100.0	100.0	0.0
91	NY	哥伦比亚大学瓦格洛斯内科与外科医学院（Columbia University Vagelos College of Physicians and Surgeons）	7855	138	1.8	16.7	83.3
92	NY	威尔康奈尔医学院（Weill Cornell Medical College）	6385	106	1.7	26.4	73.6
93	NY	爱因斯坦医学院（Albert Einstein College of Medicine）	8088	183	2.3	47.0	53.0
94	NY	西奈山伊坎医学院（Icahn School of Medicine at Mount Sinai）	6592	140	2.1	31.4	68.6

（续表）

序号	所在州英文缩写	医学院名称	申请人数	招生人数	实际录取率（%）	州内外招生比例（%）	
						州内	州外
95		纽约大学长岛医学院（New York University Long Island School of Medicine）	2390	24	1.0	58.3	41.7
96		纽约医学院（New York Medical College）	12 714	215	1.7	51.2	48.8
97		纽约大学医学院（New York University School of Medicine）	8937	103	1.2	21.4	78.6
98		石溪大学文艺复兴医学院（Stony Brook University Renaissance School of Medicine）	5241	136	2.6	79.4	20.6
99		罗切斯特大学医学与牙科学院（University of Rochester School of Medicine and Dentistry）	5803	102	1.8	27.5	72.5
100		纽约州立大学南部医学中心医学院（State University of New York Downstate Medical Center College of Medicine）	5761	200	3.5	89.5	10.5
101		纽约州立大学北部医科大学（State University of New York Upstate Medical University）	4482	169	3.8	79.3	20.7
102		霍夫斯特拉大学/犹太保健集团朱克医学院（Zucker School of Medicine at Hofstra/Northwell）	5316	99	1.9	54.5	45.5
103	OH	凯斯西储大学医学院（Case Western Reserve University School of Medicine）	7556	214	2.8	19.6	80.4
104	OH	辛辛那提大学医学院（University of Cincinnati College of Medicine）	4734	185	3.9	52.4	47.6
105	OH	东北俄亥俄医科大学医学院（Northeast Ohio Medical University College of Medicine）	4069	151	3.7	83.4	16.6
106	OH	俄亥俄州立大学医学院（Ohio State University College of Medicine）	7725	209	2.7	53.6	46.4
107	OH	托莱多大学医学院（University of Toledo College of Medicine）	5411	175	3.2	76.0	24.0
108	OH	莱特州立大学 Boonshoft 医学院（Boonshoft School of Medicine of Wright State University）	6119	119	1.9	60.5	39.5
109	OK	俄克拉荷马大学医学院（University of Oklahoma College of Medicine）	2662	165	6.2	93.3	6.7
110	OR	俄勒冈健康与科学大学医学院（Oregon Health & Science University School of Medicine）	6209	160	2.6	73.1	26.9
111	PA	德雷克塞尔大学医学院（Drexel University College of Medicine）	14 067	254	1.8	30.7	69.3
112	PA	盖辛格联邦医学院（Geisinger Commonwealth School of Medicine）	5781	115	2.0	71.3	28.7
113	PA	托马斯·杰斐逊大学西德尼·坎摩尔医学院（Sidney Kimmel Medical College of Thomas Jefferson University）	9443	270	2.9	32.2	67.8
114	PA	宾夕法尼亚州立大学医学院（Pennsylvania State University College of Medicine）	11 827	152	1.3	36.8	63.2

（续表）

序号	所在州英文缩写	医学院名称	申请人数	招生人数	实际录取率（%）	州内外招生比例（%）	
						州内	州外
115		宾夕法尼亚大学佩雷尔曼医学院（Perelman School of Medicine of the University of Pennsylvania）	6578	150	2.3	20.7	79.3
116		匹兹堡大学医学院（University of Pittsburgh School of Medicine）	7013	147	2.1	35.4	64.6
117		天普大学刘易斯卡茨医学院（Lewis Katz School of Medicine of Temple University）	11 509	195	1.7	46.2	53.8
118	PR	中央德尔卡里贝医学院（Universidad Central del Caribe School of Medicine）	1170	75	6.4	89.3	10.7
119		庞塞医学院（Ponce School of Medicine）	1525	100	6.6	79.0	21.0
120		波多黎各大学医学院（University of Puerto Rico School of Medicine）	771	109	14.1	94.5	5.5
121		圣胡安包蒂斯塔医学院（San Juan Bautista School of Medicine）	1343	62	4.6	69.4	30.6
122	RI	布朗大学阿尔珀特医学院（Alpert Medical School at Brown University）	7770	144	1.9	11.1	88.9
123	SC	南卡罗莱纳医科大学医学院（Medical University of South Carolina College of Medicine）	4088	171	4.2	87.7	12.3
124		南卡罗莱纳大学医学院（University of South Carolina School of Medicine）	3006	97	3.2	76.3	23.7
125		南卡罗莱纳大学医学院格林维尔分校（University of South Carolina School of Medicine Greenville）	3582	105	2.9	66.7	33.3
126	SD	南达科他州大学桑福德医学院（Sanford School of Medicine of the University of South Dakota）	836	70	8.4	82.9	17.1
127	TN	东田纳西州立大学詹姆斯·H．奎伦医学院（East Tennessee State University James H. Quillen College of Medicine）	2386	72	3.0	90.3	9.7
128		梅哈里医学院（Meharry Medical College School of Medicine）	7381	114	1.5	19.3	80.7
129		田纳西大学医学院（University of Tennessee College of Medicine）	2207	170	7.7	89.4	10.6
130		范德比尔特大学医学院（Vanderbilt University School of Medicine）	5982	97	1.6	13.4	86.6
131	TX	贝勒医学院（Baylor College of Medicine）	6688	186	2.8	79.6	20.4
132		得克萨斯基督教大学和北德克萨斯大学健康科学中心医学院（Texas Christian University and University of North Texas Health Science Center School of Medicine）	1393	60	4.3	51.7	48.3
133		得州农工大学健康科学中心医学院（Texas A&M Health Science Center College of Medicine）	5151	120	2.3	94.2	5.8
134		得州理工大学健康科学中心医学院（Texas Tech University Health Sciences Center School of Medicine）	4882	180	3.7	89.4	10.6

（续表）

序号	所在州英文缩写	医学院名称	申请人数	招生人数	实际录取率（%）	州内外招生比例（%）	
						州内	州外
135		得克萨斯理工大学健康科学中心保罗·L·福斯特医学院（Texas Tech University Health Sciences Center Paul L. Foster School of Medicine）	4424	104	2.4	89.4	10.6
136		得克萨斯大学奥斯汀分校戴尔医学院（Dell Medical School at The University of Texas at Austin）	5078	50	1.0	94.0	6.0
137		得克萨斯大学休斯顿医学院（University of Texas Medical School at Houston）	5451	240	4.4	93.3	6.7
138		得克萨斯大学医学院医学分院（University of Texas Medical Branch School of Medicine）	5220	230	4.4	97.0	3.0
139		得克萨斯大学格兰德谷医学院（University of Texas Rio Grande Valley School of Medicine）	4368	55	1.3	96.4	3.6
140		得克萨斯大学圣安东尼奥医学院（University of Texas School of Medicine at San Antonio）	5299	211	4.0	86.3	13.7
141		得克萨斯大学西南医学院（University of Texas Southwestern Medical School）	5401	220	4.1	86.4	13.6
142	UT	犹他大学医学院（University of Utah School of Medicine）	3850	125	3.3	79.2	20.8
143	VA	东弗吉尼亚医学院（Eastern Virginia Medical School）	6389	151	2.4	51.7	48.3
144		弗吉尼亚大学医学院（University of Virginia School of Medicine）	4790	156	3.3	43.6	56.4
145		弗吉尼亚医学院/弗吉尼亚联邦大学医学院（The Medical College of Virginia/Virginia Commonwealth University School of Medicine）	7998	184	2.3	56.0	44.0
146		弗吉尼亚理工大学卡端琳医学院（Virginia Tech Carilion School of Medicine）	4483	43	1.0	20.9	79.1
147	VT	佛蒙特大学医学院（University of Vermont College of Medicine）	6759	122	1.8	27.0	73.0
148	WA	华盛顿大学医学院（University of Washington School of Medicine）	8190	270	3.3	51.9	48.1
149		华盛顿州立大学埃尔森·弗洛伊德医学院（Washington State University Elson S. Floyd College of Medicine）	1554	80	5.2	93.8	6.3
150	WI	威斯康星医学院（Medical College of Wisconsin）	7936	252	3.2	54.8	45.2
151		威斯康星大学医学和公共卫生学院（University of Wisconsin School of Medicine and Public Health）	4815	179	3.7	66.5	33.5
152	WV	马歇尔大学琼·爱德华兹医学院（Joan C. Edwards School of Medicine of Marshall University）	2205	80	3.6	78.8	21.3
153		西弗吉尼亚大学医学院（West Virginia University School of Medicine）	5559	112	2.0	59.8	40.2
合计			**896 819**	**21 869**	**2.4**	**60.6**	**39.4**

注：①数据来源：AAMC；②申请总人次数 896819 来自 53371 名申请人，平均每位申请人向 17 所医学院提交了申请

由表 6-8 可见，美国医学院申请、录取与招收医学生的种族呈现多样化。在 2019—2020 学年所招收的 21 869 名医学生中，白人 10 184 人，占比 46.6%；亚洲裔 4687 人，占比 21.4%；黑人或非洲裔 1627 人，占比 7.4%；西班牙裔或拉丁美裔 1412 人，占比 6.5%。

表 6-8 2019—2020 学年美国医学院分种族申请、录取与招生人数

种族	申请人数	录取人数	招生人数
美洲印第安人或阿拉斯加原住民	89（0.2）	46（0.2）	44（0.2）
亚洲裔	11 027（20.7）	4848（21.4）	4687（21.4）
黑人或非洲裔	4419（8.3）	1685（7.4）	1627（7.4）
西班牙裔或拉丁美裔	3350（6.3）	1445（6.4）	1412（6.5）
夏威夷原住民或其他太平洋岛民	42（0.1）	13（0.1）	13（0.1）
白人	23 469（44.0）	10 560（46.5）	10 184（46.6）
其他	1198（2.2）	393（1.7）	379（1.7）
多种族（multiple race/ethnicity）	5246（9.8）	2257（9.9）	2178（10.0）
未知种族	2641（4.9）	1114（4.9）	1073（4.9）
非美国公民与非永久居民	1890（3.5）	325（1.4）	272（1.2）
合计	**53 371（100.0）**	**22 686（100.0）**	**21 869（100.0）**

注：①资料来源：AAMC；②括号内为构成比（%）

图 6-1 显示，美国医学院申请人数在 1980—2020 年间呈上升趋势，并且女性申请者人数的增长速度明显快于男性。在此期间，女性申请者由 10 657 人增至 27 848 人，增加了 161.3%；男性申请者由 25 426 人增至 25 494 人，仅增加了 68 人。在 2018—2019 学年，女性申请者人数首次超过男性。在 2019—2020 学年，男性和女性申请者人数分别为 25 494 人和 27 848 人。

表 6-9 显示，1980—2020 年，美国医学院申请人数由 36 083 人增加至 53 371 人，增加了 47.9%。其中，初次申请者由 24 801 人增加至 39 238 人，增加了 58.2%；再次申请者由 11 282 人增加到 14 133 人，增加了 25.3%。在 2019—2020 学年的所有申请者中，初次申请者 39 238 人，占比 73.5%；再次申请者 14 133，占比 26.5%。

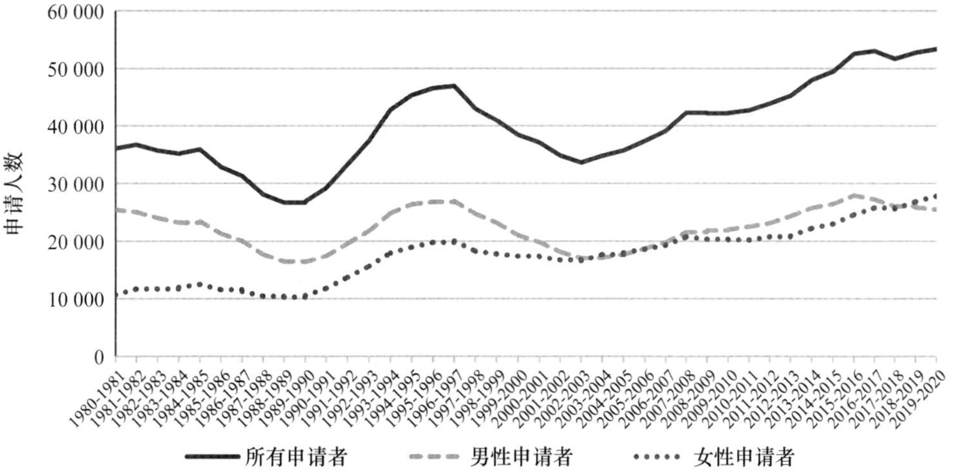

图 6-1 1980—2020 年美国医学院分性别申请者人数

表 6-9　1980—2020 年美国医学院申请人数

学年	所有申请者	初次申请者	再次申请者
1980—1981	36 083	24 801	11 282
1981—1982	36 717	25 715	11 002
1982—1983	35 719	24 771	10 948
1983—1984	35 187	24 597	10 590
1984—1985	35 917	25 276	10 641
1985—1986	32 885	22 871	10 014
1986—1987	31 313	22 491	8822
1987—1988	28 118	20 377	7741
1988—1989	26 702	20 185	6517
1989—1990	26 909	20 850	6059
1990—1991	29 241	22 895	6346
1991—1992	33 296	26 051	7245
1992—1993	37 402	28 618	8784
1993—1994	42 806	31 258	11 548
1994—1995	45 360	31 778	13 582
1995—1996	46 586	31 575	15 011
1996—1997	46 965	31 259	15 706
1997—1998	43 016	28 546	14 470
1998—1999	40 995	27 477	13 518
1999—2000	38 443	26 082	12 361
2000—2001	37 088	25 697	11 391
2001—2002	34 860	24 866	9994
2002—2003	33 623	24 831	8792
2003—2004	34 791	26 106	8685
2004—2005	35 735	27 122	8613
2005—2006	37 372	28 217	9155
2006—2007	39 108	29 492	9616
2007—2008	42 315	31 891	10 424
2008—2009	42 231	30 947	11 284
2009—2010	42 268	31 001	11 267
2010—2011	42 741	31 766	10 975
2011—2012	43 919	32 587	11 332
2012—2013	45 266	33 711	11 555
2013—2014	48 014	35 668	12 346
2014—2015	49 480	36 625	12 855
2015—2016	52 549	38 396	14 153
2016—2017	53 042	38 781	14 261
2017—2018	51 680	37 364	14 316
2018—2019	52 777	38 483	14 294
2019—2020	53 371	39 238	14 133

数据来源：AAMC

四、招生规模调控

根据美国医学院校协会（AAMC）发布的《2014年美国医学院招生情况调查》，2014年美国医学院招生总人数为27 129人，相比于2002年的19 456人增长了39%。其中对抗疗法医学院招生20 343人，整骨疗法医学院招生6786人，与2002年相比分别增长了23%和129%[1]。

美国临床医学教育的宏观管理主要依赖于非政府组织而不是政府机构，在全国范围内有多个分工明确的非政府组织对临床医学教育实行全面管理。联邦政府主要通过教育拨款和科研资助等方式影响医学院的发展。20世纪80年代，由于临床医学毕业生出现供大于求的情况，联邦政府减少了对医学院的拨款，以限制医学院招生规模。

为了确定适宜的临床医学教育招生规模，相关非政府组织会组织大范围的调查，调查对象包括医学院校、在职医务人员及社会公众等。根据对未来医生供求关系的预测，美国毕业后医学教育委员会（Council on Graduate Medical Education，COGME）和AAMC分别提出了临床医学招生规模的建议，供医学院校参考[2]。前者针对全体医学院校的招生规模提出建议，后者的建议仅供对抗疗法医学院参考。2005年，COGME发布了《2000—2020美国医生人力政策指导》，通过美国卫生与公共服务部的医生供给模型综合考虑了新医生的补充、已有医生因年龄增长而退休、医生专业分布、医生生产力的提高与生活方式的转变等因素，预测至2020年美国医生数目约为102万。同时，运用联邦医生需求模型综合考虑人口的年龄分布与老化、城乡分布以及经济增长等因素，预测至2020年美国医生需求数量为103万～124万。据此，GOGME预测2020年美国将面临约8.5万人的医生缺口。因此，建议以2002年招生规模为标准，在2015年之前临床医学教育的招生规模扩大15%[3]。

基于COGME对于该国医生供需的预测以及业内对于医生短缺的普遍共识，AAMC于2005年向对抗疗法医学院提出了扩大招生规模的建议，并在2006年发布了《AAMC关于医生人力的声明》，建议对抗疗法医学院以2002年招生规模为基准，在2016年前扩招30%。AAMC所建议的扩招幅度之所以大于COGME，主要目的是确保医生队伍的供给。GOGME的预测是基于医生需求数量在未来十多年时间里不会改变这一假设做出的，但在经济发展和人口不断老龄化的背景下，对于医生的需求数量极有可能增长。AAMC在2006提出扩招建议的主要依据包括：①美国人口的迅速增长，平均每10年增加250万人口；②美国人口老龄化问题将加剧，65岁以上人口所占比例大幅提高；③美国民众对有效、高质量医疗服务的期望增加；④在职医生的老龄化问题严重，55岁以上医生所占比例高达1/3，这些医生预计将会在2020年前退休；⑤新一代医生的工作时间将会较原先有所缩短。即使美国医生需求数量保持不变，AAMC关于扩大招生的建议也不会造成医生供过于求。原因在于在美国学习的临床医学生有很大一部分来自其他国家，必要时可以通过减少国际医学毕业生的录取数量来调节医生

---

[1] Association of American Medical Colleges. Results of the 2014 medical school enrollment survey.[EB/OL].2015. https://members.aamc.org/eweb/DynamicPage.aspx?Action=Add&ObjectKeyFrom=1A83491A-9853-4C87-86A4-F7D95601C2E2&WebCode=ProdDetailAdd&DoNotSave=yes&ParentObject=CentralizedOrderEntry&ParentDataObject=Invoice%20Detail&ivd_formkey=69202792-63d7-4ba2-bf4e-a0da41270555&ivd_prc_prd_key=A8970E48-B5E4-4A2D-B678-53CFCA04DEB5. 2017-10-21.

[2] Kane GC, Grever MR, Kennedy JI, et al. The anticipated physician shortage: meeting the nation's need for physician services[J]. The American Journal of Medicine, 2009, 122(12): 1156-1162.

[3] Dalen JE. The moratorium on US medical school enrollment, from 1980 to 2005: what were we thinking? [J]. The American Journal of Medicine, 2008, 121(2): e1-e2.

供给[1,2,3]。

虽然 COGME 和 AAMC 对于临床医学教育的招生规模提出了指导性建议，然而美国医学院实际的招生规模还是自行确定。各医学院主要通过对自身财务状况、办学场所、师资的评估，同时考虑申请人资质，决定是否扩招以及如何在扩招的同时保证质量[4,5]。

除了招生规模的预测之外，相关机构还会每年对美国医学院招生情况和存在的问题进行调查研究。例如，美国医学院校协会人力资源研究中心（AAMC Center for Workforce Studies）每年会对医学院院长及管理层进行问卷调查，以充分了解医学院在招生工作中所发现的新问题。同时，收集全国各医学院的招生数据并进行详细分析，包括招生总数、学生构成（如性别、家庭背景、民族与宗教构成等）、地区间招生情况的差异、公立院校与私立院校招生情况的差异等。对招生情况的实时监控使得管理层能够第一时间获得相关数据，从而为招生政策的及时调整奠定基础[6]。

第五节　医学考试制度

一、美国医师执照考试

（一）一般情况

美国医师执照考试（United States Medical Licensing Examination，USMLE）项目由美国州立医学委员会联合会（Federation of State Medical Boards，FSMB）和美国国家医学考试委员会（National Board of Medical Examiners，NBME）两家机构共同拥有，属于医疗行业准入性考试，类似于中国的执业医师资格考试。

在美国及其领地，不同区域的医师执照颁发机构（即州立医学委员会，State Medical Board）负责颁发行医执照。为此，每个机构均设立了自己的规章制度，并要求申请人通过 USMLE 证明其已经具备行医的核心胜任力。USMLE 考试的结果被传送到这些机构，用于决定是否颁发初始行医执照。换言之，对于行医执照的初始申请者，USMLE 为他们提供了一项通用的考试制度。因此，全美医疗卫生服务消费者可以高度自信地认为他们的医生均达到了一项通用的标准水平。

USMLE 由一个委员会进行管理，其成员来自 ECFMG、FSMB、NBME 等机构的人员与公众代表。该委员会负责把握该项考试的总体方向，确定并批准评分程序，决定通过 / 未通过考试的标准，以及所有重要的相关政策与程序。

USMLE 考试委员会（Test Committees）负责开发该项考试的内容，其成员包括来自美国

[1] Dalen JE. The moratorium on US medical school enrollment, from 1980 to 2005: what were we thinking? [J]. The American Journal of Medicine, 2008, 121(2): e1-e2.

[2] American Association of Medical Colleges. An analysis of medical school expansion plans. https://www.aamc.org/download/102380/data/aibvol6no2.pdf.2017-10-12.

[3] American Association of Medical Colleges. AAMC statement on the physician workforce. https://www.aamc.org/data/workforce/meetings/419890/healthworkforceresearchconference.html.2017-10-12.

[4] Tim Dall TW. The complexities of physician supply and demand: projections from 2013 to 2025. 2014. http://dept.wofford.edu/Biology/hc/pdf/SUPPLY.pdf.2017-12-03.

[5] Erikson C. 2014 Physician specialty data book. https://www.aamc.org/download/473260/data/2014physicianspecialtydatabook.pdf.2017-10-15.

[6] Erikson C. Results of the 2013 medical school enrollment survey. 2014. https://www.aamc.org/download/431882/data/resultsofthe2013medicalschoolenrollmentsurvey.pdf.2017-10-20.

各区域的生物医学科学家、教育家和临床医生。实际上，所有获 LCME 认证的美国医学院在 USMLE 考试委员会中均有代表参加。USMLE 考试委员会的委员代表医学教师的国家队，从来自美国各地的医学院、州立医学委员会和临床医疗机构中选拔而来。

之所以设立 USMLE 考试，是为了满足在美国国内只有一种渠道能够获得对抗疗法医师（allopathic physicians）行医执照的需要。在设立 USMLE 考试之前，通过多种考试都可获得医师执照，比如 NBME 部分考试和联邦执照考试（Federation Licensing Examination，FLEX）。为了解决此问题，人们希望设立一项每个州都接受的考试制度，以确保所有获得行医执照的医学博士（MD）毕业生都通过了相同标准的考试，而不论他们毕业于哪所医学院或在哪个国家接受了培训。今天，美国所有州立医学委员会均使用相同的国家医学考试，即针对对抗疗法医师的 USMLE 考试和针对整骨疗法医师（osteopathic physicians）的 COMLEX-USA 考试。

USMLE 项目通过领导医师准备行医全过程中高质量测试的开发、提供和持续改进，为医师执照颁发机构提供支持。其目标包括：①通过测试医师在医学知识、技能、价值观和态度等方面的特征，为医师执照颁发机构提供有价值的信息，以确保医疗服务供给的安全性和有效性；②在考试的设计与开发之中，邀请医学教育专家及其所属机构、医师执照颁发机构成员和执业医师参与其中；③借助最高水平的专业测试标准，确保考试结果的公平性与公正性；④持续开发与完善执照考试，以达到更为准确和全面评价医师的目的[1]。

（二）组成部分

USMLE 考试分为三个阶段，分别为第一阶段（Step 1）、第二阶段（Step 2）和第三阶段（Step 3）考试，其中 Step 2 又分为临床知识（clinical knowledge，CK）和临床技能（clinical skills，CS）考试等两个部分。

只有满足以下条件之一，才有资格参加 Steps 1、2 CK 和 2 CS 考试：①被获得 LCME 认证的某家美国或加拿大医学院正式注册并攻读 MD 学位的学生或者毕业生；②被获得 AOA 认证的某家美国医学院正式注册并攻读 DO 学位的学生或者毕业生；③位于美国和加拿大之外，被列入世界医学院名录（World Directory of Medical Schools）之内且满足 ECFMG 相关要求的医学院的正式注册医学生或毕业生。此外，必须在申请参加考试之时与考试当天均具备以上某个条件，才有资格参加考试。如果满足资格要求，考生则可以任意选择 Steps 1、2 CK 和 2 CS 三项考试的考试顺序。

对于 Step 3 考试，考生必须满足以下三个条件才有资格参加考试：①从获得 LCME 或 AOA 认证的美国或加拿大医学院，或者位于美国和加拿大之外被列入世界医学院名录之内并且满足 ECFMG 相关要求的医学院，获得 MD 学位（或相当 MD 学位）或者 DO 学位；②通过了 Steps 1、Step 2 CK 和 Step 2 CS 考试；③如果是位于美国和加拿大之外医学院的毕业生，获得 ECFMG 的资格认可。此外，必须在申请参加 Step 3 考试之前与考试当天均具备上述条件，才有资格参加考试[2]。

USMLE 考试对所有考生持续开放。其中，Step 1、Step 2 CK 和 Step 3 为计算机化考试（computer-based testing，CBT），普尔文（Prometric）公司负责考试的日期安排与提供。目前，这些计算机化考试在 345 个以上位于美国或加拿大的普尔文考试中心和 110 个普尔文国际考试中心举办。此外，在美国 6 所医学院还设有额外的考试中心。考生可在遍布全球的考试中心参加 Step 1、Step 2 CK 考试，但仅能在美国国内参加 Step 3 考试。Step 2 CS 考试则为标准化患者考试，考试的日期安排与提供由位于美国的 6 个临床技能评估协作中心（Clinical Skills

[1] United States Medical Licensing Examination. About[EB/OL]. [2019-12-1]. https://www.usmle.org/about/.

[2] United States Medical Licensing Examination. 2020 Bulletin of Information[EB/OL]. [2019-12-1]. https://www.usmle.org/pdfs/bulletin/2020bulletin.pdf.

Evaluation Collaboration，CSEC）负责（表 6-10）。

CS 考试持续大约 8 个小时，中间有两个休息时间。考场共设有 12 个考试中心，每个考试中心即一个考试房间，类似于真实的临床科室。考试开始后，考生在这 12 个考试中心轮转，每个考试中心限时 15 分钟。就考试内容而言，CS 考试从三个方面评价考生的能力：获取信息的能力、人际沟通技能、诊断和鉴别诊断的能力。只有当每一项技能都合格时，考生才能通过 CS 考试[1]。

表 6-10 USMLE 各阶段考试的目的、形式与时长

阶段与目的	形式	时长
Step 1 考试 旨在考查参考者对于医疗实践中重要基础科学概念的理解与应用能力，特别是健康、疾病和治疗模式的原理与机制	• 大约 280 个多项选择题，分为 7 个单元，每单元 60 分钟 • 计算机化考试，在遍布全球的各普尔文考试中心进行	一天，大约 8 小时
Step 2 考试 旨在考查参考者在指导下提供患者照护服务时至关重要的医学知识与技能运用能力和对临床科学的理解，特别是健康促进和疾病预防	**临床知识（CK）** • 大约 318 个多项选择题，分为 8 个单元，每单元 60 分钟 • 计算机化考试，在遍布全球的各普尔文考试中心进行	一天，大约 9 小时
CS 考试 是 Step 2 考试的单独组成部分，旨在使用标准化患者测试参考者收集患者信息、进行体格检查以及就其发现与患者和同行沟通的能力	**临床技能（CS）** • 12 个病例：每个接诊 15 分钟，另加 10 分钟记录病历 • 在美国 6 家考试中心进行，分位位于亚特兰大、芝加哥、休斯敦、洛杉矶和费城（有 2 家） • 包括三部分：沟通与人际技能、整合型临床接诊、英语口语能力	一天，大约 8 小时
Step 3 考试 旨在评价对于参考者在没有指导行医时至关重要的医学知识运用能力以及对于生物医学和临床科学的理解能力，特别是门诊环境中患者的管理		
第 1 天：独立行医的基础考试 旨在评价参考者在基础医学和科学原理等方面的知识，这些知识对于有效卫生服务的提供至关重要	• 大约 232 个多项选择题，分为 6 个单元，每单元 60 分钟 • 计算机化考试，在位于美国的各普尔文考试中心进行	一天，大约 7 小时
第 2 天：高级临床医学考试 旨在评价参考者在患者管理和病情演变情境下综合通用健康和疾病知识的能力	• 大约 180 个多项选择题，分为 6 个单元，每单元 45 分钟 • 12 个计算机化病例模拟，每个模拟的真实考试时间不超过 10 或 20 分钟 • 计算机化考试，在位于美国的各普尔文考试中心进行	一天，大约 9 小时

对于每一阶段的考试，申请参加考试者在完成注册过程之后，可以根据自己的日程预约选择最适合自己的考点和时间进行考试。考试结果被连续处理，成绩每周公布一次。绝大多数考生在参加完计算机化阶段考试之后的 3 ～ 4 周收到考试成绩。对于 Step 2 CS 考试，考生大约在考试 8 周之后收到成绩。Step 2 CS 考试结果的公布日期发布在 USMLE 官方网站上。考生

[1] 何惧，何佳，陈声宇．美国医师执照考试简介及中美医师资格考试比较 [J]. 中国考试，2005, 10: 53-56.

则可以通过一个加密网站得到个人成绩报告。

每位考生得到一个通过或未通过所参加考试的结果通知。通过考试的判断是基于考生达到了既往考试中所确立的特定能力水平。对于每一阶段的考试，都进行了相关统计学处理以确保通过考试的能力水平在不同类型测试之间保持一致。达到推荐能力水平所需要的成绩被定期评估，并且可能不提前通知就进行调整。USMLE 成绩解读指南一书中提供了 Step 1、Step 2 CK 和 Step 3 考试的成绩解读信息[1]。

表 6-11 显示，2017—2018 年，2 万余名美国或加拿大医学院考生和 1 万余名来自其他国家医学院的考生参加了各阶段考试。对于 Step 1、Step 2 CK、Step 2 CS 和 Step 3 各阶段考试，美国或加拿大医学院考生的通过率分别为 94%、96%、94% 和 97%，其他国家医学院考生的通过率分别为 75%、78%、73% 和 86%。

表 6-11　2017—2018 年 USMLE 各部分参考人数与通过率

	Step1	Step 2 CK	Step 2 CS	Step 3
美加医学院考生	25 747（94%）	25 443（96%）	21 607（94%）	20 618（97%）
MD 学位	21 611（95%）	22 367（96%）	21 543（94%）	20 595（97%）
DO 学位	4136（96%）	3076（94%）	64（86%）	23（96%）
非美加医学院考生	16 443（75%）	13 613（78%）	13 337（73%）	10 332（86%）

注：①数据来源：AAMC；②括号内为通过率

Step 2 CS 考试包括综合临床接诊（integrated clinical encounter，ICE）、沟通与人际技能（communication and interpersonal skills，CIS）和英语口语能力（spoken English proficiency，SEP）三个部分。在 2017 年 7 月 1 日至 2018 年 6 月 30 日间，对于美国或加拿大医学院的考生而言，此三部分的通过率分别为 96%、98% 和超过 99%；对于美国或加拿大医学院以外的考生而言，此三部分的通过率分别为 81%、94% 和 93%[2]。

二、医学专科委员会考试

专科委员会考试是对考生专业知识和能力的考查。考试一般由多个阶段、不同形式及内容的多次考试组成。不同专科委员会对参考者的要求不同。一般而言，专科委员会要求考生完成专科培训后才可以参加第一阶段考试，通过第一阶段考试后才可以继续参加后续的考试。不过，也有例外。例如，皮肤专科委员会基础考试面向皮肤专科第一年培训医师，核心考试面向第二、三年培训医师。不同委员会对会员资格的要求不同，但通过专科考试均是获得会员资格的有利条件。

不同专科委员会资格证书的有效期不同，多为 3 ～ 10 年。此外，各个专科委员会根据美国医学专科委员会（American Board of Medical Specialties）要求，设立资格维持项目（MOC）。近年来，部分专科委员会对 MOC 项目进行了调整，称为继续资格认可项目（continuing certification program，CC）。获得资格证书者需要按照程序参与专业培训、文献学习、实践评估（practice assessment）、自我评估（self-assessment）和考试等活动，以维持资格状态。

[1]　USMLE. 2018 Performance Data-Overview[EB/OL]. [2019-12-1]. https://www.usmle.org/performance-data/default.aspx#2018_overview.

[2]　USMLE. 2018 Performance Data-Step 2 CS[EB/OL]. [2019-12-1]. https://www.usmle.org/performance-data/default.aspx#2018_step-2-cs.

1. 美国眼科专科委员会（American Board of Ophthalmology，ABO）

美国眼科专科委员会资格考试包括笔试资格考试（written qualifying examination）和口试（oral exam）。根据当年安排，考试时间会发生变动。2020 年笔试在 9 月，口试在 3 月。笔试形式是上机考试，通过 250 道多项选择题，考查学生专业知识；口试要求应试者通过解释在各种临床情况下如何照料患者来运用眼科知识和培训。通过笔试资格考试和口试后将收到眼科专科委员会资格证书（ABO certification），有效期是 10 年。在 10 年周期中，获得资格证书者需要按照美国眼科专科委员会资格维持项目（American Board of Ophthalmology's maintenance of certification program）参与相关活动，以维持资格状态[1]。

2. 美国皮肤专科委员会（American Board of Dermatology）

分为基础考试、核心考试和应用考试。根据当年安排时间会发生变动。2020 年基础考试安排在 4 月；核心考试在 2 月、7 月、11 月；最终申请考试没有安排。基础考试面向皮肤病一年级学生，形式为 200 道多项选择题，内容主要为常见的小儿皮肤病；核心考试面向二、三年级学生，包括内科学、儿科、病理学和外科学四个不同部分专业知识，每部分包括 100 道多项选择题；应用考试是在通过核心考试的基础上通过 240 道多项选择题考查考生的临床实践能力。通过三阶段考试后，考生将获得皮肤专科委员会的资格证书（ABD certification）。资格的有效期是 10 年。在 10 年周期中，获得资格证书者需要按照美国眼科专科委员会资格维持项目（American Board of Dermatology's maintenance of certification program）参与相关活动，以维持资格状态[2]。

3. 美国妇产科专科委员会（American Board of Obstetrics and Gynecology）

分为资质考试笔试（qualifying exam）和资格考试口试（certifying exam 或 oral exam）。笔试安排在 1 月，口试安排在 8 月。笔试考试形式为多项选择题，内容主要包括产科、妇科、女性健康等。口试主要考查考生临床实践的能力，包括：给出诊断；选择并采取适当的治疗；预防、识别和管理并发症；计划并直接跟进和继续照护。通过两个考试后将获得美国妇产科专科委员会资格证书（ABOG certification），有效期是 6 年，获得资格证书者需要参加美国妇产科专科委员会资格维持项目相关活动，以维持资格状态[3]。

4. 美国耳鼻喉科专科委员会（American Board of Otolaryngology）

分为资质考试笔试和资格考试。笔试安排在 9 月，口试安排在 3 月。笔试主要考查医学专业知识，包括头颈外科、喉科学、耳科学、鼻病学等；此外也会考查临床基础知识，例如患者安全、职业道德等。口试的目的是评估考生获取和解释数据、做出诊断并制订各种耳鼻喉科疾病治疗计划的知识和推理能力。通过考试后，考生将获得耳鼻喉科专科委员会资格证书（ABOTO certification），有效期是 10 年。在 10 年周期中，获得资格证书者需要参与美国耳鼻喉科专科委员会持续资格项目的相关活动，以维持资格状态[4]。

5. 美国矫形外科专科委员会（American Board of Orthopaedic Surgery）

分为第一部分考试（Part 1）和第二部分考试（Part 2）两部分。第一部分和第二部分考试都安排在 7 月，包括大约 320 个涵盖所有骨科的多项选择题。第二部分形式为口试，考生须提交自己 6 个月内进行的所有外科手术病例的清单。并在考试时选择 12 个病例进行介绍，考官将审核考生根据数据收集和解释、诊断、治疗计划、技术技能等临床能力。通过考试后，考生

[1] American Board of Ophthalmology. Become Certified[EB/OL]. [2019-10-11]. https://abop.org/become-certified/.

[2] American Board of Dermatology. Exam of the Future Information Center[EB/OL]. [2019-10-11]. https://www.abderm.org/residents-and-fellows/exam-of-the-future-information-center.aspx.

[3] American Board of Obstetrics and Gynecology. Speciality certification[EB/OL]. [2019-10-11]. https://www.abog.org/specialty-certification/requirements.

[4] American Board of Otolaryngology. Primary certification[EB/OL]. [2019-10-11]. https://www.aboto.org/certification_written.html.

将获得矫形外科专科委员会资格证书（ABOS certification），有效期 6 年。随后，获得资格证书者需要参加美国矫形外科专科委员会资格维持项目的相关活动，以维持资格状态 [1]。

6. 美国儿科专科委员会（American Board of Pediatrics）

分为普通儿科资格考试（general pediatrics certifying exams）和专科儿科资格考试（certifying examinations for subspecialties）两种类型。其中，普通儿科资格考试安排在每年 10 月，专科儿科资格考试每两年举办一次，不同专科的考试时间安排不同。考试形式为多项选择题，普通儿科资格考试的内容主要包括儿童保健、胎儿和新生儿护理、肿瘤科、心脏病学、肺科、肠胃病学等。专科儿科资格考试主要考查对应专业内容，专科专业包括新生儿-围生医学、青少年医学、儿童心脏病学、儿童重症监护医学、临终关怀和姑息医学等。通过普通考试和至少一项专科考试后，考生将获得儿科专科委员会资格证书（ABP certification），有效期 5 年。在 5 年周期中，获得资格证书者需要参与美国儿科专科委员会资格维持项目的相关活动，以维持资格状态 [2]。

7. 美国精神病学和神经病学专科委员会（American Board of Psychiatry and Neurology）

分为初始资格考试（initial certification exams）、专科考试（specialty exam）和亚专科考试（subspecialty exam）。初始资格考试没有规定特定的考试日期，专科考试和亚专科考试根据专业的不同安排在每年的不同时间，大部分在 9 月和 10 月。通过初始资格考试的考生才能够参加专科或亚专科考试。初始资格考试和专科考试包括三个可选专业：精神病学、神经病学、具有特殊资格的儿童神经病学（neurology with special qualification in child neurology）。亚专科考试包括多个可选专业，如成瘾精神病学、脑损伤医学、儿童和青少年精神病学、临床神经生理学等不同专业。考试形式为多项选择题，包括独立问题和看插图回答 0 ～ 2 道相关问题。不同专业的考试可能有不同的形式安排 [3]。通过了初始资格考试和至少一门专科或亚专科考试的考生将会得到精神病学和神经病学专科委员会资格证书（ABPN certification），有效期 10 年。在 10 年周期中，获得资格证书者需要参与美国精神病学和神经病学专科委员会资格维持项目的相关活动，以维持资格状态。

8. 美国放射学专科委员会（American Board of Radiology）

分为核心考试和资格考试。其中，核心考试安排在 5—6 月或 11 月，资格考试安排在 9—10 月。核心考试形式为多项选择题，内容包括胸部成像、心脏成像、胃肠道成像、介入放射学、肌肉骨骼摄片、核放射学等。通过核心考试的考生才能够参加资格考试。资格考试主要考查诊断放射学和临床实践内容，考试强调信息的综合、鉴别诊断和患者管理 [4]。通过考试后，考生将获得放射学专科委员会资格证书（ABR certification），有效期 5 年。在 5 年周期中，获得资格证书者需要参加美国放射学专科委员会资格维持项目的相关活动，以维持资格状态。

9. 美国泌尿学专科委员会（American Board of Urology）

分为资质考试笔试和资格考试口试。其中，资质考试安排在 7 月，资格口试安排在 2 月。资质考试包括 200 道资质试题和 100 个现场测试题（field test questions），均为多项选择题，考查生理学、免疫学等基础医学知识以及泌尿科专业知识和常见疾病。资格口试是两轮一对一面试，考查考生能否有效地收集信息并管理患者 [5]。通过考试后，考生将获得泌尿学专科委员会资格证书（ABU certification），有效期是 10 年。在 10 年周期中，获得资格证书者需要参加美国泌尿学专科委员会终身学习项目（American Board of Radiology's lifelong learning program）的相关活动，以维持资格状态。

---

[1] American Board of Orthopaedic Surgery. Certification Examinations. https://www.abos.org/certification/.

[2] American Board of Pediatrics. APPLY FOR AN EXAM. https://www.abp.org/content/apply-exam.

[3] American Board of Psychiatry and Neurology. Become Certified. https://www.abpn.com/become-certified/.

[4] American Board of Radiology. Initial Certification for Diagnostic Radiology. https://www.theabr.org/diagnostic-radiology/initial-certification/core-exam/studying-core-exam.

[5] American Board of Urology. Certification. https://www.abu.org/certification/.

10. 美国病理学专科委员会（American Board of Pathology）

分为初级考试（primary examinations）和亚专科考试（subspecialty examinations）。其中，初级考试安排在 5 月和 9 月，专科考试安排在 8—10 月。初级考试包括两场考试，第一场解剖病理学考试包括三个部分的检查，分别是显微镜和虚拟显微镜考试（microscopic and virtual microscopy examination）、笔试、图像操作考试（practical with images examination）；第二部分临床病理检查也包括三个部分，即操作考试（practical examination）、笔试、图像操作考试。对于亚专科考试，考生可以选择参加不同专业的考试，包括化学病理学、细胞病理学、皮肤病理学、血液病理学、法医病理学、儿科病理学等。不同专业有不同的内容安排。通过初级考试和至少一项亚专科考试的考生可以得到病理学专科委员会资格证书（ABPath certificates），成为委员会会员（diplomates of the ABPath）资格的有效期是 10 年。在 10 年周期中，获得资格证书者还需要参加美国耳鼻喉科专科委员会持续资格项目的相关活动，以维持资格状态[1]。

11. 美国内科医学专科委员会（American Board of Internal Medicine）

不同专业的资格考试有不同的安排，大部分安排在 10—12 月。不同专业的内科资格需要进行专门的考试，内科学会开设的专业有青少年医学（adolescent medicine）、医学肿瘤学、神经病学、内分泌糖尿病和代谢学、肠胃病学等。通过至少一项考试的考生将获得内科学专科委员会资格证书（ABIM certificates），有效期 10 年。在 10 年周期中，获得资格证书者需要参加美国内科专科委员会资格维持项目相关活动，以维持资格状态[2]。

12. 美国外科学专科委员会（American Board of Surgery）

不同专业的外科资格需要进行专门的考试，外科学会开设的专业有普通外科、血管外科、小儿外科、外科重症监护、复杂的普通外科肿瘤科、手外科、临终关怀和姑息医学。通过至少一项考试的考生可以得到外科学专科委员会资格证书（ABS certificates），有效期 10 年。在 10 年周期中，获得资格证书者需要参与美国外科学专科委员会持续资格认可项目的相关活动，以维持资格状态[3]。

13. 美国神经外科专科委员会（American Board of Neurological Surgery）

分为初级考试口试。初级考试时间在每年的 3 月，口试时间在每年的 5 月和 11 月。初级考试形式为多项选择题，内容包括神经解剖学、神经科学、神经病理学、神经影像、临床神经病学等。口语考试形式是面对面的考试，考试分为三部分，一部分将包括 5 个针对普通神经外科的问题，主题如脑出血、急性脑卒中护理、动脉粥样硬化性血管疾病、脑或脊髓脓肿、脊柱骨折处理等。通过考试的考生可以得到神经外科专科委员会资格证书（ABNS certificates），有效期 10 年。在 10 年周期中，获得资格证书者需要参与美国神经外科专科委员会持续资格项目的相关活动，以维持资格状态[4]。

14. 美国麻醉学专科委员会（American Board of Anesthesiology）

麻醉学专业考试（anesthesiology special purpose examination）分为三个部分：基础考试安排在 1 月和 11 月，高级考试安排在 1 月和 6 月，应用考试安排在全年多个月份。基础考试主要面向专科一年级的学生，形式是多项选择题，考查内容是药理学、生理学、解剖学、麻醉设备和监测等科学基础。高级考试面向完成专科培训的考生，形式是多项选择题，主要考查麻醉实践的临床方面，并将强调基于专业的实践和高级临床问题。应用考试面向通过高级考试的考生，形式是多站点口试以评估考生交流和专业精神以及与患者护理有关的技术技能。通过考试的考生将获得麻醉学专科委员会资格证书（ABA certificates），有效期 10 年。在 10 年周期中，

[1] American Board of Pathology. Taking an examination. https://www.abpath.org/index.php/taking-an-examination.
[2] American Board of Internal Medicine. Exam information. https://www.abim.org/certification/exam-information.aspx.
[3] American Board of Surgery. Training & certification. http://www.absurgery.org/default.jsp?examoffered.
[4] American Board of Neurological Surgery. Certification. https://abns.org/schedule-of-exams/.

获得资格证书者需要参加美国麻醉学专科委员会资格维持项目的相关活动，以维持资格状态[1]。

15. 美国整形外科专科委员会（American Board of Plastic Surgery）

分为笔试和口试。其中，笔试安排在 5 月，口试安排在 12 月。笔试形式为 350 道多项选择题，主要内容为普通整形外科、头颈部整形外科、胸部整形外科等。口试要求考生提供自己从事的手术清单，考官会选择 5 个手术记录听取考生的报告。通过考试的考生获得整形外科专科委员会资格证书（ABPS certificates），有效期是 10 年。在 10 年周期中，获得资格证书者需要参加美国整形外科专科委员会持续资格项目的相关活动，以维持资格状态[2]。

16. 美国理疗和康复科专科委员会（American Board of Physical Medicine and Rehabilitation，ABPMR）

理疗和康复科资格考试包括两部分。其中，第一部分考试安排在 8 月，第二部分考试安排在 9 月。第一部分考试面向专科培训毕业的考生，形式为 325 道多项选择题，考查物理医学和康复领域的医学知识。第二部分考试形式是三场面试，测试考生将医学知识应用于实践中的能力，包括患者管理、问题解决、基于系统的实践以及人际和沟通技巧。通过考试的考生将获得理疗和康复科专科委员会资格证书（ABPMR certificates），有效期是 10 年。在 10 年周期中，获得资格证书者还需要参与美国理疗和康复科委员会资格维持项目的相关活动，以维持资格状态[3]。

17. 美国肛肠外科专科委员会（American Board of Colon and Rectal Surgery）

分为笔试和口试两部分。其中，笔试安排在每年 3 月，口试安排在每年 9 月。笔试的形式是多项选择题，考查考生对结肠和直肠外科手术理论和实践知识的掌握。口试由会员会成员或其指定的人员进行，评估考生的临床经验，解决问题的能力和手术判断，并确定候选人对结肠、直肠疾病和手术最新文献的了解。通过考试者得到肛肠外科专科委员会资格证书（ABCRS certificates），有效期 5 年。在 5 年周期中，获得资格证书者需要参与美国肛肠外科专科委员会持续资格项目的相关活动，以维持资格状态[4]。

18. 美国预防医学专科委员会（American Board of Preventive Medicine）

分为初始资格考试、专科考试和亚专科考试。通过初始考试后才能申请专科和亚专科考试。初始资格考试安排在每年 10—11 月，专科考试和亚专科考试安排在 10 月。初始资格考试主要考查基础预防医学知识。专科考试包括核心部分和专业部分。其中核心部分考查流行病学、生物统计学、环境卫生、卫生服务管理和行政等内容，专业部分有三个方向可选，包括航空航天医学、职业医学、公共卫生与普通预防医学。亚专科考试包括四个可选专业，包括成瘾医学、临床信息学、医学毒理学、海底和高压医学。考试形式均为多项选择题。预防医学专科委员会的认可需要申请人提供足以证实自己专业能力的相关材料，可以选择的材料包括完成委员会资格培训，通过一般考试和至少一项专科 / 亚专科考试。资格证书的有效期为 5 年。在 5 年周期中，获得资格证书者需要参与美国预防医学专科委员会资格维持项目的相关活动，以维持资格状态[5]。

19. 美国家庭医学专科委员会（American Board of Family Medicine）

家庭医学资格考试安排在 4 月和 11 月。考试分为四个部分，每个部分各有 75 道多项选择题，内容包括心血管、内分泌、胃肠道、肌肉骨骼等医学专业知识以及生物统计学、流行病学、循证医学、预防、卫生政策和法律问题等知识内容。通过考试者获得家庭医学专科委员会

[1] American Board of Anesthesiology. EXAMINATIONS. http://www.theaba.org/Exams/Traditional-Part-1/About-Traditional-Part-1.

[2] American Board of Plastic Surgery. Candidates. https://www.abplasticsurgery.org/candidates/written-examination/.

[3] American Board of Physical Medicine and Rehabilitation. ABPMR. https://www.abpmr.org/About.

[4] American Board of Colon and Rectal Surgery. CERTIFICATION. http://www.abcrs.org/examinations/.

[5] American Board of Preventive Medicine. Become Certified. https://www.theabpm.org/become-certified/.

资格证书（ABFM certificates），有效期 10 年。在 10 年周期中，获得资格证书者参与家庭医学资格维持项目的相关活动，以维持资格状态[1]。

20. 美国过敏和免疫学专科委员会（American Board of Allergy and Immunology）

ABAI 资格测试（ABAI certification testing）安排在 10 月，由 225 道多项选择题组成，内容包括 35% 的基础知识（如免疫机制、免疫细胞实验原则）和 65% 的临床知识（如过敏症等其他免疫学疾病）。通过考试者将获得过敏和免疫学专科委员会资格证书（ABAI certificates），有效期 10 年。在 10 年周期中，获得资格证书者需要参与美国过敏和免疫学专科委员会资格维持项目的相关活动，以维持资格状态[2]。

21. 美国核医学专科委员会（American Board of Nuclear Medicine）

ABNM 资格测试安排在 10 月。考试形式为多项选择题，主要考查考生对于核医学的专业知识，其中部分考试内容来自美国核医学专科委员会官方确定的一组学术文献。通过考试者获得核医学专科委员会资格证书（ABNM certificates），有效期 10 年。在 10 年周期中，获得资格证书者需要参与美国核医学专科委员会资格维持项目的相关活动，以维持资格状态[3]。

22. 美国胸外科专科委员会（American Board of Thoracic Surgery）

分为笔试和口试两部分。其中，笔试在每年 12 月，口试在每年 6 月。笔试由 250 道多项选择题组成，主要内容包括胸廓、成人心脏、先天性心脏病和心胸危重病护理等内容。面试由三次面对面考试组成，考生需要当面设计心脏外科手术、普通胸腔外科手术、心脏和普通胸腔外科手术共三个手术方案。通过考试者获得胸外科专科委员会资格证书（ABTS certificates），有效期 10 年。在 10 年周期中，获得资格证书者需要参与美国胸外科专科委员会资格维持项目的相关活动，以维持资格状态[4]。

23. 美国急诊医学专科委员会（American Board of Emergency Medicine）

包括资质考试和口试两种类型。资质考试在每年 11 月，口试在每年 5 月和 10 月。资质考试的形式是 305 道多项选择题，主要内容是医学知识、患者照护和临床技能等方面专业知识。口试主要考查临床知识和急诊医学知识的标准化应用，包括专业技能、与患者沟通等。通过考试者将获得急诊医学专科委员会资格证书（ABEM certificates），有效期 5 年。在 5 年周期中，获得资格证书者需要参与美国急诊医学专科委员会资格维持项目的相关活动，以维持资格状态[5]。

24. 美国医学遗传学专科委员会（American Board of Medical Genetics）

分为普通考试和专科考试两种类型。通过普通考试后才能申请专科考试。普通考试和专科考试均安排在每年 8 月，普通考试和专科考试的形式都是多项选择题。对于专科考试，考生在三个专科中选择一个，分别为临床遗传学和基因组学、临床生物遗传学以及实验室遗传学和基因组学。通过普通考试和至少一项专科考试者将获得医学遗传学专科委员会资格证书（ABMGG certificates），成为 ABMGG 会员（diplomates of the ABMGG），有效期 3 年。在 3 年周期，获得资格证书者还需要参与持续资格项目的相关活动，进行专业学习和实践改进项目，以维持资格状态[6]。

---

[1] American Board of Family Medicine. Family medicine certification examination information. https://www.theabfm.org/continue-certification/cognitive-expertise/one-day-fmc-exam/exam-info.

[2] American Board of Allergy and Immunology. Examinations[EB/OL]. [2019-10-11]. https://www.abai.org/exam.asp.

[3] American Board of Nuclear Medicine. Certification and requirements[EB/OL]. [2019-10-11]. https://www.abnm.org/index.php/residents/certification/.

[4] American Board of Thoracic Surgery. Training and initial certification[EB/OL]. [2019-10-11]. https://www.abts.org/ABTS/Initial_Certification/Initial_Certification_Page.aspx.

[5] American Board of Emergency Medicine. Become Certified[EB/OL]. [2019-10-11]. https://www.abem.org/public/become-certified.

[6] American Board of Medical Genetics. 2019 Certification Exam Bulletin of Information[EB/OL]. [2019-10-11]. http://www.abmgg.org/2019/cert_deadlines.shtml.

第六节 医学院校

一、医学院校数量与分布

美国医学院可分为两大类，一类是对抗疗法医学院（allopathic medical school），授予毕业生 MD 学位；另一类是整骨疗法医学院（osteophathic medical school），授予毕业生 DO 学位。

2013 年，美国共有 129 所得到完全认证的授予 MD 学位的医学院，其中公立和私立医学院分别为 78 所和 51 所。2020 年美国有 153 所授予 MD 学位的医学院，由美国医学会（American Medical Association）和美国医学院校协会（Association of American Medical Colleges）下属的医学教育联络委员会进行认证。医学院需经初步认证、临时认证或称试行认证之后方可得到完全认证 [1]。

二、医学院校筹资

（一）收入与构成

由表 6-12 可见，2013 年全美医学院总收入为 1006.5 亿美元，其中公立和私立医学院总收入分别为 475.39 亿美元和 531.11 亿美元。公立医学院年平均收入为 6.09 亿美元，而私立医学院为 10.41 亿美元，约为公立医学院的 1.71 倍。

临床教师执业收入在医学院各类收入中所占的比例最高，为 39.1%。公立医学院的临床教师诊疗收入平均为 2.1 亿美元，占其总收入的 34.5%；私立医学院为 4.5 亿美元，占其总收入的 43.2%。可以看出，临床教师执业收入是美国公立和私立医学院的最主要收入来源。

科研经费（grants and contracts）所占比重仅次于临床教师诊疗收入，为 26.0%。其中，联邦研究项目与合同经费所占比重为 16.9%，直接补助所占比重为 20.2%。公立和私立医学院科研经费分别占其总收入的 24.8% 和 27.2%，虽然二者相差不大，但是私立医学院平均获得的科研经费为 2.83 亿美元，几乎是公立医学院的 2 倍。

附属医院服务及投资（hospital purchased services and investment）收入所占比重为 17.2%，在各类收入中居第三位。公立医学院在此方面的平均收入为 1.15 亿美元，占其总收入的 18.9%；私立医学院为 1.62 亿美元，占其总收入的 15.6%。可以看出，私立医学院的医院服务及投资收入明显高于公立医学院。

政府和大学拨款（government and parent support）占医学院收入的 5.4%。其中，公立医学院所获得的政府和大学拨款平均为 6400 万美元，占其总收入的 10.6%；私立医学院平均为 800 万美元，仅其占总收入的 0.8%。由于公立医学院是政府举办，因此获得的政府和大学拨款明显多于私立医学院。现金与基金捐赠（gift and endowment）所占比重为 4.6%。其中，公立和私立医学院捐赠所得分别占其总收入的 3.2% 和 5.8%，平均分别为 2000 万美元和 6000 万美元。与政府和大学拨款的情况不同，公立医学院所获得的捐赠数额明显低于私立医学院。学杂费（tuition and fees）在医学院收入中仅占 3.8%。公立和私立医学院学杂费收入所占比重分别为 3.7% 和 3.8%，两者相差不大 [2]。

---

[1] Liasion Committee on Medical Education. Medical school directory[EB/OL]. [2014-12-22]. http://www.lcme.org/directory.htm.

[2] Association of American Medical Colleges. 2013 tables and graphs-medical school revenues[EB/OL]. [2014-12-22]. http://www.aamc.org/data/finance/.

表 6-12 2013 年美国医学院收入情况（单位：百万美元）

筹资渠道	公立医学院（$n=78$）		私立医学院（$n=51$）		合计（$n=129$）
	总额	均值	总额	均值	
临床教师执业收入	16 383（34.5）	210	22 925（43.2）	450	39 309（39.1）
科研经费	11 766（24.8）	151	14 452（27.2）	283	26 219（26.0）
附属医院服务及投资	8994（18.9）	115	8271（15.6）	162	17 265（17.2）
政府及大学拨款	5023（10.6）	64	429（0.8）	8	5451（5.4）
现金与基金捐赠	1552（3.3）	20	3093（5.8）	60	4644（4.6）
学杂费	1753（3.7）	22	2033（3.8）	40	3786（3.8）
杂项	2069（4.4）	27	1907（3.6）	37	3976（4.0）
合计	**47 539（100.0）**	**609**	**53 111（100.0）**	**1041**	**100 650（100.0）**

注：①数据来源于美国医学院校协会网站，www.aamc.org；②括号内为构成比（%）

（二）筹资渠道

1. 临床教师执业

美国医学院大规模通过临床教师诊疗服务进行筹资始于 20 世纪 60 年代。在此之前，医学院的临床教师一面为患者提供诊疗服务一面教学，但是薪水微薄，基本上来源于患者缴纳的诊疗费。20 世纪 60 年代，美国出现 Medicare、Medicaid 等医疗保险制度，这种第三方付费的医疗模式迅速扩展，医学院也相应产生执业计划（practice plan）这一管理机制，对临床教师的执业收入进行集中和分配。执业计划收入对于补偿临床教师的薪水、开展临床教学和研究、缓解医疗服务供给紧张以及医学院筹资具有重要意义。执业计划的实施主要体现在住院和门诊患者的诊疗、急救医疗服务的提供以及卫星急救中心的建立。执业计划所得用于提升临床教师工资水平，使之与从事个人执业的医师收入水平相当、支付执业计划的运营成本以及为医学院及其临床部门筹集资金[1]。

2. 附属医院服务及投资

医学院校的附属医院主要通过为患者提供诊疗服务获取利润。医院内部餐厅、礼品店、停车场、相关医疗设备的租赁等也是医院的收入来源。医院投资则主要集中于金融领域，各种可交易的证券如基金、股票、债券等都是医院进行投资的对象，成为医院盈利的重要途径。不同医院的投资策略有所不同，主要体现在不同类型证券的组合以及投资的风险和回报率的划定[2]。

3. 政府和大学教育拨款

由于很多医学院附属于综合性大学，大学每年都会拨给医学院一定的教育经费。这部分经费与政府给医学院的直接教育经费是分开的，但是基本上均来自政府教育预算。

4. 学杂费

美国私立医学院收取的学杂费明显高于公立医学院。2003 年，公立医学院学杂费的中位数是 16 322 美元，远低于私立医学院（34 550 美元）。虽然两类医学院在学杂费水平上差异显著，但是共同的趋势是消除货币贬值的影响之后，学杂费都在增长。2003—2008 年，公立和私立医学院学杂费的平均增长速度分别为 11.1% 和 4.7%。2008 年，公立医学院学杂费为 23 260

[1] Bentley JD, Chusid J, D'Antuono GR, et al. Faculty practice plans: the organization and characteristics of academic medical practice[J]. Academic Medicine, 1991, 66(8): 433-439.

[2] Lane SG, Longstreth S, Nixon V. A community leader's guide to hospital finance—evaluating how a hospital gets and spends its money[EB/OL]. [2014-12-22]. http://www.accessproject.org/downloads/Hospital_Finance.pd.

美元，比 2003 年增长了 42%；私立医学院为 43 897 美元，比 2003 年增长了 21%[1]。

5. 现金与基金捐赠

美国医学院接受到的慈善捐赠分为两类，一类称之为现金捐赠（gift），另一类称之为基金捐赠（endowment）。现金捐赠是可以全部用于开支的捐赠，而基金捐赠则由医学院集中进行投资，可利用的资金仅限于每年投资所得。基金捐赠的额度一般远远高于现金捐赠，管理也更为严格。二者的共同点在于捐赠者通常会限定捐资的用途，比如用于某位教授的某个研究项目等[2]。

6. 科研经费

科研经费按来源可分为联邦研究项目与合同（federal research grants and contracts）及其他研究项目与合同，按用途可分为用于研究的直接补助及用于设备和管理支出的间接补助。美国医学院科研经费的主要来源为研究项目，少部分为研究合同。研究项目经费拨给项目申请者一定款项用于研究，拨款机构同时监督经费的使用。研究合同与研究项目类似，不同之处在于纳入研究合同的研究内容一般涉及具体产品或者服务，比如专利发明、仪器改进和技术评估等[3]。各项目直接补助的用途相似，主要用于劳务发放、研究材料购置等；间接补助则差异较大，主要原因在于不同项目对于仪器设备的需求不同[4]。

（三）所面临的问题

美国医学院在筹资方面所面临的问题主要表现在学杂费的尴尬境地以及筹资渠道的不稳定。虽然学杂费的逐年增长为医学院带来了更多的收入，但是却增加了医学生的经济负担。另外，许多医学院希望通过扩招来增加学杂费收入，结果却得不偿失，主要原因在于学杂费不足以完全弥补教育成本。研究表明，培养每一名医学生的年花费在 38 227 ～ 87 527 美元。就算以最低花费 38 227 美元计算，也仅有 33% 的医学院可通过学杂费收入完全弥补教育成本[5]。在美国临床医生短缺、扩大招生势在必行的大背景下，如何确定学杂费水平以便在不给医学生增加太大经济负担的同时缓解医学院的经费压力，成为了美国医学院面临的一大难题。

保证教育经费相对稳定对于专业人才的培养极其重要。然而，目前美国医学院筹资的稳定性被打上了一个很大的问号。首先，不断增加的财政赤字意味着联邦政府对于基础研究的资金支持很可能逐年递减。其次，医疗改革强调成本控制，这将直接影响医学院的临床收入，对于极度依赖教师执业收入和附属医院收入的美国医学院无疑影响巨大。最后，医学院的捐赠收入直接受经济发展状况的影响。在经济下行的年份，此方面收入明显下降。例如，2008 年金融危机导致了医学院捐赠收入的连续三年下降[6]。

---

[1] Weinstein L, Wolfe H. A unique solution to solve the pending medical school tuition crisis[J]. Am J Obstet Gynecol, 2010, 203: 19.e1-19.e3.

[2] Marcia J. Cohen. The Academic Medicine Handbook: A guide to achievement and fulfillment for academic faculty[M]. New York: Springer Science and Business Media, 2013, p. 323-329.

[3] Association of American Universities. University research: the role of federal funding[EB/OL]. [2014-12-22]. http://www.aau.edu/WorkArea/DownloadAsset.aspx?id=11588.

[4] Association of American Universities. University research: the role of federal funding[EB/OL]. [2014-12-22]. http://www.aau.edu/WorkArea/DownloadAsset.aspx?id=11588.

[5] Schieffler DA, Azevedo BM, Culbertson RA, et al. Financial implications of increasing medical school class size: does tuition cover cost? [J]. Perm J, 2012, 16(2): 10-14.

[6] Miller JC, Anderson GE, Cohen M, et al. Perspective: follow the money: the implications of medical schools' funds flow models[J]. Academic Medicine, 2012, 87: 1746-1751.

第七节 院校医学教育

一、学制与学位

美国医学院学制为 4 年，包括前 2 年基础学科学习和后 2 年临床医学学习，毕业后获得医学博士学位（doctor of medicine，MD）。根据 1979 年中美建交相关协定，中国大陆院校的临床医学本科学位被认可相当于 MD 学位，可以申请参加美国医师执照考试，在法律地位上是平等的。对基础科研感兴趣的医学生在校期间可申请攻读生物医学哲学博士学位（PhD），毕业获得 MD 和 PhD 双学位。双学位博士除临床知识学习和实习外，还需要在实验室接受长时间的基础科研训练并发表一定质量的科研论文。

二、培养目标

2010 年，AAMC 发表《美国与加拿大医学生教育缩影：基于 128 所院校数据》（*A Snapshot of Medical Student Education in the United States and Canada*：*Reports from 128 schools*）的报告，提出美国医学院校的教育目标是培养具有以下三方面特征的医生：在医疗技术和人文关怀技巧上追求个人卓越；掌握器官系统的科学基础，并鼓励其在科学设计和临床实践中运用这些科学基础知识；参与并领导以团队为基础的革新和进步。

约翰·霍普金斯大学医学院致力于培养拥有费用节省意识的医生，能够在卫生保健服务和基础科学中识别并解决疾病机制、预防和治疗疾病中的根本问题；哈佛大学医学院的“新途径”（new pathway）项目致力于培养减少人类疾痛的多元化高端人才；加州大学旧金山分校将培养目标定位于职业素养、学习能力、学术素养、领导力、科学基础和临床技能方面。

三、耶鲁大学 MD 项目

耶鲁大学医学院致力于教育和培养医学和科学领域的创新型领导者，在一个多元化的包容性环境中促进医学生的好奇心和批判性思维。学校、当地社区和世界各地的耶鲁人共同促进耶鲁大学在发现和创造上不断取得进展，同时也以关怀之心治疗患者，并承诺促进全人类的健康[1]。该校 MD 培养计划见表 6-13

表 6-13 耶鲁大学医学院医学博士（MD）培养计划[2]

学年	月份											
	7月	8月	9月	10月	11月	12月	1月	2月	3月	4月	5月	6月
第 1 年		临床实习前阶段（综合课程和临床技能课 / 纵向临床实践）										
第 2 年			临床实习前阶段（综合课程和临床技能课 / 纵向临床实践）				临床实习（clinical clerkships）					
第 3 年	临床实习（clinical clerkships）						高级培训阶段（准住院医师培训，sub-internships）/ 临床选修（electives）/ 科研					

[1] Yale School of Medicine. The Yale System & Yale School of Medicine Mission[EB/OL]. [2021-01-08]. https://medicine.yale.edu/education/curriculum/yalesystem/.

[2] Yale School of Medicine. Curriculum[EB/OL]. [2021-01-08]. https://medicine.yale.edu/education/curriculum/.

（续表）

学年	月份											
	7月	8月	9月	10月	11月	12月	1月	2月	3月	4月	5月	6月
第4年	高级培训阶段（准住院医培训 / 临床选修 / 科研）											
第5年（可选）	免学费额外修读（an additional tuition-free year），在耶鲁大学、其他大学或国外的研究所进行科研											

注：美国医学生临床实践的形式包括临床选修、临床实习和 sub-internship 准住院医师培训等，其区别在于：临床实习是医学生课程中必修的临床轮转，在其所就读学校的附属医学中进行；临床选修是医学生最后一年时的一种选择性的轮转，在所就读学校附属医院之外进行临床实践；准住院医师培训则是三种临床实践中要求最高的一种形式[1]

耶鲁大学医学院的医学教育体系在美国医学院校中保持着独特性，自1931年开始就是耶鲁大学医学院的重要组成部分。尽管在这期间经过了一些微小的修改，其核心精神始终保持完整，也是很多学生选择耶鲁大学医学院的主要原因。这个系统的基本要素基于以下理念：医学生是成熟的个体，学习的积极性很强，需要引导和激励而非强迫或竞争在群体中的相对地位。这一理念的推论是：学生必须对自己的教育承担比平时更多的责任；学生应该被视为成年人，并被允许享有与满足医学博士学位要求相一致的最大程度的自由；对事实的记忆远不如基本原理的全面教育（well-rounded education in fundamental principles）、调查研究方法的训练和科学思维习惯的养成重要。

在临床实习之前的1.5年里，学生们获得知识并发展临床技能。在综合基础和临床医学课程中，授课的次数尽量压缩到最少，而注重小组讨论和会议中的互动学习。学生通过匿名考试进行评估。教师根据学生参加小组会议的情况、每门课程结束时的匿名资格考试（anonymous qualifying examinations）和美国医师执照考试来评估学生的表现。在临床实习前阶段结束时，采用标准化病人，在观察性结构化临床检查（observed structured clinical examination，P-OSCE）中对其进行完整的病史采集和体格检查的能力进行评估。学生应当参加所有技能培养课程，其中互动学习、临床推理或协作是最优化学习（optimal learning）所必需的。在成为住院医师前的18个月，整个医学院没有成绩也没有班级排名，因此对学生的评估是教育过程中的一个重要部分。教师认为师生之间可以进行反馈交流的小组教学方式是最有效的教学和评估手段。学生应做好在研讨会和实验室中被直接提问的准备，这是评估过程的重要辅助手段。课程或实习负责人在成功完成上述评估的基础上，最终决定学生在某门特定课程或实习中的表现是否合格。从紧张的终结性考试中解脱出来之后，学生们倾向于为将来而不是为了考试而学习。学生们之间没有成绩竞争，友爱互助，班级精神也一年比一年高。在学习完一门课程之后，所有学生都应提交一份项目评估（programmatic evaluation），以便课程 / 临床实习负责人能够根据学生的反馈进行修订。学生们也被鼓励在耶鲁课程的框架内，把适当的时间分配给自己的兴趣，也可以在耶鲁大学的其他学院学习选修课程或攻读双学位，如管理学、公共卫生、神学或法律。最后，耶鲁大学医学院要求每个学生设计、实施并成功完成一篇研究论文，旨在鼓励学生进行终身学习[1]。

（一）综合课程[2]

1. 8门主干课程（master courses）（表6-14）

2. 3门纵向课程（longitudinal courses）：职业和伦理责任感、人体解剖学、科学探究——生物信息和科研方法

3. 9门纵向主线课程（longitudinal threads）：生化、细胞生物学、胚胎学、遗传学、病理学、公共卫生与临床流行病学、药理学、生理学、诊断学

[1] Jahanzaib Idrees. Types of US Clinical Experience[EB/OL]. [2021-01-08]. http://www.electives.us/typesofusce.html.

[2] Yale School of Medicine. Integrated Course Curriculum[EB/OL]. [2021-01-08]. https://medicine.yale.edu/education/curriculum/integrated/.

表 6-14 耶鲁大学医学院主干课程

	主干课程	主题	
第1学年	职业导论	• 专业人员意味着什么 • 医院沉浸式学习 • 医疗决策	• 医学伦理学导论 • 人权 / 医疗实践中的保护
	科学基础	• 身体的构建 (building a body) • 流体和应变率 • 细胞能量 • 基因表达	• 细胞通讯 • 细胞的生命活动和细胞死亡 • 流行病学与公共卫生
	基因和发育	• 人类遗传学基础 • 基因技术 • 发育遗传学	• 肿瘤学 • 血液学 • 病理学
	攻击和防御	• 组织损伤和内源性免疫 • 细胞免疫学 • 感染和免疫 • 免疫病理学和免疫调节的应用	• 感染性疾病和抗微生物疗法 • 皮肤学 • 肌肉骨骼疾病
	稳态	• 心血管 • 肺	• 肾
	能量和代谢	• 代谢 • 胃肠道 • 肝-胰腺	• 营养 • 内分泌 • 肝
第2学年	生命的连接（connection to the world）	• 神经系统的基本结构和力学 • 脊索和脑干运动系统 • 感觉系统	• 丘脑和下丘脑 • 认知和行为障碍 • 可塑性和疾病
	生命全周期	• 受孕、妊娠和分娩 • 儿童青少年的生长发育	• 育龄期和中年 • 衰老

（二）临床技能课

临床技能课在最初的 18 个月对所有医学生开设。在这段时间内，学生们开始发展和完善他们的临床技能，这是医生面对患者、进行“诊治”的基本要素。在临床技能课中，学生们学习如何与患者、家属及医疗团队的其他成员沟通，检查患者，锻炼临床推理能力，理解一名实习医生在患者照护中的重要作用。即时超声（point-of-care ultrasound）的内容也会介绍给学生。临床技能课使用多种教学方式，在大部分实习过程需要亲自动手、进行实践，并且经常使用标准化病人为学生们提供通过直接的感官观察和反馈获得临床技能的机会。通过临床技能课，以患者为中心的治疗策略得到了强调。学生们必须参加所有的课程和一个完整的病史询问及体格检查考试才能通过这门课程。学生们的临床技能在跨专业纵向临床实践中可以得到锻炼和补充。临床技能课程在整个 4 年里都会持续进行，在临床实习和选修时会有更高的要求 [1]。

（三）跨专业纵向临床实践（1 年级）

跨专业纵向临床实践课（interprofessional longitudinal clinical experience，ILCE）旨在帮助一年级医学生在临床环境中有效发挥作用。课程结构和内容基于目前的医疗保健和学术环境的需要，由耶鲁大学护理学院与耶鲁大学医学院和耶鲁大学医师联合项目（Yale physician associate program）共同合作，在一致的临床环境中指导学生进行有计划的跨专业临床实践，旨在帮助学生建立临床环境、卫生保健组织的工作知识，并学会作为跨专业医疗团队的一员有效

[1] Yale School of Medicine. Clinical Skills[EB/OL]. [2021-01-08]. https://medicine.yale.edu/education/curriculum/clinicalskills/.

地工作。实践内容还包括精心安排的小组会议，旨在让学生了解如何进行以患者和家庭为中心的访谈、体检技巧、临床推理、团队合作，以及影响健康和医疗保健服务体系的因素有哪些 [1]。

（四）医学指导实践（medical coach experience，MCE）（2 年级）

医学指导实践是一门为医学生开设的课程，在跨专业纵向临床实践课程结束时开始。学生们以 4 人一组的方式，从第一年的 4 月中旬到第二年的 12 月中旬，每周与带教医生一起工作一次。这门课程的主要目的是帮助学生顺利完成标准化病史和体格检查评估，并培养他们在即将到来的临床实习中所需的技能。学生将与带教医生一起接诊，培养自己作为未来医生的意识 [2]。

（五）综合临床实习

综合临床实习由时间较长的跨学科临床实习模块（表 6-15）构成，具有持续性、灵活性和综合性。这些为期 12 周的临床实习模块围绕以下主题来组织：医学治疗（内科学和神经学）、手术治疗（外科和急诊医学）、妇女和儿童健康（妇产科和儿科）以及促进健康的生物-心理-社会方法（初级保健、精神病学和儿科）。每一个模块都以一个共享的“先例”（precede）体验开始，将所有学生聚集在一起。在这一年里，学生们侧重于不断发展知识和技能。在共同的先例课程之后，学生们将进入各自的临床实习模块，从“新兵训练营”开始，集中学习与该临床实习专业相关的知识、技能和行为。每 12 周结束时进行一次反思性写作 [3]。

表 6-15　耶鲁大学综合临床实习课程

	12 周	12 周	2 周假期	12 周	12 周	2 周假期
模块	医学治疗	手术治疗		妇女和儿童健康	促进健康的生物-心理-社会方法	
学科	• 内科 • 神经病学	• 急诊医学 • 外科学		• 妇产科 • 儿科	• 初级保健 • 精神病学 • 家庭医学 • 儿科	
主题	• 急性病管理 • 诊断技能 • 治疗的过渡 • 质量改进 • 器官系统 • 住院护理	• 手术室体验 • 围术期照护 • 急诊 / 创伤处理过程 • 医疗事故 / 患者安全 • 麻醉学		• 健康和发育 • 预防性照护 • 性健康 • 家庭和社区 • 健康促进和疾病预防 • 围生期照护	• 健康促进 / 预防性照护 • 人群健康 • 健康的社会决定因素 • 行为改变 • 基于系统的慢性病照护管理	

（六）高级培训阶段

医学院的最后几个月为学生提供了很大的灵活性，通过临床选修课（表 6-16）和准住院医师培训、参与研究、完成论文、准备医学专业委员会资格考试以及申请住院医师，使他们能够明确自己的职业选择、获得更多的临床经验。课程的最后 17 个月是高级个性化培训时间。学生需要参加为期 4 周的准住院医师培训和 33 周的研究和（或）临床选修，并参加为期 3 周的专业“训练营”课程。还有充足的时间学习和参加美国医师执照考试 step 1 和 2，安排和参加住院医师面试，并根据学生的个人选择参与其他实践 [4]。

[1] Yale School of Medicine. Interprofessional Longitudinal Clinical Experience (ILCE) [EB/OL]. [2020-01-08]. https://medicine.yale.edu/education/curriculum/ilce/.

[2] Yale School of Medicine. Medical Coach Experience (MCE) [EB/OL]. [2021-01-08]. https://medicine.yale.edu/education/curriculum/mce/.

[3] Yale School of Medicine. Integrated Clerkships[EB/OL]. [2021-01-08]. https://medicine.yale.edu/education/curriculum/clerkships/.

[4] Yale School of Medicine. Advanced Training[EB/OL]. [2021-01-08]. https://medicine.yale.edu/education/curriculum/advancedtraining/.

表 6-16 耶鲁大学医学院临床选修和非临床选修课程

临床选修	选修（electives）	● 麻醉学 ● 临床纵向选修 ● 皮肤病学 ● 放射诊断学 ● 急诊医学 ● 遗传学 ● 内科学 ● 检验医学 ● 神经病学 ● 神经外科学 ● 妇产科学和生殖医学 ● 眼视光医学 ● 骨科和康复医学 ● 病理学 ● 儿科学 ● 初级医疗 ● 精神病学 ● 外科学 ● 放射治疗学 ● 泌尿科
	准住院医师培训（subinternships）	● 影像诊断学 ● 急诊医学 ● 内科学 ● 神经病学 ● 神经外科学 ● 妇产科学和生殖医学 ● 骨科和康复医学 ● 儿科学 ● 精神病学 ● 外科学（减重外科、心外科、结直肠外科、内分泌外科、耳鼻喉科、儿外科、整形和重建外科、外科重症监护、肿瘤外科、胸外科、移植外科、创伤和急诊普通外科、泌尿外科、血管外科）
非临床选修		● 教学中心医学教育 ● 创办医疗保健和生命科学企业 ● 进化与医学 ● 医学法语 ● 炎症 ● 医学领导者 ● 未来医生公众演讲 ● 医学西班牙语 ● 医学的不确定性：批判性思维和临床决策 ● 医疗艺术研讨会 ● 纳粹政权下的医疗实践研讨会

（七）姑息治疗和临终关怀课程

姑息治疗是以减轻患者严重的疾病症状为目的的任何形式的医疗照护或治疗。有效的姑息治疗能够预防和减轻患者的痛苦，提高面临严重、复杂和晚期疾病的患者的生活质量。

在过去的几年里，耶鲁医学院设计并成功实施了临终关怀和姑息治疗课程教学活动（表 6-17），并将临终关怀和姑息治疗教育纳入医学院 4 年的课程之中。所有的医学生毕业生不管将来的专业是什么，都应该在照顾晚期患者方面获得基本的知识和技能并给予患者安慰。在不懈的努力下，耶鲁大学医学院成功地在机构内建立了合作关系，并组建了包括不同的临床科室在内的跨学科和跨机构教育团队。姑息治疗和临终关怀为患者及其家庭的身体、心理、社会、精神和现实需求提供了一个完善的出口[1]。

[1] Yale School of Medicine. Palliative and End-of-Life Care Education[EB/OL]. [2021-01-08]. https://medicine.yale.edu/education/curriculum/clinicalskills/palliative/.

表 6-17 耶鲁大学医学院姑息治疗和临终关怀课程

时间	内容
第 1 学年	参加临终关怀导论研讨会，在这个过程中观察并参与对一名终末期疾病患者的采访，开始了解患者的临终体验，认识到治疗或延长生命已经不可能的情况下，医生（和医学生）可以为患者做些什么
第 2 学年	参观院内或家庭临终关怀，以及医院姑息治疗咨询，观察一位有经验的临床医生或姑息治疗临床医生评估一位终末期疾病患者，学习评估临终患者的关键要素，包括临终患者的身体症状以及心理、社会和精神方面的问题，并开始反思照顾临终患者的职业和个人挑战
第 3 学年	参加病房内的体验式临终关怀实习，完成对患者的全面评估。具体任务包括：①对患者和家属进行指导性访谈；②自我反思；③病例记录；④在由教师主持的病例会议上参加讨论。第 3 学年临床实习期间期的姑息治疗课程将结合在线学习与传统研讨会 2 种方式。医学、护理、神学和社会福利工作这 4 个专业的学生将合作解决交互式电子病例（interactive computer cases），内容将强调疼痛和症状管理、文化和精神在姑息治疗中的作用，以及跨学科团队治疗的重要性。最新的项目是在急诊医学，用一个在线案例课程来解决紧急情况下姑息治疗的问题。总体目标是在第三年的每个临床训练领域都进行某种形式的姑息和临终训练
第 4 学年	参加在初级保健机构关于终末期疾病的研讨会和关于不抢救（do-not-resuscitate，DNR）指令、死亡宣告及通知的课程。同时也有一门临终关怀、姑息医学和精神医学选修课

四、斯坦福大学医学院 MD 项目

斯坦福大学医学院的使命是教育和激励医学和科学领域的领导者，使他们能够通过发现、创新、学术、教育和提供卓越的以患者为中心的医疗来促进人类健康 [1]。

（一）培养计划

斯坦福大学医学博士课程在 2016—2017 年改革后增加了课程的灵活性和模块化，探索课程（discovery curriculum）给学生提供了两年制和三年制实习前阶段两种选择，让学生以更个性化的速度完成他们的医学博士课程，为纵向的学术研究提供了大量的自由时间 [2]。在第一年，所有学生将同步完成相同的课程，包括医学基础、医学实践（practice of medicine，POM）和医学科学（science of medicine，SOM）课程。从 2019—2020 年开始，早期临床体验（early clinical experience，ECE）也成为第一学年必修课程的一部分。在第二年的秋季，学生可以全速完成其实习前课程的剩余部分，也可以申请在两年内分散课程量。在传统的两年制实习前课程中，学生每周将学习 6 个半天的完整课程，但两年制探索课程仍然提供了足够的纵向学术研究的自由时间，因为每个周三和夏季没有课程。相比之下，在第二年和第三年的秋冬季度，三年制实习前课程只需要每周上 3 个半天的课程。此外，除连续性要求外，第二学年春季不安排课程。由于暑期没有课程，三年制的实习前学生在第二年冬季学期结束后将有近 6 个月的自由时间。若选择三年制实习前课程，学生必须在医学院二年级之前申请，获得批准参加三年制课程的学生将有更多的时间从事独立研究、双学位或其他纵向学术研究和领导活动。对于两年制和三年制实习前学生，课程要求、学习目标和评估将相同（表 6-18）[3]。

实习前阶段结束后，学生通过实习继续进行临床培训和职业探索。斯坦福大学医学院的探索课程提供了独有的多种学习途径，以支持学生的科学发现和自我发现，所有途径都假设学生在 2 年内完成他们的临床实习（表 6-19）[4]。临床培训的结构是灵活的，允许对核心实习的完

[1] Stanford Medicine. MD Program Mission Statement[EB/OL]. [2021-01-10]. http://med.stanford.edu/md.html.

[2] Stanford Medicine. Key Features of Discovery Curriculum[EB/OL]. [2021-01-10]. http://med.stanford.edu/md/discovery-curriculum/keyfeatures.html.

[3] Standford Medicine. Comparison of Course Schedule for 2-year and 3-year Pre-clerkship Paths[EB/OL]. [2021-01-10]. http://med.stanford.edu/md/discovery-curriculum/keyfeatures/course-schedule-for-2-year-and-3-year-pre-clerkship-paths-.html.

[4] Stanford Medicine. Key Features of Discovery Curriculum[EB/OL]. [2021-01-10]. http://med.stanford.edu/md/discovery-curriculum/keyfeatures.html.

成顺序进行很大程度的个性化，并提供各种各样的实习方式选择。学生在斯坦福医院和其他附属医院可以得到卓越的医疗培训。

表 6-18 斯坦福大学 MD 培养计划[1]

探索课程实习前阶段选择	两年制	三年制
第 1 年	临床实习前阶段（医学基础、医学实践、医学科学和早期临床体验）	
第 2 年	临床实习前阶段（医学实践、医学科学）	临床实习前阶段（医学实践、医学科学）＋科研
第 3 年	临床实习	
第 4 年	临床实习、科研、修读双学位（根据学习途径不同而学习年限不同，最短 4 年，最长可达 8 年，而所有途径都假设学生在 2 年内完成他们的临床实习）	
第 5 年		
第 6 年		
第 7 年		
第 8 年		

表 6-19 斯坦福大学探索课程学习途径[2,3,4]

学习途径	MD ＋学术专注计划（scholarly concentration）	MD ＋ 深度科研实践	MD ＋任一领域硕士学位	MD ＋博格学者计划（Berg scholars program）	MD ＋ PhD（医学科学家培养项目）
时长	4 ～ 5 年	5 年	5 年	6 年	7 ～ 8 年
要求	• 12 个单元的课程作业和 1 个季度的科研	• 要求高于学术专注计划	• 多数在临床轮转第 1 年结束后，即第 4 年参与双学位课程。其中，工商管理硕士除了第 4 年外，需在第 5 年冬春季学期继续参与双学位修读	• 第 1 年：选择科研导师 • 第 2 ～ 3 年：将临床实习前的一学年课程分两学年完成，而空出的时间完成科研任务 • 第 4 年：完全用于科研 • 第 5 ～ 6 年：临床实习	• 前期（1 ～ 1.5 年）：与 MD-PhD 项目负责人见面，了解该项目的结构、时间安排和要求。除了医学课程外，开始寻找进行论文设计的实验室。到春季学期末，选择一位可能的论文导师，并在夏季学期进行实验室轮转，获得深度的科研经历和对实验室的全面了解。如果未找到合适的实验室，学生可以在第 2 年的秋季和冬季学期再进行一次轮转 • 中期（3.5 ～ 4 年）：随着第 2 学年的结束，多数 MD 学生会选择修读最后的医学实践课程，部分人会推迟到完成 PhD 论文后、临床实习开始前。第 2 年春季学期末参加美国医师执照考试第 1 部分。第 2 年春季学期到第 5 年春季学期这段时间全面投入研究生培养中 • 后期（2 ～ 3 年）：PhD 论文研究在第 5 年结束，学生在第 6 年的夏季或秋季学期完成论文答辩，在冬季或春季学期重新回到为期 16 个月的临床实习课程中

[1] Stanford Medicine. Key Features of Discovery Curriculum[EB/OL]. [2021-01-10]. http://med.stanford.edu/md/discovery-curriculum/keyfeatures.html.

[2] Stanford Medicine. Key Features of Discovery Curriculum[EB/OL]. [2021-01-10]. http://med.stanford.edu/md/discovery-curriculum/keyfeatures.html.

[3] Standford Medicine. Stanford University School of Medicine Berg Scholars Program[EB/OL]. [2021-01-10]. http://med.stanford.edu/md/discovery-curriculum/BergScholarsProgram.html.

[4] Stanford Medicine. Dual-Degree Programs[EB/OL]. [2021-01-10]. http://med.stanford.edu/education/dual-degree-programs.html.

（二）课程体系和教学方法

探索课程增加了新课程，并且部分课程经过了重组。新课程为学生提供了早期的临床经验和强大的药理学教育，并使学生反复接触核心概念，也涉及高级主题（advanced topics）的深入探索。作为教育质量持续改进的一部分，一些现有课程已根据教师和学生的反馈进行了重组或重新设计。除了在实习期间进行的《患者照护中的反思、研究和进步》（Reflections, research and advances in Patient Care，RRAP）这一门课程外，其余所有课程的改变只涉及临床实习前课程（表 6-20）。探索课程总学时与之前课程的总学时大致相同[1]。

1. 临床实习前课程

表 6-20 斯坦福大学医学院临床实习前课程[2]

医学基础	医学分子基础 临床解剖学 胚胎学 基础生命支持（对所有人开设） 医护人员的基本心脏生命支持（医学生修读） 医疗专业人员心脏基本生命支持再认证 应用生物化学 人类遗传学 组织学 微生物学与感染性疾病Ⅰ、Ⅱ 神经系统 健康与疾病中的免疫学 再生医学中的细胞和信号转导 早期临床参与 疾病的药物治疗 A、B
医学实践	医学实践系列课程Ⅰ～Ⅵ
医学科学	医学科学课程Ⅰ～Ⅲ 高级病理生理学（pathophysiology capstone，PC）

（1）医学基础

①医学分子基础

该课程探讨分子生物学对医学的影响，主题包括 DNA 的复制、重组和修复，基因组学，基因转录，蛋白质翻译，细胞决定中的蛋白质。教学方法包括小组讨论医学文献和病例展示。

②临床解剖学

该课程从临床角度介绍人体结构和功能，利用临床场景、医学影像技术和介入技术来讲解其内在的解剖基础，显示胸部、腹部、骨盆、背部、上肢和下肢以及头颈部的结构。教学方法包括理论授课和人体解剖实验课。

此外，另开设有临床解剖学与外科教育系列——头颈部 / 躯干和四肢，介绍了影响头部 / 躯干和四肢的常见问题（如疾病、损伤、遗传缺陷等）及其相关的非手术和外科治疗，这是为那些想拓展人体解剖学知识的学生而开设的 2 门选修课。

③胚胎学

该课程的重点是人体从胚胎到胎儿再到出生后早期的结构发育。主题包括心血管系统、呼吸系统、肌肉骨骼系统、胃肠系统、生殖系统和肾系统的形成，以及发育异常引起的常见临床症状。

④基础生命支持（BLS）

基础生命支持课程对所有人开设，教授最初几分钟内基本的疾病和创伤处理知识和技能，

[1] Stanford Medicine. Key Features of Discovery Curriculum[EB/OL]. [2021-01-10]. http://med.stanford.edu/md/discovery-curriculum/keyfeatures.html.

[2] Stanford Medicine. Required Pre-Clerkship Curriculum[EB/OL]. [2021-01-10]. http://med.stanford.edu/md/discovery-curriculum/pre-clerkship-resources.html.

直到专业人员的到来。内容包括：施救人员的安全；紧急情况识别；一般照护原则；医疗和创伤紧急情况；成人、儿童和婴儿的心肺复苏及自动体外除颤。

医疗专业人员的基本心脏生命支持课程则仅对医学生开设，教授单人和双人急救心肺复苏术、阻塞气道的处理以及婴幼儿的心肺复苏术。课程结束后，学生将获得美国心脏协会颁发的基础生命支持证书。除了心肺复苏训练，本课程还教授“询问、说服、指引”（question，persuade，refer，QPR），用于应对心理应急情况（psychological emergencies），将使学生掌握如何识别和应对处于精神困境中的个人以及帮助预防自杀的技巧。该课程的教师是合格的QPR讲师，学生在本课程中可获得QPR认证。所有医学生必须在第一学期（秋季）结束前获得基本心脏生命支持证书，有效期为2年。根据美国心脏协会的指南，斯坦福大学医学院也为医学生提供基础心脏生命支持的再认证。学生将更新他们在婴儿和成人单人和双人急救心肺复苏术、阻塞气道的管理以及自动体外除颤器的使用等技能。

⑤应用生物化学

讲授应用于临床医学的生物化学基本概念。主题包括维生素和辅助因子、糖类、脂类、氨基酸和核苷酸的代谢，以及代谢途径的整合。教学方式为以基于问题的学习（problem-based learning，PBL），在课程中针对临床案例进行小组讨论。

⑥人类遗传学

从理论授课和小组活动中学习适用于临床医学的人类遗传学知识，强调分子和细胞遗传学诊断方法的实用。通过从医学遗传学实践的不同领域（包括产前、儿科、成人和肿瘤遗传学）中的例子来说明遗传、风险评估和群体遗传学的基本原理。同时也讲授现有的和新兴的单基因疾病治疗策略。

此外，开设有基因组学与个体化医学选修课，讲述遗传变异与疾病易感性和药物反应之间潜在联系的遗传学原理。主题包括：复杂遗传疾病的遗传和环境风险因素；全基因组关联研究的设计和解释；药物遗传学；疾病基因发现的全基因组测序；人群结构和遗传祖先；临床医学中个人遗传信息的使用；伦理、法律，以及个人基因检测的社会问题。该课程还包括关于如何利用能获取到的私人或公共基因数据的亲手实践研讨会。

⑦组织学

本课程关注主要器官系统的微观结构，包括心血管、呼吸、胃肠、肾和生殖系统，考察组成主要器官的细胞和组织的特征，描述它们如何对器官的功能做出贡献，并探讨许多病理过程形成的基础。

⑧微生物学与感染性疾病Ⅰ、Ⅱ

探讨传染病相关的微生物学、发病机制和临床问题。微生物学和感染性疾病Ⅰ课程开展病毒、细菌、真菌、原生动物和蠕虫病原体相关的病例讨论。微生物学和感染性疾病Ⅱ课程的案例讨论包括微生物组学、腹泻、肝炎、性传播感染、蠕虫、人畜共患病以及全身性疾病。教学方式包括在线视频授课、之后的互动课程中的自我评估和问题集（problem sets）。

⑨神经系统

讲述神经系统的结构和功能，包括神经解剖学、神经生理学和系统神经生物学。主题包括神经元的特性及高级功能的机制和组织，神经病学、神经病理学、临床医学的一般工作框架以及神经生物学的最新进展。此外，还开设有2门选修课：①行为的神经基础：上课形式为高级研讨会，讨论神经系统中信息处理的原理以及神经系统的功能特性与感知、行为和学习的关系。需要提交原始论文和学生报告。②计算神经科学：从神经元到神经网络的各个层次讲授应用于神经科学的计算方法。解决了神经计算的两个核心问题——神经元如何计算；神经元网络如何编码/解码和存储信息。内容包括：神经元和神经通路的生物物理（霍奇金-赫胥黎）模型；应用常用的建模工具（如Neuron和MATLAB）处理神经元和神经网络的兴奋性问题；神经编码和解码、信息理论、可塑性和学习；神经元计算的基本概念；计算神经科学技术的合理应用实例。需提交最终课程作业。

⑩健康与疾病中的免疫学

介绍适应性和先天性免疫的概念和应用，以及免疫系统在人类疾病中的作用。病例介绍包括自身免疫性疾病、传染病和疫苗接种、造血和实体器官移植、癌症免疫治疗、遗传和获得性免疫缺陷、过敏反应和过敏性疾病。教学方式包括理论授课、以目前的临床文献为基础的问题集、急性和慢性炎症实验。

另开设有免疫学早期临床体验选修课，为学术专注计划免疫学方向的医学生提供临床观察体验。在观察期结束时（可能持续 1 ～ 2 个季度），学生需向其导师提交一份案例观察报告。

⑪再生医学中的细胞和信号转导

保守的（conserved）分子和细胞信号通路调节组织和器官的稳态，这些通路的异常可导致人类疾病，利用对关键细胞和信号的调控可以发现刺激组织形成和再生的新策略。主题包括干细胞、调节干细胞增殖和分化的分子、信号通路、基因调控、干细胞胚胎细胞、细胞程序性死亡、细胞谱系、组织再生、干细胞在移植中的应用和类器官，强调干细胞、信号和临床重要话题包括糖尿病、骨丢失、癌症和衰老等之间的联系。

⑫早期临床参与（ECE）

为一年级医学生开设的创新课程，使他们参与临床体验，了解作为未来医生的前景。课程目标包括在教师的带领下使医学生融入临床环境中，发展具体的技能，以及使医学生了解不同的职业道路。教学方法包括临床体验、交互式大组研讨会和关于临床课程反馈的小组讨论[1]。

⑬疾病的药物治疗 A 和 B

概述药物和治疗学（drugs and therapeutics）在疾病的治疗和预防中的应用。该课程总结了药物作用的一般原理，包括药物的吸收、分布、代谢、消除、药动学和主要药物类别的药效学。对于每个主要的药物类别，该课程将回顾所选的原型药物，讨论它们的分子作用机制、治疗适应证、不良反应、禁忌证和药物相互作用。

（2）医学实践系列课程

医学实践系列课程提供广泛的临床科学教育、早期接触患者照护和医学实践。6 个季度的系列课程贯穿于医学博士课程的前 2 年。除了医疗问诊和体格检查的核心技能培训之外，还结合医疗实践的其他主要主线，包括信息素养、营养原理、临床流行病学和生物统计学、循证实践、精神病学、生物医学伦理、卫生政策和人群健康。信息素养课程向学生介绍信息学和知识管理、生物医学信息学和循证医学检索。营养原理通过交互式的网络教学进行学习，并且使用基于问题的案例学习来强化，这些案例在第一年与基础科学部分并行展开。在流行病学课程中，学生们学习流行病学研究的分类方法、如何批判性地阅读期刊文章以及如何认识和理解不同临床研究设计背后的概念，课程内容包括偏倚、混淆、诊断测试和筛选，以及“统计学未必可靠”（how statistics can lie）。精神病学介绍医学生在与患者交谈中的独特作用、患者沟通过程和内容的差异、如何应对医患关系的破裂、医患互动质量与医疗预后的关系。医疗保险政策包括医疗保险、医生报酬（physician payment）、医疗费用、医疗可及性、医疗质量的评估和改善、医疗监管和医疗改革等主题。生物医学伦理包括医学实践中的重要伦理问题，如保密性、隐私性以及与医学生相关的伦理问题。人群健康课程使学生了解公共卫生、社区行动和宣传的概念，包括为期一年的社区项目。教学方法包括：①以临床问题为基础的病例讨论。②标准化患者。③通过实际操作获得核心临床技能，并通过广泛的模拟医疗情景进行评估。在模拟诊所中，学生将进行问诊、检查和管理患者。④每季度末参加一个医学问诊技能或体格检查的表现

[1] Standford Medicine. Early Clinical Engagement[EB/OL]. [2021-01-10]. http://med.stanford.edu/md/discovery-curriculum/pre-clerkship-resources/early-clinical-engagement.html.

评估。

另外，开设有“健康公平和社区参与的领导力：创造新的教育机会”（leadership in health equity and community engagement：creating new educational opportunities）选修课。这是一门为对社区卫生和医学教育都感兴趣的一、二年级医学生开设的新课程。在教师协助下，学生以小组形式，设计和开发一个应用于健康公平和社区参与领导力领域的新型学术性基础架构。此外，学生们将借助于社区参与、公共卫生、多样性、公平性、教师参与等理念，合作创建新的健康公平和社区参与领导力架构。该课程于2021年春季推出。活动内容包括总结同行医学院的其他类似课程，评估同行围绕这些主题领域的医学教育需求，制订教学大纲并确定关键内容领域，设计互动式小组活动，邀请健康公平和社区参与从业者担任演讲嘉宾。

（3）医学科学课程

医学科学课程的前身是人类健康与疾病（human health and diseases），经过重组后，主要集中在生理学、病理学和病理生理学等领域，改进了教学方法，提高了实习前课程的灵活性。本课程通过器官系统模型进行教学，并且和医学实践课程保持一致性。影响学生学习体验的关键改变在于医学科学课程同时教授两个器官系统，而不是一次只教授一个器官系统，此外还优化了器官系统的排序和配对。在一系列跨学科课程中介绍了基于器官系统的组织学、病理学、生理学、药理学和传染病。每个器官特定的综合课程包括：解剖学和相关组织学的回顾，该器官系统的正常功能，器官系统如何受到包括感染在内的疾病的影响和反应，以及该器官系统的疾病如何治疗等内容。医学科学Ⅰ课程的重点是呼吸系统和心血管系统的结构、功能、疾病和治疗。医学科学Ⅱ课程的重点是内分泌和肌肉骨骼系统的结构、功能、疾病和治疗以及妇女健康。医学科学Ⅲ课程则重点关注神经系统和皮肤的结构、功能、疾病和治疗。

高级病理生理学（pathophysiology capstone）是一门新开发的医学科学课程，在成功完成医学科学课程Ⅰ、Ⅱ、Ⅲ后的第二学年第六季度开设，与医学实践课程相结合，称为“实习阶段过渡期”。该课程是为期4周的春季强化课程，包括25～32小时的教学，以第3～5季度医学科学课程中讲授的要点为基础，将再次介绍病理生理学的核心概念，并深入探讨更高级的主题、治疗和研究进展。

2. 临床实习课程

在开始实习之前，学生必须成功地通过所有的实习前课程，而临床实习阶段则需要完成64周（至少96个单元）的临床培训（表6-21）。

表6-21 斯坦福大学医学院临床实习课程[1]

	课程	要求
核心临床实习课程（必修）	• 普通医学核心：10个单元，6周 • 普通外科核心：10个单元，6周 • 重症监护核心：5个单元，3周 • 急诊医学核心：5个单元，3周 • 家庭医疗核心：5个单元，3周 • 门诊医疗核心：5个单元，3周 • 神经科核心：5个单元，3周 • 妇产科核心：10个单元，6周 • 儿科核心：10个单元，6周 • 精神病学核心：5个单元，3周 （要求完成其中2门课程，通过抽签分配）	必须在临床轮转的最初16个周期内完成，其中妇产科和儿科不迟于第11个周期，急诊医学、重症监护、家庭医学、神经科和精神病学不迟于第14个周期

[1] Standford Medicine. Clerkship Requirements[EB/OL]. [2021-01-10]. http://med.stanford.edu/md/discovery-curriculum/clerkships.html.

（续表）

	课程	要求
实习选修课	● **1 类实习选修课（临床医疗基础：每门 5 个单元，3 周）** 包括：慢性痛管理、皮肤科、急诊医学、连续性照护（continuity of care）、家庭诊所、心脏病学、内分泌学和代谢、肿瘤科门诊、跨学科乳腺肿瘤学、老年病学、姑息治疗、眼科学、康复医学、骨科学、耳鼻喉科 / 头颈外科学、青少年医学、儿童健康、成瘾治疗、放射诊断学和核医学、肿瘤放射治疗、泌尿科 ● **2 类实习选修课（准住院医培训：每门 5 个单元，3 周）** 包括心胸外科学实习、家庭医学准住院医师培训、心血管内科实习、高阶医学实习（要求类似于住院医师）、肿瘤科病房实习、高阶儿童神经内科临床选修、高阶成人神经内科临床选修、神经外科准住院医师培训、妇科病房实习、母胎医学实习、妇科肿瘤学实习、骨科准住院医师培训、耳鼻喉 / 头颈外科准住院医师培训、新生儿重症监护准住院医师培训、儿科重症监护实习、儿童血液病和肿瘤科准住院医师培训、社区医院儿科准住院医师培训、儿科病房准住院医师培训、精神病学病房准住院医师培训、烧伤中心实习、小儿外科实习、多器官移植实习、高阶血管外科实习、高阶外科实习、高阶泌尿科实习	必须完成 5 ～ 6 门选修课，以达到至少 64 周的实习培训要求。可在毕业前随时完成

3. 其他课程

（1）患者照护中的反思、研究和进展（RRAP）

在临床实习阶段的 2 年中，在实习任务之外，斯坦福大学医学院系统地安排了每 6 周一次的反思与情境医学（reflections and contextual medicine，RCM）课程，以促进医学生反思和强化临床环境中的学习。所有在斯坦福大学附属医院进行实习的学生都需参加。第一部分为“带着同情心、扶助心、责任心、同理心（compassion，advocacy，responsibility and empathy，CARE）去行医”（doctoring with CARE），包括小组汇报 / 讨论。临床轮转的学生有机会在安全的环境中讨论和反思其实习过程中的重要经历。此类课程的目的在于培养医学生的反思性实践技能和应对策略，使其能够终生保持人文主义和专业精神。这些课程由该项目聘请的教师提供，以引导学生发展医学专业的四个核心价值观：同情心、扶助心、责任心和同理心。第二部分为“你会怎么做？”——住院医师小组讨论。这个部分的课程以案例为基础，住院医师们将会讨论在临床实践中可能遇到的具有挑战性的情形。这些课程将讨论不同专业的案例。这些案例可能会提出伦理或诊断上的困境，涉及在住院或门诊环境中可能出现的社会场景。通过指导性讨论，希望学生们能够对如何应对具有挑战性的情景提出自己的观点。第三部分为医学的进展和展望系列午餐研讨会，专为临床实习医学生设计，探索生物医学科学和医学实践的进展、教师职业发展道路、对行医的反思以及处于社会大背景中的医学 [1]。

（2）同情心、扶助心、责任心、同理心（CARE）教育（educators-4-CARE，E4C）计划

E4C 计划的创建是为了使医学生成为有技能且有同情心的医生，旨在培养医学生的同情心、扶助心、责任心、同理心。每一个即将入学的医学生都与 E4C 计划的教师配对。在斯坦福大学医学院的整个学习期间，E4C 计划的教师都是其临床教师和导师。在每个学年，每位教师会通过以下方式指导 5 ～ 6 名学生：①在实习前阶段的医学实践课程中，每周对学生进行一次教导，培养和完善学生的医患沟通技巧、体格检查技能、临床思维能力和职业素养；②在实习阶段，通过每半个月一次的“关怀式行医”课程，继续为学生的床旁临床技能和职业素养提供指导；③在学生的整个学习期间，提供指导和定期反馈；④与其他教师合作，确保所有斯坦福大学医学院的学生在毕业之时都掌握了核心临床技能；⑤如果学生需要的话，为学生写推荐信；⑥与医学实践课程负责人、医学教育办公室领导共同合作，帮助学生的学业和职业发展；

[1] Standford Medicine. Reflection and Contextual Medicine[EB/OL]. [2021-01-10]. http://med.stanford.edu/md/discovery-curriculum/clerkships/reflections.html.

⑦参加学生的到达里程碑时刻和庆祝聚会[1]。

（3）斯坦福医疗创新与体验式学习指导

斯坦福医疗创新和体验式学习指导（Stanford healthcare innovations and experiential learning directive，SHIELD）项目为医学生提供创新的选修课程，并为纵向和渐进的临床体验创造机会，让未来的斯坦福领袖们参与到当下的医疗服务改革中。参加 SHIELD 课程的学生每周有半天在指定的临床地点接触患者，理想的情况下他们在整个医学院学习期间都会参与这个项目（表 6-22）[2]。

表 6-22　斯坦福医疗创新和体验式学习指导项目

时间	内容
斯坦福医学记录员项目（Stanford's medical scribe fellowship）	又称为临床观察和医学记录计划（clinical observation and medical transcription，COMET），为期一年，为有志于从事医学行业的本科毕业生提供参观和直接参与住院患者照护的机会。成员接受医学术语和临床记录的训练，作为医学记录员，在斯坦福的医疗机构与医生们一起工作
临床实习前阶段	"与我同行：以患者和家庭为中心的健康和医疗体系探索"创新课程及其配套的实践课。该课程从以人为本的角度，将患者、家庭和医疗提供者放在了医学生医疗探索之旅的最开始和最核心部分，使其更好地理解在一个复杂的医疗体系中要达到最优化健康管理所面临的挑战。理论课程由每个月一次的一系列研讨会组成。通过斯坦福大学和社区专家的授课、患者 / 医疗提供者（caregivers）或者个人 / 医疗团队（panel）的叙述，每个月探讨一个不同的卫生体系科学主题，探索以患者为中心来解决现实问题的办法。每个医学生还会与一个患者配对，每个月线上见面一次，通过与患者建立个人联系来了解患者与医疗提供者的历程。在实践课中，医学生们会与一个医生导师配对，每个月用 2 个半天时间进入临床（通常安排在周三），他们在研讨会中所学到的知识和技能可以得到应用。医学生们可以选择内科、家庭医学和儿科的初级医疗机构（primary care），或普通外科、精神科和妇产科作为实践地点
临床实习阶段	连续性照护实习（continuity of care clerkship，CCC）为三、四年级医学生开设。传统的实习课关注住院条件下的急性病及其治疗，而这门课程提供了慢性病照护训练，在社会因素和患者生活史的背景下强调预防、长期健康管理和随访的作用。除了医学知识之外，学生有机会了解到初级照护和专业照护的挑战和回报，包括与患者和同事建立长期关系、住院和急救医学的经济难题以及时间管理。通过这门课程，学生将会更好地为职业选择做好准备，无论他们选择什么专业，都将成为更优秀的临床医生

（4）红衣主教免费诊所

斯坦福大学的红衣主教免费诊所包括阿伯义诊中心和太平洋义诊中心，为医学生提供获得实践经验和早期接触患者的机会。通过参加诊所的志愿服务，学生们不仅能够学习基本的临床技能，还可以了解如何与缺乏医疗服务的不同患者群体密切合作，有助于他们成长为积极解决医疗差距、改善医疗可及性的新一代医学领袖[3]。

[1] Stanford Medicine. Excellence in Clinical Training[EB/OL]. [2021-01-10]. http://med.stanford.edu/md/discovery-curriculum/excellence-in-clinical-training-.html.

[2] Stanford Medicine. Excellence in Clinical Training[EB/OL]. [2021-01-10]. http://med.stanford.edu/md/discovery-curriculum/excellence-in-clinical-training-.html.

[3] Stanford Medicine. Excellence in Clinical Training[EB/OL]. [2021-01-10]. http://med.stanford.edu/md/discovery-curriculum/excellence-in-clinical-training-.html.

五、改革举措

1952 年，美国凯斯·西储大学率先开展以器官系统为基础的多学科综合性的课程改革。其基本原则是在器官、系统、疾病水平，整合正常和异常、形态和功能、基础与临床，形成若干课程模块或教学单元，突出人和疾病的整体性。20 世纪 90 年代，哈佛大学医学院开始了“新途径”课程改革，以知识集约的形式，将前 2 年的基础课程整合为 9 个模块，如人体模块整合了解剖、组织和放射相关内容。

此外，部分医学院校还开始设立加速医学教育项目，课程年限一般是 7 年。前 3 年在大学指定的学院学习，修读完相应专业的学位课程；第 4 年开始医学阶段课程学习，安排与传统课程一致。完成学习后获得相应专业的学士和 MD 学位。目前美国共有 45 所医学院校试行此项目。

六、医学生经济资助

在美国卫生总费用远超世界其他国家的背景下，在该国接受医学教育也十分昂贵。近年来，美国医学院的学杂费以超越通货膨胀的速度一路飙升。据 AAMC 统计，在 2001 年之后的 5 年内，公立和私立医学院学杂费的平均增长速度分别达到 11.1% 和 4.7%。2008 年，公立医学院学杂费为 23 260 美元，在过去 5 年内增长了 42%；私立医学院学杂费 43 897 美元，在过去 5 年内增长了 21%。加上生活费用与医疗保险费用后，公立医学院学生在 2008—2009 学年的平均开销达到 44 390 美元，私立院校为 62 243 美元[1]。2014—2015 学年，哈佛医学院生均学费为 54 200 美元；若再加上书本费用、实习材料费用、住宿及保险等各项开支，总开销将高达 84 950 美元。昂贵的医学教育催生了完备的医学生资助制度。在美国，只要是符合条件的医学生，都可以得到一系列资助。事实上，绝大多数医学生均依靠某种或某些形式的资助完成学业。

（一）基本形式

美国医学生经济资助工作深受“教育机会均等”与“教育成本分担”等理念的影响，具体资助形式有助学金、奖学金、学生贷款及大学生工读项目等，资金来源包括联邦政府、州政府、医学院校和私立机构等[2]。

1. 助学金

助学金与奖学金一起经常被称为赠予资助（gift aid），在一般情况下都不需要受资助学生偿还（除非受资助学生中途退学等）。助学金主要依据学生的经济状况而决定是否对其进行资助，资助数额取决于学生需要、入学开销和入学身份等因素。主要有以下两种类型。

（1）联邦佩尔助学金（Pell grants）。这是一项针对低收入家庭学生的直接助学金，只要有需要的学生均可以申请，在资助人数上遵循“应助尽助”的原则。申请获得批准后，教育部将助学金直接划拨给学生本人。资助金额在不同年份有所不同。在 2013—2014 学年，最大资助金额为 5645 美元；在 2014—2015 学年，预计最大资助金额为 5730 美元。各医学院校受资助学生比例也不尽相同，平均为 10% 左右。

（2）联邦补助教育机会助学金（federal supplemental educational opportunity grants，FSEOG）。作为佩尔助学金项目的补充，此项助学金直接由项目院校的学生资助中心执行，故被称为以学校为基础的资助（campus-based aid）。其资金来源包括教育部拨款以及各医学院的自筹经费。

---

[1] Steinbrook R. Medical student debt—is there a limit? [J]. N Engl J Med, 2008, 359(25): 2629-2632.

[2] Youngclaus JA, Koehler PA, Kotlikoff LJ, et al. Can medical students afford to choose primary care? An economic analysis of physician education debt repayment[J]. Acad Med, 2013, 88(1): 16-25.

对于每个项目院校，教育部拨款的数额在每年度是一定的，项目资金使用完后将不再提供新资金，这一点与佩尔助学金项目的做法有所不同。学生是否获得资助遵循“先到先得”的原则。资助金额主要取决于学生经济状况、申请时间、所获其他资助金额等，每年 100 ～ 4000 美元不等。

2. 奖学金

与助学金的最大不同之处在于，奖学金的授予主要依据学生的在校表现，不过部分医学院校也会参考学生的经济情况。优异的学术成就、某些方面的特长、社会实践以及科研活动等均可以帮助学生获得奖学金。美国医学院校奖学金的种类繁多、资助金额各异，其中很大一部分由个人、社会组织或公司捐助。以布朗大学医学院为例，每年投入约 600 万美元用于资助 51% 的奖学金申请者。在 2013—2014 学年，布朗大学医学院的奖学金资助金额约为 27 890 美元 / 生。不同奖学金的评选标准大相径庭。例如，明日医生奖学金（physicians of tomorrow scholarship）向医学专业三年级并在学术上表现优异的学生提供 1 万美元的资助，每年有 8 ～ 12 名学生获得此项奖学金。美国大学协会女性奖学金（American Association of University Women scholarships）仅面向项目院校的三年级及四年级医学专业女生，资助金额为 5000 ～ 12 000 美元。同时，另有一些奖学金以资助学生参加医学会议或医学研究为目的，如家庭医学委员会议向参加该会议的学生提供 1500 美元的资助。华盛顿大学医学院的艾尔佛雷德 · 伯格奖则奖励给在家庭医学研究方面取得成就并致力于从事家庭医学工作的四年级优秀医学生。

3. 学生贷款

贷款是美国医学生支付高额学费的重要解决方法，申请者并不局限于家庭经济困难学生。在各类资助方式中，学生贷款的申请人数最多。绝大多数医学生在毕业时都背负着沉重的教育债务。2011 年，有教育债务的医学生占比 86%，平均数额为 161 290 美元 [1]；其中 30% 的医学生有超过 20 万美元的巨额债务需要偿还。根据美国医学院校协会 2014 年 10 月的统计结果显示，大约 84% 的医学生背负债务，平均借贷数额为 176 348 美元，比 2013 年增长 4%；其中，债务超过 20 万美元和 30 万美元的学生占比分别为 43% 和 10%。

学生贷款与其他两种资助方式最大的不同是需要申请人偿还本金和利息，主要分为联邦学生贷款与商业贷款两种类型。

（1）联邦学生贷款。联邦学生贷款的出资人为联邦政府。其与商业贷款相比的优势在于利率较低且有一系列针对医学生的优惠偿还政策，主要分为以下 4 种类型：帕金斯联邦贷款、威廉 · D . 福特直接斯坦福贷款、直接 PLUS 贷款及直接组合贷款。其中，帕金斯联邦贷款是“以学校为基础的资助”，即政府将资金拨给学校并由学校直接支配，主要贷款对象为经济困难学生。医学生每年从该项目最多可以获得 8000 美元贷款，年贷款利率固定为 5%。

威廉 · D . 福特直接斯坦福贷款有两种形式。第一种称为直接贴息斯坦福贷款，贷款对象限于经济困难学生，每年可以贷款数额为 3500 ～ 8500 美元，政府提供部分利息补贴；第二种称为直接无贴息斯坦福贷款，贷款对象并不限于经济困难学生，每年可以贷款数额为 5500 ～ 20 500 美元。两种贷款的年利率均为 6.8%，但前者可以由政府支付部分利息，而后者的全部利息需要由学生自己承担。

直接 PLUS 贷款的贷款方是联邦教育部，申请人可以为学生本人或家长，每年最高可以贷款金额的计算方法是使用校方提供的学生在校花费减去其享受的其他所有受助金额，年贷款利率为 7.9%。直接重组贷款是一种将上述贷款方式组合的复合型贷款，年贷款利率取决于合并

[1] Youngclaus JA, Koehler PA, Kotlikoff LJ, et al. Can medical students afford to choose primary care? An economic analysis of physician education debt repayment[J]. Acad Med, 2013, 88(1): 16-25.

的贷款项目，但最高不超过 8.25%[1]。

联邦学生贷款的医学生优惠政策：如前所述，教育债务对于医学生选择二级学科、实习和工作地点产生影响。为了引导医学生做出合理选择以满足社会需求，美国联邦政府实施了 70 多项涉及联邦贷款偿还的优惠政策，比如国家卫生服务集团还款项目、基于收入的偿还计划、公共服务贷款豁免项目等。以国家卫生服务集团还款项目为例，参与该项目的学生需要在 NHSC 指定的医疗卫生人员短缺地区提供至少 2 年的基层医疗服务；在满 2 年后，学生可以申请继续服务。前 2 年服务可以抵消的贷款偿还金额为 6 万美元，第三及第四年为 4 万美元，第五及第六年为 3 万美元，第七年为 1.5 万美元。该项以向卫生欠发达地区提供医疗援助为目标的贷款偿还计划取得了很好的效果，90% 的学生在完成指定的 2 年服务后会继续申请，服务的完成率达到 93%[2]。此外，根据美国医学院校协会的统计结果显示，40% 的医学生还计划申请贷款豁免或偿还项目。

一般而言，教育债务使得医学毕业生更倾向于选择成为收入较高的专科医师，而不是基层医疗服务提供者。随着近几年美国推行并完善了多项学生贷款偿还优惠计划，这一现象似乎正在逐渐改善。不过，对于背负较重债务且从事基层医疗服务的医学毕业生，还需要考虑其他贷款偿还策略，如延长还款期限、参与联邦贷款豁免 / 偿还项目、避免在高成本地区居住等 [3]。

（2）商业学生贷款。商业学生贷款指由商业银行提供的助学贷款。在联邦学生贷款不足以满足医学生的教育支出时，可以作为补充。不过，商业贷款具有利率高、收取提前还款违约金等不足。此外，商业学生贷款的还款调节不够灵活，没有按照收入比例还款等方式，在还款困难的情况下办理延期还款也比较困难。

4. 大学工读项目（work-study program）

与其他学生一样，医学生课余可以在校内或校外打工并获得相应收入。若在校内工作，通常为学校提供服务；若在校外工作，则通常为某些私立非营利性机构或公立机构提供服务。学生的工作报酬不低于现行最低工资标准，且通常会依据工作内容、技术水平、学校财政状况及学生的经济状况而略有提升。

（二）医学院校的学生资助工作

在基本资助形式的基础之上，各医学院校会根据自身的财务状况、学生情况及办学理念等进行适当调整以适应院校发展与学生的需求。在一流的医学院校，完善而科学的学生资助政策更是使得一些来自中产阶级家庭的优秀年轻人有机会进入医学院校学习。

2013—2014 学年，哈佛大学医学院学生资助中心共投入了 3100 万美元用于学生贷款、学生工读项目和奖助学金等，约使 83% 的学生受益。同时，哈佛大学医学院学生资助申请与入学申请是分别进行的。换言之，录取委员会在评价申请者时，仅依据录取政策而不会考虑学生的经济支付能力。所有被录取的学生均有资格申请学生资助，优秀学生可以获得多种资助。哈佛大学医学院在学生资助资金的分配上，主要将学生的经济需求与院校财务状况作为参考因素，基本不考虑学生的能力与在校表现。不过，一些贷款偿还优惠项目中会对学生的能力及成就提出要求。哈佛大学医学院的学生除了可以参加联邦政府设立的偿还贷款优惠项目外，医学院也推行了一系列优惠还款项目，如哈佛大学医学院全球健康贷款豁免项目（Harvard Medical School Abundance Found Global Health Loan Forgiveness Program）、公共卫生服务贷款偿还

[1] U.S. Department of Education Federal Student Aid. Your Federal Student Loans: Learning the Basics and Manage Your Debt[EB/OL]. [2015-03-16]. https://studentaid.ed.gov/sa/sites/default/files/your-federal-student-loans.pdf.

[2] Pathman DE, Konrad TR, King TS, et al. Outcomes of states’ scholarship, loan repayment, and related programs for physicians[J]. Med Care, 2004, 42(6): 560-568.

[3] Kahn MJ, Markert RJ, Lopez FA, et al. Is medical student choice of a primary care residency influenced by debt? [J]. Med Gen Med, 2006, 8(4): 18.

项目（HMS Public Service Initiative）、贷款偿还援助项目（HMS Loan Repayment Assistance Program）等。其中，公共卫生服务贷款偿还项目旨在帮助有志于从事公共卫生服务的学生完成学业，债务金额超过 9.8 万美元的学生还会优先获得资助[1]。

同时，部分院校还开展了资助包（financial aid package）服务，即资助中心将学生的申请材料汇总后，为每个学生建立一个资助档案，再将学生可能从联邦政府、州政府及学校等渠道获得的各项资助信息打包反馈给学生，以帮助学生选择采用哪种资助组合。学生最终的受助金额不会超过实际需要，基本算法是学生的经济支出减去个人所能够承担的部分即可以得出可受助金额。其中，学生的经济支出包括了学杂费、书本文具费、食宿费、交通费等在校生活的各项开支，故又称其为“一篮子”资助模式。

第八节　毕业后医学教育

美国毕业后医学教育（graduate medical education）分为住院医师培训（residency training）和专科医师培训（fellowship）两个阶段，指从医学院毕业后在某特定专科及其后的亚专科接受培训的时间，前者培训期限为 3 ～ 8 年，后者培训期限为 1 ～ 2 年。培训期的医师分别称为住院医师（resident）和专科培训医师（fellow）。

一、住院医师培训

（一）发展历程

美国住院医师培训体系始于 1889 年第一个住院医师培训基地的诞生，至今已有一百多年历史，其发展过程可分为以下几个阶段：萌芽期（1889—1965 年）、统一领导的过渡期（1965—1981 年）、国家统一管理期（1981 年至今）。

1. 萌芽期

1889 年，美国约翰·霍普金斯医院借鉴德国经验，开设了第一家住院医师培训基地，标志着美国住院医师培训体系的诞生。此后的几十年间，美国医学会（American Medical Association，AMA）制订了最早的住院医师培训基地标准，并批准了分布于美国、加拿大及中国（北京协和医院）等地的多家培训基地。尽管有了对培训基地的初步标准，但 1965 年以前仍缺乏对医学教育、医学操作的统一管理要求，因此尚处于萌芽阶段。

2. 统一领导的过渡期

1965 年，美国国会通过 Medicare 联邦政府法案，标志着政府正式参与管理与资助全美各地的住院医师培训。在此阶段，虽然有毕业后医学教育联络委员会参与各专业委员会住院医师培训的协调联络，但是仍然缺乏明确负责统一管理的组织。

3. 国家统一管理期

1981 年，为了将分散的不同专业的医学专业委员会进行集中管理，又创建了美国毕业后医学教育认证委员会（Accreditation Council for Graduate Medical Education，ACGME），负责全美毕业后医学教育的培训质量，包括住院医师以及专科医师培训，从此美国走向了统一管理的住院医师培训的道路[2]。

[1] Harvard Medical School. HMS public service initiative[EB/OL]. [2015-03-15]. http://hms.harvard.edu/departments/financial-aid-harvard-medical-school/loan-forgiveness/hms-public-service-initiative.

[2] 姜众，陈雄鹰，钱湘，等. 美国住院医师规范化培训的历史和现状 [J]. 中国毕业后医学教育，2017, 1(1), 71-73.

无论对于住院医师培训基地、项目还是住院医师个人，美国都有着统一且成熟的考核评价标准，以确保不同地区、不同培训基地住院医师能力的同质化。例如，对于承担住院医师培训的医院、医院内各专科及亚专科培训基地及所有的培训项目，ACGME 均建立了统一认证标准。其中，ACGME 对于培训基地的认证标准涵盖患者数量、病种、培训教师数量和资格要求等方面，极为详细。

（二）招收

通过阶段 2 考试后，经 MATCH 申请住院医生规培资格。MATCH 由美国国立住院医师匹配项目（National Resident Matching Program，NRMP）主持，双方各是经过 ACGME 审批和监督的培训基地和医学生。培训基地拟定招收计划，根据面试情况及综合情况进行排名。医学毕业生去不同医院面试后，申请不同医院不同专业（一般 15 个）的住院医师岗位并进行排名。NRMP 通过计算机给出最优化的配对，MATCH 完成后医学生成为住院医师。

美国住院医师培训的招收对象主要是医学院四年级毕业的医学生。通过前两个阶段的 USMLE 考试以后，学生方可根据兴趣、成绩、学习经历及面试等申请培训基地，进入住院医师培训阶段。获得住院医师培训资格需要多方面的条件，包括：4 年的基础学科学习，完成相应课程学习并且成绩优异；通过竞争激烈的 MCAT 考试，并具备研究经验、志愿者经历和领导力；通过 USMLE 考试，才报名申请住院医师培训，然后医院面试决定是否给予职位。整个过程中涉及多方面素质的考查与重重淘汰，筛选方式严格而综合。在住院医师培训的最后一年结束后，可以参加 USMLE 第 3 阶段考试，合格后才可以独立行医，也可以在完成住院医师培训后继续进入专科医师培训。

美国住院医师的福利待遇基本全国统一，可能因为地域和年级不同而略有差异。一般而言，住院医师收入略高于当地平均水平，属于中等收入水平，每年 4 万～ 6 万美元。较为合理充裕的收入保障了住院医师在培训期间能够安心接受培训。

（三）培养目标

美国住院医师培训的目标是使住院医师在培训结束后能够成为在医疗工作中独当一面的医师，在激烈的市场竞争中求得生存。由于美国多数医院医生的职称只有住院医师和医师，因此美国住院医师培训结束后的能力水平基本相当于中国高年资主治医师[1]。

基于胜任力的医学教育和人才培养模式成为全球发展趋势。ACGME 在 2001 年提出了包含六大核心胜任力的培训目标，并且在不断改进过程中形成一套完整的标准化考核体系。具体而言，所有专业的住院医师在培训后应具备的 6 项核心胜任能力包括：患者照护与临床操作能力（patient care and procedural skills）、对医学知识的掌握（medical knowledge）、从临床实践中学习和自我提升的能力（practice-based learning and improvement）、人际交往与沟通技能（interpersonal and communication skills）、职业素养（professionalism）和基于系统的执业能力（systems-based practice）（表 6-23）[2,3,4]。

[1] 崔永，王天佑．从美国住院医生培训看中国住院医师规范化培训的挑战和方向 [J]. 中国肺癌杂志，2016, 19(6): 321-327.

[2] Orgill BD, Simpson D. Toward a glossary of competency-based medical education terms[J]. Journal of Graduate Medical Education, 2014, 6(2): 203-206.

[3] Weinberger SE, Pereira AG, Iobst WF, et al. Competency-based education and training in internal medicine.[J]. Annals of Internal Medicine, 2010, 153(11): 751-756.

[4] Modi JN, Gupta P, Singh T. Competency-based medical education, entrustment and assessment[J]. Indian Pediatrics, 2015, 52(5): 413-420.

表 6-23 美国住院医师培训六大核心胜任力及要求

胜任力	要求
患者照护与临床操作能力	能够处理临床问题和提供有效、富有同情心、适宜的临床照护服务
医学知识	具备并能够发展生物医学、临床医学、流行病学和社会行为科学相关知识，以及将这些知识应用到临床的能力
从临床实践中学习和自我提升的能力	具备调查与评价临床诊疗、评价与应用科学证据的能力；在不断自我评价与终身学习的基础之上，具有不断改进临床诊疗的能力
人际交往与沟通技能	能够展现出人际交往和沟通技巧，有效地与患者及其家属、卫生专业人员交流合作
职业素养	能够践行职业责任和伦理原则的承诺
基于系统的执业能力	具有对更大范围的医疗卫生体系和系统的认知与应对能力，能够有效调动系统中其他资源以提供最优医疗服务

（四）培养内容及时限

美国目前有 26 个住院医师培训专业，各专业委员会根据本专业的具体要求规定了不同的培训方案和时间，但第 1 年一般都为实习医生教育，整体上比较倾向于广泛的基础培养，而不提倡过早专科化，几乎所有医学毕业生都要接受至少 3 年的住院医师培训，某些专业长达 8 年。各专业培养年限大致如下：内科、家庭医生、儿科、麻醉科和理疗科均为 3 年，皮肤科、神经科、眼科、精神科经过 1 年内科加 3 年专科培养。无论儿科或内科中的各项分支学科，如心脏、血液、消化、传染等，在 3 年通科基础上，还需经过 2 年的公共学科培养。普外科需培训 5 年，而在 4 ～ 5 年的普外科基础上再进行 3 年整形外科、胸外科或结肠外科的专业培养，这是最长的住院医生专科培训计划。神经外科、骨科与泌尿外科则有单独的 5 年培训计划，其中包含 1 ～ 2 年的普外科训练。麻醉、理疗、放射等均需在 1 年实习医生的基础上再进行专业培训。

住院医师培训过程中一般按照年级划分为不同阶段，根据各阶段目标进行针对培训。一般每个阶段为 1 组，以芝加哥大学医学中心内科住培项目为例，每组都有 1 位领导者（一般为副主任）、1 ～ 2 位住院总医师。其中领导者主要负责教学和监督，住院总医师负责轮转计划制订和 1 ～ 3 年级住院医师管理，第三年住院医师负责第二年住院医师教学任务，第二年住院医师负责第一年住院医师教学任务，第一年住院医师负责实习医生的教学任务，实习生主要在上级医师指导下完成负责联系患者和护理人员，并记录医疗文档等任务。这种分级管理、分级培训的教学模式，最大限度地利用了培训基地临床教学资源，并把高年级住院医师的临床技巧与经验直接传递给低年级的住院医师，从而实现学以致用、共同提升 [1]。

以培养期限较长的普外科为例介绍住院医师培训内容：第一年为实习医师，从上理论课开始逐步了解临床工作与流程，并进行基础临床工作培训如基础生命支持培训与高级生命支持培训。在初步了解医院工作情况后，在住院总医师的指导下要进行临床接触，包括管理住院患者、值班、门诊和手术学习等工作；二年级住院医师培训内容与第一年类似，但获得一定自主权，不再完全依赖上级医师指导，工作难度有所增加，主要去 ICU 及一些专科病房（小儿外科、创伤外科、移植、整形烧伤、胸外科等）进行轮转；三年级住院医师要开始主导中等以上手术如胆囊切除、乳腺切除，并开始急诊会诊工作；四年级住院医师开始做住院总医师工作，包括 4 个月的创伤外科住院总医师，4 个月的血管外科住院总医师，4 个月小儿外科、普外科或胸外科的住院总医师；第五年做普外科住院总医师，任务更为繁重，包括排值班、排手术、

[1] 住院医师同质化培养与考核体系建设培训团，张俊华．美国住院医师培养制度与管理体系镜鉴 [J]. 中国卫生人才，2018, 1: 54-59.

查房、主刀较大的外科手术，但机会也更多，尤其是手术机会，任何手术只要住院总医师想做都可以参加。另外还要管理低年住院医师、选择病例作教学材料、查房、负责死亡病例和并发症的讨论等工作[1]。从普外科住院医师培训安排可以看出，整个培训过程中目标明确、阶段分明、工作强度大，在5年时间内基本上将住院医师培养为能独立工作的普外科医师，基本可以胜任日常工作与常规手术。

此外，在培养内容中还融入了完善的学术培养制度，在住院医师的日常培训中也渗透了大量学术活动，包括常规的教学查房和病例讨论、每周1次以上的理论讲座、顶尖专家举办的讲座（例如哈佛大学的大查房活动）、参与学术年会与论文研讨会等，从而在临床工作外不断提升理论水平。与此同时，通过经历各种罕见的病例以及思考并解答导师的提问、大量文献的学习，使得住院医师在临床知识、技能上有质的提升。

（五）考核及评价方式

作为评估和界定培训过程的细化措施，ACGME在2007年提出了分层递进、螺旋式上升的里程碑计划（milestones project）。针对每一个要达到的目标能力，在成为完全胜任的医师培训过程中，都会细化出不同的要达到的里程碑。里程碑计划由各专业制订，对于不同专业有不同目标能力的培养。

里程碑计划是阶段性测量住院医师能力水平的评价体系，目的在于尽可能详细而明确地阐明住院医师在每个阶段的成长轨迹。里程碑胜任力评价体系分为一级指标和次级指标。其中，一级指标在各个专业之间基本相同，即为上文提到的6种核心胜任力。次级胜任力因专业不同而存在差异。每项次级胜任力指标即为一张评价表，细分为5个水平、9个等级，从5个水平描述该项胜任力在不同阶段应该掌握的程度，5个水平又分为9个等级，表示为图6-2下方的9个方框。

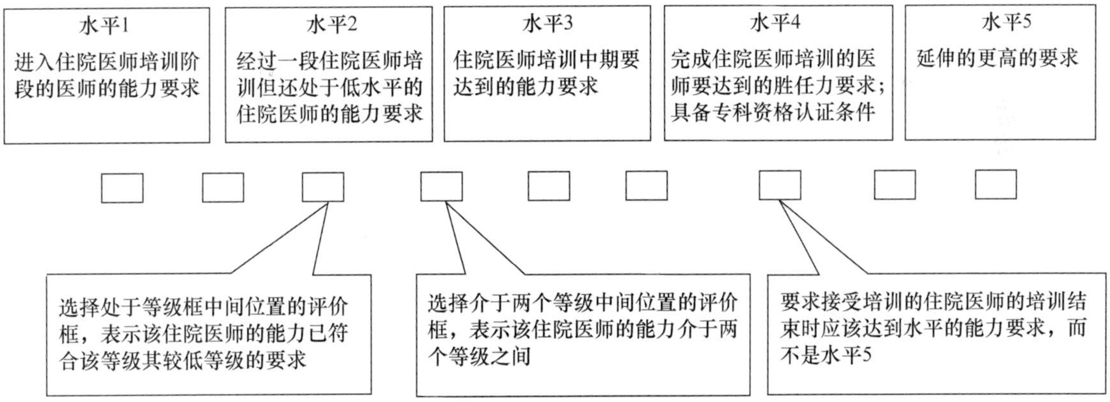

图6-2　里程碑胜任力评价表的结构模板

这个结构模板细致地记录了住院医师对某项次级指标的掌握程度，再结合2000年ACGME对具体评价方法的制订，包括标准化病人考试、360°评价法等13种方法，ACGME为每项胜任力及次级指标所使用的评价方法给出了最优、次优及可用的建议（表6-24）[2]。

[1]　崔永，王天佑.从美国住院医生培训看中国住院医师规范化培训的挑战和方向[J].中国肺癌杂志，2016, 19(6): 321-327.

[2]　李文惠，陈校云，李祥文，等.美国milestone住院医师胜任力评价系统及启示[J].中华医学教育探索杂志，2014, 13(9): 884-888.

表 6-24 ACGME 胜任力评价工具

一级胜任力	次级胜任力	最优方法	次优方法	其他方法
医疗服务/技术能力	无	记录审查法、图像刺激回忆法、OSCE、模型模拟、患者调查	检查清单、标准化病人、360°评价、学习档案袋、模拟口语考试、操作和病例日志	—
医学知识	无	图像刺激回忆法、模拟口语考试	OSCE、模型模拟	360° 评价
基于实践的学习和提高能力	医疗服务及自我提高评估	360° 评价、学习档案袋、模拟口语考试	记录审查法、图像刺激回忆法、标准化病人、OSCE、操作和病例日志、患者调查	模型模拟
	科研教学	记录审查法、学习档案袋	图像刺激回忆法	检查清单、综合评级
人际交往与沟通能力	无	标准化病人、OSCE、患者调查	360° 评价	检查清单
职业素养	伦理和价值观	OSCE、360° 评价、患者调查	图像刺激回忆法、检查清单、模型模拟、学习档案袋	—
	个人职责		学习档案袋、模拟口语考试、操作和病例日志、患者调查	—
基于系统的实践	医疗安全	检查清单、360° 评价、患者调查	学习档案	OSCE
	资源配置	—	360° 评价	记录审查法、OSCE、学习档案袋
	工作管理	—	图像刺激回忆法、OSCE、360° 评价	检查清单、学习档案袋

通过里程碑胜任力评价体系建立的阶段性考核目标，结合多方面评价以及多种评估工具，构成了全面灵活的评价系统，实现了学习过程的质量控制与多方位考查，也使评价过程更为客观，从而避免了单一笔试带来的片面性。美国对于住院医师培训资格的获得与最终培训的完成有着全面的考核方式。在住院医师培养过程中，虽然淘汰率降低，但是住院医师培训要求的 6 项核心胜任力更为全面，指向明确，并有以 milestone 评价为主、多种评价方式为辅的评价体系，保证了诸多阶段性目标与多方面的评估。

二、专科医师培训

医学生从医学院毕业后均需要参与住院医师规范化培训。完成住院医师规范化培训的医师可以选择接受专科培训，培训中称为专科培训医师（fellow），完成专科培训后成为该专科的专科医师（subspecialist），需要进行专科培训的专科大多专业性很强，需要超越一般住培的培训方能胜任。美国是世界上最早实行专科医师准入管理制度的国家。现在共有 80 个专科，114 个亚专科。

（一）历史沿革

1908 年眼科医生 Derrick T. Vail 倡议建立眼科医师执业准入制度，1917 年眼科率先成立眼科专业委员会，此后皮肤科、妇产科、五官科相继成立专科委员会。1933 年，这四个专业委员会联合成立了美国医学专科委员会（American Board of Medical Specialties，ABMS），在全国范围内建立专科医师的统一衡量标准，保证了医疗质量，获得了社会信任。经多年发展，现美国专科医师委员会下辖 24 个具有认证资格的专业委员会（表 6-25）。

表 6-25　美国专科医师委员会及其成立年份

专科委员会名称	成立年份
美国眼科专科委员会（American Board of Ophthalmology）	1933
美国皮肤专科委员会（American Board of Dermatology）	1933
美国妇产科专科委员会（American Board of Obstetrics and Gynecology）	1933
美国耳鼻喉科专科委员会（American Board of Otolaryngology）	1933
美国矫形外科专科委员会（American Board of Orthopaedic Surgery）	1935
美国儿科专科委员会（American Board of Pediatrics）	1935
美国精神病学和神经病学专科委员会（American Board of Psychiatry and Neurology）	1935
美国放射学专科委员会（American Board of Radiology）	1935
美国泌尿学专科委员会（American Board of Urology）	1935
美国病理学专科委员会（American Board of Pathology）	1936
美国内科学专科委员会（American Board of Internal Medicine）	1936
美国外科学专科委员会（American Board of Surgery）	1937
美国神经外科专科委员会（American Board of Neurological Surgery）	1940
美国麻醉学专科委员会（American Board of Anesthesiology）	1941
美国整形外科专科（American Board of Plastic Surgery）	1941
美国理疗和康复科专科委员会（American Board of Physical Medicine and Rehabilitation）	1947
美国肛肠外科专科委员会（American Board of Colon and Rectal Surgery）	1949
美国预防医学专科委员会（American Board of Preventive Medicine）	1949
美国家庭医学专科委员会（American Board of Family Medicine）	1969
美国过敏和免疫学专科委员会（American Board of Allergy and Immunology）	1971
美国核医学专科委员会（American Board of Nuclear Medicine）	1971
美国胸外科专科委员会（American Board of Thoracic Surgery）	1971
美国急诊医学专科委员会（American Board of Emergency Medicine）	1979
美国医学遗传学专科委员会（American Board of Medical Genetics）	1991

（二）管理机构

专科医师培训之管理主要由 3 个机构负责，即 ACGME、住院医师培训评估委员会（Residency Review Committees，RRCs）和 ABMS。

ACGME 即美国毕业后医学教育认证委员会，成立于 1981 年，是一个非官方协会，有美国医学会（AMA）、美国医院学会（AHA）、美国医学院校协会（AAMC）、美国医学专科委员会（ABMS）、美国医学专科学会委员会（CMSS）这五个成员组织。每个成员组织产生 4 名代表，再加上 2 名公众代表、1 名住院医师代表、RRC 的代表和联邦政府的代表共同组成委员会。

ACGME 负责批准所有医师培训项目，是所有 RRCs 的组织者，并对毕业后教育制订相关政策和标准，提供指导和监督。

美国医学专科委员会（ABMS）目前包含 24 个成员委员会，各委员会分别制订医师获准参加专科资格考试的标准和要求，并组织本专科的资格考试，颁发专科和亚专科资格证书，获得专科证书者同时自动成为该专科委员会会员。

为了监督培训的质量，1949年开始出现了评审委员会（review committees），后不同专科的评审委员会纷纷成立，20世纪70年代产生了统一的住院医师培训评审委员会（RRCs），目前有28个RRCs，其中26个负责从本专业的角度提出对住院医师培训计划的要求并对各种住院医师培训项目进行审议，另外2个分别负责机构和过渡年的审议。

（三）准入

截至2017年，通过NRMP的共有4176个培训基地、9766个培训位置。完成住院医师培训的住院医师可以通过美国住院医师配对系统（NRMP）选择专科医师培训基地。现在美国专科培训中共有89个亚专科有专科资质认证，这些亚专科中只有62个通过NRMP来完成，其他亚专科是通过各个培训基地与申请者之间直接的双向选择来录取。

（四）培养特色

大部分专科培训基地由ACGME统一管理，ACGME拥有对培训基地培训资格的审核权。少数专科培训项目并非ACGME认证，这些项目可以自行设计培训内容和计划。

美国专科医师培训的特色是提供大量接触患者工作实践的机会。以肾脏专科培养为例，完成2～3年内科住院医师培训的医师可以进入肾脏专科医师培训，分为临床方向培训2年，临床科研兼顾3～4年。如志在进入大型教学医院，多选择后者。培训内容主要包括ACGME核心胜任力、ACGME肾脏专科培训要求、各大培训基地自己附加的肾脏专科特色培训课程等。肾脏专科技能包括：肾脏正常生理功能；常见肾脏疾病的预防、评估、处理；肾移植术前、术后的处理；透析治疗；常用辅助技能；血管通路建立及介入治疗；肾脏疾病的长期管理。

1～6个月的专科医师应能准确汇报病史、体格检查结果和其他病史资料，7～12个月的专科医师应能迅速执行尿液分析、制订治疗方案，13～18个月的专科医师培训要能正确管理患者医疗问题，准确制订治疗方案，并具有提出问题和解决问题的能力，19～24个月的专科医师培训要完成以上6个核心胜任力的培养，能够自主学习、查阅文献、检查诊断和治疗方案，并能教育患者，与同事进行学术交流[1]。

（五）出口

完成特定年限相应专科的培训后，经培训基地主任认可，则可参加相应专科的认证考试，考试大多数为统一的认证考试（board exam），但也有少数专科由培训基地自行出题。通过考试即可获得医师专科认证资格（subspecialty board certificate）。这一证书多是10年有效期，10年后专科医师必须重新参加考试。这一制度保证了专科医师能够跟上相应专科科技进步的脚步，保证专科医师终身学习。接受了专科培训的医师还享有较高的收入，平均而言，专培医师完成培训毕业后，薪酬可能会提高3～7倍

（六）设置情况

1. 内科

3年传统内科住院医师培训后进行专培，有22个专科医师培训项目，包括：心血管疾病科3年，临床心电生理学4年，心衰和心脏移植4年，介入心内科4年，成人先天心脏病3年，肾内科2～3年，消化内科3年，移植肝病科3年，呼吸科3年，重症医学科3年，血液肿瘤内科3年，血液科2年，肿瘤内科3年，内分泌科2年，风湿科3年，老年医学科1年，临终缓和医学科1年，传染科3年，睡眠医学科2年，青少年医学科3年，临床信息科2年，运动医学科1～2年。

[1] 刘英莉，丁峰．美国肾脏专科医师培训制度对我国的启示及借鉴[J]. 西北医学教育，2015, 23(3): 455-457.

2. 家庭全科

3 年住院医师培训后，有 6 个专科医师培训项目，包括：青少年医学科 3 年，老年医学科 1 年，临终缓和医学科 1 年，运动医学科 1 ～ 2 年，睡眠医学科 2 年，疼痛医学 1 年。

3. 小儿科

3 年住院医师培训后，有 20 个专科医师培训项目，包括：青少年医学科 3 年，儿童虐待小儿科 3 年，发展行为小儿科 3 年，临终缓和医学科 1 年，医学毒理学 2 年，新生儿医学 3 年，小儿急症科 3 年，小儿重症科 3 年，小儿内分泌科 3 年，小儿胃肠科 3 年，小儿血液肿瘤 3 年，小儿医院医学 1 年，小儿传染病 3 年，小儿肾科 3 年，小儿呼吸科 3 年，小儿风湿科 3 年，小儿肝病移植 1 年，睡眠医学科 1 年，运动医学科 1 ～ 2 年，小儿心内科 3 年。

4. 妇产科

4 年住院医师培训后，有 6 个专科医师培训项目，包括：妇科重症 2 年，母婴医学 3 年，临终缓和医学科 1 年，妇科肿瘤 3 年，再生育内分泌医学 / 不孕不育 3 年，女性盆腔和重建外科 3 年。

5. 普外科

5 年住院医师培训后，有 3 个专科医师培训项目，包括：普外肿瘤科 2 年，小儿外科 2 年，手外科 1 年，重症外科 1 年，临终缓和医学科 1 年。

6. 胸外科

6 ～ 8 年住院医师培训，有两种方式：第一种，5 年普外科培训，外加 2 年胸外科培训；第二种，6 ～ 8 年胸外科培训，再加先天性心胸外科专科医师培训 1 年。

7. 结直肠外科

普外科基础上再加 2 年结直肠外科专科医师培训。

8. 血管外科

5 ～ 7 年住院医师培训。

9. 神经外科

7 ～ 8 年住院医师培训，住院医师经过 1 年普外科培训后再接受 6 ～ 7 年神经外科培训，并没有需要参加专业资质认证考试的亚专科。

10. 骨科

5 年住院医师培训，首先经历 1 年多学科住培，再接受 4 年骨科住培。专科医师培训有两个项目，即骨运动和手外科，时间各 1 年。这两个项目有全美统一专科资质认证。还有 8 个 1 ～ 2 年的亚专科培训项目，由培训基地提供证书，包括：成人再造骨外科，脚和踝关节骨外科，肌肉骨骼肿瘤外科，脊柱骨科，外伤骨科，小儿骨科，关节置换，肿瘤骨科。

11. 泌尿外科

5 ～ 6 年住院医师培训，包括 1 年普外培训，再接受 4 ～ 5 年泌尿外科培训。专科医师培训有 2 个：女性盆腔和重建外科 3 年，小儿泌尿科 2 年。

12. 整形和颌面外科

5 ～ 6 年住院医师培训。前 3 年是普外科培训，再加上 2 年整形外科培训。专科医师培训有 2 个：头颈部整形外科 1 ～ 2 年，手外科 1 年。

13. 耳鼻喉科

5 年住院医师培训，包括 1 年普外科培训，3 年耳鼻喉科培训，再加 1 年自选科目培训。专科医师培训项目有 4 个：神经耳科 1 年，小儿耳鼻喉科 1 年，头颈部整形外科 2 年，睡眠医学科 1 年。

14. 急诊医学科

4 年住院医师培训后，有 9 个专科医师培训项目：麻醉重症医学 1 年，急诊医学服务 1 年，临终缓和医学科1年，内科重症医学2年，医学毒理学2年，疼痛医学1年，小儿急诊2～3年，运动医学科1年，水下和高压氧舱医学1年。

15. 皮肤科

4年住院医师培训后，有2专科医师培训项目：皮肤病理科1年，小儿皮肤科1年。

16. 神经内科

4年住院医师培训后，有9个为期1年的专科医师培训项目：脑损伤医学、临床神经生理、癫痫、神经肌肉医学、疼痛医学、神经发展障碍、临终缓和医学、睡眠医学、血管神经学。小儿神经内科专培3年。

17. 精神科

4年住院医师培训后，有5个专科医师培训项目，其中成瘾精神科、心身医学、法医精神科为期1年，小儿和青少年精神科、老年精神科为期2年。

18. 麻醉科

4年住院培训后，有分别为期1年的疼痛医学、小儿麻醉、重症麻醉、临终医学缓和科、睡眠医学科5个专科医师培训项目。

19. 医学遗传学和基因组学科

3种住院医师培训，其中临床生活遗传为期2年，临床遗传和基因组学为期3～4年，实验室遗传和基因组学为期3年。专科医师培训项目包括：医学生化遗传1年或者分子遗传病理1年。

20. 病理科

3～4年住院医师培训，有3种住院医师培训认证证书：解剖/临床病理4年，解剖病理3年，临床病理3年。专科医师培训项目有11个，包括：血库/输血、临床信息、细胞病理、血液病理、神经病理、皮肤病理、分子遗传病理、化验、法医病理、医学微生物病理、小儿病理。培训时间大多为1年，少数需要2年。

21. 物理和康复医学科

4年住院医师培训后，有7个为期1年的专科医师培训项目，包括：脑损伤医学、临终缓和医学科、神经肌肉医学、疼痛医学、小儿康复、脊柱损伤、运动医学科。

22. 放射科

放射科有6个住院医师培训项目：放射诊断5年，介入和放射诊断5年，放疗5年，诊断医学物理学2年，核医学物理学2年，治疗医学物理学2年。

放射诊断住院医师培训后，还有分别为期1年6个专科医师培训项目，包括：神经放射、核放射、疼痛医学、小儿放射、血管和介入放射、临终缓和医学。

23. 预防医学科

4年住院医师培训后，还有为期1年的成瘾医学专科医师培训。

24. 眼科

4年住院医师培训，即1年预科培训和3年眼科培训。预科培训包括多科的轮转培训。眼科没有统一的专科委员会考试，各基地有各自的专科医师培训项目。

25. 过敏和免疫专科

4年住院医师培训，无专科医师培训项目。内科和儿科医师可申请过敏及免疫专科1年的专培。

26. 核医学科

4年住院医师培训，无统一的专科委员会考试的专科医师培训。

第九节　继续医学教育

一、继续医学教育简史

20 世纪初期，美国出现了一些散在的、自发的继续医学教育活动，与毕业后医学教育很难区分。在美国继续医学教育发展的许多阶段，美国医学会（American Medical Association, AMA）和各专业学会都发挥了重要作用。1906 年，美国医学会通过了一个计划，鼓励医学学术团体每周提供基础医学和临床课程。大多数医学专业团体为了提高成员的继续教育水平而开展了此类课程。到 1909 年，已有 29 个州的 350 个学术团体开展了此项计划。1931 年，美国泌尿学会提出会员必须参加继续医学教育活动的要求，这是最早对会员提出继续医学教育的强制性要求。1938 年，为了方便医生选择，美国医学会开始出版继续医学教育活动目录；截至 1962 年，目录涵盖了 38 个州及哥伦比亚特区的 208 个组织机构（主要是医学院、医院和专业学会）提供的 1146 个活动。20 世纪 50 年代，美国医学会还开展了继续医学教育研究，在此基础上采取了诸多措施，改善和促进了继续医学教育的发展。

19 世纪 30 年代，继续医学教育的重点从弥补医疗从业者受教育不足导致的缺陷转向了使医生更新日益进步的医学知识，意味着继续医学教育具有了现在概念的基本内涵。与此同时，相关机构与学者对继续医学教育进行了不断的探索。1932 年，美国医学院校协会宣布继续医学教育等同于良好的医疗实践。1935 年，约翰 · 尤曼斯通过调查小镇医生也得出结论，实践课程比理论课程更有效。1940 年，毕业生医学教育委员会威拉德主席指出，医学院校没有充分激起医生参加继续医学教育的热情。

正规的继续医学教育在第二次世界大战之后才出现。在二战之前，从事全科医疗的医生主要通过《美国医学会杂志》(*JAMA*)、《新英格兰医学杂志》(*New England Journal of Medicine*, *NEJM*）等医学期刊了解掌握新知识和新药物疗法，更新速度慢。在第二次世界大战期间，美国医疗实践领域的发展主要体现在战争中获得的技术进步，尤其是特定器官和器官系统的医学亚专科。从战争中返回的全科医生面临着令人畏缩的职业挑战，学习专科知识显得更为迫切，由医院、专业学术团体、医学院、商业公司等提供的正式继续医学教育活动开始激增。1947 年，美国家庭医学学会，也就是现在的美国家庭医生学会，要求其成员每 3 年参加 150 小时的继续医学教育活动。这一创举是继续医学教育向制度化迈进的第一步。1967—1973 年，美国政府发起了地方性医疗计划，目的是将实验室的新进展应用于心脏病、癌症、脑卒中等患者的临床治疗。该计划虽然以失败告终，但是成功激起许多学校开展继续医学教育培训的热情，使得医学院校成为继续医学教育的主力 [1]。

在 20 世纪四五十年代，美国医学会越来越重视毕业后医学教育。直到 1955 年，美国医学会发起的一项调查改变了这一情况。该项调查的对象为 5000 名医生，其中有三分之一称在过去 5 年内没有参加过正式的毕业后医学教育。美国医学会医学教育委员会指出毕业后医学教育缺乏方向性及明确的目标。该报告最终使美国医学会在 20 世纪 60 年代采取了不少措施来支持继续医学教育。1968 年，美国医学会建立了医生继续学教育认可制度，并确定了相关的学分授予规定，对医生参加的继续医学教育活动进行学分认可。概括而言，该项制度对继续医学教育的内容、形式以及学分授予办法做出规定，并根据医生个人、医疗行业和医生认证委员会的需求不断进行调整。

从 20 世纪 70 年代开始，继续医学教育的定义和目标逐渐确立。根据终身教育思想，美国

[1] Dennis K. Wentz. Continuing medical education: looking back, planning ahead[M]. London: UPNE, 2011.

医学会于1972年提出了医学教育连续统一体的概念，把医学教育全过程区分为院校医学教育、毕业后医学教育和继续医学教育三个阶段。继续医学教育由教育活动组成，这些教育活动能够保持、发展和增强医生的知识、技能、各种职业素养及人际关系，使其能够满足患者、公众和医疗行业的需要。至此，医学教育连续统一体三阶段的范畴完全界定清晰。

1964年，鉴于医学院在继续医学教育中越来越大的作用以及部分地区医生对评估继续医学教育的要求，美国医学会同意对继续医学教育活动进行评估检查和认证。1967年，美国医学会医学教育委员会开始对继续医学教育主办单位进行认证。1979年，美国医学会成立了继续医学教育认证委员会专门负责认证工作。与此同时，其他学术团体也开展了类似的认证工作。1981年，包括美国医学会在内的7家全国性学术团体联合成立了继续医学教育认证委员会（Accreditation Council for Continuing Medical Education，ACCME），它是一个非官方的、独立的机构，对面向全国开展继续医学教育的主办单位进行认证。对于面向州内开展继续医学教育主办单位的认证，由州医学会和相应的专科学会负责。ACCME的成立意味着美国继续医学教育的管理不断深化，走向成熟。

为规范认证和许可过程，ACCME制订了一系列的标准与指南。1984年，ACCME完成了继续医学教育准则的雏形，并且定期更新。1998年，ACCME使用了新的认证标准，包括认证基本领域及要素、认证政策、许可要求。由于继续医学教育数量的增加，继续医学教育经费问题随之凸显。1998年，ACCME正式实施了对继续医学教育的商业赞助。2004年，ACCME制订了商业赞助的标准，对继续医学教育项目举办的独立性、利益冲突等问题进行了规范。ACCME对于继续医学教育项目的规范管理做出了重要的贡献，为美国继续医学教育的健康发展奠定了坚实的基础。

进入21世纪，美国继续医学教育日臻成熟。2003年，世界医学教育联合会提出继续职业发展（continuing professional development，CPD）的概念，美国医学会也成立了医生继续职业发展委员会[1]。

二、美国继续医学教育制度的特点

近几十年，美国继续医学教育发展迅猛。医生继续医学教育的学习内容和程度越来越多地被各种专业和立法机构以及行政机构所规定。相关规定限制了谁能提供继续医学教育、经费怎样使用，以及一个医生参加的继续医学教育课程是否达到合格的标准。继续医学教育的目的已经从终身教育的职业责任发展到维持医师执照、专业资格和医院声誉的一种手段。

（一）继续医学教育与医师执照再注册挂钩

美国实行联邦制，有50个州，每个州有较高的自治权，各州与联邦政府均有司法权。美国医师执照由各州医学委员会负责，相关制度由各州分别制订，仅在本州内适用。州医学委员会由州议会建立，代表政府行使职能。医学委员会通常由医生和非医生组成。医学委员会除了证明申请者的资格，还需要保持州内医生的供给平衡。医学委员会通过以下3种机制监督医师资格：第一次申请执照需要培训证明、其他相关证明以及现有的学科活动证明等；定期执照更新需要提供专业声望自我认定；审查投诉。州医学委员会一直致力于开发能够证明医生能力的机制。1971年，新墨西哥州第一个把参加继续医学教育作为医生再注册的条件。新墨西哥州的医生只有参加继续医学教育活动才能申请医师执照再注册，标志着美国医生参加继续医学教育活动从自愿转向强制，开始走向制度化。在此之后，其他州也陆续出台了类似规定。截至2014年，美国50个州中有45个州以及华盛顿哥伦比亚特区、关岛、维尔京群岛规定了医师

[1] 马真．美国继续医学教育制度特点与评析[J]. 继续教育，2015, 5: 76-78.

执照再注册时对继续医学教育的要求。继续医学教育与医生执照再注册挂钩，从根本上解决了医生参加继续医学教育的内在动力问题。科罗拉多州、蒙大拿州、印第安纳州、纽约州、南达科他州 5 个州没有继续医学教育要求，说明在这 5 个州的医师执照再注册时，不用必须参加继续医学教育。因此，美国绝大部分州的医生为了执照再注册的目的必须参加继续医学教育。

（二）规定医师参加继续医学教育的必修内容

继续医学教育贯穿于一个医生的整个执业生涯，时间长，规模大，不像医学院校教育、毕业后医学教育 2 个阶段有计划性，更多地需要发挥医生的自主性。由于受教育程度、沟通能力、领导力、科研水平等方面的情况不尽相同，每个医生应该根据自身的情况选择继续医学教育的内容进行学习，以期弥补不足，不断提高执业能力。由于医生学习的内容过于泛化，州医学委员会认为一些医生不一定会自主选择学习医生必须具备的某些知识，因此提出了一定比例的必修内容要求作为医师执照再注册的继续医学教育内容，如必须参加艾滋病防治的相关知识、医疗风险管理、临终关怀、慢性疼痛管理、传染性疾病、暴力、相关方针政策等内容的培训。半数以上的州制订了相关规定，不同州的规定各有侧重、不尽相同。例如，马萨诸塞州要求必修风险管理、3 个学分的疼痛管理、2 个学分的临终关怀等内容；佛罗里达州要求第一次再注册的医师必修 1 小时 HIV/AIDS、2 小时预防医疗差错等内容；康涅狄格州把感染性疾病、风险管理、性犯罪、暴力和文化素养等内容作为必修内容。其他一些州，比如阿拉斯加州、亚利桑那州、乔治亚州等 16 个州和关岛、维尔京群岛，对继续医学教育内容没有特殊要求。

（三）确定继续医学教育活动学分 / 学时要求

许多州要求获得一定百分比的美国医学会认可的Ⅰ类学分（American Medical Association physician’s recognition award category l credit，AMA PRA category Ⅰ credit）或其他学术组织的同等学分；三分之二的州接受美国医学会 AMA PRA 学分证书以及其他学术团体类似的学分证书。一些州也接受美国骨科协会（American Osteopathic Association，AOA）、美国医学专业委员会（American Board of Medical Speciaties，ABMS）、州医学会（State Medical Society，SMS）、国家专业协会（National Speciaty Society，NSS）、加拿大皇家内科医师和外科医师学会能力建设项目（maintenance of competence program，Royal College of Physicians and Surgeons of Canada，MOCOMP）、美国急诊医师学会（American College of Emergency Physicians，AAFP）认可的学分，同样，完成毕业后医学教育住院医师培训也可以折算成继续医学教育学分。除了罗德岛，各州并不是接受全部上述所列学术组织认可的学分证明，只是接受其中一个或多个学术组织的学分证明。例如，路易斯安那州、田纳西州、威斯康星州只接受美国医学会的学分证明。州医学委员会通过接受学术组织学分证明，实质上是将学分学时的验证工作委托给了各个学术组织，简化了工作程序，节约了用于学分验证的大量人力和财力，最终节约了工作成本。

不同州要求医师每年、每 2 年或每 3 年必须参加一定小时数的继续医学教育活动，或者获得一定量的继续医学教育学分（美国参加 1 小时继续医学教育活动授予 1 学分，所以学时与学分可以混用），平均每年需要获得 15 ～ 50 学分。可见，不同州之间的学分要求差别很大。例如，威斯康星州和佛蒙特州等州规定每 2 年 30 学分，而伊利诺依州、马萨诸塞州等要求每年 50 学分。根据加利福尼亚州的法律要求，医生必须在每 2 年内需要完成至少 50 小时的继续医学教育。为了符合各州的规定，美国医学会根据医师的申请，提供 1 年、2 年、3 年的 AMA PRA 证书：1 年证书要求 20 个Ⅰ类学分和 30 个Ⅰ类或Ⅱ类学分（共 50 分），或完成 1 年住院医师培训；2 年证书要求 40 个Ⅰ类学分和 60 个Ⅰ类学分或Ⅱ类学分（共 100 分），或完成 2 年住院医师培训。3 年证书要求 60 个Ⅰ类学分和 90 个Ⅰ类学分或Ⅱ类学分（共 150 分），或完成 3 年住院医师培训。

（四）认证继续医学教育活动的主办单位

ACCME 通过认证继续医学教育主办单位，使继续医学教育符合相关标准工作，规范继续医学教育管理和质量，对于美国继续医学教育的健康发展起到了关键作用。具体而言，ACCME 通过制订认证标准和认证指南来引导和调控主办单位开展继续医学教育活动过程。具体做法是，审核其主办的继续医学教育活动计划从提出阶段到实施阶段的整个过程是否符合标准要求，同时学员学习效果也是重要的认证内容。认证采取自评、面谈（包括远程面谈）和现场调查等方式来核查所开展的继续医学教育活动是否符合标准，一旦不符合标准则不予认证。未被认证的主办单位开展的继续医学教育活动归于 2 类学分活动，而通过认证的主办单位开展的继续医学教育活动属于 1 类学分活动，这也是主办单位参加认证的主要动力之一。认证是保证继续医学教育质量的一种有效的管理制度，美国继续医学教育认证委员会引导继续医学教育主办单位在计划、执行和评估项目时符合其制订的认证标准的要求，从而保证了继续医学教育的质量。

ACCME 每年都会针对所认证的主办单位开展的继续医学教育情况汇总成年度报告。2015 年，ACCME 认证的继续医学教育主办单位有 1876 家，分别来自政府或军队、医院 / 医疗保健机构、保险公司 / 健康管理公司、医生学术团体、出版 / 教育公司、医学院、其他非营利性组织等。这些主办单位共举办了约 14.8 万项继续医学教育活动，其中讲授式课程共举办了约 7.1 万项，占项目总数的 48.0%，所占比重最大；教学总学时近 104 万小时，参加培训的医生约 1400 万人，其他学习者约 1100 万人。

（五）医学学术团体为医师成功再注册提供支持

在州医学委员会对继续医学教育提出要求前，许多医学学术团体已经要求会员必须参加继续医学教育，作为维持会员资格的必备条件。20 世纪 70 年代，参加继续医学教育成为医师再注册的必要条件后，许多医学学术团体为了使会员顺利完成执照再注册，增加了继续医学教育内容以满足各州的不同继续医学教育必修内容要求，调整了相应的学分要求，以最大限度地满足不同州的再注册要求。例如，对每年学分的要求最低 16 分、最高 50 分，则美国医学会对会员的学分要求是每年 50 分，这样会员无论在哪个州行医，都能够满足所在州的相关要求[1]。

（六）限制继续医学教育的商业赞助

最初的继续医学教育活动是免费的或者收费很低。进入 20 世纪 80 年代，随着继续医学教育制度化的迅速推进，将其与医生执照再注册相挂钩的州越来越多，对继续医学教育的需求也越来越大，继续医学教育活动开始收费且需要由医生个人支付。商业赞助的介入使得培训费用有所降低，因而受到医生的欢迎。在整个 20 世纪 90 年代，商业赞助的金额迅速增长；2008 年达到峰值 14.85 亿美元。为了防范医药企业对继续医学教育教学内容的影响，继续医学教育认证委员会于 1984 年发布了商业赞助指南，1992 年发布了商业赞助标准，2004 年进行了修订。即便如此，仍然无法阻挡商业赞助对继续医学教育内容的渗透和影响，因此美国开始尝试通过立法来限制商业赞助[2]。

相关调查结果显示，继续医学教育很容易受到商业赞助的影响。美国医学会伦理与司法事务委员会分别于 2008 年、2009 年、2010 年提交提案，不断敦促州参议会，指出如果不能杜绝

---

[1] 陈莉娜，吕海侠 . 美国医学教育体系标准化及对我国医学教育的借鉴作用 [J]. 中国医学教育技术 , 2017, 31(4): 372-376.

[2] Marinopoulos SS, Baumann MH. Methods and definition of terms: effectiveness of continuing medical education: American College of Chest Physicians Evidence-Based Educational Guidelines[J]. Chest, 2009, 135(3): 17S-28S.

继续医学教育的商业支持，就该对其进行限制。根据 2015 年 ACCME 年度报告的统计数据，接受商业赞助的继续医学教育活动占比为 11%，与 2010 年的 20% 相比，呈现明显下降趋势。

（七）采用多样化的继续医学教育活动方式

为了满足医生的实际需要，美国继续医学教育主办单位根据需求评估结果，提供了形式多样的继续医学教育活动，如课程、定期系列活动、网络直播活动、使用持久性资料的网络学习、其他持久性资料（音像资料）、期刊继续医学教育、试题编写、参加审议会、技能培训、网络检索和学习、期刊审稿等。医生可以根据自身情况灵活选择。尽管传统的课堂讲授的教学方式仍然在继续医学教育活动中占有重要地位，但已经呈现下降趋势。通过自我学习与研究（如阅读期刊）、医学报告会、科研讨论、同行交流等方式来获得必要的信息，已经成为开展继续医学教育的有效便捷的途径。由于工学矛盾突出，医生大多利用业余时间进行学习。随着互联网终端设备如手机、iPad 等的普及，医生不再需要等到有大段的集中时间才开始学习，而可以在病房、门诊或遇见问题的任何地点，拿出手机或 iPad 查找资料，或者学习专为移动终端设计的微课，这种学习方式被称为碎片化学习[1]。

三、美国继续医学教育模式的转变

美国医疗卫生系统出现的问题和遇到的挑战对继续医学教育提出了新的要求，同时也为继续医学教育 / 继续职业发展创造了绝佳的机会以重新找到自己的价值定位。

（一）将继续职业发展的重点从继续医学教育的记考勤 / 获取学分的评定方式转变为能力评定方式

IOM 报告指出：医疗行业的教育改革是提高美国医疗质量的关键所在。要想实现以能力为基准的体系转变，以学分制和记考勤的继续医学教育方式向继续职业发展模式的转变势在必行。

1999 年，ACCME 对医生培训提出了 6 个基本核心能力，是住院医师医学教育与培训的基础。2000 年，全美最大的医生行业组织——美国医学专业委员会（American Board of Medical Specialties，ABMS）及其 24 个成员组织开始推行维持认证项目（maintenance of certification，MOC），MOC 认证体系包括专业资格认定、参与终身学习、提供优质安全医疗的能力等几个方面。它采用了 ACCME 提出的 6 个核心能力为标准，更专注于继续医学教育的质量。截止到 2012 年，全美超过 750 000 名医师通过了资格认证，其中超过 300 000 名医师参与了 MOC。MOC 的影响力逐渐扩大，已经改变了美国继续医学教育的传统形式[2]。

（二）将跨专业继续教育作为全面持续职业发展的核心元素

以往的继续医学教育是根据从事医疗卫生专业人员的不同专业需求提供特定的专业内容进行继续教育，而且不同专业的继续教育认证系统都是相对独立的。在 1999 年 IOM 发布第一次报告后不久，ACCME、美国护理资质认证中心（American Nursing Credentialing Center，ANCC）和药学教育认证委员会（Accreditation Center for Pharmacy Education，ACPE）三方开始探讨将以往各自独立的继续教育体系整合成一个能满足不同人群需求的新型体系。在过去的十多年来，它们已经促成了这样一个包含更加一致的专业分类和兼顾不同专业需求的继续教育体系的进一步发展。对受训者的专业认证、能力鉴定以及医疗质量持续改进等的要求还在一直驱动着对继续教育体系的新的探讨和尝试，这将最终改变继续医学教育的认证[3]。

---

[1] 马真 . 美国继续医学教育模式的特点与启示 [J]. 中华医学教育杂志 , 2016, 36(4): 637-640.

[2] Jann T. Balmer. 美国继续医学教育的变革 [J]. 中国继续医学教育 , 2011, 3(1): 13-14.

[3] 柏明 , 李露 , 李洋平 , 等 . 从美国继续教育看中国肾脏专科医师培训 [J]. 中国医药导报 , 2018, 15(13): 117-120.

（三）建立并加强继续职业发展与医疗质量改进的结合

从20世纪90年代中期开始，美国继续医学教育组织便开始探讨继续医学教育和医疗质量改进的联系。比如，Moore等研究发现继续医学教育的主题越来越多地寻求解决医疗难题。近期，几项研究利用电子病历资料和质量改进数据分析了继续医学教育对医疗质量的影响[1]。例如，Sampath等探讨了继续医学教育对提高心血管科住院医师处理急性冠脉综合征患者临床能力的影响。数据显示患者抗血小板治疗依从性增强，证明继续医学教育促进了心血管科住院医师临床能力的增强[2]。

不管是IOM的报告还是其他致力于提高医疗质量相关组织的建议，都在寻找有效方案改变美国医疗体系现状以适应面临的挑战。众多机构和组织正在努力构建一个能追踪和监测医疗质量的高效系统。在这样的体系下，继续医学教育的效果评价有直接的质量改进数据作为依据，使得继续医学教育与医疗质量改进得到紧密结合。

（四）将继续职业发展的导向从特定疾病层面扩展到解决复杂的人口和公共卫生问题的层面

2010年，美国国会通过了合理医疗费用法案，开启全方位医疗保险制度改革。这个医疗保健法案包括新的患者权利条款、预防保健服务和老龄参保者享受药品价格折扣等内容，更重要的是，建立了责任医疗组织（Accountable Care Organizations，ACOs）。责任医疗组织要给患者提供一体化的服务，不仅要治疗疾病、改善服务治疗，还要努力控制医疗费用，缓解不断增长的医疗保险负担。

这种新的医疗框架或者医疗卫生政策的变化反映了美国公众与联邦政府的需要和期望，也和IOM、ACCME、ABMS等负责医务人员教育及资格认证的机构组织所倡导的理念是一致的。在这种新模式下，医疗团队需要给患者提供一体化的以患者为中心的优质医疗服务。医疗机构、继续医学教育专家和医疗卫生专业人员必须认识到，工作能力不再仅仅是对单一个人能力的测定，更是对个人参与到一个团队中的整体表现的评估。

面对挑战，美国医疗保健系统正在发生着变革。继续医学教育/继续职业发展在向解决公共卫生问题扩展，其中医疗费用的控制和医疗质量的改进是核心要素。继续医学教育/继续职业发展策略需要包含医疗保健的新视野，需要适应医疗卫生保健体系的改革，以顺应改革的发展[3]。

第十节　讨论与借鉴

一、完善医学教育管理体制，借助社会组织的力量加强管理机构建设

医学教育管理体制机制改革涉及医学教育管理的科学性与顶层设计，是深化医教协同的核心内容，也是改革能够取得成功的根本保障。虽然我国医学教育规模已居于世界前列，但科学有效的管理体制机制仍然有待建立，在制度与机构建设、标准制订与修订、管理实践等方面与发达国家存在较大差距，导致监督管理不足或缺位、人才培养质量与效率受到影响等一系列问

[1] Moore DA, Klingborg DJ, Brenner JS, et al. Motivations for and barriers to engaging in continuing veterinary medical education[J]. Journal of the American Veterinary Medical Association, 2000, 217(7): 1001-1006.

[2] Sampath J, Dietze DT, Toth PP, et al. Are continuing medical education activities effective in improving the competence and performance of clinicians? Evidence from activities for primary care clinicians who manage patients with acute coronary syndromes[J]. Critical Pathways in Cardiology, 2012, 11(1): 1-9.

[3] 冀晓俊，邵颖．美国继续医学教育模式转变对我国继续医学教育的启示[J]. 医学教育管理，2017, 3(a01): 13-16.

题。2017 年 7 月，在《国务院办公厅关于深化医教协同进一步推进医学教育改革与发展的意见》一文所列出的主要目标中，提出医学教育管理体制机制改革取得突破。同时，明确提出支持行业学（协）会参与学科专业设置、人才培养规划、标准制修订、考核评估等工作，相关公共服务逐步交由社会组织承担。

医学教育的目的在于培养未来承担治病救人重任的医生，发达国家普遍实行精英教育，对于人才培养质量的要求很高。为了保证人才培养质量，美国等发达国家构建了覆盖医生培养全过程的完善的管理体制机制，其主要特点是通过非政府组织实现对医学教育的宏观管理，通过法律或政府的授权使非政府组织在相关领域内具有较强的权威性，涉及医学生入学、机构与专业认证、医师执照考试、住院医师与专科医师培训、继续医学教育等关键领域，管理环节丝丝相扣，管理机构众多。同时，在医学教育宏观管理中存在大量事务性工作。参照美国医学教育的管理标准，机构与专业认证、标准制修订、考核评估等工作具有涉及面广、需要定期或不定期重复、时效性较强等特点，工作量很大，只有依托于固定机构与人员才能更好地完成。在美国，虽然志愿医生在专业与机构认证等工作中发挥了重要作用，但是也是依托于非营利性组织。

医学教育管理体制机制改革不但事关广大医学生与医师的切身利益，而且可以对医学卫生人才培养与卫生服务供给产生深远影响，是医学教育改革与研究中需要关注的重大主题。与美国等发达国家的医学教育管理相比，我国在院校教育、毕业后医学教育和继续医学教育等医生培养 3 大阶段的一些重要环节均存在管理薄弱乃至缺失之处，迫切需要加强管理机构建设，并在此基础之上进一步完善管理制度。借鉴国外经验，我国可以借助于行业学（协）会等社会组织的力量，完善医学教育管理体制机制。不过，应注意到我国绝大多数行业学（协）会长期以来属于学术事务型组织，存在医学教育管理基础薄弱、治理结构需要优化等问题，如何确保不偏离非营利性的组织定位也是社会所关切的问题。为了充分发挥社会组织在临床医学教育管理中的作用，需要把优化治理结构、加强能力建设提上议事日程。与此同时，在未来改革中是参照美国等国家模式在医学教育的不同环节和专业方向成立相应的非政府管理机构与组织，还是成立集中式管理机构（例如成立国家医学教育认证或管理中心），是我国医学教育管理体制改革中需要考虑的重大问题。不论采取何种途径，新成立的管理机构应该主要依赖于服务收费以实现收支平衡，所需要的财政投入应较少。

二、医学教育管理中应当充分发挥医学专业人员的作用

医学教育管理具有较强的专业性，往往需要具备扎实的医学基础知识和临床医疗服务、教育或管理经验，只有充分借助于医学专业人员才能保证管理的科学性。在美国医学教育管理中，非营利性组织的决策机构与相关评审委员会均以临床医生、医学教育或管理专家等专业人员为主体，从而在制度设计与人员配备等方面为医教协同打下了坚实基础。在我国未来医学教育管理机构的设计中，在治理结构上应确保以医学专业人员为主体，对于重大事项应建立基于专家委员会的集体决策机制，以便为管理的科学性与公正性奠定制度基础，并在实践中满足医教协同的要求。

三、使民办医学院在人才培养中发挥更大作用

由于高等医学教育具有成本高的特点，举办医学院校需要大量经费。允许民间资本举办私立医学院校可以降低国家财政负担，从而在等量财政投入下有效扩大高等医学教育规模。在全球范围内，公立和私立院校在卫生人才培养体系中所占比重因国家或地区而异。私立医学院校在很多国家获得了极大发展，成为医学人才培养体系的重要组成部分，教学质量并不比公立院校差，甚至好于公立院校。私立医学院校是美国医学教育的起源。2014 年，该国拥有 51 所得

到完全认证的授予医学博士学位的私立医学院，占总数的39.5%。日本拥有79所医学院，其中29所为私立医学院。在英国，第一所私立医学院于2015年开始招生，同时有公立大学提出举办私立医学院的申请[1]。

目前，中国民办医学院校的办学形式主要包括两种：一种由企业、个人或社会团体投资独立组建，除少量为三年制专科层次临床医学外，主要是高职高专层次应用技术类专业；另一种是公立医学院校的民办二级学院，也被称为独立学院，主要实施本科学历教育[2]。独立学院的发展历程、产权性质和办学模式比较复杂，可由公立高校与地方政府、企业、个人或社会团体等双方或多方合作举办，在2003年前还曾出现过公立高校独自举办的模式。2008年，教育部颁布《独立学院设置与管理办法》，明确指出独立学院由实施本科以上学历教育的普通高等学校与国家机构以外的社会组织或者个人合作，利用非国家财政性经费举办，并实施本科学历教育。在医学教育领域，独立学院的录取分数远低于公立院校，但学费水平约是后者的2倍[3,4]。

目前，我国私立医学院在办学条件与水平、人才培养质量等方面与公立医学院之间还存在很大差异。首先，民办医学院校的教师待遇较差，难以吸引和稳定高水平的教师队伍，学校拥有的固定专任教师较少甚至没有。由于师资队伍不稳定、兼职教师多，教师学术和教学水平均不如公立院校，也导致学科建设缺乏积累、难以开展科研和教改活动等问题。其次，标本、仪器、设备、图书资料等缺乏，实验室条件较差，很难适应实践教学工作的需要，部分院校甚至没有正规校舍。再次，临床教学基地明显不足。相当多的民办医学院校因建设成本较大而未建成自己的附属医院，也没有相对固定的教学和实习医院，对于学生实习和临床教学工作产生十分不利的影响。上述现象的存在，造成很多民办医学院校的办学质量不高，在整体上损害了民办医学院校的名声。因此，一些地方政府对于民办医学院校持否定态度，不愿支持其建设与发展。此外，对于民办医学院校还存在一些歧视现象。例如，教师在公立与民办院校之间不能合理流动，民办院校教师在教师资格认定、职称评定、表彰奖励、科研立项等方面与公立院校待遇不平等，工龄、教龄与公立院校无法连续计算。对于民办医学院校毕业生同样存在歧视现象，有些用人单位招聘时明确规定不招收民办医学院校的毕业生。总体而言，我国在民办医学院建设与管理方面还需要认真借鉴学习国际相关经验，致力于提高民办医学院办学水平，使其成为我国医学人才培养体系的重要组成部分。

四、重视发挥经济手段在招生规模调控中的作用

医学教育招生规模对于医生供给数量具有直接影响，是确保医生数量能够满足社会需求的基础，也是实现健康中国战略目标的重要保证。与高等教育其他专业相比，医学教育具有学制长、培养环节多、淘汰率较高等特点，人才培养具有滞后性和不确定性的特点显得更为突出。为了确保医生队伍的有效供给、提高人才培养效率，在科学预测的基础之上合理确定临床医学教育招生规模具有重要意义。

英美等国家对于医学教育的招生规模有科学研究与预测，均使用经济手段作为控制或调节招生规模的手段。例如，英国生均拨款的对象仅为符合招生政策和计划的医学生，美国联邦政府通过削减教育拨款以控制医学院招生规模。从保证教育质量和提高人才培养效率的角度出发，我国在未来需要向科学规划招生规模的方向努力，逐步把现有的粗放式管理转变为精细化管理，重视发挥经济手段在招生规模调控方面的作用，确保生均拨款的对象仅为附合招生政策和计划的学生。

[1] Anekwe L. Concerns raised over the UK's first private medical school[J]. The Lancet, 2013, 382(9904): 1545.
[2] 吴文明，季晓辉，黄睿彦. 我国民办高等医学院校发展前景研究[J]. 医学教育探索，2009, 9: 1039-1041.
[3] 李微霞. 独立医学院校三本学生的就业现状和对策探讨[J]. 长春理工大学学报，2013, 3: 90-91.
[4] 姚小飞，秦文刚. 我国高等医学教育现状及问题分析[J]. 西北医学教育，2010, 18(2): 218-220.

第七章　印度医学教育

第一节　基本国情

一、基本情况

印度共和国（Republic of India），简称印度，位于南亚。国土面积 298 万平方千米，是南亚次大陆面积最大的国家。印度是一个人口大国，2016 年总人口数达到 12.7 亿人。其中，城市和农村人口分别占 34% 和 66%；15 岁以下儿童和青少年占总人口数的 28.6%，男女性别比例为 1000∶991。印度有 100 多个民族，其中印度斯坦族（Hindutani）约占总人口的 46.3%，其他较大的民族包括马拉提族（Marati）、孟加拉族（Bengali）、泰卢固族（Telugu）等 [1]。

根据印度宪法，印度为联邦制国家，是主权的、世俗的、社会主义的民主共和国，采取英国式的议会民主制。印度议会分为联邦院和人民院两院，联邦院共 250 席，由总统指定的 12 名议员和 238 名各邦及中央直辖区的代表组成，人民院是国家的立法机构，共 545 席，主要由选民选举产生，2014 年产生的第 16 届人民院得票较多的政党有：印人党 279 席，国大党 44 席，全印安纳德拉维达进步联盟 37 席，草根国大党 34 席，胜利人民党 20 席。最高司法权归最高法院所有，有权解释宪法、审理中央政府与各邦之间的争议问题；行政机构由总统、总理和各部部长组成，总统由上下两院和各邦议会的选举团选出，是名义上的国家元首和武装部队的统帅，实际无实权；总统任命人民院多数党的议会党团领袖担任总理，以总理为首的部长会议是最高行政机关。在行政区划方面，一级行政区域包括 27 个邦、6 个联邦属地及 1 个国家首都辖区。每个邦都有各自的民选政府，而联邦属地及国家首都辖区则由联合政府指派政务官管理 [2]。

自 1991 年实行经济自由化政策以来，印度国内生产总值年增长率一直稳定在 6% ～ 7%。2018 年，印度是按照名义国内生产总值（nominal GDP）计算的世界第五大经济体、按照购买力平价（purchasing power parity，PPP）国内生产总值计算的世界三大经济体。然而，人均名义国内生产总值和按照购买力平价计算后的人均国内生产总值分别排在世界 119 位和 112 位 [3]。服务行业相较其他行业在印度国内生产总值中所占比例较高。2016 年，印度农业和工业产值分别占国内生产总值的 17.3% 和 29.0%，服务行业则占 53.7%[4]。印度存在一定的贫富差距问题。

---

[1] Ministry of Health and Family welfare, Government of India. National Family Health Survey (NFHS-4) [EB/OL]. [2020-03-04]. http://rchiips.org/NFHS/pdf/NFHS4/India.pdf.

[2] 中华人民共和国驻印度大使馆 . 印度国家概况 [EB/OL]. [2020-03-04]. https://www.fmprc.gov.cn/ce/cein/chn/gyyd/ydgk/t9381.htm.

[3] International Monetary Fund. India economy[EB/OL]. [2020-03-04]. https://www.imf.org/external/pubs/ft/weo/2018/02/weodata/weorept.aspx?pr.x=49&pr.y=18&sy=2015&ey=2018&scsm=1&ssd=1&sort=country&ds=.&br=1&c=534&s=NGDP_RPCH&grp=0&a=.

[4] Statistics Times. Sector-wise contribution of GDP of India[EB/OL]. [2020-03-04]. http://statisticstimes.com/economy/sectorwise-gdp-contribution-of-india.php.

2018 年，印度基尼指数（Gini index）为 37，显示贫富差距属于中等水平[1]，处在贫困线（每天消费低于 1.9 美元）以下人口占总人口的 3.7%[2]。

印度不同邦之间经济发展水平存在较大差异。世界经济（World Economy）数据显示，2017 年印度人均国内生产总值为 1852 美元。其中，西南部的果阿邦人均国内生产总值为 6944 美元，位居第一位；位于东北部的比哈尔邦和北方邦，人均国内生产总值分别只有 797 美元和 996 美元，分别位居倒数第一和第二位。

在基础卫生条件上，印度存在相对明显的问题。根据印度卫生和家庭福利部（Ministry of Health & Family Welfare，Government of India）的调查统计，2016 年印度人口中约 15% 不能得到充足的营养供给；10% 得不到基本清洁饮用水供给保障；51.6% 人口的居住环境内没有经过改良的环境卫生设施，其中 12% 人口的居住地区环境卫生条件不能达到基本标准；40% 的人口仍有当街便溺的不良卫生习惯；56% 的家庭不能够在厨房里使用清洁能源；仅有 29% 的家庭被医疗保险制度所覆盖。近年来，印度政府对基础卫生建设逐渐给予了更多重视，各项基本卫生条件有较大幅度改善。

自建国以来，印度人口的平均期望寿命不断提高，2018 年为 69.1 岁[3]。2016 年，婴儿死亡率（infant mortality rate，IMR）为每 1000 活产 41 例；5 岁以下儿童死亡率（under-five mortality rate，U5MR）为每 1000 活产 50 例；孕产妇死亡率为每 10 万名产妇 174 例。儿童营养不良一直是印度面临的重要问题，印度是南亚国家中儿童消瘦问题最严重的国家之一。2018 年，5 岁以下儿童消瘦（stunning）比例为 19.8%。与之相对比，巴基斯坦为 9.8%[4]，尼泊尔为 9.9%[5]，中国为 1.2%[6]。在全球范围内，印度是疾病负担最重的国家之一，痢疾、肺结核与肺炎等可治疗疾病的病死率也处于较高水平。此外，超过一半的印度儿童没有接受免疫接种，仅有不到一半的女性在妊娠期间接受了适宜的产前保健[7]。

印度卫生系统分为公立和私立两部分，私立医院相较公立医院更为发达。2013 年，私立医院占印度医院总数的 58%，拥有全国 81% 的医生，为 70% 的城市家庭和 63% 的农村家庭提供医疗保健服务。2016 年，印度公共和私人卫生支出合计约占国内生产总值的 4%，与处于类似发展水平的国家相当；然而，公共部门卫生支出仅占卫生总支出的 25%，低于处于类似发展水平的国家[8]。

印度卫生体系面临较为严峻的挑战。很多地区居民无法获得基本的初级卫生保健，无法支付重大疾病的医疗费用。上述现象与印度医疗服务的公平性欠缺等问题有关。公立卫生机构、公共卫生专业人员和公共卫生服务较为缺乏，成本密集型医疗服务受到更多关注，预防保健则被忽视。此外，印度医疗保险覆盖面很低，大部分卫生保健服务是自费的。虽然印度大城市中

---

[1] Global nutrition report. India country nutrition profile[EB/OL]. [2020-03-04]. https://globalnutritionreport.org/nutrition-profiles/asia/southern-asia/india/#profile.

[2] Bukola Adebayo, CNN. Nigeria overtakes India in extreme poverty ranking[EB/OL]. [2020-03-04]. https://edition.cnn.com/2018/06/26/africa/nigeria-overtakes-india-extreme-poverty-intl/index.html.

[3] Bubbles. Life expectancy of the World[EB/OL]. [2020-03-07]. https://www.gapminder.org/tools/#MYMchart-type=bubbles.

[4] Global nutrition report. Pakistan country nutrition profile[EB/OL]. [2020-03-07]. https://globalnutritionreport.org/nutrition-profiles/asia/southern-asia/pakistan/#profile.

[5] Global nutrition report. Nepal country nutrition profile[EB/OL]. [2020-03-07]. https://globalnutritionreport.org/nutrition-profiles/asia/southern-asia/nepal/#profile.

[6] Global nutrition report. China country nutrition profile[EB/OL]. [2020-03-07]. https://globalnutritionreport.org/nutrition-profiles/asia/eastern-asia/china/#profile.

[7] Sreya Salim. There is a huge problem with the way we are making doctors in this country[EB/OL]. [2020-04-14]. https://www.youthkiawaaz.com/2015/07/medical-education-in-india/.

[8] Thayyil J, Jeeja M C. Issues of creating a new cadre of doctors for rural India[J]. International Journal of Medicine and Public Health, 2013, 3(1): 8-11.

可以提供世界一流的医疗服务，但大多数家庭却无法负担重大疾病的医疗费用[1]。

二、医生

印度拥有一支在世界上享有一定声誉的医生队伍，一些优秀医生的医疗技术处于世界顶尖水平。不过，印度在医生配置方面存在数量不足、教育程度和正规培训普及率低、城乡分布不均等问题。医生的数量与质量均难以满足社会需要，从而导致了严重的卫生问题。尽管每年印度都有大量的医学生毕业，但是医生资源仍然短缺。2016 年，医生人口比仅为 1∶1722。印度的医生配置水平与世界卫生组织的标准相比还有很大差距。

在受教育程度方面，大约 30.8% 的医生没有接受过正规培训，仅接受了初中及以下的教育，有 3.4% 的医生持有技术或非技术文凭（technical or non-technical diploma），拥有本科学历者占 50%，拥有硕士或博士学位者占 15.7%（表 7-1）。此外，仅一半的医生经过了医学委员会的注册，拥有正式行医资格（表 7-2）。

表 7-1 2016 年印度医生受教育水平

医学学派	初中及以下		技术或非技术文凭		本科		硕士或博士学位	
	人数	比例（%）	人数	比例（%）	人数	比例（%）	人数	比例（%）
现代医学	198 719	31.4	20 264	3.2	29 8521	47.2	114 930	18.2
阿育吠陀医学	27 792	25.2	3183	2.9	74 603	67.6	4705	4.3
顺势疗法	21 987	33.1	4319	6.5	31 561	47.5	8549	12.9
尤纳尼医学	4045	39.1	190	1.8	5733	55.4	374	3.6
合计	**252 543**	**30.8**	**27 956**	**3.4**	**410 418**	**50.0**	**128 558**	**15.7**

表 7-2 2016 年印度各学派经医师资格注册人数及占比

医学学派	经过注册医师人数	总人数	经过注册医师占比（%）
现代医学	269 956	632 434	42.7
阿育吠陀医学	66 266	110 283	60.1
顺势疗法	27 759	66 416	41.8
尤纳尼医学	4738	10 342	45.8
合计	**368 719**	**819 475**	**50.0**

与此同时，印度面临着比较严重的卫生人力资源流失和分布不均问题，大量医生流向国外，农村地区医生仅占全国的 40.4%，医生短缺问题更为严重（表 7-3）。大多数医生都不愿意去边远地区执业，导致这些地区居民尤其难以获得医疗服务[2]。

表 7-3 2016 年印度医生城乡分布

医学学派	城市医生人数	城市医生占比（%）	农村医生人数	农村医生占比（%）
现代医学	381 980	60.4	250 454	36.9
阿育吠陀医学	63 564	57.6	46 719	42.4
顺势疗法	35 984	54.2	30 432	45.8
尤纳尼医学	6993	67.6	3349	32.4
合计	**488 521**	**59.6**	**330 954**	**40.4**

[1] Rita Sood, 周莹 . 印度医学教育 [J]. 复旦教育论坛 , 2009, 7(2): 92-96.

[2] Fan V, Anand S. The health workforce in India[EB/OL]. [2020-04-21]. https://www.who.int/hrh/resources/16058health_workforce_India.pdf.

印度医学委员会和各邦立医学委员会是可以进行医师注册的机构。医学院本科生完成本科阶段课程后，在医学委员会申请临时注册；注册后，本科生继续完成为期 1 年的强制性临床轮转实习。完成强制轮转实习医师训练后，医学生需要经过考试，即可在医学委员会申请医师永久性注册，经注册后可在印度境内的任何地方、在相关专业领域内从事医疗活动。

从外国医学院校毕业的医学生需要先进行临时注册，参加为期 1 年的强制性临床轮转实习，才能获得正式的医师资格。从俄罗斯、中国、尼泊尔、菲律宾、东欧地区、加勒比地区医学院校毕业的医学生在申请临时注册前必须参加并通过外国医学毕业生考试。从英国、美国、加拿大、澳大利亚和新西兰医学院毕业的医学生则不需要参加该考试。外国医学毕业生考试始自 2002 年，是由印度国家医学考试委员会组织进行的执照考试。考生需要持有印度大使馆承认的国际医学院目录中医学院校的学位证书才能够报名参加考试。

外国医学毕业生考试时间为每年 3 月和 9 月的最后一个周日，考试地点为新德里，考试语言为英语。考试题目为 300 道选择题，答对 50% 以上题目即可通过考试。该考试的通过难度较大。2005—2015 年间，考试通过率从 50.1% 下降至 10.7%，其中 2014 年通过率仅为 4.9%。每年 6 月和 12 月的第三个周一和周二，对成绩有异议的考生可以提出上诉。

2009 年，该考试受到印度最高法院的质疑，引起广泛争议。印度最高法院认为该考试缺乏透明度，不够公正公开。例如，不允许考生在考试后保留他们的试卷；当考生对自己成绩提出异议并上诉后，仍不能查看自己的答题纸和具体题目的正误[1]。

第二节 医学教育概况

一、传统医学与传统医学教育

印度是一个文明古国，也是一个医疗古国，是世界上较早出现医学文明的国家。起源于公元前 5000 年的印度阿育吠陀医学（Ayuvreda，也称草药学），是世界上最古老的医学体系之一，在世界范围内产生了巨大的影响。吠陀时期（即公元前 1500—前 700 年）就开始提供医学方面的训练。

印度拥有种类丰富的传统医学，主要包括阿育吠陀疗法（Ayurveda medicine）、顺势疗法（homeopathy medicine）、自然疗法和瑜伽（natural therapy and yoga）、尤纳尼医学（Unani medicine）、西达医学（Siddha medicine）等不同种类，在印度医疗卫生系统中仍然发挥着重要作用。在经过注册的印度医生中，现代和传统医学学派医生分别占 77.2% 和 22.8%。传统医学体系并不由印度医学委员会（Medical Council of India，MCI）负责监管，而是由印度卫生与家庭福利部下属的 AYUSH 部（阿育吠陀、瑜伽、尤纳尼、西达和顺势疗法的首字母缩略词）监管，包括医师注册以及医学教育等事宜。

（一）阿育吠陀疗法

阿育吠陀疗法是印度传统医学的最主要组成部分。“阿育吠陀”是梵语词汇，意为“生命和长寿的知识”。阿育吠陀学说将人类身体的组成分为了五个经典元素，即土、水、火、空气和以太[2]。阿育吠陀疗法的中心理论是强调“平衡”的原理。根据该学说，过分抑制身体的自然冲动有害健康，会导致疾病。例如，抑制打喷嚏的冲动可能会导致肩痛。同时，对自然冲动

[1] Vidhya Shree. What is Foreign Medical Graduates Examination (FMGE) -Screening Test? [EB/OL]. [2020-03-23]. https://www.careerindia.com/news/exam-time-table/what-is-foreign-medical-graduates-examination-fmge-screening-test-011988.html.

[2] Gregory P. Fields. Religious Therapeutics: Body and Health in Yoga, Ayurveda, and Tantra[M]. New York: SUNY Press, 2001.

的追求不能过度，要保持在合理平衡的范围内，遵循大自然的要求，时刻进行衡量和自我约束。例如，应适当减少食物摄入量、减少睡眠时间和减少性交次数等。阿育吠陀疗法在印度已经历了数千年的变化和发展，在其发展过程中受到了早期印度炼金术的影响，因此其治疗通常基于复杂的草药化合物、矿物质和金属物质。除此之外，古代阿育吠陀学说的文字资料上也讲授一些外科手术技术，如隆鼻、肾结石提取、异物提取和缝合等[1]。虽然阿育吠陀疗法在目前的医疗实践中并不都是有效的，但是实验室研究表明该疗法所使用的一些物质在未来可能会被开发成科学有效的治疗方法。

（二）顺势疗法

顺势疗法是18世纪末德国物理学家塞缪尔·哈曼（Samuel Hahnemann）所创建的一种医学学说。他认为，在健康人身体中引起疾病症状的某种物质可以治愈患者的类似症状。哈曼认为疾病的根本原因是一种被他称为“痉挛”的现象，而顺势疗法使用的医学制剂则可以解决痉挛问题。这些制剂采用该疗法特有的稀释法制备，制备时将被选中的物质在酒精或蒸馏水中反复稀释，并在每次稀释的过程中使用弹性材料（如皮革书，leather-bound book）不断击打容器，稀释过程通常会持续到原始物质的分子无法检测到的程度。世界上很多国际组织和研究者都对顺势疗法进行过科学评估。大规模研究发现，顺势疗法治疗后出现的任何积极效果基本都不是由于治疗本身，而是由于正常的疾病恢复等因素。顺势疗法并不比安慰剂更有效，对治疗任何病症几乎都没有效果[2]。国际社会广泛存在着对顺势疗法的质疑[3]，世界卫生组织也曾警告不要试图使用顺势疗法来治疗艾滋病、疟疾等严重疾病[4]。

（三）传统医学教育体系

传统医学教育是印度医学教育的重要组成部分，在全国共有196所阿育吠陀疗法学院，其中55所可以培养阿育吠陀学研究生；顺势疗法学院182所，其中38所可以培养顺势疗法研究生；自然疗法和瑜伽学院10所；尤纳尼医学学院37所；西达医学学院7所。印度传统医学教育具有独立而完备的学位体系。以顺势疗法专业为例，学士学位学制为5年半，硕士学位学制为7年以上，博士学位学制在此基础上再加3年。除了院校教育的培养方式之外，部分传统医学学派还保留着传统的“师带徒”的教育方式，也被印度政府所认可。通过上述不同方式培养出来的传统医学医生均需要在政府注册后方可行医[5]。

二、现代医学教育

17世纪，英国人到达印度之后，现代医学被引入印度。由于近代英帝国两百余年的殖民统治，印度引入了现代西方医学模式和英式医学教育模式。第一所医学院于1835年在加尔各答成立，随后很多医学院在19世纪成立。1947年，印度独立并建国以后，印度政府重视医疗卫生工作，强调医学教育对经济社会发展的重要性，通过多种途径促进医学教育的高速发展。

印度现代医学教育从近代开始不断发展。举办现代医学教育的医学院包含政府开办的公立医学院以及私人开办的私立医学院两种类型。印度医学院数量不断上升。1980年，仅有112

[1] Sharma, Priya Vrat. History of Medicine in India[M]. New Delhi: Indian National Science Academy, 1992.

[2] Ernst E. A systematic review of systematic reviews of homeopathy[J]. British Journal of Clinical Pharmacology, 2002, 54(6): 577-582.

[3] Shaw DM. Homeopathy is where the harm is: five unethical effects of funding unscientific ‘remedies’[J]. Journal of Medical Ethics, 2010, 36(3): 130-131.

[4] Mashta O. WHO warns against using homoeopathy to treat serious diseases[J]. BMJ(online), 2009, 339(aug24 2): b3447.

[5] Fan V, Anand S. The health workforce in India[EB/OL]. [2020-04-21]. https://www.who.int/hrh/resources/16058health_workforce_India.pdf.

所医学院。1994—1995 年增至 152 所，每年本科招生数约为 12 249 人。1995—2007 年，主要由于私立医学院的发展，医学院数量急剧增加。在此期间，私立医学院从 1995 年的 47 所增至 2007 年 137 所，而公立医学院从 109 所增至 134 所，所有公立和私立医学院校每年共招收约 30 408 名学生攻读医学本科课程。2007—2017 年间，医学院数量几乎翻倍。2017 年，获得印度医学委员会认可的医学院校达到 460 所，公立医学院与私立医学院数目相当，这些医学院每年有能力接纳 63 985 名医学生 [1]。

印度是全球医学教育领域的重要成员，拥有完备的医学教育体系。据估计，印度医学院数量在世界范围内居于首位，其中部分医学院在全球范围内享有盛誉，每年医学毕业生约为 3 万人。另外，也有观点认为印度医学教育体系存在很多缺陷，绝大多数印度医学院的办学质量难以令人满意，同时还存在严重的腐败问题。特别对于很多私立医学院而言，医学教育仅是一门生意而已 [2,3]。大多数印度医学院同时招收本科生和研究生，也有少数医学院和研究所仅招收研究生。在印度顶级医学院中，公立医学院数量比私立医学院多。

第三节　医学教育管理与政策

一、医学教育管理体制

（一）印度医学委员会

印度传统医学由 AYUSH 部监管，现代医学教育的监管部门是同样隶属于印度政府卫生与家庭福利部的印度医学委员会（Medical Council of India，MCI），其管理层由秘书长（secretary general）、联合秘书（joint secretary）、副秘书（additional secretary）和法律人员（law officer）组成。1933 年，印度颁布了印度医学委员会法案；次年，印度医学委员会成立。根据最新的印度医学委员会法案条款，印度医学委员会的主要职能为：①建立和维护本科及研究生医学教育的统一标准；②提供对印度本国或外国医学机构医疗资格的认可建议；③负责医生的执业注册；④处理与他国医师资格互认等双边事务。

在印度，医学院必须经过印度医学委员会认可才有资格办学；大多数医生需要经过印度医学委员会注册才可以从事相关医疗活动；医学本科、研究生以及亚专科培训课程的重大改革都要经过印度医学委员会批准，包括教学设备、师资需求、评价方式等。不过，印度医学委员会只提供宽泛的指导性建议，细节问题由各医学院自主制订。印度医学委员会对医学院的资格认可也大多关注其硬件资源、教职员工数量等其他资源，而对课程教学和考核手段则不给予过多评判。在认可过程中，印度医学委员会专家组也很少通过与教师、学生及病患的交流互动来了解医学院的教学活动以及教学医院的医疗情况 [4]。

（二）国家医学考试委员会

虽然印度医学教育主要由印度医学委员会负责管理，但是国家考试委员会（National

[1] Rita Sood, 周莹 . 印度医学教育 [J]. 复旦教育论坛 , 2009, 7(2): 92-96.

[2] Bearak M. How bad are most of India's medical schools? Very, according to new reports[EB/OL]. [2020-04-21]. https://www.washingtonpost.com/news/worldviews/wp/2016/04/21/how-bad-are-most-of-indias-medical-schools-very-according-to-new-reports/?utm_term].a8aeb8f649c5.

[3] Patillo A. Medical school in India, comparable Programs[EB/OL]. [2020-04-21]. https://www.classbase.com/News/Medical-School-in-India-Comparable-Programs-58.

[4] Medical Council of India. Introduction[EB/OL]. [2020-04-24]. https://www.mciindia.org/CMS/about-mci/introduction.

Board of Examinations，NBE）也负责管理印度医学教育的部分内容，如举办相关考试和住院医师培训机构的登记。国家医学考试委员会于 1975 年建立，是印度卫生和家庭福利部下属的一个自治机构，其主要职责在于规范研究生医学教育和考试。

国家医学考试委员会负责举办印度医学教育和医师注册领域中的各种统一考试，包括：国家资格暨入学考试（national eligibility and entrance test，NEET）、普通专科医师培训统一入科考试（centralized entrance test for admission to DNB broad specialties，CET-NBE）、高级专科医师培训统一入科考试（centralized entrance test for admission to DNB super specialties，CET-SS）和外国医学毕业生考试（foreign medical graduates examination，FMGE）等。

在印度，有几百所医疗机构通过国家医学考试委员会的认可具备教学资格。印度医学委员会主要负责医学院校的登记和管理，而国家医学考试委员会主要负责对能够开展住院医师培训的医院和研究所进行登记和管理。这些经过认可的机构可以获得相应专业的住院医师培训以及国家医学专业委员会证书（diplomate of National Board，DNB）授予资格。一般来说，在医学院校毕业的医学本科生或研究生可以选择到国家医学考试委员会认可的医疗机构进行住院医师培训。经过认可的机构可以培训学生、考核学生以及颁发国家医学专业委员会证书，现已培养出获得数十个不同专业方向国家委员会证书的大量医生。

（三）印度大学资助委员会和国家评估与认证理事会

印度医学委员会和国家医学考试委员会对医学院和培训机构进行直接管理，而印度大学资助委员会（University Grants Commission，UGC）则是印度人力资源开发部下属的高等教育管理机构，负责印度所有高等教育机构相关标准的协调、开发和维护，为大学提供认证并向这些大学和学院提供经费支持。

为响应提高高等教育质量的国家教育政策，印度大学资助委员会于 1994 年建立了一个新的自主管理机构，称为国家评估与认证理事会（National Assessment and Accreditation Council，NAAC），负责印度高等教育质量的评估。评估包括自我评估以及同行互相评估，最终根据评估结果对高校进行分级和认证（表 7-4）。国家评估与认证理事会的认证有助于医学教育机构清楚认识自身的优势、劣势、机遇和挑战，并为其今后发展指明方向，鼓励引入创新的教育学理论和方法。另一方面，国家评估与认证理事会也向社会提供了关于各机构教育质量的可靠信息。国家评估与认证理事会的注册认证属于自愿性的，已有 3500 所机构获得了评估和认证。

表 7-4　国家评估与认证理事会评估等级

评估成绩	评估等级	认证状态
3.51 ～ 4.00	A ++	认证通过
3.26 ～ 3.50	A +	认证通过
3.01 ～ 3.25	A	认证通过
2.76 ～ 3.00	B ++	认证通过
2.51 ～ 2.75	B +	认证通过
2.01 ～ 2.50	B	认证通过
1.51 ～ 2.00	C	认证通过
≤ 1.50	D	认证不通过

二、医学教育相关政策

重视教师培养是提升医学教育质量、促进医学教育水平发展最有效的方法之一，这不仅仅是一项具有成本效益的干预手段，更是将医学教育与国家卫生保健需求相联系的长期策略。在过去几十年间，印度医学院数目激增，医学生急剧增多，导致教师资源缺乏，并由此带来一系列教育质量问题。为了保证教育质量，需要对现存教师开展系统、优质的培训。根据印度医学委员会提出的本科医学课程改革方案，各医学院必须成立医学教育研究部门，帮助教师掌握新的教学手段，适应医学教育发展新趋势。

2007 年，印度举办的主题为“提高医学教育地位”的全国医学教育会议受到多方关注，来自全国各地的 100 多位医学教育专家出席了会议。会议就各医学教育研究机构的长期合作、教师发展创新经验的共享等达成了一致意见，主要内容有：①政府对教师发展应给予大力支持；②建立三级培训架构进一步发展医学教育，即由各医学院医学教育研究部门组织的基础培训、区域层面的领导力和管理技能等进阶培训、国家层面的医学教育证书或学位培训；③新聘教师必须参与教师培训；④医学教育学术研究与教师专业进修挂钩。

印度医学教育领域的教师培训有着近 50 年的历史，最早开始于 20 世纪 70 年代。在世界卫生组织的帮助下，印度卫生与家庭福利部于 1976 年在贾瓦哈拉尔医学教育与研究院建成了第一个国家教师培训中心。此后，另三所类似的培训中心陆续建成，开设的培训课程旨在提高教师对理论和实践综合教学的认识以及积极促成其他高校医学教育研究部门的成立。1989 年，医学教育技术中心在新德里落成。1997 年以后，公立和私立医学院中的医学教育研究部门显著增多，可能与印度医学委员会出台了医学教育指导性文件有关。此外，印度各地的医科大学（University of Health Sciences）先后建立了课程发展研究机构，通过提供经费和人力资源以支持医学院医学教育研究部门的工作。其中，马哈拉施特拉医科大学成立了医学教育系，独立聘请教职人员，培养医学教育研究人才。虽然并非所有的医学教育研究部门都切实发挥了作用，这些部门的成立也并非代表教师发展已步入正轨，但是越来越多的医学院和教师认识到了医学教育培训的必要性。

印度医学教师发展受到美国国际医学教育与研究发展基金会（Foundation for Advancement of International Medical Education and Research，FAIMER）的支持。该基金会是美国的一个非营利性组织，旨在支持促进全球医学教育和卫生保健发展的研究项目，希望建立全球网络以加强各国医学教育研究者之间的联系。美国国际医学教育与研究发展基金会在印度协助多个地区的教育机构发展医学教育，包括卢迪亚纳基督教医学院等[1]。

第四节 招生与入学考试

一、一般情况

在印度，每个医学院候选人都需要完成“10 + 2”的基础教育，即不仅要接受 10 年的中学教育，还要接受高中 11 年级和 12 年级的教育。高中教育结束时，学生必须通过物理、化

[1] Foundation for Advancement of International Medical Education and Research. About us[EB/OL]. [2020-04-25]. https://www.faimer.org/about.html.

学、生物、数学和英语科目的高中毕业考试[1]。

不同的医学院会根据不同的指标进行录取。一般而言，医学院的录取基于以下四项：①本科生国家资格暨入学考试成绩（national eligibility and entrance test，NEET）；②医学院单独组织的考试和面试；③高中 12 年级期末考试成绩；④部分医学院基于捐赠的预留席位。

印度曾是世界上唯一允许出售医学院入学名额的国家。在很长一段时间里，私立医学院可以完全操控学生能否入学。在选拔学生时，往往还将其在学费之外给予学校的捐赠费用作为考虑因素。为了能够进入私立医学院学习，学生们平均需要捐赠 2 万～ 4 万卢比（430 ～ 860 美元）。金钱与权力是能够就读私立医学院的决定性因素。

为解决医学教育腐败问题，印度在推广全国统一的本科生国家资格暨入学考试，以此取代大学独立考试。2016 年，印度政府通过印度医学委员会做出了新的规定，即所有医学院在录取学生时均应基于国家资格暨入学考试成绩。虽然越来越多的学校放弃了独立的考试和面试，但许多大学和研究院仍然不认可本科生国家资格暨入学考试成绩，保留独立考试的形式。例如，部分公立大学和研究院如新德里全印度医学科学研究院、昌迪加尔医学教育研究院、贾瓦哈拉尔毕业后医学教育与研究院就不根据本科生国家资格暨入学考试成绩进行录取。

2017 年，印度政府专门规定：所有进入私立医学院学习的学生均需要先通过国家资格暨入学考试。私立医学院不再被允许自行组织入学考试。自此以后，私立医学院失去对录取过程的完全控制和操纵，所有招生名额都需要通过国家资格暨入学考试进行分配。

印度医学院为两种类型的国际学生留有入学配额，即非居民印度人、印度裔和外国国民以及来自某些发展中国家的学生。根据本科生国家资格暨入学考试规定，非居民印度人、印度裔和外国国民都可以报名参加考试，希望获得公立医学院入学配额的国际学生需要通过本科生国家资格暨入学考试，所有符合资格的候选人将根据考试成绩分配入学名额。国际医学生所需缴纳的费用与印度本国学生有所不同。

此外，印度政府为来自发展中国家的学生预留了医学院入学名额。这些学生多来自医学教育设施不足的欠发达国家和地区，每年预留入学名额的数量和分配可能不同。希望获得预留名额的候选人必须通过印度驻外使团提交一系列申请。申请通过的候选人不需要其他入学要求，可以直接入学。国际医学生与印度本国医学生接受相同的教育培训，获取相同的医学专业学位，完成实习后可注册行医[2]。

二、入学考试

（一）国家资格暨入学考试的发展和现状

国家资格暨入学考试由过去的全印医学前期考试（all India pre-medical test，AIPMT）发展而来。包括本科生国家资格暨入学考试（national eligibility and entrance test for undergraduate，NEET-UG）、硕士生国家资格暨入学考试（national eligibility and entrance test for postgraduate，NEET-PG）。2017 年，面向博士生招生的博士生国家资格暨入学考试（national eligibility and entrance test for super specialty，NEET-SS）首次举办[3]。

[1] National Board of Examinations. Information bulletin for national eligibility and entrance test for undergraduate, 2016[EB/OL]. [2020-04-26]. https://aipmt.nic.in/aipmt/ShowPdf.aspx?Type=50C9E8D5FC98727B4BBC93CF5D64A68DB647F04F&ID=6326675.

[2] National Board of Examinations. Information bulletin for national eligibility and entrance test for undergraduate, 2016[EB/OL]. [2020-04-26]. https://aipmt.nic.in/aipmt/ShowPdf.aspx?Type=50C9E8D5FC98727B4BBC93CF5D64A68DB647F04F&ID=632667547E7CD3E0466547863E1207A8C0C0C549.

[3] Megnha. NEET SS 2017 decoded with Dr Bipin Batra, NBE. Medical Dialogues, 6 December 2016[EB/OL]. [2020-04-26]. https://medicaldialogues.in/neet-ss-2017-decoded-with-dr-bipin-batra-executive-director-nbe/.

2012年，印度医学委员会宣布将引入国家资格暨入学考试。此后，安得拉邦、卡纳塔克邦、古吉拉特邦、西孟加拉邦和泰米尔纳德邦等多个邦对这一计划表示强烈反对，认为本科生国家资格暨入学考试存在巨大问题。经过多次讨论和修订，国家资格暨入学考试于2013年成为了合法的全国统一考试。2016年及以前，国家资格暨入学考试只能以英语和印地语进行，导致以非印地语为母语的地区对该考试的接受程度不高。2017年，印度医学委员会对本科生国家资格暨入学考试进行改革，学生可以选择以泰米尔语、泰卢固语、马拉地语、孟加拉语、阿萨姆语和古吉拉特语进行考试。2018年，埃纳德语和奥迪亚语被添加到考试语言中。因此，考生可以选择九种印度语言之一或英语进行作答。在2018年考试中，大约80%的考生用英语作答，11%的考生用印地语作答，4.3%的考生用古吉拉特语作答，3%的考生用孟加拉语作答，1.9%的考生用泰米尔语作答。

国家资格暨入学考试由国家考试委员会和中央中等教育委员会（Central Board of Secondary Education, CBSE）负责开办，适用于申请不同专业的多个学位，包括医学学士学位（MBBS）、外科学硕士学位/医学硕士（MS/MD）以及医学博士/外科学博士学位（DM/MCh）。大部分公立以及私立的医学院的录取都会以国家资格暨入学考试成绩为标准[1]。

（二）本科生国家资格暨入学考试

本科生国家资格暨入学考试在每年5月初举行，并于同年6月初公布考试结果。印度国民、非居民印度人（non resident Indians，NRIs）、海外印度公民（overseas citizen of India，OCI）、印度裔人（persons with Indian origin，PIO）和外国国民都有资格申请参加本科生国家资格暨入学考试。

本科生国家资格暨入学考试的内容主要是高中11年级和12年级的教育内容，考试题目包括物理、化学、植物学和动物学的内容，根据科目分成不同部分。考试持续时间为3小时，每个科目有45个问题。候选人对每道问题做出正确的回答会获得3分，做出错误的回答会倒扣1分，空题不作答则不会倒扣分。印度医学院入学竞争激烈。2013年，658 040名候选人参加考试，而医学院通过该考试招生的名额仅有31 000个[2]。

（三）硕士生国家资格暨入学考试

硕士生国家资格暨入学考试是印度医学本科生毕业后申请医学研究生教育的考试。该考试于每年11月末至12月初举行。考试内容包括攻读医学学士学位期间各个阶段学习的所有课程。问题共分为3部分：A部分50个问题，考查解剖学、生理学、生物化学知识；B部分100个问题，考查病理学、药理学、微生物学、法医学、社会和预防医学知识；C部分150个问题，考查普通内科、普通外科、妇产科、儿科、耳鼻喉科、眼科知识。候选人对每道问题做出正确的回答会获得3分，做出错误的答案会倒扣1分，空题不作答则不会倒扣分。考试总持续时间为3小时30分钟[3]。

---

[1] MCI rules out vernacular language medium for NEET. The Times of India, 17 October 2011[EB/OL]. [2020-04-26]. https://timesofindia.indiatimes.com/city/bhubaneswar/MCI-rules-out-vernacular-language-medium-for-NEET/articleshow/10386075.cms.

[2] National Board of Examinations. Information bulletin for national eligibility and entrance test for undergraduate, 2016[EB/OL]. [2020-04-26]. https://aipmt.nic.in/aipmt/ShowPdf.aspx?Type=50C9E8D5FC98727B4BBC93CF5D64A68DB647F04F&ID=632667547E7CD3E0466547863E1207A8C0C0C549.

[3] National Board of Examinations. Information bulletin for national eligibility and entrance test for postgraduate, 2019[EB/OL]. [2020-04-26]. https://cdn.digialm.com/per/g01/pub/1258/EForms/image/NEET-PG_2019.pdf.

第五节 医学院校

一、医学院校数量与分布

印度第一所医学院于 1835 年在加尔各答成立，随后很多医学院在 19 世纪成立。在 2015 和 2016 年，印度医学院数量分别达到 362 所和 398 所[1]。印度有两种类型的本科医学院，即公立和私立医学院，分别由政府和私立大学举办。印度公立医学院由政府统一管理。其中，全印医学科学院（All India Institute of Medical Sciences，AIIMS）和贾瓦哈拉尔毕业后医学教育与研究院（Jawaharlal Institute of Postgraduate Medical Education and Research，JIPMER）由中央政府管理和资助，前者被认为是世界上最好的医学院之一。其他公立医学院由各邦政府管理和资助。例如在德里和金奈等地，所在州的州政府管理和资助了一些公立医学院。

私立医学院的产生最初是为了解决医生严重短缺的问题。第一所自筹经费的私立医学院于 1953 年开始运营。此后，许多医学院由私立部门建立起来。1980 年，印度大约有 100 所公立医学院和 11 所私立医学院。20 世纪 90 年代，在鼓励自由化、私有化的经济改革实施之后，印度私立医学院的数量大幅增加[2]。2016 年，私立医学院增至 215 所，在数量上已超过公立医学院（183 所）。然而，绝大部分私立医学院由没有任何医学经验的商人运营，并且由政客所管理[3]。大多数私立医学院以营利为目的。

虽然公立、私立医学院共存，但私立医学院的学费高昂，公立医学院仍然是大多数人的首选，也仍然是印度医学教育体系的核心组成部分。最好的几所公立医学院的录取率极低，其录取率甚至堪比美国常春藤联盟大学[4]。2016 年，在所评选出的印度顶级医学院中，公立和私立医学院分别有 14 所和 4 所。

在地理分布上，印度医学院校广泛分布在各邦之中。拥有医学院校数目较多的邦主要分布在印度西南部，包括卡纳塔克邦、马哈拉施特拉邦、泰米尔纳德邦和安得拉邦；医学院校数目较少的邦主要分布在东北部，包括曼尼普尔邦、特里普拉邦等。印度私立医学院主要集中于富裕地区，57% 的私立医学院集中分布在西南部以下几个邦内：马哈拉施特拉邦、泰米尔纳德邦、卡纳塔克邦、安得拉邦、古吉拉特邦和喀拉拉邦。私立医学院在上述地区的录取比例（指录取人数占其总人口的比例）明显高于其他邦，也高于全国平均水平。与此相对比，印度东北等地区的某些邦连一所私立医学院都没有[5]。

印度医学院存在很多腐败问题。自 2010 年以来，至少 69 所医学院和教学医院被指控犯罪或严重违规，包括操纵入学考试或收受贿赂以录取学生。根据印度政府记录及法庭文件，在 398 所医学院中，每 6 所之中就有 1 所被控以作弊的罪名。由于许多印度医学院所存在的腐败问题，该国很多学生选择去东欧国家学习医学，比如匈牙利、捷克共和国、波兰、罗马尼亚、斯洛伐克等国家。与印度相比，东欧国家的学费更加便宜，具备更高质量的教学基础设施和医

[1] D'Silva J. India's private medical colleges and capitation fees[J]. BMJ, 2015, 350: h106.

[2] Patillo A. Medical school in India, comparable programs[EB/OL]. [2020-04-26]. https://www.classbase.com/News/Medical-School-in-India-Comparable-Programs-58.

[3] Bearak M. How bad are most of India's medical schools? Very, according to new reports[EB/OL]. [2020-04-26]. https://www.washingtonpost.com/news/worldviews/wp/2016/04/21/how-bad-are-most-of-indias-medical-schools-very-according-to-new-reports/?utm_term].a8aeb8f649c5.

[4] Moksh Overseas Education Consultants. Admission to private medical colleges in India[EB/OL]. [2020-04-26]. http://www.moksh16.com/mbbs-private-medical-colleges-india/.

[5] Medical Council of India. Information desk: For students: List of Colleges Teaching MBBS[EB/OL]. [2020-04-26]. https://www.mciindia.org/CMS/information-desk/for-students-to-study-in-india/list-of-college-teaching-mbbs.

疗设备，课程设置也以美国教育模式为基础。例如，东欧国家医学院的学费每年约为 1.45 万美元，其中保加利亚大约只有 1 万美元[1]。

二、医学院校筹资

（一）公立医学院

印度公立医学院的基础设施建设及日常运营可以得到政府的经费支持，学生所缴纳的学费和附属医院的盈余也是公立医学院的资金来源。公立医学院的学费标准主要以教学活动的成本为依据制订，由邦政府统一制订。对于印度公民，公立医学院所收取的学费水平很低。由于公立医学院拥有多方面的资金来源，因而财务状况较好。

（二）私立医学院

对于私立医学院的基础设施建设和日常运营所需经费，政府投入十分有限。私立医学院的收费政策一般不对外公开，基本上由学院内部决定。学费是私立医学院的主要资金来源。为了保证一定的收益，私立医学院招生数必须达到一定规模，学费标准显著高于公立学校。例如，孟买一所私立医学院每年收取的学费高达 300 万卢比（约合 6.4 万美元），可能与孟买受到美国化的高度影响有关。私立医学院对留学生收取的学费更为高昂。

除学费和日常费用之外，很多私立医学院还向学生收取一次性人头费，实质上是非法的强制性捐款。2015 年之前，私立医学院对每个新入学的医学生收取 300 万～ 600 万卢比的人头费用[2]。在很长一段时间里，私立医学院可以完全操控学生能否入学。

自 2016 年起，印度政府决定取消私立医学院收取人头费的制度。上述政策得到印度最高法院的同意。自此开始，私立医学院无法收取人头费，无法完全操控学生的入学，学生人数得不到保证。为了保证收入水平不受影响，私立医学院开始提高收费标准，导致在私立医学院完成学士学位的总费用达到 700 万卢比左右。上述做法不但增加了医学生的经济负担，也导致私立医学院无法招到足够的生源。2017 年，虽然私立医学院大幅度降低了录取标准，但仍有大约 40% 的招生名额出现空缺[3]。

第六节　院校医学教育

一、学制与学位

与美国医学学位制度有所不同，印度医学专业学位包括医学学士学位（MBBS）、外科学 / 医学硕士学位（MS，MD），以及医学 / 外科学博士学位（DM/MCh）。

医学生进入医学院后要接受 4 年半的本科学习，顺利通过毕业考试并完成强制性临床轮转实习（compulsory rotatory residential internship，CRRI），拿到医学学士学位后可以参加硕士生国家资格暨入学考试成绩以申请继续深造，考试通过者可以继续攻读硕士学位。

印度硕士学位包括医学硕士学位（MD）以及外科学硕士学位（MS）两种。医学硕士学

[1] Patillo A. Medical school in India, comparable Programs[EB/OL]. [2020-04-26]. https://www.classbase.com/News/Medical-School-in-India-Comparable-Programs-58.

[2] D'Silva J. India's private medical colleges and capitation fees[J]. BMJ, 2015, 350: h106.

[3] Moksh Overseas Education Consultants. Admission to private medical colleges in India[EB/OL]. [2020-04-26]. http://www.moksh16.com/mbbs-private-medical-colleges-india/.

位包括的专业有麻醉学、生物化学、社区健康学、皮肤病学、家庭医学、法医学、普通内科、微生物学、儿科学、姑息医学、病理学、药理学、物理治疗与康复医学、生理学、预防和社会医学、精神病学、放射诊断学、放射治疗学、结核和呼吸系统疾病、紧急和重症监护、核医学、输血医学、皮肤和内脏疾病、热带医学。外科学硕士学位包括的专业有：耳鼻喉科、普通外科、眼科、骨科、妇产科以及皮肤病科、性病科和麻风病科等。

在印度，攻读医学硕士学位需用 2 ～ 3 年时间。与其他国家相比，印度医学教育更加突出本科生与博士研究生的培养，医学硕士学位授予数量较少，往往作为通往医学博士学位的过渡性学位。取得硕士学位之后，攻读不同专业的医学博士学位一般需用 3 年以上的时间。

印度的医学博士学位有医学博士学位（DM）以及外科学博士学位（MCh）两种。医学博士学位包括的专业有：精神病学、心脏麻醉、心脏病学、血液学、药理学、麻醉学、疼痛医学和重症监护、内分泌学、消化内科、微生物学、儿科、肾病学、神经麻醉学和重症监护、神经内科、姑息医学、心脏病学、肺和睡眠障碍、妇产科、核医学、心脏放射学。外科学博士学位包括的专业有：外科、心胸和血管外科、胃肠外科、妇产科、耳鼻喉科、神经外科、小儿外科、整形外科、肿瘤外科、手术创伤中心、泌尿外科[1]。

二、培养模式

（一）医学本科生培养目标

根据印度医学委员会官方网站说明，本科课程旨在让学生学习医学知识并掌握基本的临床技能，包括：如何询问病史；如何选择检查方法，进行检查；如何鉴别诊断，确定最佳治疗方案；如何管理患者等。在实习中，本科实习生将获得临床实践、学习病房管理等方面的知识。

（二）医学本科生培养方案

进入医学院的本科生须接受 9 个学期历时 4 年半的课程教育，此外还需要接受 1 年的强制性临床实习。本科教育分为三个阶段：第一阶段 2 个学期，由临床预科课程组成，包括解剖、生理、生物物理、生化和社区医学（含人文科学）等。第二阶段共 3 个学期，由临床桥梁课程和临床课程组成。前者包括病理、药理、微生物、法医学（含毒理和部分社区医学）等课程，后者由内科、外科和牙科等课程组成。第三阶段共 4 个学期，针对学生情况与印度国内医疗卫生情况，这一阶段开设的内科及相关专业课程有儿科学、结核与肺部疾病、皮肤与性传播疾病、精神病学、放射诊断学、感染性疾病等；外科学及相关专业课程包括普通外科、骨科（含物理治疗及康复医学）、眼科、牙科、矫形、麻醉、放射治疗等课程；助产医学的课程包含家庭医学及计划生育等。

三个阶段的学习结束后，需要参加医学本科学位考试。通过考试后，获得印度医学委员会或邦立医学委员会的临时注册证书，需要到医学院附属医院或者其他经过认证的医院进行为期 1 年的强制性临床轮转实习。临床实习的时间安排是社区医学 3 个月，内科学 2 个月，外科学 2 个月，助产医学 2 个月、家庭福利计划（family welfare plan）15 天，儿科学 15 天，眼科学 15 天，耳鼻喉学 15 天，意外灾难处理 1 个月。

实习生可以在顾问医学教师（consultant medical teacher）、首席医学教师（chief medical teacher）、研究生（postgraduate student）和高级住院医师（senior medical officer）的监督下开展相应的临床工作，承担临床责任。实习生可以参与治疗患者，但是不能独立工作。因为实习生没有医学委员会的正式注册编号，不能凭借自己的签名签发医疗证明、死亡证明或其他医疗

[1] Careers360. List of Medical Degrees in India-After Class 12, MBBS & PG courses[EB/OL]. [2020-05-04]. https://medicine.careers360.com/articles/medical-degrees.

法律文件。实习生每个月可以获得津贴，津贴数目由各医院独立制订。

（三）医学研究生培养目标

根据印度医学委员会官方网站说明，印度医学研究生教育旨在培养出称职的专家或医学教师。医学研究生应当能够判断社会卫生需求，能够在满足道德标准和国家卫生政策的条件下履行职业义务；应当掌握大部分与专业相关的能力，并能够在医疗保健服务和医学教育中应用其专业能力；应当能够了解有关学科的当代进步和发展；应当具备科学探索精神，掌握科学研究原则和方法；应当掌握基本的医学教学技能。

（四）医学研究生培养方案

在获得医学学士学位后，攻读不同专业的医学硕士学位通常需用 2 ～ 3 年时间，之后再用 3 年以上的时间攻读不同专业的医学博士学位。根据所学专业不同，研究生课程时限有一定区别。研究生课程的主要组成部分包括：理论科学知识、基本实践临床技能、论文技巧、服务态度和沟通技能、科学研究方法培训。每位研究生导师每年只能招收 1 名研究生，导师与学生的比例控制在 1∶1。

阶段考试穿插于不同的培训阶段，整个研究生培训过程结束后还有最终考核。考试分为理论知识、操作技能及沟通技能等。只有通过每学期的阶段考试与最终考核，并在理论上获得至少一半分数的学生才能获得学位。

三、医学教育中存在的问题

近年来，许多组织和机构提出印度医学教育存在种种问题，如偏重理论知识，忽视临床实践和沟通能力培养；学生课业压力负担重；不能与印度医疗卫生现状结合，不能为医学生提供全球化视角等。

印度医学教育依然保持着传统模式。在医学本科教育的 5 年半中，前 4 年半为理论知识的学习，学习医学预科课程、临床桥梁课程和临床课程，只有最后 1 年在轮转实习中接触临床。在教学评估和考核方面，印度医学教育也使用传统模式，考试形式包括论述题、简答题、多选题等，主要关注学生的理论知识学习，而缺乏对技能以及专业沟通能力的考查。

医学生的课程学习任务十分繁重，理论知识的教学形式主要为教师课堂授课，以教师为中心，鼓励被动学习。由于不重视基础与临床的结合，在理论学习和临床实习的过程中，学生必须自行将相关知识融会贯通并应用到疾病诊疗之中。在当今知识爆炸的时代，年轻学生接触到来自教师的大量知识，目前的教学大纲尚没有区分各项内容的重要程度。总体而言，医学生学业负担越来越重[1]。

四、医学教育改革

在过去的几十年间，医学教育改革的呼声日益高涨。为了进一步适应国家卫生保健需求，印度政府出台相关文件提出应对医学教育进行改革和重新定位。

世界卫生组织的印度医学教育改革研究项目组织建立了医学教育机构联盟，囊括了各学科的教师和专家。这些机构共同进行调研，建立数据库，了解社会需求，并在达成共识的基础上拟定相关文件。研究认为印度医学教学与评估和健康 / 疾病模式不相符，应对本科阶段的核心课程做出明确界定，明确规定哪些课程是学生必修的，哪些课程是值得学习但并非重点等。同时强调引入整合式教学，加强技能学习，重视行为与沟通技能、管理能力、健康经济以及医学

[1] Rita Sood, 周莹 . 印度医学教育 [J]. 复旦教育论坛 , 2009, 7(2): 92-96.

伦理等方面内容，引入改良的 PBL 方法。采用新型教学手段（如信息技术）以及学生评价工具等，使学生评估过程更加客观全面，重视能力的考查。这些建议均被纳入了印度医学委员会的课程修订计划之中。

有些医学院还引入了综合实习项目、社区教学项目以及医学伦理学课程，但这类医学院所占比例很小，并且这些课程缺乏统一规范。在大多数医学院中，课程改革还遇到了一定阻力。在过去数年中，医学教育全球化受到重视，但从整个国家的范围来看印度在医学教育全球化方面仍处于起步阶段。为此，印度医学委员会制订了方针和政策，联合各机构多方合作落实相关新举措。医学教育全球化使更多留学生前往印度学习医学，同时也使更多印度医学毕业生流向世界各地。在这个过程中，如何将本国医疗与医学教育的国际标准相对接，并针对印度本地的卫生保健需求做出适当调整，是印度面临的重要问题之一。

除此之外，针对医学教师资源紧缺的状况，印度注意在全国范围内共同协调资源，促进公私立医疗机构的合作，广泛使用信息技术共享资源。同时，印度也制订了全国医学教育质量的统一标准。

第七节 毕业后医学教育

一、住院医师培训

本科毕业后，如不继续攻读硕士或博士学位，则需要参加普通专科培训入科考试。在经过国家医学考试委员会认证的医疗机构进行 2 ～ 3 年普通专科培训。完成培训后，通过普通专科考试（DNB final exam-broad specialties）可获得普通专科（broad specialties）医师资格。

专科医师资格证书有以下专业方向：麻醉学、解剖学、生物化学、皮肤病学、急诊医学、家庭医学、现场流行病学、法医学、普通内科、普通外科、卫生管理（包括医院管理）、免疫血液学和输血医学、母婴健康、微生物学、核医学、妇产科、眼科、整形外科、耳鼻咽喉科、儿科、病理学、药理学、物理治疗和康复医学、生理学、精神病学、放射诊断、放射治疗、呼吸系统疾病、农村外科、社会和预防医学。

二、亚专科住院医师培训

（一）研究生毕业高级专科医师培训养

硕士和博士学位毕业的医学生通过参加高级专科医师培训入科考试，在经过印度国家医学考试委员会认证的医疗机构进行 4 ～ 6 年的高级专科培训。完成培训后，通过高级专科考试（DNB final exam-super specialties），授予高级专科（super specialties）医师资格。

高级专科医师资格证书包括以下专业：心脏麻醉、心脏病、临床药理、内分泌、消化内科、血液学、医学遗传、肿瘤内科、新生儿科、肾病科、神经内科、小儿心脏病、风湿病、心脏胸外科（6 年培训）、泌尿外科、神经外科（6 年培训）、小儿外科（6 年培训）、周围血管外科、整形外科（6 年培训）、胃肠外科、肿瘤外科、胸外科[1]。

（二）博士后亚专科医师培训养

印度国家医学考试委员会在选定的研究中心开设博士后亚专科培训项目（postdoctoral

[1] National Board of Examinations. Information bulletin and application form for seeking accreditation with NBE-2015[EB/OL]. [2020-05-18]. http://www.natboard.edu.in/matter.php?notice_id=1408.

fellowship programme）。部分专业的医学毕业生通过亚专科入科考试（fellowship entrance examinations，FEnE）之后，在经过国家医学考试委员会认可的医疗机构进行为期 2 年的培训。完成培训后，通过亚专科出科考试（fellowship exit examinations，FExE）后，可获得国家医学专业学会亚专科医师资格（fellow of National Board，FNB）。

博士后亚专科医师培训包括以下专业：重症监护医学、手外科和微外科、高风险妊娠和围生、传染病、介入心脏病学、实验室医学、肝移植、微创手术、神经麻醉和重症监护、儿科胃肠病学、儿科肿瘤、儿科重症监护、儿科肾病、儿科眼科、生殖医学、脊柱手术、运动医学、创伤护理、玻璃体视网膜手术[1]。

第八节 继续医学教育

一、发展历史

1985 年，印度医学委员会和卫生与家庭福利部提出了印度继续医学教育计划（continuing medical education scheme in India）。该计划的初衷是利用大量在美国定居的印度医生资源，对印度本土医生提供继续医学教育并号召其为印度捐赠医学设备。同年，印度医学委员会成立负责小组。1993 年，印度卫生与家庭福利部拓展了该计划，让在英国和加拿大工作的印度医生也加入进来。1999 年，计划得到进一步扩大，开始开展一些没有来自发达国家医生的继续医学教育项目。但时至今日，来自发达国家的医生仍然是印度继续医学教育的主体部分。如果有来自发达国家医生的参与，印度医学委员会将为继续医学教育项目的国内承办机构提供相对更多的资金支持[2]。

二、继续医学教育计划与安排

在印度继续医学教育计划中，对每年继续医学教育的数量、活动经费的承担以及国内承办机构、国外医学院和印度医学委员会继续教育领导小组的职责等做出了比较明确而详细的规定。

在继续医学教育项目数量上，年度整体规划会根据国内实际需求制订本年度的项目数量和具体时间。随着继续医学教育计划的逐步完善，项目数量也不断增多。1985—1986 年，全国仅开展了 4 个继续医学教育项目。截止到 2017 年，全国每年开展 100 ～ 150 个继续医学教育项目。

在继续医学教育主题的选择上，通常需要由国内承办医学院校与国外医学院校联系协商确定，一般根据印度国内医学发展的实际情况以及医疗卫生现状确定教育主题。

在继续医学教育形式上，主要包含研讨会（seminars/symposia）、工作坊（workshops）、短期培训课程（short-term courses）以及科学家交流项目（scientists exchange programme）和初级医学科学家培训（training of junior medical scientists）等。近年来，线上继续医学教育课程逐渐兴起，但是并未在印度全国范围内普及，仅有十余个邦的邦立医学委员会提供线上继续医学教

[1] National Board of Examinations. Information bulletin and application form for seeking accreditation with NBE-2015[EB/OL]. [2020-05-18]. http://www.natboard.edu.in/matter.php?notice_id=1408.

[2] Medical Council of India. Guidelines for continuing medical education scheme[EB/OL]. [2020-05-18]. https://www.mciindia.org/CMS/about-mci/cme-programmes/guidelines-for-cme-scheme.

育课程[1]。

三、学分要求

自2007年，印度医学委员会对所有已注册医务人员接受继续医学教育的时间提出强制性要求，每个医务人员需要在5年内完成一定数目的继续医学教育学分才能够继续注册，否则注册将失效。然而《印度医学委员会法》规定医生一旦注册即终生有效，与这一强制性要求相互矛盾，因此关于继续教育学分的强制性要求仍在印度医学界存在广泛争议。

印度医学委员会建议成员每5年应完成30学分的继续医学教育课程，每2小时的学习计算为1学分。各邦立医学委员会对完成继续教育的时间要求有所不同，大部分遵循印度医学委员会的建议。由于教育资源的不均衡和线上教育的缺乏，部分地区特别是农村地区的医生往往不能遵守这一规定[2]。

第九节 讨论与借鉴

一、在鼓励民办医学院发展的同时，应注重完善筹资机制以平衡其趋利化倾向

近年来，随着印度私立医学教育的迅速扩张，私立医学院数量已超过公立医学院。虽然印度医学教育的私有化扩大了卫生保健的范围，同时在一定程度上缓解了医学人才短缺的问题，但导致了医学教育的商业化及整体教育质量的急剧下降。与发达国家相比，印度的私立医学院表现出很强的趋利性，兴建新的医学院成为一项可获利的投资，人才培养质量与公立医学院相比存在较大差距。主要原因可能在于私立医学院的机构定位不恰当、筹资渠道过于狭窄、筹资机制不健全，过度依赖学费收入以维持生存，从而导致招生规模过大、牺牲办学条件等一系列问题。与此相对比，美国私立医学院学杂费收入仅占总收入的3.8%。

长期以来，我国公共财政主要资助公立学校，民办医学院校即使能够获得政府资助，所得数额也极小。由于未建立对于捐赠者的税收优惠制度，民办医学院校所获得的捐赠收入也很少。因此，民办医学院校主要依靠办学者投资和学费收入办学，与印度、非洲等地私立医学院相类似。很多民办医学院校由于资金短缺、趋利性过强等原因，在人力和物力资源方面的投入明显不足，在教学资源硬件、教师待遇等方面仍存在很大不足[3,4]。上述现象的存在，造成很多民办医学院校的办学质量不高，在整体上损害了民办医学院校的名声。

教育经费是教育发展的最基本物质保障，稳健的筹资渠道和财务状况对于医学院的生存发展与人才培养质量具有十分重要的意义。由于民办医学院校一般不享受国家的财政支持，这就要求民办医学院校在国家政策允许的范围内建立多渠道的经费募集体系。与此同时，政府应遵循医学教育规律制订和落实对于民办医学院校的经济扶持政策，特别是在科研课题申报等方面

[1] National Academy of Medical Sciences (India) . Guide for proposals-continuing medical education[EB/OL]. [2020-05-18]. http://www.nams-india.in/webpages/cmeguide.html.

[2] Cmepedia. The gradual development of online CME practice in India[EB/OL]. [2020-05-18]. https://www.cmepedia.net/cme-in-india.

[3] 张晓阳，张秀茹，于家畦．独立医学院校基于师资来源的教师分类管理研究[J]. 湖北函授大学学报，2015, 28(13): 19-20.

[4] 张琪，潘湛，何乐雁．医学类独立学院教学管理的现状与改革探索[J]. 当代医学，2014, 20(35): 163-164.

给予支持。在公立院校已经历60余年发展历程的背景下，我国医学人才培养体系建设的重点，可能应放在支持并规范民办医学院校的发展上，使民办医学院校成为医学人才培养体系的有益补充。

二、完善医学院监管制度，实现人才培养的同质化

由于印度医学理事会的监管存在漏洞，办学条件不足的医学院也可获得认证，导致医学教育特别是本科教育质量急剧下降。许多医学院变成了充满金钱思想的江湖医生的加工厂，而不是培养高质量医生的场所。总体而言，印度仍然没有建立健全的规章制度以约束医学院人才的培养过程。此外，政府对私立医学院的管理仍欠规范，存在缺位现象，专业认证制度不健全和政府监管不力导致部分不够格的私立医学院进入教育市场，从而造成不同医学院之间的人才培养质量存在很大差异，难以保证人才培养的同质化，对于医疗服务质量和患者生命安全埋下很大隐患。印度在医学院监督管理方面存在的问题，在某种程度上也存在于我国。

在英美等医学教育强国，普遍重视借助非政府行为实现对医学教育的有效管理。特别是通过法律授权的形式，使社会组织极具权威性，在医学教育机构与专业认证、标准制修订、监督检查等方面发挥了巨大作用。政府则主要通过立法、教育与科研经费的拨款等方式直接或间接影响医学院校的发展。例如，英国医学总会（General Medical Council）作为一家独立的社会组织，承担着促进医学教育和实践的职能，根据社会和医学科学的发展进步适时设定医学院校培养医生的标准，提出对于医学教育的指导意见。该机构先后发布《明日医生》《促进卓越：医学教育和培训标准》《实践中的专业行为：医学院和医学生指南》等纲领性指导建议和标准要求，并且通过认证、实地考察、问卷调查等多种方式对医学院校教学质量进行监督，确保了英国本科医学教育质量的同质化。在医学教育认证方面，美国于1942成立了医学教育联络委员会（Liaison Committee on Medical Education），负责医学博士学位项目的认证，建立了基于不同认证结论进行分类管理的完善的管理机制。如果该委员会认为某医学博士学位项目没有遵守所有的认证标准或者在一个或多个环节的表现不尽如人意，可以采取调查访问等一个或多个后续行动。

在我国，不同医学院校之间的人才培养质量仍存在很大差异，与尚未建立科学有效的监督管理制度存在很大关系。教育部于2008年成立了临床医学专业认证机构，并于次年开始了首所医学院的正式认证，目前已基本完成对全国所有临床医学本科专业的首轮认证。长期以来，我国医学教育的管理主要由政府部门负责，行业学（协）会等社会组织的作用未能得到充分发挥。由于政府部门人手和精力有限，往往只能实行粗放式管理或导致政策调整的滞后。目前，医学教育管理方面存在某种程度的政府失灵现象，监管不足或缺位、政策调整滞后、人才培养质量与效率受到影响等问题比较突出。根据国内外学术界的普遍认识，专业人才教育的管理仅仅依靠政府部门的力量是不够的。因此，我国特别需要借助社会组织的力量完善医学院校监督管理体系与制度，加强对医学院校的监管，以培养高质量的医学人才。

三、重视传统医学教育的发展

印度十分重视传统医学教育，全国有数百个传统医学教育学院，传统医学具有独立完备的医学学士、硕士和博士学位三级学位体系。传统医学在印度医疗体系中发挥了重要作用，经过注册的印度传统医学医生占医生总数的22.8%。印度对传统医学教育的重视值得我国参考学习。目前，我国迫切需要建立健全符合中医药人才成长规律的中医药高等教育制度和体系。在医教协同背景下，加快中医教育改革，适应新时期对中医人才培养的需求，调整培养人才的层次、专业、类别结构，构建与中医服务需求相适应的中医人才培养体系。以“5 + 3”五年

制人才培养为基础，把卓越中医师人才培养作为重点。探索“5 + 3 + X”模式的拔尖人才培养模式，为中医事业的发展打造领军人物。开展定向培养工作，发挥中医全科医学优势，发展“3 + 2”培养模式，为农村基层及偏远地区培养专科层次人才。同时，应强化中医专业在中医药院校中的主体地位，支持中医药院校加强对中医传统文化功底深厚、热爱中医的优秀学生的选拔培养。强化传承，把中医经典能力培养作为重点，将师承教育贯穿临床实践教学全过程。强化学生中医思维培养，提高中医类专业经典课程比重。此外，在资金、政策等方面制订倾斜政策，应增加对中医药发展较慢地区的政府投入的转移支付，支持中医欠发达地区推进中医人才培养模式改革，加强中医学科和规范化培训基地建设等。

四、进一步完善医学教育学制与学位制度

印度医学教育学制为 3 ～ 9 年不等，医学研究生学位制度分为以科学研究为主的科研型硕士、博士学位以及以临床训练为主的临床医学硕士、临床医学博士专业学位两种类型。印度医学学位制度与住院医师和专科医师培训与准入制度的衔接也较好。此外，印度许多医学院的医学专业教材采用英美等发达国家的英文教材，有利于医学生具备全球化视野，成长为国际一流的医学人才。印度医学院还比较注重医学人文教育，在大一就为医学生引入社区医学介绍课程，注重沟通技能的培养。

我国高等医学教育包括专科、本科和研究生教育 3 个层次。其中，医学专科教育为 3 年制，毕业后不授予学位。属于本科范畴的学制包括 5 年制、5 + 3 一体化、8 年制 3 种学制。5 年制医学本科教育毕业时授予医学学士学位；医学本科长学制包括“5 + 3 一体化”和 8 年制，毕业时分别授予医学专业硕士学位和医学专业博士学位。除此之外，还包括统招的专业硕士或博士研究生教育，学制分别为 3 年。目前，我国医学院校多采用两种或两种以上学制。

印度医学教育学制与中国相仿，两国的医学研究生学位制度也基本类似。但是与中国不同的是，印度的学士、硕士、博士三级医学学位体系中，更加突出学士学位与博士学位，硕士学位授予数量较少，往往是作为通往医学博士学位的过渡。此外，我国医学教育学制长短不一虽然有利于不同层次医学人才的培养，但也造成了人才培养体系的管理过于复杂、各环节衔接不畅、因医学生复习考研导致临床实习制度形同虚设等严重问题。需要指出的是，以美国为典型代表的发达国家实行 4 年制医学院教育、授予 MD 学位的单一制度，值得我国在医学教育学制与学位改革中参考。

第八章　泰国医学教育

第一节　基本国情

一、基本情况

泰王国（The Kingdom of Thailand），旧名暹罗（Siam），简称泰国。泰国在泰语中意为“自由的土地”，是位于亚洲中南半岛中部（北纬 5° 30″ 至北纬 21°，东经 97° 30″至 105° 30″）的中低收入发展中国家。泰国国土面积为 513 120 平方千米，在东南亚地区仅次于印度尼西亚和缅甸，位居第三。南北纵跨 1860 千米，北邻老挝，东接柬埔寨，西面缅甸、南邻马来西亚。其陆地边界线长约 3400 千米，海岸线长约 2614.4 千米，其中沿泰国湾海岸线 1874.8 千米，沿印度洋海岸线 739.6 千米。由于地处热带，泰国大部地区属热带季风气候，终年炎热，四季如夏。

根据自然地形，泰国主要划分为北部、东北部、中部和南部。在行政区划上，全国共划分为 76 个一级行政区，包括首都直辖市曼谷和其他 75 个“府”（Changwat），其中北部地区 17 个府、东北部地区 19 个府、中部地区 19 个府、东部地区 7 个府以及南部地区 14 个府。各府以其首府（Mueang）命名，府下又有次级行政区划，即郡（Amphoe）与次郡（King Amphoe）。曼谷，泰语意为“神仙之都”，作为首都，是唯一“府级”的直辖市，同时也是泰国政治、经济、金融、贸易、文化和交通中心。

1932 年，泰国结束了长期专制统治的历史，开始实行议会制君主立宪制度，成为君主立宪制国家。泰国宪法规定：泰王国是以国王为国家元首的民主体制国家。国王是泰国国家元首，是泰国武装部队最高统帅，通过国会行使立法权、通过政府行使行政权、通过法院行使司法权。现任国王为泰王拉玛十世，本名玛哈・哇集拉隆功（Maha Vajiralongkorn，中文名：郑冕），是却克里王朝（1782—）的第十任国王。

近年来泰国经济总体呈稳步增长趋势（表 8-1）。2017 年，国民生产总值为 15 450 107 百万泰铢（455 245 亿美元），同比增长 6.3%，人均 GDP 达 223 607 泰铢（6589 美元）。

表 8-1　泰国国内生产总值及人均国内生产总值

年份	名义 GDP		年均人口（千人）	人均名义 GDP		GDP 平减指数（1965 = 100）
	百万泰铢	百万美元		泰铢	美元	
1960	58 478	2761	27 362	2137	101	100
1970	147 400	7087	36 915	3993	192	104.23
1980	662 482	32 354	47 369	13 986	683	241.36
1990	2 183 545	85 343	56 583	38 590	1508	373.65

（续表）

年份	名义 GDP		年均人口（千人）	人均名义 GDP		GDP 平减指数（1965 = 100）
	百万泰铢	百万美元		泰铢	美元	
2000	5 069 823	126 288	63 155	80 276	2000	564.30
2010	10 808 151	340 692	67 312	160 568	5061	767.82
2017	15 450 107	455 245	69 095	223 607	6589	885.30

注：泰国经济和社会发展委员会 2017 年 2 月 19 日发表数据，1993 年以前数据来自世界银行

据 WHO 统计，2016 年泰国总人口约为 6886.4 万人，其中 15 岁及以下人口占 17.7%，60 岁以上人口达 32.3%。在人口健康状况方面，2016 年妇女生育率为 1.5%，孕产妇死亡率下降至（14 ～ 32）/100 000 新生儿（2015 年）。2016 年，全国女性期望寿命为 79 岁，男性期望寿命则为 72 岁。2017 年，新生儿死亡率现为 5.3‰，5 岁以下儿童死亡率为 10.5 ‰[1]。

泰国医疗行业发展迅速，尤其是随着国内经济复苏，私立医疗行业发展势如破竹。1997 年，泰国政府年正式确立了医疗旅游（指海外消费者跨境旅游的同时接受医疗服务）的发展方针。2004 年，泰国公共卫生部牵头正式制订了第一个医疗旅游发展五年计划，大力发展医疗旅游业。在政府支持下，泰国医疗行业致力于提高医疗服务质量、优化医院管理、引进国内外优秀医疗团队。泰国医疗旅游业凭借高质量的医疗服务、丰富的旅游资源和相对低廉的价格脱颖而出，获得蓬勃发展。

2014 年，泰国已有然禧医院（Yanhee Hospital）、曼谷医院（Bangkok Hospital）等 36 所医院获得国际卫生机构联合委员会（Joint Commission International，JCI）认证，是东南亚国家联盟（Association of Southeast Asian Nations，ASEAN）中拥有 JCI 认证医院最多的国家。赴泰国就医人数以 15% 左右的速度逐年增长，2017 年有 330 万人次赴泰国医疗旅游，当年泰国私立医院医疗旅游单项收入高达 480 亿泰铢。因此，泰国为全球医疗旅游行业的发展树立了典范。

二、医生

（一）医生培养

泰国医生培养主要分为两个阶段，即本科医学教育和毕业后教育阶段（图 8-1）。统招医学生需要通过全国统一大学入学考试和各医学院校自行组织的面试两轮筛选，才有可能获取医学院校录取资格。此外，也有一部分医学生通过特殊的招生项目（如“特招培养农村医生合作项目”）被录取进入医学院校就读。入学后，医学生一般接受 6 年制本科医学教育，并在此期间完成约 259 学分的课程学习，才能获取本科毕业证书和学士学位。

针对选择进行毕业后教育的医学毕业生，泰国目前有以下 3 种全科医生培养模式。

第一种模式从 1999 年开始实施。本科毕业后，医学生进行为期 3 年的培训，完成培训后，参加相应的考核，即可获得泰国医学专业委员会（Medical Council of Thailand，TMC）认证及相应证书。2005 年，泰国医学专业委员会共认证 24 所医学院具备全科医生培养资格。

第二种为泰国公共卫生部、国家卫生安全办公室与皇家医学院联合培养项目，从 2009 年开始实施。本科毕业后，医学生需要在医院接受 3 年培训，期间仍需每周半天在医学院学习。顺利完成培训并通过相应考核后，即可获得泰国医学专业委员会颁发的证书。

第三种为目前泰国普遍推行的全科医生培养模式。本科毕业后，根据与泰国公共卫生部签署的协议，医学毕业生必须首先在大学医院轮转实习（intership，通常在府级医院）1 年，随

[1] World Health Organization. Thailand statistics summary[EB/OL]. [2019-04-10]. https://www.who.int/countries/tha/zh/.

后在农村地区的非大学社区医院工作 2 年，工作期间仍需每周半天去医学院学习。完成以上 3 年的强制服务，是医学生参加泰国医学专业委员会组织下的全国统一医生执照考试的必要前提。顺利通过全国统一医生执照考试后，医学生将获得由泰国政府颁发的资格证书，正式成为全科医生。

获取全科医生资格证书的医务人员可根据实际情况与个人需求，自行选择进行毕业后教育与择业，大致分为 3 种情况。

其一，部分全科医生选择直接就业，在各级（省 / 地区级）医院工作，在工作中接受继续医学教育。其中，省级医院相当于我国的县级医院，地区级医院相当于我国的乡镇卫生院。其二，也有一些人将赴医学院校或城市三级医院接受 3 年以上（不同专科培训期不同，部分科室专业如心胸外科等要求进行 4 ～ 5 年的专科培训）的专科医师培训，培训结束并通过考核后将由泰国医学专业委员会颁发专科医师执业资格证书。成为专科医生后，必须在国内外完成 2 年的亚专科方向培训。若进行亚专科方向培训的同时完成科研，则可获得科研型医学博士学位（doctor of philosophy，PhD）。诗里拉吉医学院、宋卡王子医学院等机构同时有 MD 与 PhD 学位项目。其三，部分获得专科医师资格证书的医生将自由择业，他们可能选择重回医院工作，或是继续参加 1 ～ 2 年的研究培训项目，也有少部分人选择赴国外进行博士后研究，进一步深造。

专科医师培训期间所涉及的费用，通常由公共卫生部或所在医院支付，无须医生本人承担。为保证培训质量与医疗服务质量，泰国公共卫生部严格控制全国专科医生数量和参加专科医师培训项目人数。为解决农村地区医疗资源短缺的问题，泰国政府规定具有农村服务经历是有资格接受专科医师培训的先决条件。换言之，所有医学毕业生，无论毕业于公立院校还是私立院校，都要有 1 年以上的农村工作服务经历，才有机会接受专科医师培训 [1]。

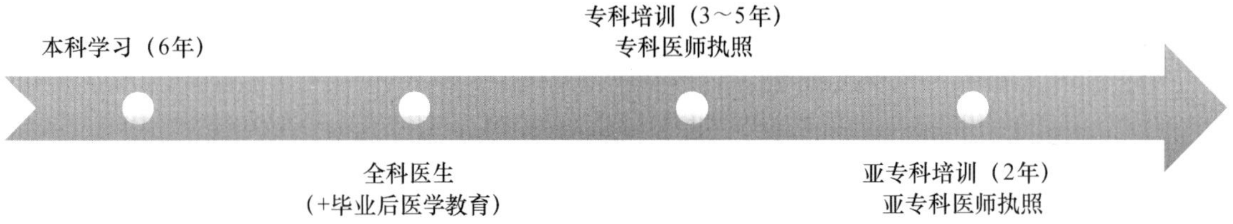
本科学习（6年）
专科培训（3～5年）
专科医师执照
全科医生
（+毕业后医学教育）
亚专科培训（2年）
亚专科医师执照

图 8-1 泰国医生培养制度

（二）医生分级管理

泰国建立了采取中央集权垂直式医疗卫生管理体系。城市、农村、边远山区公立医疗机构皆由泰国公共卫生部门统一管理。

就职于泰国公立医疗机构的医生，其工资由泰国公共卫生部统一管理发放，待遇与公务员相当。在公立医疗机构中，根据操作技术与资历，将医生分为 11 个等级。第 11 级为最高级别，薪资及待遇等同于政府副部长级；第 10 级薪资待遇等同于政府司局长级；第 9 级为副司局级。2007 年以前，农村地区医院就职医生级别最高可达第 8 级（农村地区医院首席医疗官）。根据泰国国家公务服务委员会的最新规定，第 9 级医生可就职于地区级医院就职，并且无需承担科研、发表论文等任务。

（三）医生数量与变化

2018 年 4 月，泰国全国就业年龄人口为 3799 万人，就业人数为 3728 万人人，失业人口

[1] 张俊华 . 泰国的医生教育培养与管理制度 [J]. 中国卫生人才 , 2008, 8: 46-49.

为 40.5 万人，季节性失业人口为 30.5 万人，非就业人口（包括家庭妇女、学生、老年人口等）1823 万人（2018 年 4 月，泰国国家统计办事处就业情况调查报告）。其中，每千人医生数量逐年上涨，2015 年已达 0.47/1000 人（表 8-2）[1]。

表 8-2　泰国每千人口医生数

年份	每千人口医生数（人）
1990	0.225
2000	0.368
2009	0.34
2010	0.394
2015	0.47

伴随泰国医生密度上升的，是日益加剧的医疗资源向大城市倾斜、城乡卫生人力与基础设施分布不均。医生分布极不均匀，医学院校、医院、医生从业主要集中于曼谷等发达地区与城市，曼谷的医生密度一度 10 倍于泰国偏远农村地区。

泰国城市地区人口约占全国总人口的 36.1%，但城市地区拥有 32 家公立专科医院、96 所综合医院，平均各医院拥有 150 ～ 1000 张病床。同时，城市地区集中了 121 家卫生服务中心，各卫生服务中心配置有 2 ～ 4 名医生。此外，城市地区还有 416 家私立医院与 13 203 个私人诊所。与之相对比，总人口约占泰国全国人口 63.9% 的农村地区，仅分布有 730 家社区医院、9762 个卫生服务中心，这些医院平均仅有 10 ～ 120 张病床，卫生服务中心则常常没有配置医生，而仅有护士与农村卫生志愿工作者（village health volunteers，VHVS）。在私立医疗机构方面，农村地区总体仅分布有不到 20 家私立医院与 1200 个私人诊所。

为解决城乡卫生人力分布不均这一严重问题，20 世纪后半叶，泰国公共卫生部与教育部合作实施“特招培养农村医生合作项目”等一系列措施，扶持农村地区卫生人力发展并改善基础医疗设施。这些措施近年已初见成果（表 8-3）[2]，但城乡医疗资源分布不均的现象依然存在。

表 8-3　2008 年泰国卫生人力城乡分布

分布	医疗机构	医生（%）	护士（%）	医疗辅助人员（%）
城市	私立医院	21.6	12.2	—
	地方医院	12.6	12.7	22.5
	省级医院	12.4	17.7	
农村	农村社区医院	16.5	28.0	20.4
	卫生服务中心	—	NA	57.2
其他（非卫生机构）		36.5	29.5	NA

[1] World Bank. World Development Indicators (WDI) Database[EB/OL]. [2019-01-30]. https://databank.worldbank.org/data/reports.aspx?source=2&series=SH.MED.PHYS.ZS#.

[2] Nonglak Pagaiya, Thinakorn Noree. Thailand's health workforce: a review of challenges and experiences. HNP Discussion Paper. Washington DC, International Bank for Reconstruction & Development, 2009.

第二节 医学教育概况

一、历史回顾

泰国高等教育起源于医学教育。1888 年，朱拉隆功国王为纪念其子诗里拉吉王子（Prince Sirirajkakutapan），捐赠土地与资金，在曼谷建立起泰国历史上第一所现代医院——诗里拉吉医院（Siriraj Hospital）。1889 年，朱拉隆功国王下令成立诗里拉吉医学院（Faculty of Medicine，Siriraj Hospital），现被划归入曼谷医科大学，即玛希隆大学（Mahido University）。这是泰国近代历史上最早的高等教育学府，标志着泰国高等教育同时也是现代医学教育的开端。1890 年，16 名学生入学就读，成为泰国历史上第一批医学生。

在诗里拉吉医学院建立后漫长的 60 年中，它一直是泰国唯一一所医学院，为全国输送医学毕业生。1947 年，由于对医生日益增长的需求，泰国建立了第二所医学院校——朱拉隆功大学（Chulalongkorn University）。

1956 年 11 月，泰国举办了第一届全国医学教育会议（First Thai National Conference on Medical Education，NMEC）。当时，泰国仅有诗里拉吉医学院和朱拉隆功大学两所医学院校，全国每年仅有 280 名医学毕业生。会议认为，泰国当前急需建立更多的医学院校。

1960 年，清迈大学医学院（Faculty of Medicine，Chiangmai University）建立，成为泰国历史上第三所医学院，也是第一所建立于首都圈外的医学院。

此后，泰国首都圈外的区域逐渐建立起了更多的医学院。朱拉隆功大学附属朱拉隆功国王纪念医院、萨旺·瓦达纳（Savang Vadhana）皇后纪念医院等则发展成为泰国一流的教学医院。这些初期建立的医学院均属国家公立。1888—2008 年漫长的 120 年中，泰国陆续建立起 18 所医学院，其中 17 所是公立医学院。1989 年建立的莱西大学（Ransgit University）医学院是泰国近代最早建立的私立医学院[1]。

泰国医学教育最初兼容并包了西方现代医学与泰国传统医学。诗里拉吉医学院在最初成立时，3 年的医学生培养方案即兼容了现代医学和泰国传统医学两部分内容。1895 年出版的 *Paetsart Sonkhrau* 是泰国历史上第一套医学教科书，全书 3 册内容同时包括了西方医学和泰国传统医学相关的知识内容。

但是，泰国传统医学与西方现代医学兼容的医学教育内容较为混乱，教学难度大，学生接受起来也较为困难。1904 年以后，*Paetsart Sonkhrau* 再版，增设内容为 4 册，但此时已删除泰国传统医学相关内容，仅保留西方现代医学知识。泰国传统医学与现代医学逐渐割裂。直到 1929 年，泰国医学通过法律正式被划分为现代医学与传统医学两大板块。在传统医学体系下，医学生通过口授与传统医学教科书，结合观察与经验完成学习并进行医疗实践。在现代医学体系下，医学生则接受现代医学院校高等教育，考取执业资格证书，以成长为合格的从业人员。

二、医学教育现状

泰国本科医学教育遵循综合课程和以学科为基础的课程的统一，采用器官系统为导向的多学科内容交叉整合的课程体系。医学课程设置中重视基础知识学习与临床实践相结合，督促学生理解掌握医学基础知识与临床技能；重视交流沟通技能、外语、信息技术、医学伦理等综合学科教育，以提升学生基本素质，强调继续教育与终身教育。此外，为了适应不断变化发展的社会经济需求、国家公共卫生水平、医学知识与技术发展等，泰国每隔 5 ～ 7 年就会组织一次

[1] 夏修龙 . 泰国的医学教育及改革 [J]. 复旦教育论坛 , 2002, 2: 17-18.

医学课程指导方案更新，以保持医学教育与社会、经济、科技发展的同步。

同时，泰国是东南亚医学教育改革运动的开拓者之一。最具有特色的医学教育改革措施即“特招培养农村医生合作项目”。该项目通过多种经济与非经济措施，激励医学生去偏远农村医疗机构工作，以帮助扩增泰国偏远农村地区卫生人力、发展地方基本医疗服务。

泰国各医学院校平均每年招收 60 ～ 250 名医学生。1997 年，全国共录取 1528 名医学生。全国 18 所公立医学院平均每年通过统招录取的医学生约为 1200 名，加上“特招培养农村医生合作项目”每年在全国特招的 300 名医学生及其他医学院校招生，泰国每年招收医学生 1500 名以上。

1995—2006 年，“特招培养农村医生合作项目”初见成效，共招收了 2982 名医学生，完成录取计划的 99.4%，约占同期全国录取医学生总数的四分之一。2000—2005 年，通过该项目向农村地区输送了 815 名医学毕业生。其中，70% 的特招医学生来自泰国经济较为落后的北部、东北部农村地区。2007—2013 年，“特招培养农村医生合作项目”共计招收了 2807 名农村医学生。

为解决国内医生短缺问题，泰国政府自 2004 年起逐步实施医生人数翻倍计划，全国每年医学生招生规模上调至 2000 ～ 2300 名。2013 年，医学生招生总人数上升至 2282 名。

在中低收入国家，有效动员卫生人力对优化卫生体系、实现卫生目标极为重要。2010 年，WHO 提出了“改善农村地区卫生人力的 16 项干预措施”，包括招收农村地区学生、将医学院校设置在大城市外、鼓励医学生到偏远农村社区从事卫生工作、医学课程与农村卫生需求相匹配等医学教育改革措施[1]。自 20 世纪 90 年代中期开始，泰国就在实施上述干预措施。通过“医学毕业生在农村地区医院工作 3 年”政策（1972）、“特招培养农村医生合作项目”（1994）、“1 个地区 1 名医生”（one district one doctor，ODOD，2005）等一系列改革措施，每年向农村地区输送大量医学毕业生和实习生，极大改善了偏远地区医务人员短缺的状况。泰国强力有效的农村卫生人力扶持措施，为其他国家尤其是处于相似困境的诸多发展中国家树立了榜样[2]。

第三节　医学教育管理与政策

一、医学教育管理体制

（一）管理机构

泰国医学教育管理部门主要包括两部分。第一部分负责管理所有医学院的教育与培训工作，包括泰国大学事务部（Ministry of University Affairs）、各专业院校联合体和泰国医学专业委员会。第二部分负责医生职业管理，主要包括泰国医学会、公共卫生部（Ministry of Public Health）与医学专业委员会。相关机构及其职能参见表 8-4[3]。

[1] World Health Organization. Models and tools for health workforce planning and projections. Geneva, 2010.

[2] Yi Y, Chongsuvivatwong V, Sriplung H, et al. CPIRD: A successful Thai programme to produce clinically competent medical graduates[J]. F1000 Research, 2015, 4: 158.

[3] Ugrid Milintangkul. Equivalence determination of qualifications and degrees for education and training of health professions in Thailand. Ministry of Public Health (Thailand) Paper[EB/OL]. [2019-04-20]. https://www.who.int/hrh/en/HRDJ_1_2_06.pdf.

表 8-4 泰国医学教育管理机构及其职能

管理机构	职能
泰国大学事务部	1. 监管公立及私立院校的学术及职业教育 2. 制订医学生毕业标准 3. 审核医学院校课程体系
泰国公共卫生部	基于医疗实践监管法案（Act of the Control of the Practice of Art of Healing）管理医疗实践
泰国医学专业委员会	1. 审核医疗院校课程体系 2. 执业许可、能力证书等的发放 3. 医疗实践标准与规范制订
专业教育机构联盟	医学教育标准制订

（二）机构介绍

泰国医生专业委员会成立于 1968 年，隶属于泰国国会，是致力于规范泰国职业医师培养与医疗行业准入的管理机构。

根据 1982 年颁发的《医疗行业法案》（Medical Professional Act）相关规定，泰国医学专业委员会的主要职能包括：监督医生恪守职业道德；支持医学教育、教育与实践；团结并维护委员会成员尊严；必要之时协助广大民众与相关组织开展健康教育活动；就医疗与公共卫生事宜向政府提供意见；代表泰国医学界。医学专业委员会负责医学生学位、医师执照的授予与吊销，医学课程的许可认证等。

泰国医学专业委员会的执行理事会成员包括理事会主席、第一副主席、第二副主席、秘书长、副秘书长、财务主管、主席顾问以及秘书处助理等，通常 2 年进行一次换届。根据 15 号法令，理事会主席、第一副主席、第二副主席、副秘书长、财务主管由会议选举产生。秘书长由理事会主席依据第 17 号法令推选担任。所有的执业医师都是泰国医学专业委员会的成员，同时享有对理事会成员的选举权[1]。

（三）院校教育管理

为保证医学教育质量，院校教育管理包括内部管理与外部监督 2 部分。首先，泰国医学院所在的大学会对医学教育质量进行内部质量检查和评估。此外，泰国医学教育联合会和国家教育标准与质量评估办公室共同负责对医学院校教育的外部质量检查和评估，主要内容涉及教学标准、质量和资格认定等。

所有公立及私立医学院校及其使用的课程体系都需要通过泰国大学事务部的批准。为适应社会需求、经济发展需要、学生群体变化、学习和教学方法变革、医疗实践与医学教育相关技术发展、医学知识更新、卫生体系变化等，泰国大学事务部每隔几年就会组织一次医学课程指导方案更新，指导医学生培养体系与课程计划调整。医学院校自身与泰国医学教育联合体需定期（每 5 ～ 7 年 1 次）对医学教育课程进行调整，以与时俱进地优化医学生培养方案。

（四）毕业后医学教育管理

泰国毕业后医学教育由泰国医学专业委员和泰国公共卫生部共同负责管理[2]。目前共计有 10 所医学院校与 40 所医院具备提供毕业后医学教育的资格。

[1] The Medical Council of Thailand.[EB/OL]. [2019-04-10]. https://www.tmc.or.th/.

[2] Wangchuk K. Foreign medical practitioners: requirements for medical practice and postgraduate training in Thailand under ASEAN Economic Community liberalization in 2015[J]. Asian Biomedicine, 2017, 9(6): 777-782.

（五）继续医学教育管理

泰国医生大体分为全科医生和专科医生。他们的执业资格、行为规范和业务能力标准均由泰国医学专业委员会进行统一管理。医生的继续医学教育在公共卫生部和医学院校共同管理下进行。

二、医学教育重要政策

1993 年，泰国共有 26 348 名医生，其中 45% 在曼谷行医。全国医生的缺口高达 6000 名，医疗人力资源分布极其不均，尤其是农村地区存在严重的医生短缺问题。究其原因，一方面是因为医学毕业生更倾向于在城市地区就业；另一方面，20 世纪末泰国经济发展的同时，私立医疗产业迅猛发展，大批农村医疗机构医务人员流向各类私立医疗机构，更加加重了农村公立医疗机构的人才短缺。

（一）“医学毕业生在农村医院工作 3 年”政策

面对日益严重的国内医疗资源城乡分布不均和农村医疗机构人才大量流失，泰国政府于 1972 年实施了“医学毕业生在农村医院工作 3 年”的强制性政策。学生被医学院校录取时，和泰国公共卫生部签署协议，承诺毕业后在农村医院服务 3 年，医疗服务地点可由学生在当年空缺职位中自行选择。若违反协议规定，医学生需要缴纳 4800 美元的罚金，2002 年更是将违约赔偿金额提高到 11 300 美元[1]。同年，宋卡王子大学（Prince of Songkla University，PSU）在泰国南部最偏远农村建立 PSU 医学院，为当地输送医务人员[2]。

（二）特招培养农村医生合作项目

为了向农村地区输送更多的医生以缓解医生短缺状况，同时增加农村地区学生接受医学教育的机会，泰国公共卫生部在 1993—2001 年之间每年专门追加预算，支持医学院校增加医学生招收人数，并于 1995—2006 年实施了“特招培养农村医生合作项目”。

“特招培养农村医生合作项目”计划每年从泰国农村地区特招 300 名医学生，由泰国公共卫生部部长办公室、项目办公室进行管理，通过合作网络（即 8 所医学院校和 17 所卫生部管辖的府级医院）予以实施。泰国公共卫生部与合作网络单位签署合作培养协议，每年按每位特招生 8000 美元预算提供资金支持。在招生时，采取特殊程序从农村录取特招生。

为了确保特招医学生在未来能够留在农村地区工作，虽然他们的录取分数线低于统招生，但面试相较于统招生却更为严格，以更好地录取有志于服务于基层医疗卫生机构的学生。特招生需要与泰国公共卫生部签署协议，承诺毕业后回生源地农村医院工作 3 年。此外，协议中严格规定，农村特招医学生如果违反协议，需要缴纳高达 1.6 万美元的罚金，以防止人才流失。由于特招项目实施后短期内未能有效缓解农村医生短缺，部分极偏远地区特招医学生的农村服务时间更是一度被上调至 6 年。

特招生无需缴纳学费。在专业知识、技能、资格和标准等方面，特招生与统招生没有区别。95.6% 的特招医学生都能够通过综合毕业考试和全国统一医生执照考试。特招生的学制也是 6 年，前 3 年的课程与统招生相似，在医学院校进行临床前基础课程学习；在后 3 年，特招医学生必须在生源地附近公共卫生部下属合作网络单位——府级医院医学教育中心接受临床课程的学习。完成 6 年的学习后，特招生必须参加泰国医学专业委员会举办的全国统一医生执照考试、达到专业能力标准才能行医。他们必须掌握医学知识，理解医学的执业理念，具备临床经验，对农村卫生服务具有良好态度并且有能力提供主动的社区卫生服务。

[1] 张俊华 . 泰国的医生教育培养与管理制度 [J]. 中国卫生人才 , 2008, 8: 46-49.

[2] Yi Y, Chongsuvivatwong V, Sriplung H, et al. CPIRD: A successful Thai programme to produce clinically competent medical graduates[J]. F1000 Research, 2015, 4: 158.

（三）"1 个地区 1 名医生" 项目

2005 年，为进一步增加农村卫生人力并发展基础医疗设施，泰国公共卫生部与教育部再度合作推出 ODOD 项目，计划从特定的农村偏远地区招收医学生。在该项目实施过程之中，由 14 所医学院校负责临床前教学，37 所公共卫生部下属医院负责临床教学。ODOD 项目特招的医学生，毕业之后必须在公共卫生部下属农村医院服务 12 年。如果违约，需缴纳高达 56 000 美元的违约金[1]。

泰国政府还为农村医务人员提供经济和其他方面的支持。1975 年起，泰国政府为农村工作的医生提供艰苦劳动补贴、公共实践补贴以及职业补贴等。2008 年，在农村医院工作的应届医学毕业生月薪可达到 1900 美元，与城市地区工作的应届毕业生相比高 10% ～ 15%，但收入水平仍低于私立医疗机构医生。1970 年起，泰国政府还为农村医务人员提供非经济支持，包括：为在农村地区长期工作的医生提供升职；农村工作的医生可参加专科医师培训等[2]。

上述政策实施至今，面临着越来越多的挑战。例如，私立医学院校毕业生不受上述政策的约束；即使不断提高违约赔偿金额，部分公立医学院校毕业生依然选择缴纳违约金并进入大城市医院工作。近年来，泰国政府推出了一系列新政策：①将更多的医学院招生名额分配给农村地区；②所有医学生，无论毕业于公立还是私立医学院校，必须有 1 年以上农村工作经历，才有资格参加专科医师培训；③对于完成 3 年农村医疗服务并愿意接受继续教育的公立医学院校毕业生，泰国政府为其提供足以覆盖专科医师培训费用的奖学金；④提高农村医生工资，越偏远农村地区的医生收入水平越高；⑤为农村医疗服务人员提供免费医疗保障[3]。

截至 2015 年，"特招培养农村医生合作项目" 和 ODOD 项目共计向全国输出了 5926 名医生，2018 年当年即有 902 名特招项目医学毕业生。在泰国公共卫生部下属医院中，特招项目毕业医生所占比例由 2001 年的 1% 逐步上升至 2015 年的 47%。

泰国医学院校招收医学生的计划和培养预算均由国家公共卫生部制订。公共卫生部依据医学生人数给医学院校拨付预算资金。1993 年泰国共有 26 348 名医生，其中 45% 在曼谷行医。全国医生的缺口高达 6000 名，尤其是农村地区医生短缺情况更为严重。为了向农村地区输送更多的医生，缓解医生短缺状况，同时增加农村地区学生接受医学教育的机会，泰国公共卫生部在 1993—2001 年之间，每年专门追加预算，支持医学院校增加医学生招收人数；并于 1995—2006 年实施 "特招培养农村医生合作项目"，通过降低分数线的方式，从农村录取医学生，在农村医院培养，每年在全国特招 300 名医学生，毕业后到农村医院工作。目前，泰国 18 所医学院平均每年通过统招录取的医学生为 1200 名，加上 "特招培养农村医生合作项目" 招收 300 名，全国每年培养医学生共计 1500 名左右。

第四节　招生与入学考试

一、一般情况

泰国教育分为普通教育、职业教育和成人教育三大类。普通教育又分为学前幼儿教育、初等教育（初小和高小）、中等教育（初中和高中）、高等教育 4 个阶段。

[1] Nithiapinyasakul A, Arora R, Chamnan P. Impact of a 20-year collaborative approach to increasing the production of rural doctors in Thailand[J]. International Journal of Medical Education, 2016, 7: 414.

[2] Pagaiya N, Kongkam L, Sriratana. Rural retention of doctors graduating from the rural medical education project to increase rural doctors in Thailand: a cohort study[J]. Human Resources for Health, 2015, 13(1): 10.

[3] 陈闻佳，姜润生，喻箴，等. 泰国农村卫生人力扶持政策对我国的启示 [J]. 中国社会医学杂志，2014, 31(6): 379-381.

一般来说，泰国人接受 12 年的基础教育（“6-3-3 教育”），包括 6 年初等教育、3 年初中教育和 3 年高中教育。基础教育阶段结束后，学生可通过多种形式的入学考试获得大学录取资格，接受高等教育。

泰国高等教育时间通常为 3.5 ～ 6 年，具体时间视不同学科与学分要求而定。高等教育体系主要包括：①本科教育：通常 3.5 ～ 4 年，一般第 2 年修完规定课程后，即可获得毕业文凭，再完成 2 ～ 3 年的研究后才能获得本科学士学位；②硕士教育：2 ～ 3 年，通过完成特定领域的研究学习获取硕士学位；③博士教育：3 ～ 5 年或以上，完成规定的研究学习，达到毕业要求后，方可获得博士学位 [1]。

泰国教育部高等教育委员会事务局（Office of the Higher Education Commission，OHEC）统计数据显示，泰国目前共有 80 所公立大学、74 所私立大学，还有 20 所社区大学。公立大学又分为公立自治大学（public autonomous universities）和限入公立大学（limited admission universities）；私立大学分为私立大学（private universities）、私立学院（private institutes）和私立学校（private college）[2]。目前中国教育部承认 89 所泰国高等教育机构的学位 [3]。

二、入学考试

自 1887 年至今，泰国高等教育招生制度大体经历了 3 个历史阶段，即自主招生阶段、全国统一高考阶段以及高等教育统一入学考试阶段。

（一）自主招生

1961 年以前，高等教育在泰国刚刚起步，各大学自主招生，缺乏统一管理和约束，各自独立发展。这一时期，高等教育发展缓慢，且较为混乱。

（二）全国统一高考制度（Entrance 制度）

1961 年，在泰国国家大学教育厅管理下，泰国高等教育正式采用全国统一考试招生制度。在该制度下，高考划分为自然科学与文科两大类。自然科学类考生的高考科目共计 5 门，包括数学、英语、物理、化学、生物，各门在高考总分中占比相同，各占比 20%；文科类考生的高考科目共有 4 门，分别为泰语、英语、社会、数学，各学科占比 25%。此后，“全国统一高考制度”沿袭近 40 年，经历数次微调，基本内容未经过大幅度修改。然而，上述高考制度存在着过于刻板、限制学生兴趣发展、可能导致高分低能等“一考定终生”的显著缺陷。因而，泰国相关部门于 1999 年对该考试制度进行了一轮崭新的改革 [4]。

（三）入学考试（Entrance 2.0）

1999—2005 年，泰国高考又称为“入学考试”（Entrance 2.0）。考试采取每年两次集中考试（10 月份和 3 月份分别一次）。集中考试成绩占最终成绩的 90%。考试科目包括基础科目和特别科目两大类，其中每科均采用两次集中考试中较高一次成绩计入最终成绩。高中三年中各科表现和综合表现为积分项目，课堂学习成绩平均绩点（grade-point average，GPA）构成高考成绩剩下的 10%。考生可以在最终成绩公开后填报大学志愿。

1. 高等教育统一入学考试第一阶段

2006 年开始进入泰国高等教育统一入学考试（admission）第一阶段。该阶段为起始，积分制度被进一步细化。高中毕业生三年读书期间各科分数和综合表现相应分数占最终成绩

[1] 董泽 . 泰国高等教育发展问题与对策研究 [D]. 东北大学 , 2015.

[2] 郭贤 , 卢双双 . 泰国新高考“TCAS”制度研究 [J]. 教育现代化 , 2018, 5(18): 154-157.

[3] 中国教育部教育涉外监管信息网 .[EB/OL]. [2019-04-10]. http://www.jsj.edu.cn/n1/12048.shtml.

[4] 黄玛丽 . 泰国高考制度发展及其提升路径分析 [J]. 经济研究导刊 , 2015, 20: 212-214.

的比例被大幅度上调至30%，其中20%来自GPA，10%为高中生毕业课堂平均分（GPAx，cumulative GPA，即高中三年所有课程的累积学分）。集中高考成绩所占比例相应下调至70%，考试科目重新划分为基础知识测验（ordinary national educational test，O-NET）和高等知识测验（advanced national educational test，A-NET）。其中基础知识测验成绩成绩占比35%～70%，测验内容为高中课堂知识，分为5门：数学、泰语、英语、社会、科学，测试由国家教育考试服务中心（NIETS）组织举行；高等知识测验成绩成绩占比0～35%，用于评估学生的独立思考、分析与总结能力，各高校与专业对涉及科目有限制要求，主要包括专业泰语、社会、英语、数学、科学等科目。各大学与专业可自行规定A-NET与O-NET测试分数相应的具体占比。

2. 高等教育统一入学考试第二阶段（Admission 2.0）

由于各高中GPAx打分标准极不统一等问题，上述Admission制度仅使用了3年。2010年开始，泰国高考制度进入Admissions高考第二阶段。Admissions第二阶段制度参考美国学术能力评估测试模式，将A-NET测试更改为"一般能力测试"（general ability test，GAT）及"特别能力测试"（particular ability test，PAT）两个独立的大项，两项测试在OHEC管理下进行，出题与组织由NIETS负责。GAT成绩一般占比10%～50%，用于评估学生是否具备接受本科教育的能力；PAT成绩一般占比0～40%，用于衡量考生对各专业基础知识的掌握能力，实际两项能力测试在最终成绩中的具体占比由各大学与专业自行限定。新的积分制度中，高中三年内各科分数和综合表现分（GPAx单独组成）在总成绩中的占比再次下调为20%。总成绩中剩余的30%依然由基础知识考试成绩构成。此外，大考也由原先的一年2考更改为一年3考，每年3月、7月、10月分别会举行一次大考。

（四）TCAS新高考制度

2018年，泰国政府总结高考制度现有的问题与弊端，综合过往5种高考招生制度，推出了全新的泰国大学中央招生制度（Thai university central admission system，TCAS），使得各高校在中央系统中有更为丰富的招生方法。目前，泰国有54所高校采用TCAS新制度，其中24所为泰国校长委员会直属高校，18所为皇家大学，9所为理工大学，还有3所为其他类型学校，其中即包括朱拉隆功大学、玛希隆大学、清迈大学等著名学府。2018年，通过该制度共计已招收206 506名学生。

旧有的制度中，一个学生有机会申请多所高校。家庭条件较差的同学往往无法承担申请多所高校所带来的经济负担，而家庭条件好的同学则常"跑考"，录取机会更大，造成不平等。为解决该问题，TCAS采用名单移除制度，一个学生最多只能有1次回应高校录取的机会。在每一轮招生中，若应届高考生确认被高校录取，可选择确认接受或拒绝。如选择确认接受录取，即不能继续参与剩下几轮考试；如选择拒绝，才能继续参加后续的招生轮次[1,2]。TCAS根据招生时间顺序依次共分为五轮，五轮招生的具体内容与流程安排如下。

1. TCAS第一轮：投简历招生（技能招生轮）

第一轮最主要面向普通高考生、特殊技能高考生、配额高考生、高校附属学校高考生。考生向各高校报名，接受各高校的面试与选拔（表8-5）。这是TCAS的第一轮，考试仅需要提交简历，没有笔试。2018年，招生名额共计为44 258人。

[1] Central University Admissions System. Admissions[EB/OL]. [2019-04-14]. http://www.cuas.or.th/index.php.
[2] Thai University Central Admission System. Eentrance 4.0[EB/OL]. [2019-04-14]. http://tcas61.cupt.net/.

表 8-5 TCAS 第一轮 投简历招生（技能招生轮）（以 2018 年招生为例）

招生（报考）事项	第一次	第二次
第一轮申请材料提交	2017.10.1—11.30	2017.12.22—2018.2.28
高校向泰国校长协会提交中选人名单	2017.12.12 前	2018.3.15 前
高考生通过名单移除系统确认 / 拒绝录取	2017.12.15—19	2018.3.19—22
泰国校长协会向高校反馈名单，录取结果公布	2017.12.22	2018.3.26

2. TCAS 第二轮：高考配额

第二轮为高考配额（quota），重在发展本地教育。主要针对各高校所在地考生、高校附属学校考生以及特殊技能项目考生，分为省会高考配额、附属中学配额和地方配额。第二轮期间，考生向高校报名，并接受选拔测试（具体流程见表 8-6）。考生报名时需要向高校提交 GAT 成绩、PAT 成绩以及 9 门普通科目考试成绩。2018 年，招生名额大约为 68 050 人。

表 8-6 TCAS 第二轮 高考配额（以 2018 年招生为例）

招生（报考）事项	时间
第二轮申请材料提交	2017.12—2018.4
高校向泰国校长协会提交中选人名单	2018.4.30 前
高考生通过名单移除系统确认 / 拒绝录取	2018.5.3—6
泰国校长协会向高校反馈名单，录取结果公布	2018.5.8

3. TCAS 第三轮：全国自主招生

2018 年，第三轮招生名额为 44 390 人，主要面向泰国医学院联合会（Consortium of Thai Medical School）项目和部分其他项目下的学生。考生首先要自行选择 4 个专业，4 个专业间排名不分先后，没有优先级。选定专业后，考生需通过 TCAS 系统提交申请。提交申请后考生将可能有机会参与全部 4 个专业（或高校）的选拔（具体流程见表 8-7）。

表 8-7 TCAS 第三轮 全国自主招生（以 2018 年招生为例）

招生（报考）事项	时间
高校泰国校长协会公布申请条件	2018.4.12 前
第三轮申请材料提交（高考生通过 TCAS 系统提交申请）	2018.5.9—13
支付申请费	2018.5.9—14
泰国校长协会向高校转交申请资料	2018.5.16
高校向泰国校长协会提交选中人名单	2018.5.23
高考生通过名单移除系统确认 / 拒绝录取	2018.5.26—28
泰国校长协会向高校公布确认名单	2018.5.30
高考生参加高校面试	2018.6.4—5
高校向泰国校长协会提交通过面试考生名单	2018.6.6
面试结果公布	2018.6.8

4. TCAS 第四轮：Admission 直招

第四轮面向普通高考生。此轮中，高考生同样可以选择 4 个专业，但需要对 4 个专业进行排序。2018 年，第四轮招生名额为 34 744 人（具体流程见表 8-8）。

表 8-8 TCAS 第四轮 Admission 直招高考（以 2018 年招生为例）

招生（报考）事项	时间
高校泰国校长协会公布高考生申请条件	2018.1.30
泰国校长协会发布录取高考原则书	2018.5.3 前
第四轮材料提交	2018.6.6—10
支付申请费	2018.6.6—11
系统处理申请	2018.6.26 前
泰国校长协会向高校公布申请学生名单	2018.6.30
学生参加面试并体检	2018.7.4—6
高校向泰国校长协会提交通过面试学生名单	2018.7.8
公布面试结果	2018.7.13

5. TCAS 第五轮：高校自由直招

最后一轮面向普通高中毕业生，招生方法、报名规则、考生选拔规则由各高校自行制订。对高校而言招生取向更为自由，流程也较为简单（表 8-9），2018 泰国高校自招总名额为 15 064 人。

表 8-9 TCAS 第五轮 高校自主直招（以 2018 年招生为例）

招生（报考）事项	时间
第五轮材料提交	2018.7
各高校自主完成招生，向泰国校长委员会提交最终资料	2018.7

为改善以往“跑考”和“教育层级”问题，TCAS 制度下推行全国统一的中央高考，并将考试时间定在高中生毕业后。若部分高校需要自行组织考试，则需向教育部提交申请，审核通过后才能组织考试。

国际 / 国外学校高中毕业生，作为特殊高考生，可以参加除 TCAS 第二轮高考配额外的全部四轮考试。即国际高考生可以参加第一轮技能轮、第三轮泰国全国高校自主招生、第四轮 Admission 高考直招以及第五轮各高校组织的自由直招。较为特殊的是，国际高考生无需和 OHEC 事务局核对学位，可以直接根据各高校相关规定申请参加高考。针对国际高考生，若参加第一轮考试，泰国高校允许其用 IELTS、SAT、TOEFL 等成绩作为笔试成绩同等替代；若参加第三轮或第五轮自招，国际考生则需要参加补考，或根据各高校具体规定提交相应材料；若参加第四轮 Admission 直招，考生则需要提交各高校规定科目的成绩以完成申请。

三、招生规模调控

1960 年，泰国高等教育毛入学率仅为 3.3%，全国仅有少部分人能够接受优质教育，尚处于精英教育阶段。蓝康恒大学（1971）和素可泰坛玛体腊开放大学（1979）两所开放大学的建立，标志着泰国高等教育由精英教育向大众教育过渡。

1989—1991 年，泰国制订实施了第 6 个“全国高等教育发展计划”，政府投入大量预算支持私立院校发展，努力提高教育质量并提供更多的受教育机会。1992 年，泰国高等教育毛入学率增至 15%，跨越式进入高等教育大众化阶段。2014 年，泰国高等教育适龄人口入学率超过 30%，进一步向高等教育普及化过渡 [1,2]。

[1] Ministry of Education (Thailand) . History of Higher Education in Thailand.[EB/OL]. [2019-04-10]. http://www.en.moe.go.th.
[2] Office of the Permanent Secretary, Ministry of Education (Thailand) . 2016 Educational statistics[EB/OL]. [2019-04-10]. http://www.en.moe.go.th/enMoe2017/index.php/educational-statistics/educational-statistics-2016.

第五节 医学考试制度

一、医师执照考试

在2003年以前，就读于泰国公立大学的医学生在毕业之时自动被授予医师执照而无需参加考试；毕业于私立及海外教育机构的医学生则需要通过全国统一的医师执照考试以获得行医资格。

面对社会对医师执照考试双重标准的广泛质疑，泰国相关机构于2002年对医师执照考试制度进行了改革。泰国医学专业委员会规定，2003年后入学的医学生必须通过泰国医师执照考试（medical licensing examinations of Thailand，MLET）才能获得医师执照。在泰国，对于职业执照普遍没有再授予制度，医师执照也同样，一经颁发终生有效。

泰国政府授权泰国医学能力评估与认证中心（Center for Medical Competency Assessment and Accreditation）组织泰国医师执照考试，而非由各大学独立组织考试（如新加坡、越南）。参考美国医师执照考试的3步考试框架，泰国医师执照考试分为以下3步骤：

第一阶段（Step 1）为基础医学测试，围绕临床前期课程（包括解剖学、行为科学、生物化学、流行病学、免疫学、微生物学、病理学、药理学、生理学等）内容进行笔试，评估基础医学知识掌握情况。第一阶段考试在医学生大三时进行，最早于2006年开始实施。考试时间为1天，共6个小时，形式为多项选择题（multiple-choice examination，MCQ）。具体的考试内容分为2个模块，每个模块包含150个问题，共计300个问题。

无论第一阶段考试结果如何，医学生都可以在大五参加第二阶段（Step 2）考试。第二阶段考试为临床医学知识测试，依然是笔试，考试内容围绕临床知识，于2008年开始实施。具体的考题类型也为300个选择题，分为2个模块，各包含150个问题，1天内考完。

在第一和第二阶段考试中，考试题型均为单项选择题，考卷约90%内容采用官方语言泰语，其余约10%内容为英语[1]。

前两个阶段考试的范围限定在泰国医学专业委员会制订的基础科学学科规范表中，考试大纲会提前公布在泰国医学专业委员会网站上。泰国各医学院校与医学专业委员会共同参与出题，并最终由医学专业委员会下属的考试委员会在所有考题中筛选出300个作为最终的考试问题。每一阶段考试结束后，医学能力评估与认证中心根据当年的考试成绩情况分别设定Step 1和Step 2最低及格分数[2]。学生必须通过Step 1和Step 2，才能获得参加Step 3的考试资格[3]。

第三阶段考试包括多站客观结构化临床考试（OSCE）和改良型短文问答题（modified essay questions，MEQ），用以检测临床实践能力。顺利通过Step 1和Step 2的学生可以在大六参加Step 3考试。

二、国际医学毕业生考试

国际医学毕业生如果想要获得医师执照在泰国行医，需要满足以下条件：①具有泰国医学专业委员会认可的医学学位；②持有海外有效医生执照；③通过泰国医学能力评估与认证中

[1] Kittrakulrat J, Jongjatuporn W, Jurjai R, et al. The ASEAN economic community and medical qualification[J]. Global Health Action, 2014, 7(1): 24535.

[2] BS, S W. Logistic regression analysis to predict Medical Licensing Examination of Thailand (MLET) Step1 success or failure[J]. Annals of the Academy of Medicine, Singapore, 2007, 36(9): 770-773.

[3] Samkaew W, Supavadee P. Step-2 Thai Medical Licensing Examination result: a follow-up study[J]. Annals of the Academy of Medicine, Singapore, 2008, 37(12): 1024.

心组织的全部 3 阶段 MLET 考试；④成为泰国医学专业委员会成员；⑤缴纳 500 泰铢申请费。未获得泰国医学专业委员会批准的行医在泰国是非法的。考前医学学位认证申请流程及国际医学生 MLET 考试细节如下所述。

（一）医学学位认证

1. 若就读的医学院校尚未获得泰国医学专业委员会的认可，申请人必须向该机构提交认可申请表（详见 www.tmc.or.th）。

2. 在收到申请表以后，泰国医学专业委员会将在 1 周内向申请认证的医学院院长发送 1 份包含海外医学院校信息表的邮件，要求医学院提供课程安排相关的所有细节并反馈，以获取院校及课程认证。上述文件提交前均必须由医学院院长签署并盖上公章（不得由学生本人签字）。

3. 认可小组委员会在分析并评估课程标准和教学水平后，向执行委员会反馈他们的意见（通过 / 不通过）。

4. 泰国医学专业委员会保留撤销 / 重审医学学位认证的权力。

5. 认证申请费为 50 000 泰铢 / 人。

6. 若就读的医学院校已获得泰国医学专业委员会认可，并且认可还在有效期内，想要参加 MLET 考试的国际医学毕业生仍需要进行个人学位认证并缴纳申请费。

（二）国际医学毕业生 MLET 考试

国际医学毕业生 MLET 考试流程与就读于泰国医学院的本国公民相同，但是考试细节上略有不同。

Step 1：基础医学测试，考试内容为全英文，同时要求考生持有医学院校出具的临床前课程学习不少于 2 学期的证明。

Step 2：临床医学测试，考试内容为全英文。同时，要求考生持有医学院校出具的临床课程学习不少于 2 学期的证明。

Step 3：OSCE 和 MEQ，考试内容为全泰语。要求考生已通过 Step 1 和 Step 2 考试，且有效期不超过 7 年。国际医学毕业生必须持有泰国医学专业委员会认可的海外医生执照。

三、专科医师医学专业委员会考试

泰国专科医师的执业资格、行为规范和业务能力标准均由泰国医学专业委员会制订与管理。医生必须参加专科医师培训并通过泰国医学专业委员会组织的考试才能获得专科医师行医执照。

为控制全国专科医师人数和专科医师培训参与人数，申请者必须先在医疗机构工作 1 ～ 3 年（不同专科要求不同）才有资格参加专科医师培训。申请者既往在医疗机构工作时长越长，专科医师培训申请成功率则越高。

第六节　医学院校

一、医学院校数量与分布

目前，泰国共有 22 所医学院校，其中大部分为公立院校（表 8-10），多数分布在曼谷等大城市。

表 8-10 泰国医学院校

类型		医学院校（或所在大学）名称
公立医学院校（20）	国家	• 玛哈萨拉堪大学 Mahasarakham University • 奈瑞森大学 Naresuan University • 娜拉媞瓦公主大学 Princess of Naradhiwas Ubon Ratchathani University • 乌汶皇家大学 Ubon Ratchathani University
	自治	• 东方大学 Burapha University • 清迈大学 Chiang Mai University • 朱拉蓬公主医学院 HRH Princess Chulabhorn College of Medical Science • 朱拉隆功大学 Chulalongkorn University • 孔敬大学 Khon Kaen University • 拉卡邦先皇技术学院 King Mongkut's Institute of Technology Ladkrabang • 皇太后大学 Mae Fah Luang University • 玛希隆大学 Mahidol University • 纳瓦明塔提腊大学 Navamindradhiraj University • 帕尧大学 University of Phayao • 诗纳卡琳威洛大学 Srinakharinwirot University • 苏兰拉工业大学 Suranaree University of Technology • 法政大学 Thammasat University
	军方	泰国皇家军医医学院 Phramongkutklao College of Medicine
	非教育部	Praboromarajchanok Medicine Program（of Mahidol University）
私立医学院校（2）	• 兰实大学 Rangsit University • 暹罗大学 Siam University	

二、医学院校筹资

泰国公共卫生部下属医学院校的医学生培养经费主要来自泰国公共卫生部。公共卫生部根据各院校医学生数量制订经费预算并划拨给各院校。因为接受政府提供的经费补助，所以泰国医学院校学费较低，每年约为 1000 美元。由于泰国医生短缺，1993—2001 年，公共卫生部增加了各医学院校的预算经费，支持各校扩大招生。1995 年开始，针对农村地区医生短缺推行“特招培养农村医生合作项目”。“特招培养农村医生合作项目”通过医学院及泰国公共卫生部管辖下的省级医院实施，公共卫生部与项目合作院校签署合作培养协议，按照每位特招生每年 8000 美元的标准提供经费支持。

三、医学院校招生

在泰国，希望进入医学院校学习的高中毕业生首先需要参加全国联合高等教育入学考试（即大学统一入学考试），获取优异成绩才有机会参加医学院组织的面试。经过笔试和面试两轮严格的筛选，表现出色的学生将被医学院校录取。

医学院校招生在泰国公共卫生部管理下进行。1994 年，泰国全国仅有 865 名医学毕业生[1]。随着时间的推移，在 2000—2007 年间，平均每年有 1400 名医学生毕业。在此期间，有 7157 名医学毕业生进入泰国公共卫生部下属医院或公立医疗系统工作，包括 6064 名普通医学毕业生和 1093 名“特招培养农村医生合作项目”毕业生。2010 年，泰国医学毕业生人数上升至约 3000 名。

[1] Wibulpolprasert S, Pengpaibon P. Integrated strategies to tackle the inequitable distribution of doctors in Thailand[J]. Human Resources for Health, 2003.

针对公立医学院校，根据泰国公共卫生部制订的医学生录取计划，全国 18 所公立医学院校每年录取 1745 名医学生（2008—2014 年）。

第七节 院校医学教育

一、学制与学位

泰国多数医学院实行 6 年制的传统本科医学教育。根据泰国大学事务部制订的毕业标准，在 6 年医学本科教育阶段，医学生必须修满 210 ～ 263 学分的规定课程，才可获取学士学位和毕业证书。此后，还可继续进行 2 ～ 3 年（长可至 3 ～ 5 年，具体取决于学分要求）的学习，在本科毕业后 8 年内修满规定学分课程，获取临床型医学博士学位 [1]。

部分医学院校（如诗里拉吉医学院）同时提供 MD 与 PhD 课程，这些院校的医学生可以选择在本科第三年暂停 MD 学习，转而先攻读 PhD，获得 PhD 学位后再回去进行临床学习，毕业时可获得 PhD 和 MD 两项博士学位 [2]。目前，泰国无中专和大专形式的医学生培养制度。

二、培养模式

（一）培养计划与课程体系

自 1956 年开始，泰国公共卫生部即定期召开全国医学教育会议。会议目的在于指导和制订医学院的教学和培养目标，完善课程设置，以满足国情需要、跟上时代发展的步伐。1998 年，泰国大学事务部出台“医学课程指导方案”，要求医学毕业生必须具备包括临床思维、临床技能、临床职业道德等一系列能力、知识与素质。在学习内容方面，“医学课程指导方案”建议本科医学课程重视通科性，即大科内容均应涉猎，如内科、外科、妇科、儿科；同时，本科阶段不强调专科内容的学习，如眼科、皮肤科等。

根据上述医学生能力素质要求，泰国医学院校针对学习内容进行了改革。在医学专业课程基础上，增设医学伦理、医患沟通、外语、信息技术等课程。通过本科阶段多学科的综合学习，提高医学生的综合素养。

泰国医学院一般实施多学科交叉整合的课程体系。泰国医学院校新课程体系的设计主要参照了 SPICES 模式，即学科为基础的课程（subject-centered curriculum）、问题为基础的课程（problem-based curriculum）、整合课程（integrated curriculum）、社区为基础的课程（community-based curriculum）、选修课程（electives）以及系统课程（systematic curriculum）。课程设计上综合了纵向、横向以及“生物-心理-社会”等多内容的交叉整合。其中，横向整合指学生早期接触临床，在临床前期即开展临床实践，以加深学科认知与临床操作经验；纵向整合指基于解剖系统组织教学内容。教学内容被划分为大致 10 个解剖系统：血液系统、神经系统、肌肉、骨骼、胃肠系统、心血管系统、呼吸系统、皮肤、内分泌系统、生殖系统。这种教学体系打破了以学科为基础的教学体系。医学生得以系统地学习每个解剖系统相关的生理、病理、组织等方面知识，并且在多学科中反复加深对解剖系统局部与整体的认知。临床教学阶段的课程体系同样沿袭了横向整合这一特点，即基于生命周期组织课程。

此外，泰国医学院近年来开始重视社区为基础的教学，鼓励医学生从临床前期开始提前体

[1] 夏修龙 . 泰国的医学教育及改革 [J]. 复旦教育论坛 , 2002, 2: 17-18.

[2] Yamwong P. The medical education system in Thailand[J]. Asia Pacific Biotech News, 2006, 15(10).

验社区医师角色。在临床前期阶段，要求每个医学生联系一个健康家庭，围绕该家庭及其所在社区的健康问题进行学习。进入临床阶段后，要求每个医学生联系一个有健康问题的家庭，围绕该家庭与相应社区健康问题展开学习。

根据“医学课程指导方案”内容建议，6 年制医学本科生培养计划一般划分为以下 3 个阶段：

第一阶段：医学前期教育（1 年 /44 学分）

在第一学年，医学生在理学院学习，接受基础科学教育，旨在通过通识教育提高医学生的综合素养。主要课程包括普通教育学、社会教育学、艺术与科学、泰文、微积分、统计学、普通化学与实验、有机化学、基础生物学与实验、物理与实验、生命过程学和英语。

第二阶段：临床前期（2 年 /84 学分）

临床前期培养（pre-clinical training）阶段，医学生在医学院学习规定课程，以理论学习为主。

第二学年，主要学习与人体正常生理结构与功能相关的课程，通常包括：解剖学、组织学、胚胎学、生物化学、生理学、预防 / 家庭医学、医学教育 / 职业、人文和社会学、医学基因学以及各类选修课。

第三学年，基于第二学年已掌握的基础，医学生将学习人体异常组织与功能相关课程，主要包括：病理学、微生物学 / 免疫学、药理学、临床病理学、神经解剖学、生理学、临床前期应用知识、预防 / 家庭医学、泰国社会批判性评估、医学基因学、精神病学以及各类选修课。

第三阶段：临床期（3 年 /133 学分）

在临床培养（clinical training）阶段，医学生将到各教学医院学习临床课程和临床实践，从理论学习过渡到实践操作。

第四、五学年，医学生们在各教学医院完成 90 学分左右的“通科性”临床课程学习。相关课程包括：基础临床技能、临床问题处理、门诊医学、社区医学、内科学、外科学、妇产科学、儿科学、精神病学、眼科学、矫正和康复学、五官科学、临床药理学、放射学、预防 / 家庭医学等。

第六学年，医学生正式开始临床科室轮转实习。在各轮转科室学习麻醉学、门诊医学、伤害学、内科学、外科学、妇产科学、儿科学、精神病学、预防 / 家庭医学等学科知识。

（二）教学方法

泰国医学院校注重培养学生的自我学习与团队合作能力，近年来愈发提倡灌输式教学与 PBL 有机结合。在灌输式教学中，课堂以老师为中心，单向知识传授为主。在 PBL 中，学生自身即为课堂中心，基于案例问题，学生罗列学习内容与目标，通过自习与团队讨论学习解决问题并掌握相关知识。

泰国医学院校在本科课程尤其是临床前阶段课程中，大量采用 PBL 方法，提升学生对知识的理解掌握与独立解决问题的能力。以朱拉隆功大学为例，1986 年，面对当时医学教育的缺点及其所导致的医学生能力的缺陷，朱拉隆功大学医学院推出了以社区为目标、以问题为导向的课程模式（CTPB，community-targeted，problem-based curriculum track，COME ＋ PBL），致力于培养优秀的公共卫生从业者与管理者、优秀教师与医学研究人员[1]。临床技能培训方面，朱拉隆功大学的多学科协同-多媒体讲座形式 PBL 极具特色。教学过程中，教师负责选定病例，临床科室介绍相关疾病的病因、发病机制、临床表现、治疗等，影像学、病理学等内容由相应科室负责分析，医学实习生从病史采集、文献查阅等到最终幻灯片制作展示全程参与，

[1] Suwanwela, Charas. Strategy for change in an established medical school: A case study of the faculty of medicine at chulalongkorn university, Thailand[J]. Teaching & Learning in Medicine, 1991, 3(4): 210-214.

专业教授根据学生展示内容随时进行补充指正，充分调动学生的课堂参与度与学习积极性，加深学生对疾病与病理的理解，真正做到了多学科的融合[1]。

第八节 毕业后医学教育

一、住院医师培训

泰国医学生毕业后均有机会得到毕业后教育。根据泰国政府1997年出台的政策，医学院应届毕业生可在完成1年以上实习医生培训后，申请继续参加住院医师培训项目。

1970年以来，泰国医学专业委员会逐渐建立起了一套先进的住院医师培训系统。该委员会将毕业后教育内容分为3类：第一类为泰国医学专业委员会推荐医生进行的培训，第二类为专科医师培训，第三类则是亚专科医师培训。目前，泰国医学会认证50所指定机构（医学院、教学医院等）提供的毕业后医学教育。

二、专科医师培训

专科医师培训项目必须得到泰国医学专业委员会认证，培训时间跨度为3～5年。目前，泰国医学专业委员会共认证了26个专科、43个亚专科医师培训项目（表8-11）。其中，医生若有意愿进行亚专科医师培训，则首先必须接受相对应的专科医师培训。以泰国排名第三的清迈大学医学院为例，其住院医师培训项目包括13项专科医师培训以及27项亚专科医师培训。

表8-11 泰国专科及亚专科医师培训

第一组	第二组	第三组
1. 精神病学（3年）	1. 发育儿科学（3年）	1. 小儿皮肤科学（2年）
2. 法医学（3年）	2. 眼科学（3年）	2. 新生儿-围生期儿科学（2年）
3. 解剖病理学（3年）	3. 神经病学（3年）	3. 小儿神经学（2年）
4. 临床病理学（3年）	4. 放射诊断学（3年）	4. 小儿发育与行为学（2年）
5. 解剖与临床病理学（3年）	5. 麻醉学（3年）	5. 小儿内分泌与代谢学（2年）
6. 放射治疗与肿瘤学（3年）	6. 流行病学（预防医学，3年）	6. 小儿传染病学（2年）
7. 家庭医学（3年）	7. 航空医学（预防医学，3年）	7. 小儿肾病学（2年）
8. 急诊医学（3年）	8. 临床预防医学（预防医学，3年）	8. 小儿胃肠病学与肝病学（2年）
9. 核医学（3年）	9. 公共卫生（预防医学，3年）	9. 小儿过敏与免疫学（2年）
10. 成人血液病学（3年）	10. 社区精神卫生（预防医学，3年）	10. 小儿呼吸道疾病学（2年）
11. 儿童及青少年精神病学（4年）	11. 职业医学（预防医学，3年）	11. 小儿心脏病学（2年）
12. 肿瘤学（4年）	12. 海上医学（预防医学，3年）	12. 小儿营养学（2年）
	13. 旅行医学（预防医学，3年）	13. 疼痛管理（2年）
	14. 康复医学（3年）	14. 高级诊断放射学（2年）
	15. 妇产科学（3年）	15. 诊断神经影像（2年）
	16. 耳鼻喉科学（3年）	16. 临床营养学（2年）
	17. 内科医学（3年）	17. 妇科肿瘤学（2年）
	18. 小儿外科学（4年）	18. 身体介入放射学（2年）
	19. 皮肤医学（4年）	19. 神经介入放射学（2年）
	20. 外科学（4年）	20. 心肺麻醉（2年）

[1] 缪薇，殷梅，韩剑虹，等．泰国医学生培养制度对我国医学生教育的启发[J]．科技创新导报，2015, 3: 156-157.

（续表）

第一组	第二组	第三组
	21. 泌尿外科学（4 年）	21. 神经麻醉（2 年）
	22. 矫形医学（4 年）	22. 小儿麻醉（2 年）
	23. 神经外科学（5 年）	23. 重症监护医学（2 年）
	24. 儿科血液病学-肿瘤学（5 年）	24. 生殖医学（2 年）
	25. 整形外科学（5 年）	25. 母胎医学（2 年）
	26. 胸外科学（5 年）	26. 临床药理学与毒理学（2 年）
		27. 面部整形与重建手术（2 年）
		28. 肿瘤外科学（2 年）
		29. 结直肠外科学（2 年）
		30. 血管外科学（2 年）
		31. 创伤外科学（2 年）
		32. 风湿病学（2 年）
		33. 内分泌与代谢（2 年）
		34. 传染病学（2 年）
		35. 肾脏病学（2 年）
		36. 过敏与临床免疫学（2 年）
		37. 胃肠病学（2 年）
		38. 胸腔内科及肺重症医学（2 年）
		39. 心脏病学（2 年）
		40. 老年医学（2 年）
		41. 妇产科病理学（2 年）
		42. 皮肤病理学（2 年）
		43. 重建整形外科学（2 年）

注释：①上述资料来自泰国医学专业委员会网站（https://tmc.or.th/En/post_graduate.php）；②第一组为推荐培训科目，第二组为泰国医学专业委员会认证的专科医师培训项目，第三组为泰国医学专业委员会认证的亚专科医师培训项目。各学科后括号内为规定的培训年限

第九节　继续医学教育

在泰国，医学本科毕业生完成 3 年强制性农村医疗服务后可选择直接入职府级或地方医院，并在入职后参加继续医学教育培训，获取全科医师执照。以清迈大学医学院为例，医学毕业生在进入医院工作后，必须接受 1 年以上的继续医学教育培训，并在入职 1 年后参加国家统一医师执照考试，获得能力认证和医师执照后，才能正式开始独立执业。已具备全科或专科医师执照的医生，也可以通过多种形式的继续医学教育，进一步提高个人能力。

为激励医生到农村医院工作，泰国政府曾一度将在农村地区服务 1 年以上作为接受部分继续医学教育的前提条件，并给予农村医生参加部分培训项目的特殊配额。由于受到各医学院校强烈反对，目前该政策已废除。

医生的继续医学教育在公共卫生部和医学院校共同管理下进行，相关费用一般由就职医院与公共卫生部支付，无需医生本人承担。

第十节 讨论与借鉴

一、提高医学人才培养学历层次，尽快实现临床医学专业本科招生

作为直接面向人群健康服务的精英类人才，医学人才必然需要拥有较高的受教育程度。在泰国等发展中国家，以及美英法德等几乎所有的发达国家，从事医生职业的学历层次普遍为本科及以上。目前，我国仍有大量的中专和专科毕业生从事医生职业，2018 临床类医师中大专及以下学历者占比 42.1%。如果把此因素考虑在内的话，中国具有相当资质医生的数量与发达国家之间的差距更大。例如，2018 年我国每千人口本科及以上学历临床类医师人数仅为 1.12 人。如要达到美国每千人口 2.61 名医生的配置水平，尚需要补充约 208 万名临床医学本科及以上学历毕业生。2018 年，全国普通高校临床医学专业本科以上学历毕业生达到 13.65 万人，但执业医师资格考试平均总通过率仅约为 70%。

总体而言，医学人才的学历层次滞后于我国医疗卫生事业和社会经济的发展，难以很好地满足人民群众的医疗卫生服务需求。因此，中国临床医学本科教育面临供需失衡的严峻挑战，提高人才培养层次、扩大高学历人才培养规模将是医学教育部门所需要承担的一项长期任务。2017 年 9 月，国务院办公厅印发《关于深化医教协同进一步推进医学教育改革与发展的意见》，提出逐步实现临床医学类专业本科层次招生，以提升医学专业学历教育层次。目前，仅有少数省份出台了临床医学专业实行本科招生的相关政策。近期内，应考虑把全国范围内实现临床医学专业本科招生作为提升医学人才培养水平与质量的一项重要工作进行推动。

二、基于专业特点，完善毕业后医学教育制度

在泰国、美国、加拿大等国家，外科系统的住院医师培训时间相对较长，而专科医师培训项目相对较少。原因可能在于外科需要较长时间的手术训练，在住院医师培训阶段接受统一的普外科训练之后，接受较短时间专科培训即可符合要求。与此相对比，内科系统的专科医师培训时间相对较长，项目也相对较多；辅助科室专科医师培训时间与项目均较短或较少。总体而言，这些国家住院医师与专科医师培训的专业划分、阶段衔接与培训设计较为科学，对于我国进一步完善毕业后医学教育制度具有积极的借鉴意义。

在当代医疗领域不断细分、专科技术不断深化、专业壁垒不断加深的背景下，不同专科之间已经越来越难以评价彼此的水平。泰国、美国、加拿大等国家专科医师制度保证了专科医师有一定的专业素质水准，只要从事相应专科，就必须获得相应的专科医师资格证书，保证了专科医师的水平能够达到既定的基本标准。同时，每 10 年资格证书的定期更换，保证了专科医师知识的更新，也有利于专科医疗领域的发展。此外，专科医师享有较高的薪酬，不但促进了收入的合理分配，而且提高了医师成长为专科医师的积极性。

三、加强信息披露制度建设，促使医学院校调整招生规模并提高教学质量

对于医学教育相关数据，泰国、美国、英国、澳大利亚等多个国家均会在互联网进行及时公布与更新。目前，我国医学院校办学条件、招生、就业、医考通过率等数据对于公众的披露仍然不足，公众也缺乏权威渠道获取医学教育相关信息。此种现象的存在，不但对于广大学生及其家长选择医学院校产生不利影响，而且客观上纵容了部分医学院校不顾及教学质量过度招

生，对于医学人才培养质量产生极其不利的影响。因此，我国应加强医学教育的信息披露制度建设，在国家层面通过权威渠道向公众及时提供相关信息，以更好地服务于民，同时促使医学院校调整招生规模并提高教学质量。

四、继续实施农村订单定向招生制度，以提高农村地区医生配置水平

与全球范围内，很多国家都存在城乡卫生人力分布不均、农村地区医生短缺等问题。在泰国，政府实施了特招培养农村医生合作项目，以为农村地区输送医学毕业生，极大改善了这些地区医生短缺的状况。

在我国，农村医生队伍建设仍相对滞后且人员素质普遍较低。由于社会认同度低、职业发展路径不清晰且缺乏有效的激励约束机制，农村基层卫生机构难以吸引和稳定优秀的医学人才。为改善农村卫生人才缺乏现状，我国政府采取了一系列措施。2010 年 3 月，国家发展改革委等部门联合印发了《以全科医生为重点的基层医疗卫生队伍建设规划》，把实施高等医学院校农村订单定向免费培养作为加强基层医疗卫生队伍建设的重要途径之一，加强以全科医生为重点的基层医疗卫生队伍建设。2010 年 6 月，国家发展改革委等部门又出台了《关于开展农村订单定向医学生免费培养工作的实施意见》。自 2010 年起，在高等医学院校启动实施了农村订单定向医学生免费培养工作，重点为乡镇卫生院及以下的医疗卫生机构培养从事全科医疗的卫生人才。在招生方面，订单定向培养计划作为定向就业招生计划，纳入普通高等学校年度招生规模；主要招收农村生源，优先录取定岗单位所在县生源；对参加高考统一录取的考生，单列志愿、单独划线录取。订单定向生在获取入学通知书前，须与培养学校和当地县级卫生行政部门签署定向就业协议。订单定向生在校学习期间免除学费，免缴住宿费，并补助生活费。

自 2010 年启动农村订单定向医学生计划至今，每年中央财政支持高等医学院校为中西部乡镇卫生院培养订单定向免费教育五年制医学生数量均在 5000 人以上，专业类型逐渐多元化。针对不同地区经济、教育水平的差异，各省对医学生免费培养工作进行了有益的实践与探索，并组织实施农村订单定向医学生免费培养项目。2015 年，迎来了我国首届农村订单定向医学本科生毕业。据统计，绝大多数毕业生能够履约到农村基层医疗卫生机构工作，对于改善农村地区医生配置水平发挥了积极作用。与此同时，该项目也存在医学生学习动力不足且基层服务意识淡薄、部分地区生源质量下降、招生人数达不到计划值、毕业及定向就业岗位对接缺乏保障等问题。总体而言，我国需要继续实施农村订单定向招生制度，并且积极解决实施过程中出现的各种问题，以持续解决农村地区医生短缺问题。

第九章　新加坡医学教育

第一节　基本国情

一、基本情况

新加坡，全称为新加坡共和国（Republic of Singapore），是位于东南亚的一个发达国家，旧称“星岛”，意为大海里的一颗渺小星辰。国土面积仅约 719 平方千米，由新加坡岛及其附近 60 余个岛屿组成。虽然新加坡面积很小，经济发展水平却居于世界前列。根据 2018 年第 24 期全球金融中心指数排名报告，新加坡是全球第四大金融中心，国内生产总值达到 3239.07 亿美元。作为世界上人口密度第三位的国家或地区，截至 2017 年 6 月底，新加坡总人口数已达 561 万人，比去年同期增长 0.1%；65 岁以上人口所占比例增加到 14.4%，比去年同期增长 0.7%。此外，人口出生期望寿命为 82.8 岁，世界排名第 6 位；婴幼儿死亡率为每千例活产儿 2.2 例，世界排名第 5 位；孕产妇死亡率为每 10 万例活产儿 10 例，世界排名第 38 名[1]。

新加坡是一个城邦国家，全国划分为五个行政区，即西区、北区、中区、东北区、东区，由相应的社区发展理事会管理，这五个社区进一步划分为若干选区。新加坡实行议会共和制。总统即国家元首，由直接民选产生，总统有委任总理的权力，并负责保管国家储备金的第二把钥匙。议会称国会，其议员同样由公民选举产生，一般一个选区选举出 4 ～ 6 名议员。获多数国会议员支持的议员可被委任为内阁总理。总理是新加坡的政府首脑，负责新加坡的行政事务。总统、国会和内阁三方的权力互相制衡。

新加坡医疗卫生服务由政府、市场、社会三方负责提供，简称“3P 模式”。一是由政府出资创办的公立医疗机构（public）；二是私人或民间资金创办的竞争性、营利性私立医疗机构（private）；三是社会人士、福利团体资助的医疗机构（people）。在医疗保障体系方面，通过强制性保健储蓄、健保双全和保健金三大计划来保障民众就医。政府每年在医疗方面的投入占政府财政支出的 15% 左右。对于公立、私立和社区三个层面的医疗服务体系，政府均提供不同比例的补助。其中，公立医疗服务体系包括公立医院和公立诊所。全国共有 9 所公立医院和 8 个专科中心，提供全国 80% 的中高级医疗服务；18 个公立诊所提供全国 20% 的初级医疗服务。12 所私立医院和 2000 个私立诊所则提供剩余 20% 的中高级医疗服务和 80% 的初级医疗服务。社区医疗服务体系包括社区医院、养老院、家庭医疗等[2]。

二、医生

根据新加坡卫生部（Ministry of Health Singapore）的数据，2017 年该国医生总人数为 13 386

[1] World Bank.[EB/OL]. [2019-04-10]. https://data.worldbank.org.cn/.

[2] 奕栋洪，杨波意 . 新加坡医疗保健制度改革经验探讨 [J]. 全科医学临床与教育，2017, 15(05): 536-538.

名，与 2016 年相比增长 3.2%。其中，专科医师总数为 5338 名，同比增长 5.8%。医生人口比为 1：420，即每千人口医生数为 2.4 名[1]。

在新加坡如果想成为一名医生，首先需要在医学院校内学习 5 年，完成课程学习并通过相应的考试毕业后可获得医学学士和外科学士学位（bachelor of medicine and bachelor of surgery，MBBS）。此后可以选择继续攻读研究生课程获得理学硕士学位（MSc）或哲学博士学位（PhD），即踏入医学的科研领域；也可以选择成为一名救死扶伤的临床医师。成为临床医师也有两个方向可以选择，即非专科医师方向和专科医师方向（图 9-1）。如果选择非专科医师方向，首先需要担任为期 1 年的见习医生（house officer），并继续担任 3 ～ 5 年的全科临床医师（medical officer），通过考核和认证后便可成为一名住院医师（resident physician）。如果选择专科医师方向，需要先完成住院医师培训后再进入亚专科高级住院医师培训项目成为一名高级住院医师（senior resident）或称为亚专科培训医师（fellow）。根据所选择的专科不同，经过 4 ～ 6 年培训成长为顾问医师（consultant）。此后，医生在医院工作年限越长或在本领域取得的成就越高，职称也会发生相应的变动，例如高级住院医师（senior resident physician）或高级顾问医师（senior consultant）[2]。

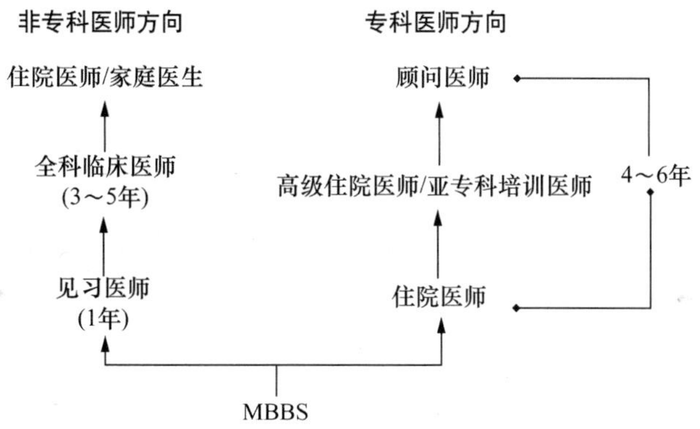

图 9-1　新加坡医生的培养通道

第二节　医学教育概况

新加坡医学教育的发展与其被英国占领和统治的历史息息相关。1824 年，新加坡正式成为英国殖民地，最初由英属印度殖民当局管辖，1867 年后由英国直接统治。1942—1945 年，由于英国在太平洋战场上的节节败退，新加坡又沦为日本的殖民地。1945 年，英国重新取得新加坡的殖民权。此后，新加坡人民一直努力追求自治，并于 1959 年实现了自治。1963 年，新加坡脱离了英国的统治正式加入马来西亚。新马合并后由于各方面的矛盾，新加坡于 1965 年脱离马来西亚，成为一个真正独立的国家。

新加坡医学教育的根源可以追溯到成立于 1905 年 7 月 3 日的海峡及马来联邦政府医学院（Straits and Federated Malay States Government Medical School）。该医学院培养了新加坡的第一批 23 名医学生。课程设置和教育方法均借鉴英国经验，教师也是从英国临床医生中遴选而来。

[1] Ministry of Health.[EB/OL]. [2019-04-10]. https://www.moh.gov.sg/resources-statistics/singapore-health-facts/health-manpower.

[2] MOH Holdings. Medical service career path[EB/OL]. [2019-04-10]. http://www.physician.mohh.com.sg/medicine/medical-service-career-path.

这批医学生通过理论学习和临床教学相结合的方式接受医学教育，并被授予医学与外科学实习医师执照（licentiate in medicine and surgery，LMS）。经历数次改名和合并后，这所医学院在1980年扩建后更名为新加坡国立大学（National University of Singapore，NUS）。为了感谢杨璐琳基金会的捐赠，新加坡国立大学医学院于2005年改名为现在更为人熟知的杨璐琳医学院（Yong Loo Lin School of Medicine，NUS Medicine）。

为了加强新加坡在转化医学（translational medicine）领域的能力，新加坡国立大学与美国杜克大学（Duke University）于2005年4月合作建立了新加坡的第二所医学院——杜克-新加坡国立大学（Duke-NUS）医学院。最初，Duke-NUS是一所专门培养硕士的医学院，从2007年起也开始提供4年制的医学博士课程。医学博士课程体系由远在美国的杜克大学医学院制订和设计，并接受新加坡国立大学和杜克大学共同参与的理事会监督。

为了应对新加坡人口结构的变化，即出生率下降和人口老龄化带来的医疗服务需求剧增，新加坡于2013年8月成立了第三所医学院——李光前医学院（Lee Kong Chian school of Medicine，LKCSoM）。该医学院由伦敦帝国理工学院（Imperial College London）和新加坡南洋理工大学（Singapore's Nanyang Technological University）合作创办[1]。

2010年是新加坡医学教育的一个重要节点。在这一年，新加坡毕业后医学教育迎来了重大改革。在2010年之前，新加坡毕业后医学教育以英国的培养体系为蓝本，该系统基于学徒制（apprenticeship）和终结性评价（summative assessment）。医学生们在毕业后的第一年作为实习生（即见习医师，house officer）进行有条件注册并获得允许行医的执业执照；之后，他们可以选择继续参加毕业后医学教育。毕业后医学教育教育分为两个阶段（图9-2）：3年的基础专科医师培训（basic specialist training，BST），涵盖内科学和外科学两大专业；3年的高级专科医师培训（advanced specialist training，AST）。这种传统的培养模式聚焦于临床培训，由培训基地的科室主任指派医师进行轮流督导和监督。为了确保培训质量，接受培训的医生们需要通过BST和AST之间的高水平中期考试（high bar intermediate examination），并在结束AST之前需要通过出口考试（exit examination），才能获得高级专科医师资格。

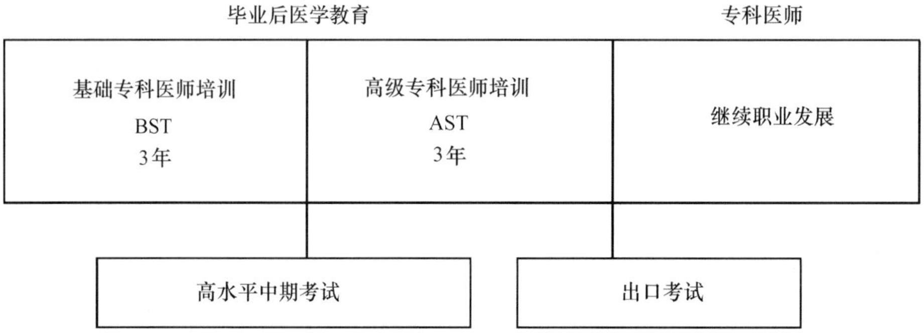

图9-2 2010年以前新加坡毕业后医学教育模式

2006—2007年，新加坡卫生部以参加专科医生和家庭医生培训的医学毕业生为研究对象，进行了毕业后医学教育横断面调查和访谈。通过此次调查，卫生部认为目前英国模式的培养体系存在几个主要问题，包括缺乏科学的培训架构、缺乏监督评估、受训医生工作量过大而未能获得足够的受训时长等。这几个问题可能归因于新加坡医疗服务需求的增加、医生薪酬按服务收费模式的改革以及接受培训的初级医生数量的增长等因素。专科医师需求量的增长促使卫生部取消了专科医师培训的配额限制，培训医师数量的增加进一步对培训质量提出了挑

[1] Samarasekera DD, Shirley Ool, Su Ping Yeo. Medical education in Singapore[J]. Medical Teacher, 2015, 37(8): 707-713.

战。然而，当时英国模式的考试，特别是皇家内科医师学会会员资格考试通过率很低，只有40% ～ 60%。对于缺乏有效培训环境的受训医师而言，通过培训考核成长为一名真正的医师更是难上加难。上述一系列的问题带来的现实压力，逐渐侵蚀着学徒制这一英国培养模式，也促使新加坡当局做出必要的改革。

新加坡卫生部和专科医师认证委员会（Specialist Accreditation Board，SAB）研究了澳大利亚、美国、英国和欧洲的毕业后医学教育制度，并邀请具有数十年培训经验的美国毕业后医学教育认证委员会（Accreditation Council for Graduate Medical Education，ACGME）对新加坡现有的培训制度进行分析和建议，最终选择了以美国住院医师培训制度作为改革的蓝本，依据新加坡本国的现实情况提出了住院医师毕业后培训制度（residency postgraduate training system）。该项制度于2010年正式推出，推广工作分阶段进行，培训专业数量逐渐增加。第一阶段于2010年7月推出，提供了8个培训项目，包括过渡年住院医师培训计划（PGY1），允许住院医师在各种临床学科中进行为期1年的培训，以促进专业的选择和准备；第二阶段于2011年7月推出，提供了12个外科专业培训项目；第三阶段于2013年7月推出，囊括了内科各专业[1]。

第三节 医学教育管理与政策

一、医学教育管理体制

新加坡医学委员会（Singapore Medical Council，SMC）是新加坡卫生部下属的法定机构，主管新加坡的本科、毕业后医学教育和继续医学教育（图9-3）。新加坡医疗注册法（Medical Registration Act，MRA）第174章第5条对SMC的主要职责规定如下：①保存注册医生的登记册；②批准或拒绝医生行医执照的注册申请；③给注册医生颁发执业证书；④向有关部门提供新加坡医学学位的课程指导和有关考试的建议；⑤向有关部门提供注册医生培训和教育的建议；⑥确定和规范注册医生的行为和道德操守[2]。

毕业后医学教育分会（Division of Graduate Medical Studies，DGMS）是新加坡国立大学医学院管辖的一个单位，负责医学硕士学位（master of medicine，MMed）和毕业后教育证书（graduate diplomas）的认证和颁发，其主要目标是促进新加坡的毕业后医学教育和培训，认定培训课程并提供专科医生资格考试[3]。

专科医师培训联合委员会（Joint Committee on Specialist Training，JSCT）由专科医师认证委员会任命，负责监督新加坡专科医师培训机构的资格认证，主管建立和维护新加坡专科医师培训的专业标准和质量，包括对学员培训和退出考评的质量评估[4]。

专科医师和亚专科培训委员会（Specialist and Subspecialty Training Committee，STC/SSTC）由专科医师认证委员会和专科医师培训联合委员会任命，负责对新加坡专科和亚专科医师培训进行监督。每个STC/SSTC在其专业范围内拥有以下职能：①为基础和高级专业学员建立、

[1] Specialist Accreditation Board. Graduate medical education in Singapore[EB/OL]. [2019-04-10]. http://www.healthprofessionals.gov.sg/sab/specialist-training/graduate-medical-education-in-singapore.

[2] Singapore Medical Council. About Singapore medical council[EB/OL]. [2019-04-10]. http://www.healthprofessionals.gov.sg/smc/about-smc.

[3] Division of Graduate Medical Studies.[EB/OL]. [2019-04-10]. http://medicine.nus.edu.sg/dgms/about.htm.

[4] Specialist Accreditation Board. Joint committee on specialist training[EB/OL]. [2019-04-10]. http://www.healthprofessionals.gov.sg/sab/about-us/joint-committee-on-specialist-training-jcst.

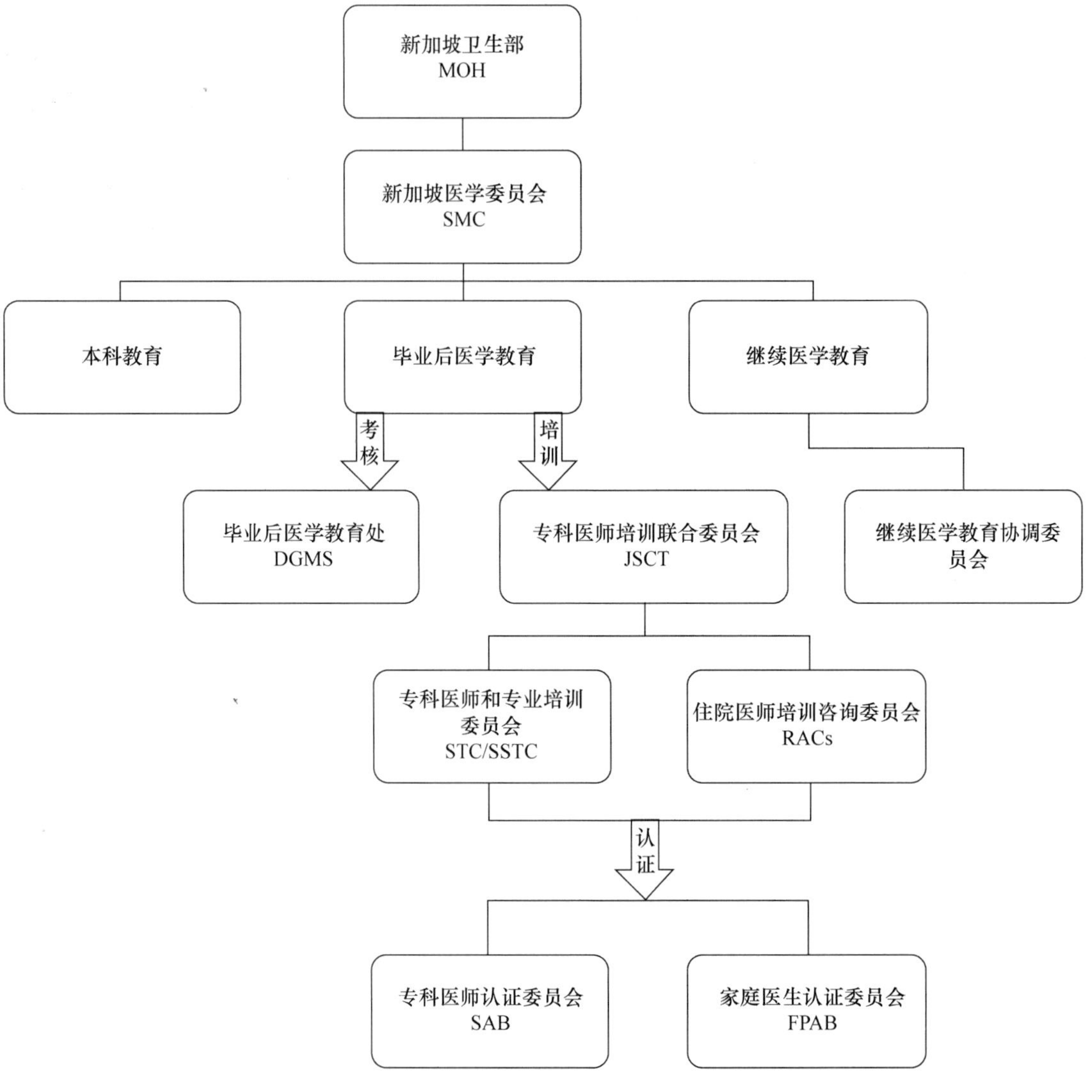

图 9-3 新加坡医学教育管理体制

维护和监督培训计划；②每年向 JCST 和专科医师认证委员会（Specialist Accreditation Board, SAB）提供本专业培训人员数额的意见；③选拔基础和高级专科医师培训学员并对已完成高级专科医师培训的学员进行退出评估等[1]。

住院医师培训咨询委员会（Residency Advisory Committees，RACs）实际上是 STCs 的替代机构，主要负责监督各自专科的专科培训医师和培训项目，每个委员会仅负责本专科培训的相关事务，包括：①制订专业培训课程，定期对课程进行评审和改进并开发专科认证所需要的适当评估工具；②协助住院医师的选拔和面试；③监控住院医师培训的进度和质量等[2]。

SAB 负责整个新加坡专科医师的培训体系。新加坡医疗注册法（MRA）确定其所拥有的职能包括：①确定可被认证和注册为专科医师的资格、工作经历和其他条件；②确定本地或海外专科医师认证的培训计划；③为符合注册条件和资格的人士授予专科认证证书；④向 SMC

[1] Specialist Accreditation Board. List of specialist training committees[EB/OL]. [2019-04-10]. http://www.healthprofessionals.gov.sg/sab/about-us/joint-committee-on-specialist-training-jcst/list-of-specialist-training-committees.

[2] Specialist Accreditation Board. Residency advisory committee[EB/OL]. [2019-04-10]. http://www.healthprofessionals.gov.sg/sab/about-us/residency-advisory-committee.

提供继续医学教育计划等[1]。

家庭医生认证委员会（Family Physicians Accreditation Board，FPAB）与专科医师认证委员会并列，负责新加坡家庭医生的培训体系。其职能与 SAB 类似，只是主要负责家庭医生培训领域的认证[2]。

继续医学教育协调委员会（CME Coordinating Committee）负责确认继续医学教育的计划和活动并审查相关政策和计划。委员会成员包括新加坡医学科学院（Academy of Medicine Singapore）、新加坡家庭医生学会（College of Family Physicians Singapore）、新加坡医学会（Singapore Medical Association，SMA）以及在公共和私立部门工作的医生代表[3]。

二、医学教育重要政策

新加坡政府对于医学教育提供了足够的财政支持，大幅降低了在新加坡接受医学教育的学生所需花费的费用。为了回报政府的资助，医学生不论国籍，都必须与新加坡政府签署《医学学费资助协议》（medical tuition grant agreement）。该协议由新加坡卫生控股公司统一管理。

根据该协议，被新加坡三所医学院所录取学生，在毕业后应在新加坡地方公立卫生保健部门（local public healthcare sector）服务一定年限，即履行服务义务（service obligation）。不同医学院、学制和身份的医学生所需要服务的年限有所不同（表 9-1）。如果医学生未能在所在医学院顺利完成学业或是毕业后未能完成足够年限的义务服务期，需要根据协议条款付给新加坡政府违约赔偿金[4]。

表 9-1　新加坡《医学学费资助协议》义务服务期限（年）

医学院	学制	新加坡公民	非新加坡公民（国际学生）
杨璐琳医学院	5	5	6
李光前医学院	5	5	5
杜克-新加坡国立大学医学院	4	4	5

第四节　入学与医学考试制度

一、入学考试

新加坡高等学府的入学考试为新加坡-剑桥普通证书教育高级水平考试（Singapore-Cambridge general certificate of education advanced level examination，GCE A-Level）。GCE 高级水平考试于 1975 年推出，并于 2002 年脱离了英国政府的管辖和控制，新加坡教育部对考试管理享有更大的控制权，从而与教育部所设计的课程体系和教学要求的结合更加紧密。目前，该考试由新加坡考试及评价委员会（Singapore Examination and Assessment Board，SEAB）、新加

[1] Specialist Accreditation Board.[EB/OL]. [2019-04-10]. http://www.healthprofessionals.gov.sg/sab/about-us/specialists-accreditation-board.

[2] Medical Registration Act.[EB/OL]. [2019-04-10]. https://sso.agc.gov.sg/Act/MRA1997#P15A-.

[3] Continuing medical education for doctors.[EB/OL]. [2019-04-10]. http://www.healthprofessionals.gov.sg/smc/continuing-medical-education- (cme) -for-doctors.

[4] Ministry of Health. Medical/dental undergraduate agreement[EB/OL]. [2019-04-10]. https://www.moh.gov.sg/hpp/all-healthcare-professionals/career-practice/CareerNPracticesDetails/medical-dental-undergraduate-agreement.

坡教育部和剑桥大学国际考试中心（University of Cambridge International Examinations，CIE）联合管理和负责。

GCE 高级水平考试适用于正在接受 A-Level 课程的初级学院（junior colleges，JCs）或中心学院（centralised institutes，CIs）的学校学生，同样适用于学校之外的符合注册资格的个人应试者。GCE 高级水平考试的地位类似中国高考，但是考核方式和考核科目与中国高考相差很大。考试每年举办一次。由于该考试对学生能力的检测全面而客观，考试成绩不仅可以用于申请新加坡国立大学、新加坡南洋理工大学、新加坡管理大学和新加坡科技设计大学 4 所新加坡本地大学，同样也被美国、英国等多个国家所承认和接受。考生凭该考试的成绩证书可以申请世界上 160 多个国家的数千所大学。

为了尽可能考虑到学生能力和发展水平的不同，GCE 高级水平考试科目的选择比中国高考更为灵活（表 9-2）。其中，三门必考科目包括：母语（mother tongue language，MTL）、项目作业（project work，PW）、理解与写作（knowledge & inquiry，KI）。除这三门必考科目外，考生首先需要确定自己考试的模块，类似于国内的文科和理科。GCE 高级水平考试分为两个模块，即人文艺术模块（humanities & the arts）与数学科学模块（mathematics & sciences）。不同的模块下设不同的科目，如人文艺术模块设有艺术、经济、英文文学、地理、历史等科目；数学科学模块设有生物、化学、物理、数学、计算机等科目。每一门科目一般对应 2 ～ 3 级难度，比如高一级（higher 1，H1）、高二级（higher 2，H2）和高三级（higher 3，H3），难度依次递增，其中 H3 级仅允许学校考生参加。考生根据自己的能力水平，确定好模块后，需要在相应的模块下设的科目里至少选择参加 3 门 H2 级的科目考试和 1 门 H1 级的科目考试。

GCE 高级水平考试中 H1 和 H2 级科目考试的成绩不以分数形式计分，而是分为 7 个等级：A ～ E 和 S、ungraded，等级依次降低。达到 A ～ E 水平的考生视为通过 GCE 高级水平考试，而 S 和 ungraded 视为未通过。H3 级科目考试旨在考查学生的突出才能，其计分方式与 H1、H2 有所不同，记为 distinction、merit、pass 和 ungraded，相当于优秀、良好、通过和未通过[1,2,3,4]。

表 9-2 新加坡普通证书教育高级水平考试（GCE A-level）科目构成

必考科目		母语（MTL）
		项目研究（PW）
		理解与写作（KI）
选考科目（3 门 H2 难度、1 门 H1 难度）	人文艺术模块	艺术、经济、英文文学、地理、历史等
	数学科学模块	生物、化学、物理、数学、计算机等

二、医师执照考试

新加坡医生取得行医执照并不需要专门的考试，而是凭借一定的医学学位和能力证明通过新加坡医学委员会的注册后即可被授予行医执照。根据学位和工作能力与经历的不同，注册的种类也不同，包括暂时注册（provisional registration）、条件注册（conditional registration）、完全注册（full registration）、临时注册（temporary registration）、专科医师注册（specialist

[1] Singapore Examination and Assessment Board. GCE A-Level[EB/OL]. [2019-04-10]. https://www.seab.gov.sg/home/examinations/gce-a-level.

[2] 一帆 . 新加坡普通教育证书高级水平考试 (GCE A) [J]. 教育测量与评价 , 2017, 12: 25.

[3] 一帆 . 新加坡普通教育证书高级水平考试 (GCE A): 内容与计分 [J]. 教育测量与评价 , 2017, 12: 33.

[4] Ministry of Education. GCE A-Level curriculum[EB/OL]. [2019-04-10]. https://www.moe.gov.sg/education/pre-university/gce-a-level-curriculum.

registration）和家庭医生注册（family physician registration）。其中完全注册和条件注册可以选择 2 年有效期（2-year practising certificate，2-Yr PC）或 1 年有效期（1-year practising certificate，1-Yr PC）的行医执照[1]。

（一）暂时注册

暂时注册适用于在新加坡当地经批准的教学医院里接受第一年培训的医学毕业生，期限为 12 个月。要求注册者持有新加坡三所医学院授予的 MBBS 学位或 MD 学位，或者持有 MRA 所认可的海外医学院授予的初级医学学位。暂时注册期限结束时，如果表现达到 SMC 的标准，将获得教学医院提供的经验证明，可以用于申请完全注册。

（二）条件注册

条件注册适用于国际医学毕业生在完全注册医生的监督下在经 SMC 批准的医疗机构工作。要求注册者必须同时满足下列条件：①持有 MRA 所认可的海外医学院授予的初级医学学位或者持有为 SMC 所承认的毕业后教育资格证书；②已被新加坡专科医师认证委员会认证为专科医师；③已被选定在 SMC 所认可的医疗机构就业；④持有已完成实习的经验证明或者其他具有同等效力的证书；⑤在申请医疗注册的前 3 年内平均每年工作至少 168 小时；⑥已通过授予初级医学学位的国家所要求的行医执照考试（如适用）。通过条件注册的医生必须在 SMC 所批准的医疗主管的监督下从事临床实践。专科医师级别的医师如条件注册达到 2 年且每周临床实践时长不短于 40 小时就可以申请完全注册，而非专科医师级别且非新加坡公民身份的医师则需要 4 年才能考虑申请完全注册。

（三）完全注册

完全注册适用于在新加坡可以独立行医的医生。要求注册者必须同时满足以下条件：①持有新加坡三所医学院授予的 MBBS 学位或 MD 学位以及暂时注册期限内圆满完成实习工作的经验证明，或者持有 SMC 所认可的资格证书和可以证实其圆满完成实习的经历证明；②条件注册的医师已经完成了 SMC 所要求的全日制临床实践最短期限；③在暂时注册和条件注册期间的表现令人满意。

（四）临时注册

临时注册适用于具有 SMC 所认可的对新加坡人民有特殊价值的医学知识、经验和技能的访问专家（visiting expert，VE），或者经 SMC 批准的培训计划里在新加坡进行医学教学、研究或毕业后学习的国际医学毕业生。根据访问新加坡的目的和项目的不同，可经 SMC 临时注册为访问专家、临床研究员（clinical fellows）、临床观察员（clinical observers）和研究医生（research doctor）。不同的临时注册身份能够参与的临床实践的深度也有所区别。

（五）专科医师注册

专科医师注册适用于希望成为专科医师的注册者。要求注册者的专业在目前认可的专业范围之类，且获得专科医师认证委员会（SAB）的认证以及相对应的毕业后培训资格证书。

（六）家庭医生注册

家庭医生注册适用于希望在新加坡行医的家庭医生。要求注册者首先获得家庭医生认证委员会（FPBA）的认证，再向 SMC 提交申请。

[1] Singapore Medical Council. Register of medical practitioners[EB/OL]. [2019-04-10]. http://www.healthprofessionals.gov.sg/smc/becoming-a-registered-doctor/register-of-medical-practitioners.

三、国际医学毕业生考试

国际医学毕业生在新加坡学习和行医不需要经过特定的考试，而是需要向 SMC 提供必要的学历证明、实习证明或必要的推荐书，其他程序与新加坡本地医学毕业生类似。

四、专科医生医学专业委员会考试

专科医师认证委员会（SAB）的专科考试实际上为亚专科住院医师培训的出口认证考试，同时也是专科医师注册的要求之一。考试由美国医学专业委员会新加坡（ABMS-S）有限责任公司及其附属公司的相关成员委员会、美国医学专业委员会（ABMS）和新加坡卫生部共同制订。不同的专科医师认证委员会考试所包含的项目和形式也不同，由 ABMS-S 和新加坡卫生部合作以美国的专科医师考试为模板进行修改，确保考试形式、范围和内容构成符合新加坡的医学实践，并且每年都会审查和修订。目前，专科医师认证委员会的专科考试包含：麻醉科、诊断放射学、内科、普通外科、急诊医学、妇产科、家庭医学、儿科医学、精神病学、眼科、耳鼻咽喉科。

以麻醉科考试为例，其包含两个部分：①多项选择题测试：共 250 道，可在培训的第 4 年或第 5 年进行，只有通过此项考试的考生才有资格参与临床测试。考试的范围和内容构成都明确给出以方便考生复习和准备考试。②临床测试：为专科医师培训结束后的退出性测试，必须在培训完成日期之前 3 个月内完成，包括论文批判性评论、审查和讨论日志中的案例以及与这些案例相关的问题。考试结果将由新加坡卫生部在考试结束后 3 个月内以信函的方式通知考生[1]。

第五节　医学院校

一、医学院校数量与分布

新加坡共有三所医学院校，全部为公立学校，分别为杨璐琳医学院（1905 年建立）、杜克-新加坡国立大学医学院（2005 年建立）、李光前医学院（2013 年建立）。其中杨璐琳医学院和李光前医学院可以提供本科医学教育和研究生医学教育，而杜克-新加坡国立大学医学院仅提供研究生医学教育。

二、医学院校筹资

以杨璐琳医学院为例，新加坡医学院校的教育筹资主要来自三个方面：学费、研究资助和社会捐助。

近十年来，杨璐琳医学院的学费一直在增长。虽然 80% 多的学费已经由新加坡政府负担而减免，且政府负担的比例在逐年上升，但是学生需要自身承担的学费金额仍在增长[2]。2018—2019 学年，杨璐琳医学院学费已达到了 152 100 新元。对于不同公民身份的学生，教育部给予不同数额的补助，也就是说学生需要自行负担的数额也不同。例如，新加坡公民身份的

---

[1] Specialist Accreditation Board. Specialist examination[EB/OL]. [2019-04-10]. http://www.healthprofessionals.gov.sg/sab/specialist-examination.

[2] Sayampanathan AA, Tan YT, Fong JM, et al. An update on finances and financial support for medical students in Yong Loo Lin School of Medicine[J]. Singapore Med J, 2017, 58(4): 206-211.

学生需要缴纳 28 400 新元，新加坡永久居民身份的学生需要负担 39 750 新元，而国际医学生则需要缴纳 60 800 新元。对于学生来说，学费虽然相对高昂，但是在求学过程中有众多的经济资助项目和奖学金可供申请，一般不存在由于经济原因而无法学医的情况[1]。

为了促进研究人才的成长、支持高质量科学和临床研究，从而改善医疗保健和居民健康，新加坡卫生部成立了国家医学研究委员会（National Medical Research Council，NMRC）。NMRC 支持并资助由医院、国家疾病中心和公立高等教育机构开展的用于发展核心人员和研究能力的研究项目和计划。NMRC 还为健康研究人员的发展设置了健康研究奖学金。新加坡医学院校可以通过 NMRC 申请研究经费、人才发展经费以及基础设施建设经费来负担用于医学教育和研究方面的相应支出[2]。

除了学费和研究资助外，杨璐琳医学院的一部分办学经费资还来自于社会捐赠。由于医学院校高昂的学费，杨璐琳医学院 1/4 的学生存在经济困难，而其中的一些捐助项目如 Wong Niap Leng 医疗助学金、Christine Chong Hui Xian 助学金就用来资助经济困难学生，以减轻他们的学费和生活费用负担，从而能够专心于学习而不至于因为经济原因失去学医的机会。除了用于资助学生之外，一些捐赠经费被纳入相应的研究基金会（如骨髓瘤、乳腺癌、痴呆症研究基金会），用于支持人类健康相关问题的研究。还有一些捐赠项目用于支持医学生社区服务培养计划以培养医学生的同情心和医疗服务能力，或者用于表彰在教学和医疗研究领域做出突出贡献的教授[3]。

三、医学院校招生

（一）杨璐琳医学院

1. 本科招生[4]

杨璐琳医学院在招收医学生时考虑的不仅仅是学生的学术才能，而是根据一名优秀医生所应具备的属性和品质在众多提交申请的高中毕业生中遴选出最适合从事医生职业的学生，要求这些未来的医生亲近社会，诚实守信，具有良好的沟通技能、洞察力和团队协作能力。基于上述要求，杨璐琳医学院设计了独特的初审和复审面试流程。

想要通过初审入围面试，首先需要一定的学术水平，针对不同情况对申请人有以下要求：①参加 GCE 高水平考试的申请人需要化学 H2 级高分通过，以及生物 H2 级或者物理 H2 级中至少一门高分通过；②持有国际文凭的申请人需要在化学和生物或物理领域有优异的成绩；③持有新加坡国立大学附属高中的毕业证书的申请人在先修课程中化学和生物或物理获得至少 2.0 的累计平均绩点（cumulative average point，CAP），以及在另一门主修课程、英语和研究课题中获得至少 1.0 的累计平均绩点；④持有新加坡理工学院授予的医学文凭。

满足上述四种情况之一的先决条件后，预申请者可向新加坡国立大学招生办（NUS Office of Admissions，NUS OAM）提交线上申请，申请被通过即初审通过，成为入围复试的候选人。候选人需要指定两位推荐人来证明自己的才能和品格，推荐人不能是候选人的家人、亲戚或朋友等。然后候选人需要提交给杨璐琳医学院招生门户（NUS Medicine Admissions portal）一个文件夹（表 9-3），包括个人陈述、课外活动选修清单、大专或高中的毕业和成绩证明、两份推荐报告。

[1] Yong Loo Lin School of Medicine. Financial aid[EB/OL]. [2019-04-10]. http://nusmedicine.nus.edu.sg/images/resources/content/media/corporate/brochures/Financial-Aid_2018-2019.pdf.

[2] National Medical Research Council.[EB/OL]. [2019-04-10]. http://www.nmrc.gov.sg/.

[3] Yong Loo Lin School of Medicine. Giving[EB/OL]. [2019-04-10]. https://nusmedicine.nus.edu.sg/giving/.

[4] Yong Loo Lin School of Medicine. Admissions-undergraduate[EB/OL]. [2019-04-10]. http://nusmedicine.nus.edu.sg/admissions/medicine/undergraduate.

表 9-3 杨璐琳医学院本科招生需提交的文件清单

文件	要求
个人陈述	500 字以内，包括候选人想在杨璐琳医学院学习医学的原因和个人故事。个人陈述将作为一份介绍信呈递给面试官
课外活动选修清单	填写医学院招生门户提供的表格
大专或高中的官方证明	无
两份推荐报告	由候选人指定的推荐人通过指定的链接填写，为 6 ～ 8 个问题组成的在线调查问卷

候选人在完成所需文件的提交之后，便可等待参加 4 月份的复审面试（表 9-4）。面试包括两个内容，即焦点技能评估（focused skills assessment，FSA）和情景判断测试（situational judgement test，SJT）。FSA 需要候选人在 60 分钟内通过一系列的标准化考点，每个考点考查的是候选人的才能和品质，形式一般为小型访谈或是焦点任务的执行。FSA 考官选自教职员工、医生、专职的健康专家和医学院校友，所有考官都经过精心挑选和培训。SJT 基于 60 分钟的多选题笔试，旨在评估对医学相关情况的判断。

表 9-4 杨璐琳医学院本科招生日程表

10 月至第二年 3 月	• NUS OAM 线上申请 • 申请文件的提交
3 月	• 入围候选人确定评估日期 • 入围候选人提名推荐人
4 月	• 焦点技能评估（FSA） • 情景判断测试（SJT）
5—6 月	• 发送录取通知书与学生接受录取（offer and acceptance） • 见面与新生欢迎（meet and greet）
6—7 月	• 健康检查 • 入学介绍

每年有近 2000 名学生申请杨璐琳医学院，大约只有 900 人能够入围面试，最终仅挑选出 300 个学生进入该医学院就读。

2. 研究生招生 [1]

除了提供本科医学教育之外，杨璐琳医学院还提供研究生医学教育，即理学硕士（master of science，MSc）和哲学博士（doctor of philosophy，PhD）培养项目。对于理学硕士，要求申请人具有相关学士学位（如 MBBS 学位或牙科学士学位），并且能在申请人自己选择的高级研究领域进行研究和深造；对于哲学博士，除了理学硕士的若干要求外，若申请人具有相关学科的硕士学位，也可以提交申请。除了学位要求，两者对于某些申请人的托福成绩和 GRE 成绩也有要求：如果母语和本科教学语言不是英语，申请人必须提交托福或雅思成绩作为他们英语能力的证明，纸质 / 计算机 / 互联网测试所需的最低托福成绩分别为 580/237/86，雅思成绩应不低于 6.5。如果毕业于 NUS 和 NTU 相关学科之外，申请人还必须提交 GRE 分数，词汇（verbal）部分和数学（quantitative）部分的总分不少于 320，分析性写作（analytical）部分得分应不低于 3.5。申请人必须通过研究生入学系统在线提交申请，提交申请时还需要附上相应

[1] Yong Loo Lin School of Medicine. Admissions-graduates[EB/OL]. [2019-04-10]. http://nusmedicine.nus.edu.sg/graduatestudies/application-procedures.

的支持文件（表 9-5）：研究计划书（非必要）、学位证书的认证副本、成绩单、托福 / 雅思成绩、GRE 成绩、两份推荐报告、发表文章的清单、财务状况证明。

表 9-5　杨璐琳医学院研究生招生需要提交的文件清单

文件	说明
研究计划书	研究提案的详细信息（限于 1 页以内），说明项目的意义和目标
学位证书的认证副本	无
成绩单	本科学校的正式成绩单
托福 / 雅思成绩	仅限于母语和大学教学语言不是英语的申请人提交；大学教学语言为英语的申请人需要额外提供一份大学教学语言为英语的证明信
GRE 成绩	非 NUS 或 NTU 的毕业生
两份推荐报告	由申请人指定两位推荐人并提供推荐人的邮箱信息
发表文章的清单	附有期刊影响因子的发表文章清单
财务状况证明	申请人如果申请奖学金不成功，则必须提交有能力支持学习的证明文件，即财务状况证明

研究生教育每年有两个学期，分别是 8 月开学和 1 月开学，都提供入学申请。不同的入学时间对应不同的申请截止时间（表 9-6）。提交申请后，符合要求的申请人将收到面试申请，面试分别在 3 月或 8 月进行。新加坡当地申请人的入学面试就在当地进行，国际申请人的入学面试则在其自己的国家进行。

表 9-6　杨璐琳医学院研究生招生日程表

入学时间	申请截止时间	面试时间	结果公布时间
第一学期（8 月）	11 月 15 日（上一年）	3 月	6 月第一周
第二学期（1 月）	5 月 15 日（上一年）	8 月（上一年）	11 月第一周

（二）李光前医学院

1. 本科招生 [1]

李光前医学院的入学先决条件和杨璐琳医学院一致，但申请程序却不太相同。申请入学李光前医学院的学生，除了在必要的 GCE 高水平考试中取得优异成绩以外，还需要额外注册并参加生物医学入门考试（biomedical admission test，BMAT）。BMAT 由剑桥评估招生考试中心（Cambridge Assessment Admissions Testing）统一管理，在新加坡当地则由地区语言中心考试局（Regional Language Centre Examinations Bureau，RELCEB）协助测试。不同来历的学生注册 BMAT 的方式也不同。来自新加坡学校系统的学生可以在 RELCEB 的官方网站注册，新加坡学校系统以外的学生如其他国家的学生，则需要通过新加坡英国文化协会（British Council，Singapore）注册。BMAT 注册的时间一般为每年的 9—10 月，考试的时间一般为 10 月底，测试结果会在 11 月下旬发布。

李光前医学院的申请人还需要通过南洋理工大学（Nanyang Technology University，NTU）

[1] Lee Kong Chian school of Medicine. Admissions[EB/OL]. [2019-04-10]. http://www.lkcmedicine.ntu.edu.sg/Admissions/Pages/Admissions.aspx.

招生网站提交在线入学申请，包括学生的学术成果、BMAT 分数、个人陈述以及两位推荐人的推荐报告。具体要求如表 9-7 所示。

表 9-7 李光前医学院本科招生需提交的文件清单

项目	要求
学术成果	无
BMAT 分数	无
个人陈述	不超过 300 字，包括但不限于希望学习医学的原因以及任何促使他们想成为医生的经历，应突出申请人的领导经验和团队协作能力
推荐报告	推荐报告采用问答形式，由申请人将链接和登录信息转发给自己指定的两位推荐人
论文成就	非必须提交。如提交的话，可提高申请人的额外竞争力

通过初审的申请人将进入 4 月的复试（表 9-8），复试采取多重迷你面试（multiple mini interview，MMI）的形式。MMI 指一系列小型面试，候选人将与不同的面试官进行多次一对一的谈话，旨在评估候选人对 MBBS 课程的能力和适应性，即考查候选人对医学的理解、对医学和职业伦理的思考、对科学的兴趣和对患者的同情心。与传统的面试形式相比，MMI 由一个确定的面试官使用明确的问题和情景来考查某站点所有的候选人，更能够保证面试的公平性，对被面试者带来的紧张感也更少。因此，现在很多顶尖医学院校都采取 MMI 的形式来挑选入围的申请人。受邀参加 MMI 的申请人将在 8 个独立的面试室中连续进行 8 次迷你面试，每个面试室里一般只有一位面试官或某些情况下需要的模拟病人。面试官选自教职工、临床医生、卫生技术辅助人员（allied health professionals）和一些非专业人士。每个面试限时 5 分钟，面试结果将在 4 月底告知申请人。目前，李光前医学院每年招生规模为 50 ～ 60 人[1]。

表 9-8 李光前医学院本科招生日程表

时间	日程
9—10 月	• 注册 BMAT
10 月	• 参加 BMAT
10 月—次年 3 月中旬	• NTU 招生网站在线入学申请
4 月	• 面试（MMI）
4—6 月	• 发送录取通知书与学生接受录取
6—7 月	• 健康检查

2. 研究生招生[2]

李光前医学院还招收有意向攻读 PhD 学位的医学生。申请人需要在给定的 PhD 研究项目之中选择一个适合自己的研究项目后再进行申请。对于申请人的学历与英语能力的要求，与杨璐琳医学院类似。在提交申请文件时，除了额外需要一份个人简历和个人陈述外，其他内容也无差别。只是申请截止时间略有不同（表 9-9）。

[1] 李青 . 新加坡临床医学本科教育模式及启示 [J]. 现代职业教育 , 2016, 22: 20-21.

[2] Lee Kong Chian school of Medicine. PhD Admissions[EB/OL]. [2019-04-10]. http://www.lkcmedicine.ntu.edu.sg/Programmes/PhDProgramme/Pages/Admissions-and-Applications.aspx.

表 9-9 李光前医学院研究生招生日程表

入学时间	申请期限
8 月	10 月 1 日—次年 1 月 31 日
1 月	6 月 1 日—7 月 31 日

（三）杜克-新加坡国立大学医学院[1]

杜克-新加坡国立大学医学院是新加坡唯一一所美国式医学院，仅提供研究生医学教育。目前提供的学位有医学博士学位（MD）、PhD 学位以及 MD-PhD 学位，即毕业后可以获得 MD 和 PhD 双学位（表 9-10）。

表 9-10 杜克-新加坡国立大学医学院研究生招生要求

学位	入学要求
MD	• 所有申请人必须已完成或在最后一年获得学士或荣誉学位（honours degree）。持有 MBBS 学位者不会被考虑入学 • 研究生医学院入学考试（graduate medical school admissions test，GAMSAT*）或医学院入学考试（medical college admission test，MCAT**）成绩 • 3 ～ 5 封推荐信，通常来自教授、导师和（或）雇主 • 英语语言能力：本科教学语言非英语的申请人需要提交托福或雅思成绩，要求托福纸质 / 互联网得分不少于 600/85，雅思成绩不少于 7 分
PhD（整合生物学和医学）	• 任何学科的学士学位 • GRE 成绩 • 3 ～ 5 封推荐信，通常来自教授、导师和（或）雇主 • 令人满意的研究经历 • 英语语言能力
PhD（整合生物统计学和计算生物学）	• 申请人选择的研究方向决定学位要求： ①生物统计学：定量研究学科的硕士学位或学士学位（统计学 / 生物统计学 / 数学 / 计算机科学 / 流行病学） ②计算生物学：生物学、计算学或定量研究学科的学士学位 • GRE 成绩 • 3 ～ 5 封推荐信，通常来自教授、导师和（或）雇主 • 英语语言能力
MD-PhD	• 综合 MD 和 PhD 的入学要求

* 在英国、爱尔兰和澳大利亚，GAMSAT 成绩是就读研究生医学学位项目的前提要求。该考试由澳大利亚教育研究委员会（Australian Council for Educational Research，ACER）与研究生医学院联合会（Consortium of Graduate Medical Schools）共同开发。GAMSAT 考试结果的有效期为 2 年

**MCAT 是由美国医学院校协会（Association of American Medical Colleges，AAMC）为准备在美国和加拿大医学院学习的学生组织的标准化考试。MCAT 考试结果的有效期为 4 年

杜克-新加坡国立大学医学院采取的是滚动录取政策，申请从每年的 6 月开始到第二年的 1 月结束，招生处收到完整的申请后就开始审核，并邀请入围的申请人进行面试，面试合格后就考虑录取。所有申请人都将在 4 月之前收到其申请状态的通知，被列入录取名单的申请人则在 7 月之前收到最终结果。

[1] Duke-NUS. Admissions[EB/OL]. [2019-04-10]. https://www.duke-nus.edu.sg/admissions/duke-nus-medicine-programmes/how-to-apply.

第六节 本科医学教育

一、学制与学位

新加坡本科医学教育由杨璐琳医学院和李光前医学院提供，学制均为 5 年，完成学业的医学生将被授予医学学士和外科学士（MBBS）学位，成绩优异者可获得 MBBS 荣誉学位。

二、培养模式

（一）杨璐琳医学院

1. 培养计划和课程体系

杨璐琳医学院本科医学课程的目标是培养有能力的未来医生或者医学研究者，最终通过满足人口老龄化的需求以及促进转化研究作为经济增长的引擎，从而支持新加坡成为卓越的医疗保健中心。

具体而言，杨璐琳医学院旨在培养具备如下特质的医学本科生：①掌握完善的医学知识；②能够高质量地为患者提供医疗服务；③具有良好的人际关系和沟通技巧；④坚持高标准的专业精神；⑤参与持续的实践学习并提高自己；⑥参与基于系统的实践活动（systems-based practice）[1]。

为期 5 年的课程分为两个阶段（表 9-11）[2]：

表 9-11 杨璐琳医学院本科课程计划

年级	阶段	学习内容	纵向轨道（必修）
第一年（正常结构和功能）	临床科学知识储备期	健康与疾病简介 人类生物学基础：细胞学 肌肉骨骼系统 血液、呼吸和心血管系统 肾脏、体液和电解质系统 胃肠道、营养与代谢系统 内分泌和生殖系统 头颈部神经科学	健康伦理、法律和职业素养 信息素养 医学与社会 基于患者的培训 临床技能基础培训 整合医疗服务
第二年（异常结构和功能）		遗传学和基因组学 癌症生物学 免疫学 临床微生物学与感染 药理学原理和系统药理学 病理学原理与系统病理学 诊断放射学 神经科学与肌肉骨骼 老年医学基础 临床技能基础	

[1] Yong Loo Lin School of Medicine. Education-undergraduate[EB/OL]. [2019-04-10]. http://nusmedicine.nus.edu.sg/education/medicine/undergraduate.

[2] Yong Loo Lin School of Medicine. Curriculum[EB/OL]. [2019-04-10]. http://nusmedicine.nus.edu.sg/admissions/medicine/undergraduate#curriculum.

（续表）

年级	阶段	学习内容	纵向轨道（必修）
第三年（核心临床实践）	临床实习期	家庭医学 内科 整形外科 儿科 手术 选修课阶段 1（4 周）	
第四年（急性和特殊临床实践）		麻醉和急诊医学等应急服务能力 妇产科 心理医学 法医学 眼科 耳鼻喉科 社区卫生项目 选修课阶段 2（12 周）	
第五年（实习）		内科 外科 儿科 老年医学 整形外科 皮肤科 传染性疾病 临床技能和生命支持培训	

（1）临床科学知识储备期：包括第一年和第二年在医学院的学习，目标是让尚未接触过医学的新生适应医学院校的学习和节奏，并督促他们掌握最基本的医学知识，为后期的临床实习打下坚实的基础。第一年按照人体运动骨骼、循环、呼吸、泌尿、电解质、消化、生殖七大系统组织教学内容，学习人体的正常结构和功能。第二年则按照常见的病因组织教学内容，如遗传、癌症、免疫、感染等病因以及对应的治疗原理和手段，学习人体的异常结构和功能。为了适应新加坡老龄化日益严重的现状，还另设了老年医学基础课程。此外，还设置了临床技能基础课程，以便为第二阶段的学习打下基础。

（2）临床实习期：包括后三年在教学医院的临床实习，目标是让学生掌握必要的临床技能和培养学生对患者、职业的使命感。第三年为核心临床实践期，医学生在教学医院的常见病科室（如家庭医学、内科、外科、儿科等）实习。第四年为急性和特殊临床实践期，学生需要掌握急性病处理，并且在一些特殊科室（如妇产科、心理科、法医学、眼科、耳鼻喉科等）轮转实习。在第三年和第四年的两个选修阶段，学生还有机会在 20 多所顶级国外医学院交换学习。第五年为医学生实习计划期，标志着从医学院学生转为执业医生的开始，医学生将被纳入医院和诊所的医疗团队，并在上级医师的监督下执行类似于初级医生的职能。

除了固定的课程，还有几个课程贯穿本科医学课程的各个阶段，与生物医学科学和临床教学紧密结合，即所谓的纵向轨道（longitudinal tracks），包括健康伦理、法律和职业素养、信息素养、医学与社会、基于患者的培训、临床技能基础培训以及整合医疗服务等。纵向轨道的目的在于培养医学本科生除了医学知识和技能以外的必备品质，如培养他们的伦理敏感性、职业态度和批判性思维，培养学生收集和评估使用信息的能力，促进他们了解群体和个人层面的预防保健概念，了解新加坡医疗保健系统、医学实践和临床阶段前科学的重要性，了解患者诊疗服务的多维性，从而培养出一个能够全面发展的未来医生。

杨璐琳医学院通过整体和综合的课程设置、教师的跨阶段与学科合作、多形式多风格的教学方法，为学生在整合型医疗系统中工作做好准备，并迎合未来的医学发展和新加坡的医疗现状。

2. 教学方法

（1）先进的辅助教学手段

杨璐琳医学院很注重教学方法的创新和与时俱进。

①信息化教学：在所有的课程中应用信息化教学，每一科目的教学材料和辅助学习材料均会上传至教学网站，授课教师的讲授录像也会在课后同步，学生根据个人学习方式进行探索和学习。

②协作学习案例（collaborative learning cases，CLCs）：CLCs 是一种创新的教育策略，旨在加强学生的建设性、协作性和情境学习能力。导师和学生共同参与讨论某些现实病例，这些病例是通过各种多媒体和技术支持的格式提供的，旨在帮助学生将生物医学科学概念与临床实践联系起来，从而在早期学习中加强医学生的临床思维能力。

③医疗模拟培训：杨璐琳医学院拥有亚洲最大、最全面的医疗模拟培训中心之一。该中心设有可模拟手术室、重症监护室、急诊室和产房。除此之外，该中心还设有 8 个临床病房、2 个操作室、60 个诊断检查室。种类众多的模拟病房囊括了从急诊到病房和门诊等各种医疗情景，为学生提供了在模拟场景中单独或团队工作的充足机会。该中心最近还推出了一种交互沉浸式仿真模型，称为虚拟交互式人体解剖学模型（virtual interactive human anatomy，VIHA）。VIHA 允许学生在一个虚拟的解剖大厅使用虚拟现实技术（VR）进行解剖而无需真正的尸体，从而解决了解剖用尸体缺乏的问题。利用 VIHA，学生可以从任何方向操纵和调动关节和肌肉，剥开皮肤和组织的表层，深入观察器官、血管、神经和骨骼等更深层次的结构。每一个动作都可以被反转和重复，直到学生完美地掌握了不同身体结构之间的关系。

（2）贯穿全程的医学生品质培养

杨璐琳医学院学生在第一年就开始接触临床环境，前往综合诊所观察初级卫生保健机构中患者的医疗保健流程，还有机会体验社区诊所中患者和医护人员之间的互动。每次社区诊所见习结束后，学生需要进行个人反思和小组汇报，以确保社区见习的质量。

在 5 年的教育过程中，该医学院十分注重培养学生的团队协作能力。例如，将临床医学、护理、口腔、药学等不同专业的学生组成团队，在经验丰富的临床教师指导下，针对现实问题或者情景体验一起工作和学习。除此之外，每年的“医疗查房大挑战”（medical grand challenge）也为不同院系的学生提供了合作平台，让学生们可以不同的学科角度参与合作并改进医疗服务，鼓励他们探索和创新，以提供更好的健康解决方案。

（二）李光前医学院[1]

1. 培养计划和课程体系

作为伦敦大学帝国学院和南洋理工大学合作建立的医学院，李光前医学院借鉴了帝国学院医学课程的经验，并充分利用了南洋理工大学在工程、生物医学研究、人文和商业等方面的优势。完成 5 年制课程后，学生将获得两所大学共同授予的 MBBS 学位。李光前医学院的合作医院是国家卫生保健集团（National Healthcare Group）。该集团是新加坡公共医疗保健领域的领导者，在医疗水平、设施和教学质量等方面均名列前茅。

李光前医学院凭借由杰出的全球教师授课的综合性多学科 MBBS 课程，为医学生们未来的医学生涯打下了坚实的基础，同时按照最高专业标准培养了日后执业所需的技能（表 9-12）。

[1] Lee Kong Chian school of Medicine. MBBS programme[EB/OL]. [2019-04-10]. http://www.lkcmedicine.ntu.edu.sg/Programmes/Intro-to-MBBS-Programme/Pages/MBBS-Programme.aspx.

表 9-12　李光前医学院本科课程计划

年份	场所	课程
第 1 年 第 2 年	学校	医学导论、心肺、肾脏内分泌、肌肉骨骼和皮肤、血液和感染、神经和眼科、生殖医学和儿童健康、老年医学和社区医学
第 3 年	合作医院	全科医学、普通外科和相关专业（职业素养、临床沟通、伦理、患者安全、病理学和药理学）
第 4 年	合作医院	全生命周期医学（包括家庭医学、产科、儿科和老年病学）以及包括初级保健、康复医学和急诊医学在内的多种医疗环境
第 5 年	合作医院、海外机构	海外交流和督导学徒期或学生助理项目

在第 1 年和第 2 年，李光前医学院的课程设置与杨璐琳医学院类似，教学内容同样按照系统划分，紧密联系了医学科学基础与临床实践。教学方式以团队合作学习与动手实践学习为主，辅以定期的交流技能培训和早期接触患者项目，确保学生掌握医疗服务的基本技能。

第 3 年为核心临床医学实践期，医学生将加入各合作医院的临床服务团队，接受全科医学、普通外科以及相关专业核心技能的培训。在核心指导教师（core tutors）的指导和监督下，在不同科室轮转见习，从而培养和磨练临床专业技能。李光前医学院还提供了校园教学周（campus teaching weeks）的平台，重点关注职业素养、临床沟通、伦理、患者安全、病理学和药理学等跨领域主题。

在第 4 年，要求医学生掌握全生命周期医学知识，并能够应对不同医疗情景。学生将参加为期 6 周的学术培训，培养科学技能并探索医学知识的界限。该项目涉及多种专业，其中重点是生命各阶段的医学（包括家庭医学、产科、儿科和老年病学）以及包括初级保健、康复医学和急诊医学在内的多种医疗环境。

第 5 年被称为临床医生准备期。在课程选修阶段，学生可以前往其他国家学习其医疗保健经验，在此期间可以选择巩固临床经验或进行科学研究。成功通过期末评测后，学生将迎来课程的最后阶段，即为期 10 周的督导学徒期或“学生助理计划”，包括内科、外科和家庭医学，以确保成长为具有临床能力的医生。

2. 教学方法

（1）基于团队的学习（team-based learning，TBL）：前 2 年的基础医学课程一般通过 TBL 方式授课。TBL 与基于问题的学习（problem-based learning，PBL）有所不同，是一种非常结构化的方法，每个活动都经过精心策划且有明确的时间表。在每个课程开始时，会把学习范围和学习材料提供给学生。其中，学习材料包括配音 PPT、专门制作的电子书、预先录制的讲座以及对科学家和临床医生的访谈。学生阅读并学习相关材料后，需要完成个人测验以检查自己的学习情况；此后，再与指定的团队成员讨论并共同完成团队测验，以检查团队协作的成果，个人和团队测验共同构成了准备度保证流程（readiness assurance process，RAP）。在课堂上，TBL 协调员和一位或多位专家会出席并回答学生们关于学习材料的疑问。最后阶段为应用练习（application exercises，AEs），AEs 针对本次课程的学习内容并与现实生活中医生可能遇到的问题和情况相结合。各团队需要对每个 AE 进行讨论，并决定每个问题的最佳答案。教师和专家会评估各团队的答案并总结本次 TBL 的学习效果。

（2）数字教学：数字学习工具在李光前医学院得到广泛应用，所有学生都配备了 iPad。为了促进不同校区、医院和综合诊所之间的交流互动，学生可以在线获得学习材料，如配音 PPT、课程学习材料和教学安排时间表等。

（3）模拟教学：模拟病人和模拟设备贯穿教学全过程，帮助学生开发和完善个人临床技能。模拟病人会基于以患者为中心的原则，对医学生的沟通技巧提供反馈。模拟设备的使用允许学生可以重复地练习临床技能，以支持技术、沟通、患者安全、职业素养和其他非技术技能的整合。

（4）临床训练：李光前医学院的课程始终突出以患者为中心的原则。在学习的最初两年，医学生通过长期患者项目早期接触患者，后三年在核心指导教师的指导下与患者互动。每个学生配有一个电子档案袋，学生需要在临床技能和评估中记录自己的学习经历，导师会针对学习结果给出及时反馈。在临床培训的最后阶段，学生需要将自己的电子档案袋上传，作为学校评估其临床技能水平的依据，以确保只有具备提供安全高质量临床服务所需技能的人才能成为医生。

第七节 研究生医学教育

一、杨璐琳医学院[1]

杨璐琳医学院提供理学硕士（MSc）和哲学博士（PhD）两个医学学位。申请攻读研究生学位的学生需要向审查委员会（Board of Examiners）提交毕业论文和获得足够的模块学分（modular credits，MC）。对于 MSc 和 PhD，模块学分的要求有所不同，但是均必须由两个核心模块和两个选修模块组成。其中，两个核心模块分别是基础研究生物统计学（biostatistics for basic research）、研究生研究研讨会和工作坊（graduate research seminar and workshop），均能获得 4 个模块学分。选修模块的地点可以选择本医学院或者新加坡国立大学下设机构，如李爱丽丝护理研究中心、公共卫生学院以及其他学院或研究中心。

对于 PhD，除了通过论文答辩和获得足够的模块学分外，还需要通过博士资格考试。博士资格考试包括书面和答辩两部分。书面部分为学生博士论文的研究计划，书面部分通过后才被允许参加答辩，答辩考查学生的表达能力、对医学概念的理解能力和批判性思维。学生需要在入学 2 年内通过博士资格考试。

为了避免教学资源的浪费，杨璐琳医学院对学生入读 MSc 和 PhD 的最长年限有所限制，其中 MSc 入读的最长年限为 3 年，PhD 的最长年限为 5 年，学生必须满足一定的学术要求才能被授予研究生学位（表 9-13）。

表 9-13 杨璐琳医学院研究生学位毕业要求

学位	毕业要求
MSc	获得 16 个模块学分 累计平均绩点（CAP）大于 3.0 通过硕士论文 所有英语课程至少 C +等级
PhD	获得 24 个模块学分 CAP 大于 3.5 通过博士资格考试 通过博士论文考试和答辩 所有英语课程至少 C +等级

[1] Yong Loo Lin School of Medicine. Graduate studies, Education[EB/OL]. [2019-04-10]. http://nusmedicine.nus.edu.sg/graduatestudies/education.

二、李光前医学院[1]

李光前医学院向医学生提供 PhD 学位，学制 4 年（表 9-14）。在第一年，学生需要完成两个核心模块（core modules）和两个选修模块（elective modules），并参与实验室轮转，以培养学生的临床意识和全球健康意识。在第二年和第三年，学生需学习论文写作课程，通过 PhD 资格考试并开展一个主要研究项目。开展主要研究项目的地点可以是李光前医学院，或者是相关行业 12 ～ 16 个月的实习期中，或者在伦敦帝国理工学院（Imperial College London）12 ～ 18 个月的学习阶段。在第四年，学生需完成自己的主要研究项目，撰写和提交论文，并通过论文答辩。

表 9-14 李光前医学院 PhD 培养计划

学年	课程与活动
第一年	• 两个核心模块和两个选修模块 • 实验室轮转
第二年 第三年	• 论文写作课程 • PhD 资格考试 • 开展主要研究项目
第四年	• 完成主要研究项目 • 论文撰写和提交 • 论文答辩

三、杜克-新加坡国立大学医学院

（一）MD 学位教育[2]

杜克-新加坡国立大学医学院（Duke-NUS）的 MD 学位项目为期 4 年（表 9-15）。

第一年为预备课程，涵盖了医学基础知识，从分子和遗传医学到人类结构和功能，再到疾病过程和治疗。在此期间，学生学习必要的基础知识和临床技能，培养未来的医学领导者所需要的关键技能和能力，包括团队合作能力、领导力和好奇心。

第二年为见习期，也是学生的第一个临床年，需要在 6 个科室轮转见习，以培养解决临床问题的能力以及适当使用资源诊断和治疗患者的能力。

在第三年和第四年，学生需要完成为期 6 ～ 8 个月的辅导研究和学习活动，与研究人员进行一对一的互动，参与最前沿的生物医学研究，培养写作技巧和演讲技巧，为科学研究做出贡献。学生可以选择与基础科学、临床科学或转化科学领域的前沿科学家合作。其中，基础科学研究由杜克-新加坡国立大学医学院 5 个签名研究项目（signature research programmes，SRPs）的研究人员指导；临床科学研究由新加坡保健集团（SingHealth）和杜克-新加坡国立大学医学院合作的 14 个学术临床项目（academic clinical programmes，ACPs）的研究人员进行指导。除了研究和学习活动外，学生还需要完成高级临床轮转，在家庭医学、内科亚专科实习（sub-internship）、外科亚专科实习、肌肉骨骼核心轮转、急诊医学核心轮转、重症监护核心轮转等轮转项目中接受高级临床培训。

---

[1] Lee Kong Chian school of Medicine. PhD curriculum[EB/OL]. [2019-04-10]. http://www.lkcmedicine.ntu.edu.sg/Programmes/PhDProgramme/Pages/Curriculum.aspx.

[2] Duke-NUS. MD[EB/OL]. [2019-04-10]. https://www.duke-nus.edu.sg/education/our-programmes/md-programme.

表 9-15 Duke-NUS 的 MD 培养计划

学年	课程与活动	
第一年	分子细胞和组织（6 周） 大脑和行为（5 周）	人类结构和功能（13 周） 人体与疾病（18 周）
第二年	内科（8 周） 儿科（8 周） 神经病学（4 周）	外科（8 周） 妇产科（6 周） 精神病学（4 周）
第三年 第四年	研究和学习活动（SRPs 和 ACPs） 高级临床轮转 • 家庭医学 • 外科亚专科实习 • 急诊医学核心轮转	 • 内科亚专科实习 • 肌肉骨骼核心轮转 • 重症监护核心轮转

（二）MD-PhD 联合学位项目 [1]

对于感兴趣的学生，可在初次申请入学或者录取进入 MD 学位项目后直接申请 MD-PhD 联合学位项目。在 MD 学生中，选择进行申请的比例每年为 15% ～ 20%。MD-PhD 联合学位项目学制为 7 年（表 9-16）。学生在完成 MD 课程的第二年后开始攻读 PhD 学位；完成 4 年的 PhD 课程后，学生再继续完成 MD 课程的最后一年。完成 7 年的学习和研究后，学生可同时被授予 MD 和 PhD 学位。

表 9-16 Duke-NUS MD-PhD 培养计划

学年	阶段	课程与活动
第一年	MD	基础科学
第二年	MD	临床轮转
第三年	开始 PhD	课程、实验室、选择导师
第四年	PhD	确定论文、资格考试
第五年	PhD	研究
第六年	PhD	研究
第七年	MD	临床轮转

（三）PhD 医学教育 [2]

杜克-新加坡国立大学医学院的 PhD 学位分为整合生物学与医学博士（PhD in integrated biology and medicine，IBM PhD）、定量生物学与医学博士（PhD in quantitative biology and medicine，QBM PhD）。

IBM PhD 学位项目提供转化生物科学培训，涵盖广泛的学科，包括细胞和分子生物学、生物化学、生理学和健康政策等。在第一学期，学生需要参加一个名为从分子到药物（molecules to medicines）的核心课程，为期 15 周，学习生物医学研究的基础知识，同时进行 2 次为期 6 周的实验室轮换。随后，学生选择一个论文导师，在 5 个专业轨道（special tracks）中选择一个完成高级培训，包括癌症和干细胞生物学、新出现的传染病、心血管和代谢紊乱、

[1] Duke-NUS. MD-PhD[EB/OL]. [2019-04-10]. https://www.duke-nus.edu.sg/education/our-programmes/md-phd-programme.
[2] Duke-NUS. PhD[EB/OL]. [2019-04-10]. https://www.duke-nus.edu.sg/education/our-programmes/phd.

神经科学和行为障碍、卫生服务和卫生体系研究。IBM PhD 学位学制一般为 4 ～ 5 年，学生在第二学年的第二学期需通过博士资格考试，最后需要提交书面论文并通过论文答辩。

QBM PhD 学位项目于 2017 年 8 月开始设立，教学内容涵盖分子和细胞生物学、遗传学和基因组学、现代临床试验、流行病学和卫生保健分析等学科，通过关注现代生物医学研究中的问题，运用定量生物学和生物信息学等方面的知识和技能来推动医学的发展。QBM PhD 学位项目包括两个培养方向：一个为定量生物学和健康数据科学，由杜克-新加坡国立大学医学院的定量医学研究中心（Center for Quantitative Medicine）负责；另一个是计算生物学，由计算生物学中心（Center for Computational Biology）负责。

QBM PhD 学位平均需要 4 ～ 5 年的时间才能完成（表 9-17）。学生前两年完成必修和选修课程，第二年开始准备论文和参加博士资格考试，每年都需要参加 QBM 期刊研讨会（journal club）以保持与时俱进，同样需要提交书面论文和通过论文答辩才能达到毕业要求。

表 9-17 Duke-NUS QBM PhD 培养计划

学年	第一学期	第二学期
	生物统计学和健康数据科学	
第一年	临床和群体健康研究设计 生物统计学的核心概念 QBM 期刊研讨会	生物信息学的核心概念 复杂生物医学数据分析
第二年	论文 & 博士资格考试 选修课程 QBM 期刊研讨会	论文 生物医学研究实习
第三年 第四年	论文 QBM 期刊研讨会	论文
	计算生物学	
第一年	分子药物 两次实验室轮转 QBM 期刊研讨会	生物信息学的核心概念 学生研究研讨会
第二年	生物统计学的核心概念 论文 & 博士资格考试 学生研究研讨会 QBM 期刊研讨会	论文 选修课程 学生研究研讨会
第三年 第四年	论文 学生研究研讨会 QBM 期刊研讨会	论文 学生研究研讨会

第八节 毕业后医学教育

一、住院医师培训

新加坡住院医师培训是借鉴了众多国家经验和结合新加坡本国情况的产物，是国家标准化、结构化的形成性培训项目，囊括并重组了毕业后医学教育的四个关键组成成分，即制度、课程、人员和评价。其组成部分包括：①制度，即把培训和教育放在优先地位的体制结构；

②课程：通过有计划的学习经历和精心设计的课程，培养学员的核心胜任力，使他们能够逐步承担渐进的分级责任；③人员：指定的核心教师在给予足够时间的前提下规划课程，指导和监督学员并提供形成性评价；④评价：定期的形成性评价，确保学员在学习的每个阶段都能达到核心胜任力水平。

住院医师培训的特色之一为，培训提供者和监管者的角色是分离的。培训机构（sponsoring institutions，SIs）是提供各种住院医师培训的医院。目前有三个培训机构：新加坡保健集团（SingHealth），国立大学健康系统（National University Health System，NUHS）和国立健保集团（National Healthcare Group，NHG）。每个独立的培训机构需要负责挑选住院医师和管理各自的培训项目；并且任命指定机构官员（designated institutional official，DIO）、项目主任（programme directors，PD）、核心教师和项目协调人。此外，还应确保他们拥有足够的财政支持和有效实施培训与行政责任的受保护时间，包括允许有效管理毕业后医学教育办公室的资源（例如时间、空间、技术和其他基础设施），以及促进教师培训和发展的资源。此外，SI 还需要任命机构和项目协调人来处理有关行政事务。住院医师培训项目要求每个承担培训任务的机构必须组建毕业后医学教育委员会（Graduate Medical Education Committee，GMEC）。该委员会负责制订和实施有关住院医师培训质量和工作环境的政策和程序。GMEC 还需要为每个培训项目组建一个内部审查委员会，来制订、实施和监督内部审查程序。

住院医师培训的课程设置详细说明了如何逐步教授医学知识和诊治患者的常规能力，从而使住院医师可以掌握必要的专业能力以及专业能力之外的一般能力。培养出的住院医师必须掌握 6 个核心能力：医学知识、诊治患者能力、职业精神、沟通交流能力、基于实践的学习能力和基于系统的实践能力。

在 2010 年之前，新加坡所实行的英国住院医学培训模式中，评定的考试是高水平中级考试和退出终结性考试，虽然在一定程度上督促了学习，但培训过程缺乏足够的严格性，也没有定期的监督或评估，培训和考试之间存在脱节。在现有的住院医师培训制度之中，引入了定期的形成性评价和考试，定期对受训者进行评价并提供定性反馈，且所使用的评价工具都已经通过心理测验验证和国际基准测试，并针对新加坡当地情况进行了修订。

希望接受住院医师培训的人员首先要向新加坡卫生部控股公司（MOH Holdings，MOHH）提交培训申请，并提供最多 4 名推荐人的联系方式。推荐人必须是申请医学院的注册医师或同等资历人员、讲师及以上职称人员，能够评估申请人的各种能力和工作情况，并且在申请通过后必须与申请人一起工作至少 3 周以监督申请人的能力与品格。满足以上要求的申请人将会被要求参加多个迷你面试，旨在考查申请人的能力水平。申请结果将于每年 3 月通过 MOHH 网站或电子邮件公布。

申请通过的住院医师首先要统一接受为期 1 年的基础培训（postgraduate year 1，PGY1），然后再根据自己所选择的专业方向在相应科室里接受培训。培训期限一般为 5 ～ 6 年（R1 ～ R5 或 R6）（表 9-18），当接受培训的住院医师前往 R4 时，将使用高级住院医师（senior residency）的称号，此后可以选择继续完成住院医师培训或是进入专科医师培训。不论选择哪个方向，都需要满足一定的要求。首先需要项目主任（programme directors，PD）证明住院医师已经完成了 R3 并且获得了成为 R3 住院医师的必要能力。PD 的证明应基于健全客观的标准，包括核心教师定期进行多项临床形成性评价。除此之外，还需要满足住院医师培训咨询委员会为进入高级住院医师制订的要求，这些要求包括通过由毕业后医学教育处组织的医学硕士文凭考试或皇家外科医师学会会员（membership of Royal College of Surgeons，MRCS）考试，完成相应的手术计划等[1]。

[1] MOH Holdings. About Residency[EB/OL]. [2019-04-10]. http://www.physician.mohh.com.sg/medicine/residency/about-residency.

表 9-18　新加坡住院医师培训的专业方向与年限

专业方向	培训期限（年）
内科	5
急诊医学	5
普通外科	5
预防医学	5
精神病学	5
儿科医学	6
家庭医学	3
麻醉学	5
诊断放射学	5
病理学	5
眼科	5
耳鼻咽喉科	5
妇产科	6
整形外科	6
心胸外科	6
手外科	6
神经外科	6
整形外科	6
泌尿外科	6

二、专科医师培训

通过 R3 的住院医师可以选择进入专科医师培训，培训年限一般为 3 年（表 9-19）。除了定期的形成性评价外，专科医师培训计划仍旧保留了退出评价，即专科医师认证委员会专科考试。不同专科培训所对应的退出评价有所不同，一些专业与其他专业相比具有更多结构化评价。评价方式包括书面评价（written assessment）和临床评价。其中，书面评价在专科医师培训的最后一年或倒数第二年进行，考核形式为多项选择题、论文或简答题；临床评价可包括临床病例分析或讨论、客观结构化临床考试等，某些亚专科还会对继续教育学分有所要求。通过考试后即可向 SAB 申请专科医师认证，从而成为一名专科医师。

表 9-19　新加坡专科医师培训的专业方向与年限

专业方向	培训年限
内科方向（首先需要完成 3 年基础内科培训）	
核医学	2.5
内分泌	3
消化内科	3
老年医学	3
血液科	3.5
传染病	3
医学肿瘤学	3
神经病学	3
康复医学	3
肾脏医学	3
呼吸内科	3
风湿病学	3
心脏病学	3.5
皮肤病学	3.5

（续表）

专业方向	培训年限
外科方向（首先需要完成5年普通外科住院医师培训）	
小儿外科	3
整形外科	3
泌尿外科	3

为了节省培训所需的时间，专科医师培训联合委员会推出了高级专科医师（advanced specialist training，AST）培训和无缝培训方案（seamless training programmes）。该方案的目的是为受训人员提供必要的培训、经验和职位，使他们能够作为一名合格的专科医师退出培训。培训形式包括正式讲座、案例讨论和期刊讨论，培训年限根据转出专业有所不同（表9-20）[1]。

表9-20 新加坡高级专科医师培训和无缝培训方案

培训方案	培训年限
小儿外科	6
病理学	
-化学病理学	5
-法医病理学	5
-微生物学	5
放射肿瘤学	6
亚专科	
航空医学	2.5
重症监护医学	1～2（从呼吸内科或麻醉科转入培训1年，从高级内科转入至多2年）
新生儿学	2
姑息医学	2～3年 （从儿科、医学肿瘤学、高级内科转入培训2年，从家庭医学转入培训3年）
运动药物	3
小儿肾脏病学	2
小儿心脏病学	2
儿科重症监护	2
小儿消化内科	2
小儿血液学和肿瘤学	2

第九节　继续医学教育

新加坡继续医学教育包括用于维持、发展和增长医生知识、技能和专业表现的各项教育活动。每位医生都需要随时了解医学上的变化以及与专业实践相关领域的进展；而患者和整个社会也希望得到保证，希望他们选择的医生正在利用最新的医学知识为他们提供优质的医疗服

[1] Specialist Accreditation Board. Residency training programmes[EB/OL]. [2019-04-10]. http://www.healthprofessionals.gov.sg/sab/specialist-training/residency-training-programmes.

务。为此，新加坡医学委员会于 2003 年 1 月 1 日起强制要求所有新加坡医生必须参加继续医学教育。自 2005 年 1 月 1 日起，所有完全注册和条件注册的医生在续签行医执照时都需要满足相应的继续医学教育要求。继续医学教育协调委员会（CME Coordinating Committee）统筹并管理继续医学教育政策和计划。

新加坡继续医学教育是以学分统计的，不同的教育项目对应不同的学分数。根据行医执照有效期的不同，对于继续医学教育学分的要求也有所不同。2 年有效期行医执照的更新需要 50 个继续医学教育学分，其中 20% 即 10 个学分必须是其注册的专业或者家庭医学领域的核心学分（core points）。1 年有效期行医执照的更新要求则相应减半，但核心学分比例仍为 20%。一般而言，行医执照的有效期都是从 1 月 1 日到 12 月 31 日。如果某位医生注册行医执照的日期不是 1 月 1 日，则他的继续医学教育要求会做相应的调整。

对于退休或正在从事全职行政工作的医生，继续医学教育学分要求有所降低。这些医生需要通过新加坡医学委员会专科医师注册系统并在医学委员会网站上提交在线申请，获得批准后，可以给自己的亲属以及自己开处方。他们的强制性继续医学教育要求相应降低至：①1 年有效期的行医执照续签需要至少 10 个继续医学教育学分，2 年有效期的行医执照则需要至少 20 个继续医学教育学分；②没有核心学分的要求，也没有任何继续医学教育类别学分的获取上限。对于在国外工作或培训的医生，可以通过登录 SMC 网站，将国外工作或培训地点（如医院）的任何教学课程作为 1C 类学分上报，同时应附上这些国外机构部门主管的信件以证实参与培训情况。

医生可以通过参加本地活动、海外活动、出版相关工作、自学和线上课程以及获得海外研究生学位 / 文凭来获得相应的继续医学教育学分（表 9-21）。

表 9-21 新加坡继续医学教育学分类别

类别		描述	2Yr-PC 上限	1Yr-PC 上限
本地活动	1A	SMC 预先批准的 CME 计划 如大查房轮转、教学轮转、X 线会议、医院病例会议等	50	25
	1B	在新加坡举行的年度科学会议、研讨会和其他会议		
海外活动	1C	国外的科学会议、研讨会、讲座和其他会议	50	25
出版工作	2	参与出版工作、编辑工作、发表原始论文或海报的介绍	40	20
自学和线上课程	3A	自学课程	10	5
	3B	可核实的自我评估的远程学习项目	36	18
海外研究生学位 / 文凭	1C	SMC 认可的海外研究生课程	50	25

其中，本地活动包括 1A 类活动和 1B 类活动，由活动的组织者在线提交每位参与者所获得的继续医学教育学分。1A 类是由新加坡医学委员会在医院和其他医疗机构中预先批准的 CME 计划，例如医院范围的大查房轮转、教学轮转、X 线会议、医院病例会议等；根据担任继续医学教育活动中角色的不同，例如参与者、非结构化培训课程的讲师以及结构化培训课程的讲师，给予不同数目的学分。1B 类活动包括在新加坡举行的年度科学会议、研讨会和其他会议，根据参与会议的时长的不同给予 1 ～ 12 个不等的继续医学教育学分。

海外活动（1C 类）包括国外的科学会议、研讨会、讲座和其他会议。给予的继续医学教育学分数目与1B类活动相同。对于在海外工作学习的医生，如要申请参加定期的海外教学课程，必须提交部门主管的来信证明他们的出勤。1C类活动的继续医学教育学分由医生自行提交。

出版相关工作（2类）包括参与出版工作、编辑工作、发表原始论文或海报的介绍。2类活动可获取的继续医学教育学分是有上限的。2-Yr PC最多获得40个2类学分，1-Yr PC最多可获得20个2类学分。根据医生参与出版相关工作的内容和出版物类别的不同给予不同数目的继续医学教育分。例如，卫生部临床实践指南或医学教科书的总编辑或发表原始论文的主要作者可获得5个学分，辅助编辑、审稿人和附属作者可获得2个学分。2类活动的继续医学教育学分同样由医生自行提交。

自学和线上课程包括3A类活动和3B类活动。3A类活动为自学课程，如阅读来自主要学术期刊、卫生部临床实践指南或Medscape的论文，利用视听磁带自学和参与在线教育；2-Yr PC有效期内最多获得10个3A类学分，1-Yr PC有效期内最多获得5个学分。3B类课程指具有可核实的自我评估的远程学习项目（distance learning programmes），包括新加坡医学科学院（Academy of Medicine Singapore，AMS）、SMA和新加坡家庭医生学会（College of Family Physician Singapore，CFPA）提供的本地远程学习项目，Medscape学习课程以及ACCME认可的海外远程学习项目P；2-Yr PC有效期内最多获得36个3B类学分，1-Yr PC有效期内最多获得18个。除本地远程学习项目由提供方（即AMS、SMA和CFPS）提交学分外，其余的均由医生自行提交。

海外研究生学位 / 文凭（1C类）适用于参加SMC认可的海外研究生课程来获得CME学分，医生必须向SMC提交课程详情和研究生证书的副本，每个课时可获得1个继续医学教育学分，上限50个[1]。

第十节 讨论与借鉴

一、加强专业性医学教育管理体系与实体机构建设，促进医教协同

与很多欧美发达国家相类似，新加坡也成立了多个医学教育管理实体机构，分别负责医学教育不同领域的组织与管理，包括新加坡医学委员会、毕业后医学教育分会、专科医师培训联合委员会、专科医师和亚专科培训委员会、住院医师培训咨询委员会、家庭医生认证委员会、继续医学教育协调委员会等。

在我国，国务院办公厅于2017年颁发《关于深化医教协同进一步推进医学教育改革与发展的意见》，指出医教协同推进医学教育改革与发展，加强医学人才培养，是提高医疗卫生服务水平的基础工程，是推进健康中国建设的重要保障。根据该文件的指导精神，国家层面在卫生健康、教育部门建立了宏观医教协同机制，定期商议医学教育重大事宜，共同研究解决医学人才培养和医学人才队伍建设的现实问题和长远问题，形成了推动医学人才培养和医学人才队伍建设的制度基础。在此基础之上，我国还应重视加强全国性医学教育实体机构的建设，在教育、卫生健康等政府相关部门的指导之下，建立起职责明晰、分工协作的专业性医学教育管理体系，以加强医学院校、院校教育、住院医师培训与专科医师培训、毕业后教育、继续医学教育、医师资格注册与维持等领域的组织管理、认证 / 认可和研究等工作，为切实推动医教协同、深化医学教育管理改革奠定坚实的基础。

[1] Singapore Medical Council. Continuing medical education for doctors[EB/OL]. [2019-04-10]. http://www.healthprofessionals.gov.sg/smc/continuing-medical-education- (cme) -for-doctors.

二、在医学院建设中，注重开展国内外合作

医学院建设包括教学实验设备、师资、教材等硬件建设，也包括管理模式、教学方式方法、培养方案、课程体系等软件建设。显而易见，建设好一所优质医学院并不是一件简单的事情，而是一个既需要长期投入又需要讲究科学性的过程。在此过程之中，开展国内外医学院的强弱合作有利于一对一地分享优质医学院校的经验，帮助新建或办学水平不高的医学院在较短时间内达到高水平。例如，在新加坡三所医学院中，有两所是与国外知名医学院合办，即新加坡国立大学与美国杜克大学合作建立的杜克-新加坡国立大学医学院、新加坡南洋理工大学和英国伦敦帝国理工学院合作创办的李光前医学院。在医学教育国际化进程不断加速的背景下，我国医学院校也可以考虑通过与国际知名医学院联合办学的方式，争取国外医学教育资源与经验的投入，提升办学条件与水平，并逐步开拓国际教育市场。与此同时，针对相当一部分医学院办学水平有待提高的现状，应积极开展重点院校医学院对非重点院校医学院的帮扶，以稳步促进全国医学人才培养质量的整体提升。

三、扩展医学院校筹资渠道，鼓励社会捐助

医学院校需要足量经费支持以维持运营并促进发展，对于筹资的依赖性很强。医学院校所培养的对象为未来承担治病救人、维护健康重任的医药卫生人才，涉及教育和卫生两大民生问题，往往是社会与个人捐助的优先考虑对象。在新加坡，社会捐助是医学院经费的重要来源，例如杨璐琳医学院即是以捐赠者的名字命名。

我国举办了世界上规模最大的医学教育体系，医学院校在人才培养方面发挥了重要作用，为全国医药卫生事业的持续发展提供了坚实的人力与智力支撑。长期以来，我国高等医学院校面临筹资渠道狭窄、整体上筹资能力不强并存在很大差异等问题，对于医学教育的质量提高与同质化产生不利影响。随着我国社会经济的持续发展以及人民对健康水平的更高追求，国内外社会与个人力量捐资是医学院校筹集经费的重要潜在渠道之一。我国应尽快建立健全支持和鼓励捐赠的相关法律法规，制订和完善税收优惠等激励政策以繁荣捐赠文化，使医学院校等高等教育机构能够受益于捐赠事业的发展。医学院校则应重视相应的机构与制度建设，积极争取社会捐赠和校友等个人捐赠。

四、实行医师分级注册制度，解决注册前住院医师行医的法律问题

新加坡、澳大利亚对于受训期医师实行分级分类管理，并根据其所处的不同培训阶段实行分级注册制度，包括暂时注册、条件注册、完全注册等。在英国，基础培训阶段的受训医师在第一年和第二年分别在英国医学总会临时注册和正式注册，从而解决了受训者在高年资医生指导下诊治患者的法律许可问题。在我国，依据《中华人民共和国执业医师法》，实行执业医师准入制度，医师通过执业医师资格考试并登记注册后方可行医；同时又规定医学类专业本科以上毕业生，在医疗机构中试用期满 1 年方有资格报考执业医师资格考试。在住院医师规范化培训中，受训人员在上级医师指导下已经开始承担住院医师职责，参与临床工作。然而，在取得执业医师资格并注册前的住院医师参加规范化培训过程中，受训者进行诊疗操作是否构成非法行医成为业界、患者及其家属所争议和关注的热点问题，在现实中也成为医疗纠纷和医患矛盾的来源之一。借鉴英国经验，我国应考虑实行住院医师规范化培训人员分级注册制度，明确规定受训者的职责以及如何在上级医师的指导下参与诊疗工作，以解决注册前住院医师所谓的非法行医问题。

第十章　澳大利亚医学教育

第一节　基本国情

一、基本情况

澳大利亚联邦（The Commonwealth of Australia）简称澳大利亚（Australia），首都为堪培拉（Canberra）。作为世界上唯一一个国土覆盖一整个大陆的国家，澳大利亚南北距离 3700 千米，东西距离 4000 千米，国土面积 769.2 万平方千米，是继俄罗斯、加拿大、中国、美国和巴西之后面积第 6 大的国家 [1]。

澳大利亚是一个发达的资本主义国家，素有“坐在矿车上的国家”和“骑在羊背的国家”的美誉，是南半球经济最发达的国家和全球第 13 大经济体、全球第 4 大农产品出口国，也是多种矿产出口量全球第一的国家。同时，澳大利亚也是世界上放养绵羊数量和出口羊毛最多的国家。2018 年，国内生产总值 1.5 万亿美元，全球排名第 13 位；人均国内生产总值达到 59 655 美元，世界排名第 10 位 [2]。

澳大利亚是一个老年人口众多且女性人口占比高的 2000 万人口以上的国家，人口健康具有平均期望寿命高、新生儿死亡率低和孕产妇死亡率低等特点。据 2016 年澳大利亚人口普查统计，澳大利亚居住人口为 2340 万人，相较于 2011 年人口普查数量增加了 8.8%。自 1981 年第一次人口普查以来，2016 年女性数量继续超过男性数量，占总人数的 50.7%。早在 1976 年，澳大利亚 65 岁及以上老人占总人口比例就达到了 9%；2011—2016 年，65 岁及以上人口所占比例从 11% 增加至 16%。2016 年，澳大利亚平均期望寿命为 82.5 岁，比世界人口平均期望寿命（70.8 岁）高出 11.7 年。澳大利亚女性平均期望寿命为 86.4 岁，居世界第 6 位；男性 80.4 岁，世界第 3 位。2016 年，澳大利亚新生儿死亡率为 2.2/1000 人，世界排名第 170 位。2015 年，澳大利亚孕产妇死亡率为 6.0/10 万人，世界排名第 163 位 [3]。

澳大利亚的行政区划主要分为 6 个州（state）和 2 个领地（territory）。包括新南威尔士州（New South Wales）、维多利亚州（Victoria）、昆士兰州（Queensland）、南澳大利亚州（South Austria）、西澳大利亚州（Western Austria）、塔斯马尼亚州（Tasmania）、澳大利亚首都领地

[1] 中华人民共和国外交部 . 澳大利亚国家概况 [EB/OL]. [2019-4-14]. https://www.fmprc.gov.cn/web/gjhdq_676201/gj_676203/dyz_681240/1206_681242/1206x0_681244/.

[2] International Monetary Fund. Asia and Pacific Dept. Australia: 2018 Article IV Consultation-Press Release; Staff Report; and Statement by the Executive Director for Australia[EB/OL]. [2019-4-14]. https://www.imf.org/en/Publications/CR/Issues/2019/02/13/Australia-2018-Article-IV-Consultation-Press-Release-Staff-Report-and-Statement-by-the-46612.

[3] Australian Bureau of Statistics. Annual report, 2016-17[EB/OL]. [2019-4-14]. https://www.abs.gov.au/ausstats/abs@.nsf/Lookup/by%20Subject/1001.0~2016-17~Main%20Features~The%202016%20Census%20of%20Population%20and%20Housing~10009.

（Austrian Capital Territory）、北领地（Northern Territory）。此外，澳大利亚也有一些海外领地，包括阿什莫尔和卡捷群岛（Ashmore and Cartier Islands）、圣诞岛（Christmas Island）、科科斯群岛（Cocos Islands）或称基林群岛（Keeling Islands）、珊瑚海群岛（Coral Sea Islands）、赫德岛和麦克唐纳群岛（Heard and McDonald Islands）、诺福克岛（Norfolk Island）、澳大利亚南极洲领地（Australian Antarctic Territory）[1]。

澳大利亚采用君主立宪制，目前以英国国王查尔斯三世为其国家元首，国王在选举出的澳大利亚政府的建议下任命澳大利亚总督作为其代表。总督在总理的建议下任命各部部长。澳大利亚的政府体系建立在自由民主的传统基础之上，包括宗教宽容和言论、结社自由。澳大利亚拥有三个等级的政府——澳大利亚联邦政府、6 个州和 2 个领地的政府以及约 700 个地方政府机构。澳大利亚宪法规定了澳大利亚联邦政府的职能，例如外交关系和对外贸易、国防和移民。州和领地政府负责联邦政府事务范围以外的事务。澳大利亚联邦和各州主要有两个组成政府的政治团体：澳大利亚工党（Australian Labor Party）以及由自由党（Liberal Party）和国家党（National Party）组成的联盟[2]。

二、医生培养

澳大利亚医生培养主要包括四个阶段：医学院校提供的基础医学教育（basic medical education）、毕业后医学委员会（Postgraduate Medical Councils，PMCS）组织的职前培训（prevocational training）、医学专科学会提供的职业培训（vocational training）及继续职业发展（continuing professional development，CPD）。澳大利亚的医生包括初级医生（junior medical officer，JMO）和高级医生（senior medical officer，SMO），实习医生（intern）、住院医师（house medical officer，HMO；resident medical officer，RMO）及专科住院医师（registrar）均为 JMO。SMO 即专科顾问医师（specialist consultant）。SMO 需要加入与其专科相符的专科学会，成为会员，例如，澳大利亚皇家全科医师学会会员（fellow of the Royal Australian College of General Practitioners，FRACGP）、澳大利亚皇家内科医师学会会员（fellow of the Royal Australian College of Physicians，FRACP）以及澳大利亚皇家外科医师学会会员（fellow of the Royal Australian College of Surgeons，FRACS）。澳大利亚医生培养的主要路径如表 10-1 所示[3]。

2015 年，澳大利亚有 102 805 名医生。每千人口医生数 2012 年为 3.74 人，2013 年为 3.82 人，2014 年为 3.88 人，2015 年为 3.92 人，2012—2015 年间平均年增长率为 1.6%[4]。

表 10-1　澳大利亚医生培养主要路径

	高中
	其他学位 / 工作经历（非强制性的）
	医学院校 （研究生或本科生；4 ～ 6 年；MBBS、BMBS、MBBCh、MD 等）

[1] Australian Bureau of Statistics. State and territory statistical indicators, 2012[EB/OL]. [2019-4-15]. https://www.abs.gov.au/ausstats/abs@.nsf/mf/1367.0.

[2] 中华人民共和国外交部 . 澳大利亚国家概况 [EB/OL]. [2019-4-14]. https://www.fmprc.gov.cn/web/gjhdq_676201/gj_676203/dyz_681240/1206_681242/1206x0_681244/.

[3] Australian Medical Association. Becoming a doctor-doctor life cycle[EB/OL]. [2019-4-18]. https://ama.com.au/careers/becoming-a-doctor.

[4] Australian Institute of Health and Welfare. Medical practitioners workforce 2015[EB/OL]. [2019-4-14]. https://www.aihw.gov.au/reports/workforce/medical-practitioners-workforce-2015/contents/how-many-medical-practitioners-are-there.

（续表）

<table>
<tr><td rowspan="4">JMO</td><td>实习医生</td><td colspan="4">实习医生
（1 年；主要在医院；必须进行内科、外科和急救医学的轮转）</td></tr>
<tr><td>HMO
RMO</td><td colspan="4">住院医师
（进入专科医师培训项目之前的 1 年或多年）</td></tr>
<tr><td rowspan="2">专科住院医师</td><td colspan="4">专科住院医师（registrar）
（进入专科医师培训项目之后）</td></tr>
<tr><td>全科住院医师
作为专科住院医师，在督导下至少完成 2 年培训
考试</td><td>内科住院医师
所有专业的 3 年培训
考试
某特定专业的 3 年培训</td><td>外科住院医师
直接进行外科相关课程学（如外科学总论、神经外科学）
考试</td><td>其他专科住院医师
其他专科培训项目，有各自的要求和考试</td></tr>
<tr><td colspan="2" rowspan="3">专科顾问医师
SMO</td><td colspan="4">亚专科医师培训（fellowship）
（亚专科领域培训或研究 1 ～ 2 年；通常在海外进行；一些专业非强制）</td></tr>
<tr><td></td><td colspan="3">PhD
（非强制的；竞争激烈的工作岗位通常要求）</td></tr>
<tr><td>全科医师
FRACG 或 FACRRM</td><td>内科医师</td><td>外科医师</td><td>其他亚专科医师</td></tr>
</table>

第二节 医学教育概况

一、基础医学教育

根据澳大利亚各个医学院校成立的时间，基础医学教育的发展可划分为三个时代[1]。

第一个时代为 19 世纪 60 年代—20 世纪 60 年代。其显著特征是逐渐从殖民时期和殖民结束后对英国的依赖中挣脱出来。澳大利亚院校医学教育的雏形主要由英国医学总会（UK General Medical Council，GMC）决定，其下属的认证机构负责澳大利亚、英国和其他一些英联邦国家医学毕业生的注册。从 1862 年建立墨尔本大学开始，澳大利亚先后建立了 6 所医学院校，每个州各一所。20 世纪 60 年代初，维多利亚州和新南威尔士州分别建立了第 2 所医学院校。

第二个时代始于 20 世纪 70 年代初。为了满足对医疗服务日益增长的需求，1973 年澳大利亚医学院委员会（Committee on Medical Schools）向澳大利亚大学委员会（Australian Universities Commission）提交了一份报告，建议扩大现有医学院校招生规模、新建医学院校以及为社区卫生和临床药理学等新兴学科提供额外的经费支持，并提倡实施更具创新性的招生和教育政策。1988 年，一份名为《21 世纪澳大利亚医学教育和人力》的联邦报告为进一步改革提供了动力。该报告提出了 105 项建议，涉及医学教育和培训的所有阶段。20 世纪 90 年代，澳大利亚开始引进与北美类似的 4 年制研究生入学项目。第一次是 1996 年在弗林德斯大学，一年后悉尼大学和昆士兰大学也加入了这一行列。到 20 世纪末，所有医学院校都重新设计了课程，将一些横向（学年内）和纵向（学年间）的学科结合起来，课程目标限定在“知识”“技能”“态度”的范围内，强调以学生为中心的学习。随着对形成性评价的日益重视，评价方法也不断多样化。

[1] Geffen L. A brief history of medical education and training in Australia[J]. Med J Aust, 2014, 201(1 Suppl): S19-S22.

第三个时代即当前时代，其特点是医学院和农村临床学校（rural clinical school）的迅速扩张，主要目的在于解决医生短缺和分布不均等卫生人力方面的问题。从 2000 年詹姆斯库克大学（James Cook University）开始，10 年内开办了 8 所新学校，17 所农村临床学校与新建和现有学校合并。随着学校数量增加约 1 倍，医学毕业生数量增加了约 2 倍，学生来源进一步多样化。

二、职前培训

职前培训包括医学院校毕业生的强制实习和尚未进入职业培训阶段的初级医生（junior doctor）的非正式培训。职前培训由各州和领地的毕业后医学委员会（Postgraduate Medical Councils，PMCs）提供（表 10-2）。在北美和欧洲，医学院毕业生直接以“住院医师”的身份接受职业培训，而在澳大利亚，强制实习是英国制度的遗留产物。在 20 世纪 30—70 年代期间，各州和地区的医学注册专业委员会（Medical Registration Board）逐渐引入了实习制度，最初指几乎没有正式教育架构的学徒期，目的在于使初级医生在上级医生督导下实现从“知道”（knowing）到“实践”（doing）的成长转变。

自 20 世纪 80 年代开始，职前培训由 PMCs 负责，为发挥连接基础医学教育和职业培训的桥梁作用，逐步形成了相应的课程框架。毕业后医学教育委员会联合会（Confederation of Postgraduate Medical Education Councils）在 2010 年为澳大利亚的初级医生制订了课程框架。根据基础教育和职业培训的发展，这个框架旨在加强自我导向学习（self-directed learning），特别是在临床管理、专业水平和沟通领域。

表 10-2　澳大利亚毕业后医学委员会及成立时间

机构名称	成立时间
昆士兰毕业后医学教育委员会 Postgraduate Medical Education Council of Queensland	1982 年
健康教育与培训院（新南威尔士州） Health Education and Training Institute（New South Wales）	1988 年
南澳大利亚州医学教育与培训委员会 South Australian Medical Education and Training	1995 年
西澳大利亚毕业后医学委员会 Postgraduate Medical Council of Western Australia	1996 年
塔斯马尼亚毕业后医学教育委员会 Postgraduate Medical Education Council of Tasmania	1998 年
维多利亚毕业后医学委员会 Postgraduate Medical Council of Victoria	1999 年
北领地毕业后医学委员会 Northern Territory Postgraduate Medical Council	2008 年
堪培拉地区医学教育委员会 Canberra Region Medical Education Council	2013 年

三、职业培训

目前，澳大利亚有 15 个医学专科学会为约 1.3 万名学员提供职业培训（表 10-3）。这些专科学会参与职业培训始于 1927 年建立的澳大利亚皇家外科医师学会。在最初阶段，职业培训仅限于三级教学医院（tertiary teaching hospitals）。随着寻求培训的人数和所需培训职位种类超过了公立医院的能力，职业培训场所逐步扩展到私立医院和社区卫生机构。最初，职业培训的重点是获得临床专科诊治所需的专门知识和技能。虽然这些仍然是职业培训的核心组成部分，但越来越多的人认识到医生在复杂的医疗保健系统中需要肩负更为广泛的职业责任。1984 年，美国医学院校协会（Association of American Medical Colleges）发表了一份颇具影响力的报告，即《二十一世纪的医生》，重点关注了所有医生都需要的知识、技能、价值观和态度的共同基础。1996 年，加拿大皇家内科与外科医师学会（Royal College of Physicians and Surgeons of Canada，RCPSC）提出了创新的医生综合能力培养模型（CanMEDS），描述了医生作为医学专家、沟通者、合作者、管理者（2015 年修订为领导者）、学者、健康倡导者和专业人员所需要的知识、技能和能力。起初，北美国家医学教育的发展只是缓慢地对澳大利亚职业培训产生影响，但后来随着认证机制的实施，它们在澳大利亚得到了更为充分的接受[1]。

表 10-3 澳大利亚医学专科学会及成立时间

机构名称	成立时间
澳大利亚皇家外科医师学会 Royal Australasian College of Surgeons	1927 年
澳大利亚皇家内科医师学会 Royal Australasian College of Physicians	1938 年
澳大利亚与新西兰皇家放射医师学会 Royal Australian and New Zealand College of Radiologists	1949 年
澳大利亚皇家病理医师学会 Royal College of Pathologists of Australasia	1956 年
澳大利亚皇家全科医师学会 Royal Australian College of General Practitioners	1958 年
澳大利亚与新西兰皇家精神病医师学会 Royal Australian and New Zealand College of Psychiatrists	1963 年
澳大利亚皮肤科医师学会 Australasian College of Dermatologists	1966 年
澳大利亚皇家医学管理学会 Royal Australian College of Medical Administrators	1967 年
澳大利亚与新西兰皇家眼科医师学会 Royal Australian and New Zealand College of Ophthalmologists	1969 年
澳大利亚急诊医学会 Australasian College for Emergency Medicine	1984 年
澳大利亚和新西兰麻醉师学会 Australian and New Zealand College of Anaesthetists	1992 年
澳大利亚农村和偏远地区医学会 Australian College of Rural and Remote Medicine	1997 年
澳大利亚与新西兰皇家妇产科医师学会 Royal Australian and New Zealand College of Obstetricians and Gynaecologists	1998 年
澳大利亚运动医学医师学会 Australasian College of Sports Physicians	1999 年
澳大利亚与和新西兰重症监护医学会 College of Intensive Care Medicine of Australia and New Zealand	2008 年

[1] Geffen L. A brief history of medical education and training in Australia[J]. Med J Aust, 2014, 201(1 Suppl): S19-S22.

四、继续职业发展

在 2010 年澳大利亚卫生专业人员注册和认证政策出台之前，CPD 一直被认为是一项由众多组织提供的值得称赞的志愿活动。大多数医学专科学会都推出了自愿的 CPD 项目，但经常遇到来自会员的阻力，原因在于他们反对任何形式的培训和监督。只有澳大利亚与新西兰皇家妇产科医师学会将其作为申请学会亚专业培训的条件之一。2009 年颁布的《健康从业人员国家法案》（Health Practitioner National Law Act）将继续职业发展作为所有健康专业人员持续注册的条件，从而解决了上述问题[1]。

五、医学教育与培训项目认证

澳大利亚医学委员会（Australian Medical Council，AMC）所实施的认证对于该国医学教育与培训具有十分重要的影响。AMC 成立于 1985 年。在初始阶段，AMC 的认证活动集中在院校医学教育领域。随后的 25 年时间里，其认证标准经历了数次修订。尽管最初有人担心，但 AMC 的认证结果已经被澳大利亚与新西兰医学院所接受，认为它公正、能够保证医院的参与、符合科学的标准和流程。认证方式尊重了大学自主性并鼓励采用多样化方法，促进了医学教育的创新和适应性。更为重要的是，认证的主要目的在于提高医学教育质量，而不仅仅是达到最低标准。

自成立以来，AMC 曾多次尝试将国家认证标准应用于职前培训，但均被现有的各司法管辖区（如州和领地）所挫败。2010 年，澳大利亚医学专业委员会（Medical Board of Australia）取代各州和领地委员会时，将职前培训的认证工作转交给了 AMC。目前，AMC 正在建立一个国家认证体系，要求各地的 PMC 首先获得 AMC 的“元认证”（meta-accreditation），有望促使职前培训在全国范围内更好地与基础教育和职业培训相联接。

直到 2001 年，除了国家专科医生质量咨询委员会（National Specialist Quality Advisory Committee）的粗略监督外，澳大利亚没有对职业培训进行认证的机制。国家专科医生质量咨询委员会是一个英联邦机构，成立于 1972 年，2001 年被解散。随后，AMC 开展了职业培训和 CPD 项目的认证工作。像最初开展医学院认证时的情况一样，一些大学不愿意把任何自治权让渡给 AMC。然而，澳大利亚竞争与消费者委员会（Australian Competition and Consumer Commission）对“封闭商店”采取行动的威胁很快改变了他们的想法。正如基础医学教育的情况一样，AMC 对职业培训项目的认证有助于提高职业培训质量，有利于对卫生部门不断变化的需求做出及时反应，其中包括医生现在所需要承担的复杂多重角色，而不仅仅是患者诊疗。

六、国际发展

在 1997—2003 年间，世界医学教育联合会制订了提高院校医学教育、毕业后医学教育和持续职业发展质量的全球标准。AMC 参与了这些全球标准的制订和实施，并通过西太平洋地区医学教育协会积极参与制订这些标准的区域和国家规范。自 1992 年以来，AMC 代表新西兰医学委员会对新西兰医学院进行了认证。AMC 还通过对两国专科学会的认证覆盖了新西兰大部分职业培训项目认证。除了新西兰以外，该地区其他国家也把澳大利亚医学教育作为改革的参照标准。自 2000 年以来，中国在建立临床医学专业认证体系的过程之中参照了 AMC 相关政策与程序。

---

[1] Geffen L. A brief history of medical education and training in Australia[J]. Med J Aust, 2014, 201(1 Suppl): S19-S22.

第三节 医学教育管理与政策

一、医学教育管理体制

澳大利亚医学教育体系在历史上与英国相似，但近几十年来受到了美国和加拿大的影响。澳大利亚的职业前阶段（pre-vocational terms）与北美医学教育体系中的实习（internship）和住院医师培训（residency）相对应，在此阶段进行一般的临床轮转，以便初级医生在作为注册医生进行专科医师职业培训之前，能够在各医学专科之中获得更为广泛的临床经验。澳大利亚医学教育与培训分别由医学院校（medical schools）和医学专科学会（Medical Specialty Colleges）负责提供，并接受澳大利亚医学委员会（Australian Medical Council，AMC）和澳大利亚卫生从业人员监管局（Australian Health Practitioners Regulatory Agency，AHPRA）的监督管理[1,2]。其中，基础医学教育由医学院校负责提供；职前培训由毕业后医学委员会（Postgraduate Medical Councils，PMCs）组织；职业培训和继续职业发展（CPD）由各医学专科学会提供。

澳大利亚医学委员会是独立的国家医学教育与培训标准制订机构，其宗旨在于确保医学教育、培训和评估的标准能够提升和维护社区健康，其任务包括：①对澳大利亚与新西兰的医学院校和医学课程框架进行认证；②对澳大利亚或大洋洲的专科医师培训项目进行认证；③对在澳大利亚行医的海外医生进行评价；④为州和地区医学委员会采用统一方法注册医师提供建议，并维护全国性注册医师网络；⑤向澳大利亚卫生部部长咨询委员会（Australian Health Ministers' Advisory Council）提供关于医师注册的建议[3]。

澳大利亚共有15个医学专科学会，各专科学会都下设教育委员会专门负责制订培训标准，并组织安排专业培训工作。全国毕业后医学教育委员会联合会（Confederation of Postgraduate Medical Education Council）成立于1999年，主要职责在于统一和协调各州的毕业后医学教育工作，监督、协调低年资医师的教育培训。各州和领地医学专业委员会（State and Territory Medical Boards）负责澳大利亚普通专科医师和亚专科医师的注册。

二、医学教育重要政策

为响应20世纪90年代启动的国家农村卫生议程，澳大利亚农村卫生政策一直高度重视农村卫生人力的建设。在《全国农村卫生议程》之中，突出强调了农村社区在卫生结果方面面临的不平等问题，即卫生专业人员分布不均造成农村社区获得卫生服务的机会有限。2013年，澳大利亚人均医生人数超过了英国、新西兰、美国和加拿大。虽然医生数量在不断增加，但人力分布不均衡，在农村地区生活和执业的医学毕业生越来越少。农村社区仍然依赖于国际医学毕业生和医学专家乘飞机或汽车前往提供医疗服务，并且每年有成千上万的农村患者被送往城市接受治疗。越偏远的社区，越有可能得不到足够的医疗服务。在澳大利亚首都，每1000名居民拥有有4名以上医生，是世界上医生人口比例最高的城市之一；然而，农村地区每1000

[1] Smallwood RA, Frank I, Walters T. The Australian Medical Council: beyond the first 25 years[J]. Med J Aust, 2010, 193(10): 566-567.

[2] Australian Health Practitioner Regulation Agency. Annual report 2017/18[EB/OL]. [2019-4-14]. https://www.ahpra.gov.au/Publications/Annual-reports.aspx.

[3] Australian Medical Council. Procedures for assessment and accreditation of medical schools by the Australian Medical Council 2018[EB/OL]. [2019-4-14]. https://www.amc.org.au/wp-content/uploads/accreditation_recognition/primary-medical-education/Procedures-for-Assessment-and-Accreditation-of-Medical-Schools-by-the-Australian-Medical-Council-2018-.pdf.

名居民中只有 2.5 名医生。在 2007—2011 年间，虽然澳大利亚注册医生人数增加了 17%，但农村医生短缺的状况几乎没有改善[1]。

有充分的研究证据显示，在农村接受长期培训以及来自农村的医学生，更有可能在毕业后从事农村医疗实践。因此，澳大利亚医学会建议：①具有农村背景的医学生在招生中所占比例从 25% 提高到 1/3；②在农村地区接受至少 1 年临床培训的医学生所占比例也从 25% 提高到 1/3。

虽然现有政策在一定程度上促进了医学毕业生到农村工作，但农村卫生人力短缺的问题仍然存在。澳大利亚医学生结果数据库调查（medical students outcome database survey，MSOD）的最新数据显示，76% 的国内医学毕业生在首都生活。

除了建议增加农村背景学生的招生目标和增加农村轮转培训的学生人数外，澳大利亚医学会还推动了一系列吸引年轻医生到农村执业的举措[2]。例如，提高农村医学院、农村临床学校的招生名额，延长职前培训时限和奖学金的激励等都被用来鼓励医学生在农村和偏远地区实习[3]。

职前全科实践安置项目（prevocational general practice placements program，PGPPP）由农村和偏远地区安置项目（rural and remote area placement program）演变而来，自 2005 年起，PGPPP 每年资助 280 个为期 12 周的农村和偏远地区实习项目。2014—2015 年度联邦预算取消了 PGPPP，这使初级医务人员（junior medical officers，JMO）在做出职业选择之前无法系统性地接受全科医学实践。澳大利亚医学会向联邦政府提议，建立和完善社区住院医师培训项目（community residency program），为初级医务人员提供全科实践机会的同时，还为患者提供急需的医疗服务，特别是在澳大利亚的农村和偏远地区。社区住院医师培训项目的设计原则包括：①从 PGY1 开始，JMOs 可参与该项目；②任何 JMO 个人均需向州 / 地区研究生医学教育委员会（Postgraduate Medical Education Council，PMEC）认可的全科医生培训机构提出申请，作为医生职业前医学教育和培训的一部分，可参加该项目；③接受安置的 JMO 仍将是当地卫生局的员工，有效地进行“借调”；④该项目中的 JMO 将在澳大利亚医学委员会（Medical Board of Australia，MBA）认可的专业全科医生的监督下工作；⑤该职位的设计和监督将符合两所 GP 学院制订的标准，并由 PMECs 对实践进行评估和授权；⑥轮岗时间为 10 ～ 13 周，可安排兼职；⑦根据实践的适宜性、提供监督和支持的能力，以及社区的需要，该项目将在城市外、区域和农村地区的范围内实施；⑧该项目将作为《健康保险法》（1973 年）第 3ga 节下的“经批准的安置项目”实施，使患者能够获得医疗保险费用减免；⑨ JMO（PGY2 ＋）根据该项目治疗的患者可获得的医疗保险回扣应为医疗保险福利计划（MBS）A1 组中的比率；⑩由英联邦建立的新的全科医生培训管理委员会将负责对该项目的全面监督，包括制订有关该项目运作的适当政策[4]。

澳大利亚医学会认识到一个强大的农村和地区通才和专家队伍的重要性，以满足澳大利亚人民的卫生需求，特别是那些在地区和偏远地区的居民。为此，澳大利亚医学会呼吁联邦政府及其机构、雇主和培训提供者应合作实施区域培训网络（Regional Training Networks）——纵向一体化的卫生服务网络和区域培训中心，在具有灵活出入境点的区域提供全科及专科职前培训和职业培训。建立和完善区域培训网络的目标如下：①制订针对区域一级的高质量和灵活的

---

[1] Greenhill JA, Walker J, Playford D. Outcomes of Australian rural clinical schools: a decade of success building the rural medical workforce through the education and training continuum[J]. Rural Remote Health, 2015, 15(3): 2991.

[2] Australian Medical Association. Workforce issues for the future-the journey forward[EB/OL]. [2019-5-1]. https://ama.com.au/careers/becoming-a-doctor.

[3] Clark TR, Freedman SB, Croft AJ, et al. Medical graduates becoming rural doctors: rural background versus extended rural placement[J]. Med J Aust, 2013, 199(11): 779-782.

[4] Australian Medical Association. Community residency program for junior medical officers[EB/OL]. [2019-4-14]. https://ama.com.au/submission/community-residency-program.

全科和专科农村培训途径；②使受训人员能够在较大的都市及较小的区域和农村中心获得充分的广度和深度的培训和有关条件；③认识到有些区域中心有能力提供专科培训，并在职业培训后提供有价值的职业；④维持和加强区域医院与主要都市中心、农村临床学院、大学和医学院之间的联系，以便利用基础设施和资源提供更多的职前和职业培训职位；⑤建立和维持当地某一特定专业的医生的临界人数；⑥邀请农村和都市的医生和医院建立职能区域管理和培训模式；⑦向受训人员提供积极的经验和适当的资助；⑧在区域和农村地区建立一支对社区需要，包括对澳大利亚人民的保健需要作出反应的医务人员队伍[1]。

第四节 入学与医学考试制度

一、医学院入学考试

本科医学与健康科学入学考试（undergraduate medicine and health sciences admission test，UMAT）由澳大利亚教育研究理事会（Australian Council for Educational Research，ACER）开发，是一种专门用于协助挑选本国学生进入医学、牙科和健康科学本科学位课程学习的考试[2,3]。UMAT 每年举行一次，通常在 7 月底或 8 月初的某一天，在澳大利亚和新西兰主要城市的考试中心举行，同时也在全球其他几个选定的城市举行。UMAT 的性质与高中或大学考试有很大的不同，优异的学业成绩并不一定等同于优异的 UMAT 成绩[4]。

UMAT 考试时长 3 小时，题型为 134 道多选题，主要由 3 部分内容组成：① 48 个“逻辑推理和问题解决”（logical reasoning and problem solving）问题——涵盖了广泛的逻辑和语言推理，包括理解、批判性思维、思维内容和思维组织。问题以书面形式提出，但有些问题可能包含额外的视觉线索，例如图表、表格或图形。② 44 个“理解人”（understanding people）问题——由一系列角色之间的简短对话和情景场景组成。要求考生从提供的四个选项中选择一个最能描述场景中角色的感受或行为的语句或单词。要求考生对情感和感觉之间的差异具有直观的理解，并能够以书面的形式描述它们的深度，以及对关键情感词的差异和定义具有出色的理解。③ 42 个“非语言推理”（non-verbal reasoning）问题——要求考生根据一系列模式或图表，从五个选项中选出最符合逻辑的选项[5]。

2019 年，阿德莱德大学、科廷大学、弗林德斯大学、莫纳什大学、纽卡斯尔大学 / 新英格兰大学、新南威尔士大学、昆士兰大学、西澳大利亚大学、塔斯马尼亚大学、西悉尼大学 10 所医学院校的 UMAT 被大学临床能力倾向测试（university clinical aptitude test，UCAT）取代，UCAT 是一种类似于英国临床能力倾向测试（UK clinical aptitude test，UKCAT）的测试[6]。

UKCAT 原为英国的医学院入学考试，后逐渐应用于其他国家，故改名为大学临床能力倾向测试。UCAT 在澳大利亚与新西兰被称为 UCAT ANZ（表 10-4）。与 UMAT 进行 3 小时书面

[1] Australian Medical Association. Regional training networks-2014[EB/OL]. [2019-7-14]. https://ama.com.au/position-statement/regional-training-networks-2014.

[2] Yeskina N. Controversy around medical students' selection[EB/OL]. [2019-7-14]. https://www.nowuc.com.au/2011/05/1596/.

[3] Andrich D, Styles I, Mercer A, et al. On the validity of repeated assessments in the UMAT, a high-stakes admissions test[J]. Adv Health Sci Educ Theory Pract, 2017, 22(5): 1245-1262.

[4] Shulruf B, Bagg W, Begun M, et al. The efficacy of medical student selection tools in Australia and New Zealand[J]. Med J Aust, 2018, 208(5): 214-218.

[5] National Institute of Education. UMAT structure and content[EB/OL]. [2019-7-14]. https://www.nie.edu.au/umat/umat-exam.

[6] University Clinical Aptitude Test. Admissions testing for health professions[EB/OL]. [2019-7-14]. https://www.ucatofficial.com/.

测试不同，UCAT ANZ 是一项 2 小时的计算机测试，于 7 月 1—31 日在澳大利亚和新西兰不同的 Pearson Vue 测试中心进行。

UCAT 与 UMAT 在结构上有很大的不同，UCAT 由 5 个计时部分组成，而 UMAT 由 3 个非计时部分组成。UCAT ANZ 测试由 5 个部分组成。

表 10-4　UCAT ANZ 测试介绍

部分	考题数目	标准时间	延长时间	得分
语言推理（verbal reasoning）	44	21 分钟＋1 分钟指令时间	21 分钟 15 秒＋1 分钟 15 秒指令时间	300 ～ 900
决策（decision making）	29	31 分钟＋1 分钟指令时间	38 分钟 45 秒＋1 分钟 15 秒指令时间	300 ～ 900
定量推理（quantitative reasoning）	36	24 分钟＋1 分钟指令时间	30 分钟＋1 分钟 15 秒指令时间	300 ～ 900
抽象推理（abstract reasoning）	55	13 分钟＋1 分钟指令时间	16 分钟 15 秒＋1 分钟 15 秒指令时间	300 ～ 900
情景判断（situational judgement）	69	26 分钟＋1 分钟指令时间	32 分钟 30 秒＋1 分钟 15 秒指令时间	将以不同的方式考虑认知子测验（cognitive subtests）

考生将在考试结束后立即收到考试结果，除情景判断部分外，所有考试部分的分数都在 300 ～ 900 之间，同时 UCAT ANZ 也为考生提供百分位数的分数。

澳大利亚医学院研究生入学考试（graduate Australian medical school admissions test，GAMSAT）由澳大利亚教育研究理事会（Australian Council for Educational Research，ACER）与研究生医学院联盟（Consortium of Graduate Medical Schools）联合开发，旨在评估学生在医学和卫生专业项目中进行高水平智力研究的能力，以帮助筛选申请研究生入学项目的学生。

GAMSAT 每年举行 2 次，分别在 3 月和 9 月。任何完成学士学位或本科荣誉学位的人，或参加考试时处于本科学习的倒数第二年或最后一年的人均有资格申请参加 GAMSAT。GAMSAT 也适用于那些完成 3 级（A 级或同等级别）学习后超过 2 个完整学年的学生。获得理学学位并不总是通过 GAMSAT 的一个先决条件，很多医学院校鼓励在其他领域取得卓越学术成就的学生申请参加该考试。然而必须强调的是，如果没有生物和物理科学方面的知识和能力，参加 GAMSAT 很难取得成功。

GAMSAT 主要评估考生已掌握的知识和技能的性质和程度，包括对基础科学概念的掌握和运用以及在解决问题、批判性思维和写作方面获得的技能。GAMSAT 的目的是评估学生理解和分析材料的能力、批判性思考问题的能力以及以逻辑和有效的方式组织和表达思想的能力。GAMSAT 考题一般基于多种来源的材料，通常要求考生阅读和思考一段文字后解释其蕴含的信息。由于基于问题的学习（problem-based learning，PBL）是现代医学课程的核心，GAMSAT 的构建主要侧重于评估跨学科领域的问题解决能力。GAMSAT 分为三个部分，旨在评估以下方面的表现：①人文社会科学中的推理；②书面交流；③生物和物理科学中的推理[1]。

国际学生入学考试（international student admissions test，ISAT）是一种基于计算机的长达 3 小时的多项选择题标准化考试，适用于申请在澳大利亚某些大学学习医学、牙科、兽医学或

[1]　Graduate Medical School Admissions Test. Graduate medical school admissions test[EB/OL]. [2019-7-14]. https://gamsat.acer.org.

物理治疗课程的学生（表 10-5）[1]。

表 10-5 要求国际学生 ISAT 成绩的澳大利亚大学及相应课程

大学	课程
弗林德斯大学	国际本科路径
墨尔本莫纳什大学	医学本科
莫纳什大学（马来西亚校区）	医学本科
利默里克大学	职业治疗
利默里克大学	言语和语言治疗
新南威尔士大学	医学本科
昆士兰大学	医学
塔斯马尼亚大学	医学本科
西澳大利亚大学	直接以研究生入学医学和牙科的途径
西悉尼大学	医学本科

这项测试由澳大利亚教育研究理事会（Australian Council for Educational Research，ACER）独立开发，旨在评估未来的医科学生在高等教育和随后的医学生涯中取得成功所需的智力技能和能力。ISAT 测试由 Prometric 公司管理，并遍布世界各地，可以在世界各地的许多考试中心进行。ISAT 测试从每年 3 月开始开放注册，全球可考的时间范围从 4 月一直延续到 10 月。

ISAT 的目的不是考查考生在某一门学科方面的学术水平，而是考查学生拿到一些材料后处理这些材料、从中提取信息的综合能力。通常 ISAT 考试中考生将被要求阅读一篇文章并在思考后回答问题，处理一些图表以从中找出它们的关系，分析一些表格、数据等。所有问题的答案都可以由考卷提供的材料中通过学生自己的分析、处理、整合而得到。

ISAT 一共有 100 道选择题，每道题会提供 4 ～ 5 个备选答案，其中只有一个是正确答案。ISAT 考试主要考查学生的评论性推理和数量性推理两方面的逻辑能力。

评论性推理部分包括：获取和分析信息；理解信息并在拓展的基础上应用于实践；根据给出的信息得出合理的结论等。这一部分考试所用材料将多数来源于人文社会学科。

数量性推理部分包括：原始信息的分析和应用；根据现有信息得出结论并作出决定；解决问题等。这一部分考试所用材料将多数来源于数学等理科学科。

二、医师执照考试

澳大利亚国家执业医师资格考试由各医学院校作为组织机构，并由各州颁发医师执照。澳大利亚医学委员会（Australian Medical Council，AMC）约每 10 年对其国内的医学院校进行认证，通过认证的医学院校毕业生可自动进行执业医师注册，获得医师执照；未通过认证的医学院校毕业生必须参加 AMC 举办的考试，通过该考试者才有资格进行医师注册并获得医师执照[2]。各医学院校举办的考试形式与内容并不统一，所以仅对 AMC 考试进行介绍。

AMC 考试分为两部分：Part1 和 Part2。Part1 考试的报名条件是考生从国际医学院校名录（international medical education directory，IMED）内院校或其他 AMC 承认的学校毕业并获得

[1] Australian Council for Educational Research. ISAT is a mandatory requirement for international student applicants to the following courses[EB/OL]. [2019-5-20]. https://isat.acer.org/universities.

[2] Australian Medical Association. Clinical examination specifications[EB/OL]. [2019-5-14]. http://www.amc.org.au/wp-content/uploads/2019/03/19-01-16-AMC-Clinical-Examination-Specifications-V3.0-2.pdf.

学位，并且通过澳大利亚职业英语测试（occupational English test，OET）或雅思 7 分（单项成绩均≥ 7 分）。通过 Part1 考试后方可参加 Part2 考试。

Part1 考试由多选题组成，主要考查考生对基础知识的掌握及对考题的理解程度。自 2011 年采用计算机自适应考试（computer adaptive test，CAT）的形式之后，考生们将参加以计算机为基础、依据需求而产生的考试。考试分为 2 组，在同一天内进行。每组包括 120 道计分题和 30 道不计分的测验题；要求考生在 210 分钟内完成，题目可能包含图像，如 X 线片、心电图、CT 片、临床照片等。

Part2 考试主要考查临床知识和技能。该部分考试包括 20 站客观结构化临床考试（OSCE），其中有 4 个休息站，每站考试时间为 10 分钟，共需 180 ～ 240 分钟。考试过程中采用真实患者、标准化病人或者视频放映的形式。

Part1 部分评分标准为答对得 1 分，答错不扣分，但最终成绩并不完全由考生答对题目的数量而定。计算机会将试题分成 7 部分，并根据考试的答题情况决定其下一部分题目的难易程度，所以当考生答对相同数目的问题时，考题较难的考生成绩会更高，这种考试形式即为自适应考试。考生的最终成绩由计算机按照医学院毕业考试通过标准做等值处理，提前设定分数线。Part1 总分为 500 分，得分超过 250 分才算通过考试。

Part2 考试的 20 站中有 16 站计入评分。依据考生完成情况分为：完全通过（clear pass）、表现不佳（marginal performance）、完全未通过（clear fair）。通过 Part2 考试的标准为通过 12 站以上测试，包括至少通过 1 站妇产科和 1 站儿科测试。若考生只通过 10 ～ 11 站（至少 1 站妇产科和 1 站儿科），则被评定为“表现不佳”，有机会再进行一次 10 站考试，此次考试通过 6 站即算通过考试[1]。

三、国际医学毕业生考试

计划前往澳大利亚行医的国际医学毕业生，需要参加 AMC 考试，以获得医师注册。AMC 考试介绍见上文。

四、专科医师医学专业委员会考试

因专业不同，各医学专科学会有各自的考试要求，但基本形式主要为定期表现评估和正式考试。以心胸外科为例，考试内容包括知识测试、技能测试、手术测试及最后的专科医师资格考试。

知识测试包括心胸外科基础知识，其中卷Ⅰ解剖题 100 道，选择题 80 道，读图题 20 道，卷Ⅱ为病理和生理 120 道选择题。各计 2 个半小时，分两天进行。应在培训第 1 年内完成。

技能测试考查基础知识与理解及心胸外科相关实践。共分 16 站，每站 5 分钟，内容包括病史采集、查体和数据收集分析，同时考查应试者的交流沟通能力，应在培训第 2 年完成时进行。

手术测试在培训第 3 年，即最后一年完成，应按受训者专业方向安排 3 ～ 5 台手术，在州专业委员会专家库抽出人员进行考核，同样以结构化考查其围术期管理与手术指征、手术技巧、意外情况的应变能力等。

以上考试均通过者参加全国范围内的心胸外科专科医师考试，通过者授予专科医师资格证[2]。

---

[1] 韩玉，曲波，王子薇，等．加拿大和澳大利亚国家医师资格考试简介 [J]. 中华医学教育探索杂志，2014, 13(2): 113-114.

[2] 邓喜成，刘平波，黄鹏，等．澳大利亚心胸外科专科医师培训制度简介及对我国心胸外科专科医师培训制度建立的几点建议 [J]. 中国胸心血管外科临床杂志，2015, 22(3): 184-186.

第五节 医学院校

一、医学院校数量与分布

澳大利亚现有 22 所医学院校，均为综合性大学的二级学院（表 10-6）。大多数医学院拥有自己的附属医院，同时还设有教学医院或与社区卫生中心、诊所等签订合同作为教学机构。除北领地没有医学院校外，6 个州和首都领地均至少有 1 所医学院校。澳大利亚圣母大学（悉尼校区）、邦德大学、澳大利亚圣母大学（弗里曼特校区）3 所为私立院校，其余均为公立院校。

表 10-6 澳大利亚医学院校分布情况

州 / 领地	医学院校	官网
澳大利亚首都领地（1 所）	澳大利亚国立大学 Australian National University	公立 http://medicalschool.anu.edu.au
新南威尔士州（8 所）	悉尼大学 University of Sydney	公立 http://sydney.edu.au/medicine/
	新南威尔士大学 University of New South Wales	公立 http://med.unsw.edu.au/
	西悉尼大学 Western Sydney University	公立 https://westernsydney.edu.au/medicine
	伍伦贡大学 University of Wollongong	公立 http://smah.uow.edu.au/medicine/index.html
	纽卡斯尔大学 University of Newcastle	公立 http://www.newcastle.edu.au/school/medprac-pop/
	新英格兰大学 University of New England	公立 http://www.une.edu.au/about-une/academic-schools/school-of-rural-medicine
	麦考瑞大学 Macquarie University	公立 https://www.mq.edu.au
	澳大利亚圣母大学（悉尼校区） University of Notre Dame Australia	私立 http://www.nd.edu.au/sydney/schools/medicine
昆士兰州（4 所）	邦德大学 Bond University	私立 http://www.bond.edu.au/hsm/
	格里菲斯大学 Griffith University	公立 http://www.griffith.edu.au/health/school-medicine
	詹姆斯库克大学 James Cook University	公立 https://www.jcu.edu.au/college-of-medicine-and-dentistry
	昆士兰大学 University of Queensland	公立 https://medicine.uq.edu.au
南澳大利亚州（2 所）	阿德莱德大学 University of Adelaide	公立 http://health.adelaide.edu.au/medicine
	弗林德斯大学 Flinders University	公立 http://www.flinders.edu.au/medicine
塔斯马尼亚州（1 所）	塔斯马尼亚大学 University of Tasmania	公立 http://www.medicine.utas.edu.au/

（续表）

州 / 领地	医学院校	官网
维多利亚州（3 所）	墨尔本大学 University of Melbourne	公立 http://medicine.unimelb.edu.au/
	莫纳什大学 Monash University	公立 http://www.med.monash.edu.au/
	迪肯大学 Deakin University	公立 http://www.deakin.edu.au/hmnbs/medicine/
西澳大利亚州（3 所）	澳大利亚圣母大学（弗里曼特校区） University of Notre Dame Australia	私立 http://www.nd.edu.au/fremantle/schools/medicine/medfreo.shtml
	西澳大利亚大学 University of Western Australia	公立 www.medpharm.uwa.edu.au
	科廷大学 Curtin University	公立 http://healthsciences.curtin.edu.au/schools-and-departments/curtin-medical-school/

二、医学院校筹资

澳大利亚医学院校的经费来源主要包括联邦政府运营和资本项目拨款、州或领地政府运营拨款、私人或私立部门收入、研究和咨询活动收入、学生收费等。不同医学院校通过各种方式筹集的经费总数及其所占比例有所不同。以悉尼大学为例，2017 年总收入为 23.458 亿美元，比 2016 年增长 1.726 亿美元。表 10-7 和图 10-1 显示了其中的主要组成部分增加收入。

表 10-7　悉尼大学 2016 年及 2017 年筹资变化情况

	2017 年（百万美元）	2016 年（百万美元）	变化（百万美元）	变化（%）
学生收入	1144.9	1008.9	136.0	13.5
联邦政府运营和资本项目拨款	309.1	317.1	− 8.0	− 2.5
研究和咨询活动	535.6	513.7	21.9	4.3
新南威尔士州政府拨款	3.3	4.2	− 0.9	− 21.4
私人或私立部门收入	352.9	329.3	23.6	7.2
合计	**2345.8**	**2173.2**	**172.6**	**7.9**

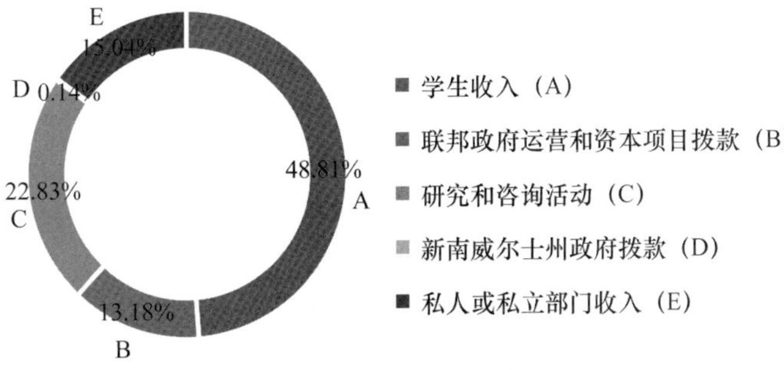

图 10-1　悉尼大学 2017 年筹资构成情况

2017 年，海外全额自费学生（full fee-paying students，FFPS）的增长继续为悉尼大学提供可观的收入。来自海外全额自费学生的收入占学生收入的比例最大，达到 66%。

联邦财政支持下降带来的持续压力增加了大学的压力，加剧了悉尼大学对付费学生的依赖。2017 年，联邦运营和资本项目拨款比上一年减少 800 万美元，科学研究资助则增加了 140 万美元。

2017 年，悉尼大学研究和咨询活动收入与上一年相比增加了 2190 万美元，达到 5.356 亿美元，增长了 4.3%。其中，联邦项目研究经费为 3.943 亿美元，占该类经费总额的 74%；在增加的 2190 万美元中，其他来源的捐款占 2050 万美元。

2017 年，新南威尔士州政府对悉尼大学的资助经费为 330 万美元，与上一年相比减少了 90 万美元。其中，大部分经费用于医学研究资助，包括对陆上医学临床试验的大量资助。

来自私人或私立部门的收入主要包括：投资收益、慈善收入、商业和其他活动收入、外部组织的贡献、其他费用以及赞助收入等[1]。

三、医学院校招生

澳大利亚医学院校的两种招生方式为（图 10-2）：①高中起点全日制教育，直接从高中毕业生或大学预科毕业生中招生，即通过本科医学与健康科学入学考试（UMAT），选择成绩优等者进行面试后录取，学制 5 ～ 6 年；②本科起点全日制教育，即招收通过澳大利亚医学院研究生入学考试（GAMSAT）和面试的本科毕业生，学制 4 年。两种招生方式的面试要求均非常严格，有效地保证了生源质量[2]。

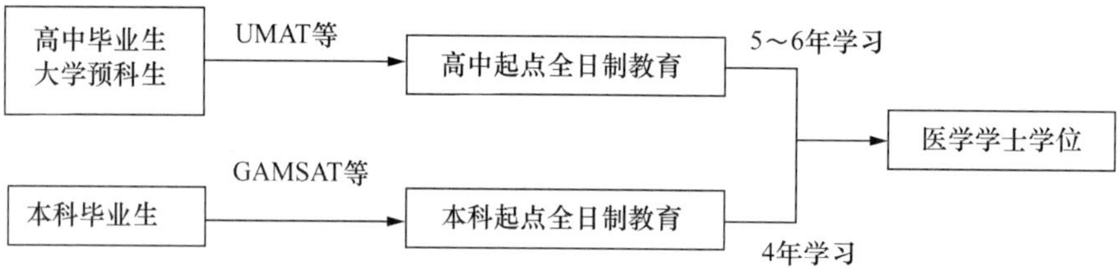

图 10-2 澳大利亚医学院入学模式

1. 高中起点全日制教育

一般而言，所有的医学学位项目均要求申请者完成 12 年的学习（相当于高中毕业），或者具备海外同等学力。一些医学院还要求申请者在 12 年级时完成化学课程。

医学专业的具体入学要求因学校而异，且每年不尽相同，很难提供一个入学的“最低要求”。在招生时，医学院综合考虑的录取因素包括申请者的澳大利亚高等教育入学排名（Australian tertiary admission rank，ATAR）、UMAT 成绩以及面试成绩等，进行择优录取。UMAT 旨在考查申请者是否具备批判性思维、解决问题、理解他人和抽象非语言推理的能力。面试主要涉及申请者选择学医的动机、对医学课程的理解、个人爱好兴趣以及对医学热点新闻的看法等方面[3]。

2. 本科起点全日制教育

申请就读于 4 年制的研究生入学医学专业，需要申请者已获得任意学科的学士学位。值得

[1] The University of Sydney. Annual report 2017[EB/OL]. [2019-7-14]. https://sydney.edu.au/about-us/vision-and-values/annual-report.html.

[2] Geffen L. A brief history of medical education and training in Australia[J]. Med J Aust, 2014, 201(1 Suppl): S19-S22.

[3] Australian Medical Association. Becoming a doctor[EB/OL]. [2019-7-15]. https://ama.com.au/careers/becoming-a-doctor.

一提的是，所有此类医学专业均设有针对特殊情况的特殊入学计划。例如，那些在医疗方面经验丰富且具有成为医生强烈动机的人可得到特殊照顾。理学学位不是研究生入学项目的先决条件，人文和社会科学学位同样受到鼓励和认可。然而，想要在 GAMSAT 中取得成功，需要具备生物和物理方面的知识和能力。有些研究生项目计划第一年学习解剖学、生理学和（或）生物化学等课程。

医学院根据申请者的 GAMSAT 成绩和面试成绩综合选拔。GAMSAT 旨在评估申请者对书面和图形资料的理解与分析能力。GAMSAT 衡量的是申请者过去已经获得的技能和知识，同时测试申请者的推理能力、逻辑推理能力和判断能力[1]。

2018 年，澳大利亚各医学院校在校医学生情况如表 10-8 所示[2]。2007—2017 年澳大利亚国内及国际医学毕业生情况如表 10-9 及图 10-3、图 10-4 所示。

表 10-8　2018 年澳大利亚医学院校在校医学生人数

	一年级	二年级	三年级	四年级	五年级	六年级	合计
阿德莱德大学	173	171	146	156	151	162	959
澳大利亚国立大学	105	105	96	111	0	0	417
邦德大学	128	124	105	97	93	0	547
科廷大学	73	60	0	0	0	0	133
迪肯大学	150	141	151	135	0	0	577
弗林德斯大学	151	141	171	163	0	0	626
格里菲斯大学	207	172	148	138	0	0	665
詹姆斯库克大学	200	179	192	176	192	193	1132
麦考瑞大学	50	0	0	0	0	0	50
墨尔本大学（博士生）	369	338	341	343	0	0	1391
莫纳什大学（研究生）	105	97	87	86	0	0	375
莫纳什大学（本科生）	291	276	298	289	294	0	1448
纽卡斯尔大学	201	219	229	194	206	0	1049
澳大利亚圣母大学（弗里曼特校区）	103	109	104	110	0	0	426
澳大利亚圣母大学（悉尼校区）	114	120	120	125	0	0	479
昆士兰大学	385	365	408	422	0	0	1580
悉尼大学	252	273	340	303	0	0	1168
塔斯马尼亚大学	118	120	131	106	114	0	589
新南威尔士大学	271	267	277	264	275	281	1635
西澳大利亚大学（博士生）	146	240	226	232	0	0	844
西澳大利亚大学（研究生）	0	0	0	0	2	0	2
西澳大利亚大学（本科生）	0	0	0	0	1	3	4
伍伦贡大学	88	91	69	78	0	0	326
西悉尼大学	142	128	121	120	119	0	630
合计	**3822**	**3736**	**3760**	**3648**	**1447**	**639**	**17 052**

[1]　Australian Medical Association. Becoming a doctor[EB/OL]. [2019-7-15]. https://ama.com.au/careers/becoming-a-doctor.

[2]　Medical Deans Australia and New Zealand. Student statistics tables[EB/OL]. [2019-7-15]. https://medicaldeans.org.au/data/.

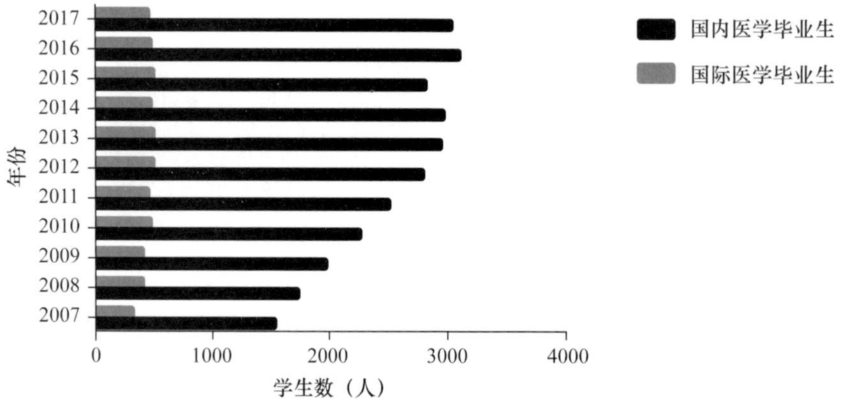

图 10-3 2007—2017 年澳大利亚国内及国际医学毕业生情况

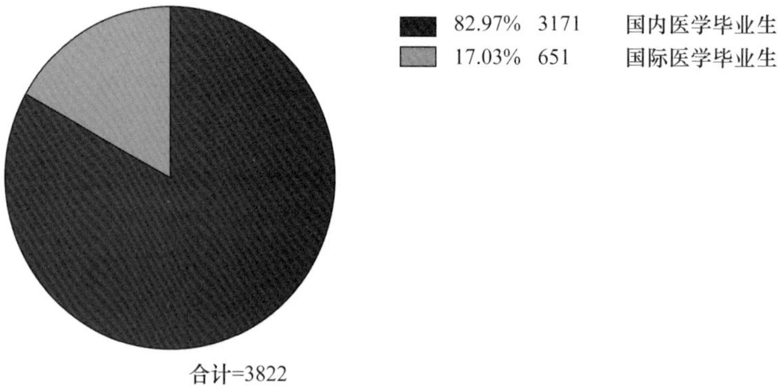

图 10-4 2018 年澳大利亚医学院国内及国际医学毕业生占比

表 10-9 澳大利亚医学院医学毕业生出生地情况[1]

出生国家	2013		2014		2015		2016		2017	
	学生人数	百分比（%）	学生人数	百分比（%）	学生人数	百分比（%）	学生人数	百分比（%）	学生人数	百分比（%）
澳大利亚	1646	63.4	1538	62.9	1283	63.9	1377	60.8	1380	64.3
新加坡	107	4.1	98	4.0	80	4.0	111	4.9	92	4.3
加拿大	57	2.2	65	2.7	89	4.4	88	3.9	80	3.7
美国	32	1.2	33	1.3	32	1.6	108	4.8	68	3.2
马来西亚	109	4.2	126	5.2	69	3.4	62	2.7	57	2.7
英国	46	1.8	43	1.8	49	2.4	45	2.0	51	2.4
中国大陆	88	3.4	61	2.5	52	2.6	41	1.8	51	2.4
印度	77	3.0	67	2.7	37	1.8	59	2.6	51	2.4
新西兰	59	2.3	62	2.5	57	2.8	55	2.4	48	2.2
南非	26	1.0	40	1.6	26	1.3	29	1.3	28	1.3
其他	348	13.4	313	12.8	233	11.6	288	12.7	241	11.2
合计	**2595**	**100**	**2446**	**100**	**2007**	**100**	**2263**	**100**	**2147**	**100**

[1] Medical Deans Australia and New Zealand. National data report 2013~2017[EB/OL]. [2019-7-16]. https://medicaldeans.org.au/md/2018/09/2018-MSOD-National-Data-Report.pdf.

第六节　院校医学教育

一、学制与学位

20 世纪 80 年代以前，澳大利亚医学教育采用英国模式，即高中起点全日制教育，招生对象为高中毕业生。20 世纪 80 年代末，以悉尼大学医学院为首的部分医学院停止了应届高中毕业生的招生，陆续开始采用北美模式，即本科起点全日制教育，从已获得学士学位的本科毕业生中招生。学制一般为 3 ～ 6 年，由医学院根据生源情况自定。

由于历史原因，澳大利亚医学院校沿袭英国模式，对毕业生授予医学与外科学学士（MBBS）学位。同时，保留医学博士（MD）学位，授予完成高等研究的学生或者作为荣誉授予对医学作出重大贡献的人（类似于 PhD 或荣誉博士学位）。

20 世纪 90 年代初，澳大利亚很多医学院已经从本科入学方式转为研究生入学方式，即招收已经在另一个专业领域取得学士学位的学生。尽管如此，医学院还是继续把 MBBS 学位作为其标准医学学位，不管毕业生是本科入学还是研究生入学。为了解决这一问题，也是为了更好地与美国保持一致，部分医学院开始为医学毕业生授予医学博士学位，以使他们的“博士”头衔具有学术基础。也就是说，传统上拥有学士学位的医生的“博士”头衔更像是一种习惯性象征，而不是学术性象征。目前，澳大利亚部分医学院已经开始向医学毕业生授予 MD 学位，而不是 MBBS 学位。在澳大利亚教育资格框架（Australian qualifications framework，AQF）中，MBBS 学位处于第 7 级学士学位水平，不强制学生参加一个研究项目；MD 学位处于第 9 级硕士学位水平，需要学生正式参与一个研究项目作为他们研究的一部分。尽管如此，MBBS 学位的学生通常还是会利用课外时间进行一些研究。在澳大利亚任何一所医学院获得 MD 学位或 MBBS 学位都能使毕业生在 AMC 注册成为一名医生，并可依据惯例以“博士”称呼。

澳大利亚教育资格框架作为监管澳大利亚教育和培训资质的国家制度，把每个教育和培训部门的资格整合到系统的国家资格框架之内。AQF 于 1995 年首次启用，支撑了包括高等教育、职业教育和培训以及基础教育在内的澳大利亚国家资格体系（表 10-10）[1]。

表 10-10　澳大利亚医学院及其基本资格医学学位 [2]

大学	目前学位	学习年限	AQF 水平	入学身份	之前学位
阿德莱德大学	MBBS	6 年	7	本科生	N/A
詹姆斯库克大学	MBBS	6 年	7	本科生	N/A
塔斯马尼亚大学	MBBS	5 年	7	本科生	N/A
西悉尼大学	MBBS	5 年	7	本科生	N/A
科廷大学	MBBS	5 年	7	本科生	N/A
邦德大学	BMedSt/MD	4.6 年	9	本科生	MBBS
莫纳什大学	BMedSc/MD	5 年	9	本科生	MBBS，MBBS（Hons）
新英格兰大学	BMedSc/MD	5 年	9	本科生	BMed

[1]　Australian Qualifications Framework. AQF levels[EB/OL]. [2019-7-14]. https://www.aqf.edu.au/aqf-levels.

[2]　Australian Medical Council. Medical school accreditation program and status Report[EB/OL]. [2019-7-14]. http://www.amc.org.au/images/Medschool/Medical-School-Accreditation-Program-and-Status.pdf.

（续表）

大学	目前学位	学习年限	AQF 水平	入学身份	之前学位
新南威尔士大学	BMed/MD	6 年	9	本科生	MBBS
纽卡斯尔大学	BMedSc/MD	5 年	9	本科生	BMed
澳大利亚国立大学	MChD	4 年	9	研究生	MBBS
迪肯大学	MD	4 年	9	研究生	BMBS
弗林德斯大学	MD	4 年	9	研究生	BMBS
格里菲斯大学	MD	4 年	9	研究生	MBBS
麦考瑞大学	MD	4 年	9	研究生	N/A
墨尔本大学	MD	4 年	9	研究生	BMedSc/MBBS
澳大利亚圣母大学	MD	4 年	9	研究生	MBBS
昆士兰大学	MD	4 年	9	研究生	MBBS
悉尼大学	MD	4 年	9	研究生	MBBS
西澳大利亚大学	MD	4 年	9	研究生	MBBS
伍伦贡大学	MD	4 年	9	研究生	MBBS

AQF：澳大利亚教育资格框架；MBBS：医学与外科学学士；BMedSt：医学科学学士；BMedSc：医学学士；BMed：医学学士；MChD：医学与外科学博士；MD：医学博士；BMBS：外科学学士；MBBS（Hons）：医学与外科学荣誉学士

二、培养模式

澳大利亚医学院校的主要任务是培养合格的医生以解决国民健康问题，并在咨询教师和学生、大学、政府机构、医疗专业人员、医疗服务提供者、地方相关组织、毕业后医学教育相关团体、健康消费者组织和社会人士后明确自己的培养计划，包括教学、研究、社会和社区责任。澳大利亚医学院校的培养计划与 AMC 的医学教育目标相一致，即培养具有一定资质的初级医生，以确保他们作为实习医生时能够在上级医生指导下安全有效地进行临床实践，并为终身学习和任何医学分支的进一步培训打下适当基础。

澳大利亚医学院校根据培养目标制订总体课程框架，而培养目标又被细分为每年或每个阶段的更具体的目标。医学院校可能采用多种教学形式，包括基于案例、系统或学科的学习，以及基于使用领域和主题等组织的学习，比如以心血管疾病为主题进行教学。

不同医学院提供的医学课程各不相同，但都涵盖了以下内容：与成人和儿童诊疗相关的临床知识；临床技能（病史采集、体格检查、诊断推理技能、问题制订及患者管理计划构建）；常见疾病的管理，包括药理、物理、营养和心理治疗；与实习相关的急性诊疗技能和操作。

大多数医学院校遵循类似的教学计划，本质上包括两个阶段：①临床前阶段（前 1 ～ 3 年），以课堂理论教学为重点，在教授解剖学、病理生理学、药理学等基础医学知识的同时逐步介绍诊疗患者的基本原则和临床技能；②临床阶段（后 2 ～ 3 年），通常是在医院或诊所进行，学生参加临床实习，以实习生的身份在各个专业进行临床实践，进一步提高诊疗技能。

澳大利亚医学教育强调医学生综合能力的培养，在加强医学专业知识教育的同时，重视人文社会科学教育和医学复合型人才培养，把知识、能力、素养作为人才培养的三大要素，其中素养为三要素的核心。医学院课程体系的设计原则包括：①以学生为中心，相互合作和自我导向学习；②重视基于问题的学习；③在水平和垂直学年上，对课程进行整合；④大量使用信息技术；⑤早期接触临床。同时，澳大利亚医学教育还重视健康促进、疾病预防、治疗和康复等方面的教育，注重学生独立创新精神的培养，其专业设置、教学模式、课程结构、教学内容也充分体现了人性化和综合化的特点。课程内容为理论学习与临床实习（见习）相结合（表 10-11）。

表 10-11　澳大利亚本科医学教育课程设置

学年	课程设置
一年级	理论课：生物学、解剖学、生物化学、社会医学、临床课程学习概论等 临床见习：每周抽出 3 个学时到临床，学习与患者沟通、培养团队精神
二年级	理论课：解剖学、生理学、生物化学、遗传学等 临床见习：在一年级的基础上，每周安排一天时间到临床医院，侧重于临床技能的培训，如了解如何处置患者、询问病史及书写病历等
三年级	理论课：医学伦理学、卫生法规、临床知识、微生物学、病理学、医用药学、内外科基础等 临床见习：每周安排两个下午到临床，主要任务是给患者做基本体检，利用已学的知识对简单疾病进行判断推理，参加内外科讲座，学习一般疾病的处置，与基础医学知识有机结合，每周写一个完整的病历，在此期间教师对学生进行连续性评估
四年级	理论课：共 5 周，包括临床知识、社区医学、病理学、临床药学、内外科等 医院实习，共 36 周
五年级	分为两部分，第一部分为 8 周的社会实践，学生自选感兴趣的问题到医院或社区进行调查研究；第二部分是实习，共 33 周，其中 30 周为临床综合实习，实习内容包括内科、外科、偏远地区医院、急诊和重症监护室，目的是通过实习实现医学生向临床医生的转变
六年级	毕业后轮转实习的一年，实际上学校不再管理

澳大利亚医学院校教学方式多种多样，包括讲座、研讨会、临床模拟、基于小组的教学方式，如基于案例的学习或基于问题的学习。

第七节　毕业后医学教育

一、职前培训

职前培训是指大学毕业后进行的为期 2 年的培训，分别被称为 PGY1 和 PGY2（PGY 即 postgraduate year）。对于国际医学毕业生，进入职前培训需要获得 AMC 的资格证书；对于澳大利亚和新西兰的医学毕业生，PGY1 也称为实习期，而他们被称为实习生或初级医生（JMOs）。PGY2 也被称为住院医师培训第一年（resident medical officer year 1，RMO1）[1]。

（一）PGY1

所有州和领地均要求毕业生在带教老师的指导下，在医院和社区培训岗位上顺利完成至少 12 个月的临床实习。在这一年内，医学院毕业生可获 AMC 的临时注册（provisional registration），并在成功完成为期 12 个月的实习工作后，获得一般注册（general registration）资格 [2]。实习生需要学习急救医学、内科学和外科学等必修课，其余时间可用于多个医学学科的非强制性轮转。自 2014 年 1 月 1 日全国通用注册标准生效以后，PGY1 的培训结构已全国统一，即至少 8 周的急救医学学习经历、至少 10 周的内科学学习经历、至少 10 周的外科学学

[1] Medical Workforce Unit. International medical graduates orientation handbook[EB/OL]. [2019-7-20]. https://www.cclhd.health.nsw.gov.au/wp-content/uploads/IMGOrientationHandbook.pdf.

[2] Australian Government Department of Health. Australian Indigenous Doctors' Association Ltd Internship Guide [EB/OL]. [2019-7-20]. https://www.aida.org.au/wp-content/uploads/2018/03/AIDA-Indigenous_Medical_Students_Guide_to_Internship.pdf.

习经历、其他经批准的学科的学习经历，以补足 12 个月。实习生在轮转期间受到严格的监督，并需要定期接受评估[1]。

（二）PGY2

第一年结束后，毕业生有资格获得 AMC 的一般注册（general registration），并获准从事独立的医疗实践。一般而言，大多数医生在开始专科医师培训之前，需要作为住院医师（resident medical officer，RMO）或医院住院医师（hospital medical officer，HMO）进行 2 ～ 3 年的临床实践。有些人在最终确定专门从事的领域之前，会选择继续作为住院医师或医院住院医师临床实践更长一段时间；另外一些人在他们的整个医学职业生涯里作为住院医师或医院住院医师继续工作，被称为职业住院医师（career medical officers，CMOS）[2]。

二、专科医师培训

专科医师培训项目由各医学专业学会负责。这些学会还负责监督和维护相关专科的培训标准，具体要求因专科不同而有所不同。大多数专科医师培训需要 3 ～ 7 年才能完成（表 10-12）。开始进行专科医师培训的医生也被称为专科注册医师（registrar）。但是在一些高校，培训期间医生继续被称为住院医师，他们在专科培训结束后才被称为专科注册医师。专科医师通常在专科私人诊所工作，或者作为顾问医师受雇于某个医院，有时两者兼有[3]。

表 10-12 澳大利亚医学专科医师培训年限

专业	培训年限
急诊医学	5 年
皮肤病学	4 年
运动医学	4 年
麻醉医学	5 年
全科医学	4 年
重症监护医学	6 年
口腔颌面外科学	5 年
外科学	5 ～ 7 年
医疗行政	3 年
内科学	6 年
妇产科学	6 年
眼科学	6 年
精神病学	5 年
放射科	5 年
全科医学	3 年
病理学	5 年

[1] Medical Board of Australia. Registration standards[EB/OL]. [2019-7-15]. https://www.medicalboard.gov.au/registration-standards.aspx.

[2] Australian Medical Association. Regional training networks-2014[EB/OL]. [2019-7-14]. https://ama.com.au/position-statement/regional-training-networks-2014.

[3] Australian Government Department of Health. Specialist training[EB/OL]. [2019-7-14]. https://www.aida.org.au/studying-medicine/after-graduation/specialist-training/.

第八节 继续职业发展

为了使临床医师在医疗实践中保持最新的循证医学理念，澳大利亚所有医学专科学会均要求其会员接受继续医学教育，不同学会的要求各不相同。2016 年 10 月 1 日起生效的《注册标准：继续职业发展》规定了澳大利亚医学专业委员会（Medical Board of Australia）对医生继续职业发展的最低要求。从事任何形式执业的医生均须定期参与与其执业范围有关的继续职业发展计划，以维持、发展、更新和改善执业范围。

依据《注册标准：继续职业发展》，不同类别的执业医生适用不同的评价标准。

（1）持有专科注册证书的医生，必须满足相关专科学会为其持有专科注册的每个专业设置的 CPD 要求。可能有符合多个专科学会或专业的职业发展要求的 CPD 活动，只有当 CPD 活动符合相关专科学会制订的 CPD 要求时，才能选择该项目学习。

（2）具有澳大利亚或新西兰医学毕业生资格并临时注册成为实习生的执业医师，必须参与与其职位相关的监督培训和教育计划，以及遵守医学会不时发布的指导方针中规定的培训或监督实践的任何进一步要求。

（3）具有临时注册资格的国际医学毕业生，如果获得实习生职位，必须参与与其职位相关的监督培训和教育计划，以及遵守医学会不时发布的指导方针中规定的培训或监督实践的任何进一步要求；如果没有获得实习生职位，则必须完成监督计划和工作绩效报告中约定的 CPD 活动，并且每年至少完成 50 小时的 CPD（即如果他们商定的 CPD 活动总计少于 50 小时，则必须完成额外的 CPD 活动，以达到至少 50 小时），以及遵守医学会不时发布的指导方针中规定的培训或监督实践的任何进一步要求。

（4）持有普通注册的执业医师（职前实习生或大学职业实习生），必须参与与其职位相关的监督培训和教育计划，以及遵守医学会不时发布的指导方针中规定的培训或监督实践的任何进一步要求。

（5）对研究生培训或监督实习进行有限注册、对需要的领域进行有限注册、对教学或研究进行有限注册或为公众利益进行有限注册的医生，必须完成监督计划和工作绩效报告中约定的 CPD 活动，且每年至少完成 50 小时的 CPD（即如果他们商定的 CPD 活动总计少于 50 小时，则必须完成额外的 CPD 活动，以达到至少 50 小时），以及遵守董事会不时发布的指导方针中规定的培训或监督实践的任何进一步要求。

（6）只有一般注册（即没有专科注册）的医生必须每年至少完成 50 小时的 CPD 活动，其中必须包括至少一项基于实践的反思、临床审计或同行评审或绩效评估，以及参与课程、会议和在线学习等活动以增强知识。或满足专业学会规定的与他们的实践范围相关 CPD 要求。

初级医生（即实习医生、住院医生和注册医生）的教育通常由这些临床医生所在的医院定期安排，由高级专科医生（SMO）提供，同时在他们自己的时间里进行一定比例的自主学习。教学形式可包括但不限于：①正式讲座和教学会议；②病例汇报；③非正式的床旁教学；④研究及临床试验；⑤发病率和死亡率会议；⑥会诊；⑦临床技能研讨会和课程。

培训合格的全科医生和专科医生，通常由相关专科学会提供继续医学教育。每个专科学会设有各自的 CPD 项目。同样地，医院医生和注册医生也可以参加 CPD 项目和教育活动，其中一些是强烈推荐或强制性的。大多数专科学会使用积分系统来跟踪医生每年参加的 CPD 活动。参与特定活动记录一定数量的 CPD 点数。例如，参加一个会议或研讨会可能获得 3 个 CPD 点数，而阅读一篇文章并完成在线测试可能获得 1 个 CPD 点数。部分教育模块是专科学会规定其会员必须完成的，还有一些是根据医生的个人喜好选择性地完成的。

此外，澳大利亚通常要求临床医生参与的强制性教育活动，有利于提高医生在其专业领域内的核心技能和临床知识，以确保其临床胜任力。这些教育活动包括：①确保最新的急救和复苏技能认证，如心肺复苏（CPR）、进一步生命支持（ALS）等；②确保核心技能和操作的最新日志，例如每年至少进行3次气管插管；③参与临床医生或其部门同事所见患者的临床审核；④参与绩效考核并接受资深同事的反馈；⑤除了上述以医院为基础的教育以外，其他形式的教育活动还包括：作为参与者或讲师参加研讨会和课程、订阅包括在线教育资源在内的期刊会议、研讨会以及学术任命[1]。

第九节 讨论与借鉴

一、控制医学院院均招生规模，为提高人才培养质量奠定基础

医学教育因具有培养成本高、专业化程度高等特点而被普遍认为是精英教育，对于办学条件的要求较高。国外医学院每年招生数一般不超过200人。就医学院院均招生人数而言，印度为106人，美国为113人，日本为144人，德国为156人，加拿大为172人，英国为174人，澳大利亚为233人。根据21世纪全球医学教育专家委员会估计数值推算，全球2420所医学院院均招生人数约为160人[2]。另有研究显示，2012年全球2600所医学院院均毕业生人数为181人[3]。

与此相对比，中国医学院招生规模缺乏科学规划与管理，招生人数的确定带有很大的盲目性，部分医学院招生规模膨胀，导致教育质量下降。2018年，中国普通高校临床医学本科专业校均招生人数为509人；28所院校的招生人数超过1000人；59所院校的单点招生数在600人以上，招生数量占总数的67.0%。过大的招生数势必造成教学资源的紧张，从而影响医学教育质量，有悖于医学教育精英培养目标。在临床医学培养规模前10位的院校中，有4所院校的临床执业医师资格考试通过率低于全国水平。因此，中国在未来需要建立健全医学院招生的精细化管理制度，现阶段应采取控制而不是扩大医学院院均招生规模的政策，特别是应减少单点招生规模过大、教学质量差医学院的招生人数，根据各医学院培养能力严格控制单点招生规模，以保证人才培养质量并提高人才培养效率。

二、进一步丰富医学生经济资助的内涵，提高资助效果

除了减轻经济负担之外，经济资助制度还在引导医学生选择执业地点和专业、参加相关学术活动等方面发挥作用。例如，澳大利亚通过提供奖学金的方式激励医学生在农村和偏远地区实习；美国政府通过实施贷款偿还优惠项目，引导医学毕业生前往欠发达地区提供基层医疗服务。此外，部分资助项目还具有十分明确的目的，如鼓励医学生参加相关学术活动或从事特定专业等。这些做法不但有利于减轻医学生的经济负担，而且也有利于保证欠发达地区基层医疗服务的提供，是一举多得的明智之举。

---

[1] Australian Medical Association. Continuing professional development[EB/OL]. [2019-7-20]. https://ama.com.au/careers/continuing-professional-development#section0.

[2] Frenk J, Chen L, Bhutta ZA, et al. Health professionals for a new century: transforming education to strengthen health systems in an interdependent world[J]. Lancet, 2010, 376(9756): 1923-1958.

[3] Duvivier RJ, Boulet JR, Opalek A, et al. Overview of the world's medical schools: an update[J]. Medical Education, 2014, 48(9): 860-869.

虽然我国已经建立了与发达国家做法基本一致的医学生资助体系，但在资助方式上仍然主要为直接发放资助款，在支持学生参加学术活动、社会实践及境外交流等提高综合能力方面的资助项目尚开展较少。为了更好地发挥经济资助的综合作用，一方面，应当深入贯彻“资助育人”的理念，避免单纯的“输血型”资助；另一方面，可以结合现实需要，制订有针对性的资助政策或设立具有特定目的的资助项目，特别是引导毕业生到卫生人力资源短缺地区就业或从事社会急需的医学专业。在就业引导方面，我国虽然早在2009年就制订了《高等学校毕业生学费和国家助学贷款代偿暂行办法》，引导高校毕业生前往中西部及边远地区基层单位就业，但由于激励力度不足，该项政策的实际效果并不理想。因此，在经济资助政策制订上，需要及时总结经验教训并结合现实情况调整政策内容，以保证达到预期目标。

三、发挥毕业后教育培训岗位设置在医生培养规模与结构之中的调控作用

澳大利亚等几乎所有的OECD国家均对医学院招生人数实施某种形式的控制，通常是通过限制住院医师培训岗位的数量。住院医师规范化培训和专科医师培训是培养医师、吸引医师的重要渠道。加强住院医师规范化培训和专科医师培训岗位数量的规划与管理，科学调控医师规模与结构，对于医师队伍建设具有重要意义。为了避免产生社会矛盾，目前我国全部的医学毕业生都有可能参加住院医师规范化培训，不但没有考虑到培训基地的接纳能力，也尚未建立起通过培训岗位数量对医学院招生人数进行调控的机制。在未来，卫生健康主管部门应依据行业需求信息，合理安排毕业后教育的学员招录计划，从而引导医学院校合理确定招生规模。在此过程中，还应优先考虑急需紧缺专业（如全科、儿科等）培训岗位的设置与学员招录。

四、拓宽住院医师的轮转专科，培养基础宽泛扎实的医师

在澳大利亚职前培训阶段第一年，住院医院需要在医院和社区培训岗位上完成临床培训，学习急救医学、内科学和外科学等必修课，其余时间可用于多个医学学科的非强制性轮转。英国住院医师的基础培训不分专业，并且轮转科室的组合多样化。在6个轮转专科中，包含了以内科、外科、全科医学为主的60余个专业，受训者可以根据未来的职业发展目标，在多样化的临床训练环境中做出不同选择。上述安排不但兼顾了受训医师未来的职业发展，而且所有受训者均可以接受以内外科和全科医学为主的宽泛临床培训，为保证医师具备开阔的医学基本知识与技能打下了坚实基础。

我国住院医师规范化培训是分专业进行的，不同专业之间的轮转制度相差较大。例如，外科住院医师规范化培训的轮转科室仅有外科相关科室。这种制度安排虽然延长了本专业专科培训的时间，但对于住院医师的基础培训十分不利。在诊断疾病的过程中，任何一个医师都需要在鉴别诊断的思路下考虑到多个专科和系统的疾病，在治疗过程中也很有可能需要处理多个专科的情况。因此，当前分专业进行的培训模式可能不利于住院医师具备宽泛的基础知识与技能。借鉴英国经验，我国住院医师规范化培训或应考虑先轮转以内外科为主的基本科室，然后再进入本专业范围内进行下一阶段培训。

第十一章　瑞典医学教育

第一节　基本国情

一、基本情况

瑞典（Sweden）国土面积为45万平方千米。官方语言为瑞典语，通用英语。主要宗教为基督教路德宗。首都是斯德哥尔摩市（Stockholm），市区人口92.1万。全年平均气温6.7℃。瑞典在两次世界大战中均保持中立，1995年加入欧盟。截至2019年，人口共1011万，绝大多数为瑞典人。北部萨米族是唯一的少数民族，约2万人。

现行宪法由政府法典（1809年制订，1974年修订）、王位继承法（1810年制订，1979年修订）和新闻自由法（1949年制订）三个基本法组成。此外还有议会组织法（1866年制订，1974年修订）。宪法规定瑞典实行君主立宪制。国王是国家元首，作为国家象征仅履行代表性或礼仪性职责，不能干预议会和政府工作。议会是立法机构，由普选产生。政府是国家最高行政机构，对议会负责。国王的长子女是法定王位继承人。议会为一院制，共349名议员。议员经普选产生，任期4年。议会组织法规定，政党在大选中需要获得全国选票的4%或一个选区的12%才能进入议会。本届议会于2018年9月选出，由社会民主党、环境党、左翼党、温和党、自由党、中间党、基民党和瑞典民主党组成，设有15个常设委员会。现政府于2021年11月由社民党单独组阁，包括首相在内共22名内阁成员。

全国划分为21个省和290个市。省长由政府任命，市级领导由选举产生，省、市均有较大自主权。法院分三级：最高法院、6所中级（上诉）法院、72所初审法院，此外另设28所行政法院。皇家最高法院由16名政府任命的终身法官组成。全国设国家检察院、6个中级检察院、38个区级检察院和11个专司经济犯罪的检察院。国家检察长由政府任命。设有独立监察官，对议会负责，监督各级政府机构和官员。主要政党有：社民党（Socialdemokraterna）、环境党（Miljöpartiet）、温和党（Nya Moderaterna）、自由党（Liberalerna）、中间党（Centerpartiet）、基督教民主党（Kristdemokraterna）、左翼党（Vänsterpartiet）、瑞典民主党（Sverigedemokraterna）。

经济方面，瑞典是一个高度发达的国家。以高收入、高税收、高福利为主要内容的“瑞典模式”为保障国家经济发展、抵御危机影响发挥了积极作用。在世界经济论坛2018—2019年度全球竞争力排名中，瑞典位居第9位。2017年，国内生产总值5387亿美元，人均国内生产总值5.4万美元，国内生产总值增长率4.4%，通货膨胀率1.8%，失业率6.5%。

在教育方面，瑞典实行9年一贯制免费义务教育。全国有各类高校48所。其中，综合性大学11所，艺术类院校5所。著名高校有斯德哥尔摩大学、乌普萨拉大学、隆德大学、皇家工学院等[1]。

在国民健康这方面，瑞典男性和女性出生期望寿命分别是 81 和 84 岁（2016 年）；5 岁以下儿童死亡率是 3‰（2017 年）；15 ～ 60 岁男性死亡率是 64‰（2016 年），女性死亡率是 40‰（2016 年）；人均卫生总支出是 5219 美元（2014 年），卫生总支出占国内生产总值的 11.9%（2014 年）[2]

二、医生

（一）医生培养

瑞典高等教育分为三个周期（cycle），第一阶段相当于我国本科，第二阶段相当于我国硕士，第三阶段相当于我国博士。医学教育属于比较特殊的以资格获得为目标的高等教育，其第一阶段和第二阶段通常合为一个阶段，即医学学位教育（undergraduate medical education）。因此，瑞典医学生培养主要分为两个阶段，即医学学位教育和学位获得后教育（具体内容将在本章第七、八、九节中详述）。

简要而言，瑞典医学生首先需要通过 5.5 年医学院教育拿到医学学位，随后是 18 个月的带薪实习，轮转所有科室以确定感兴趣的专科，结束后通过执照考试，即 AT（allmäntjänstgöringen）考试。这时可以选择继续读 PhD 深造，或者直接进入住院医师培训［即 ST（specialist）培训］5 年，培训结束且考核通过后就成为一名具有独立行医资格的医师。如果想进一步从事亚专科专业，则需要参加相应的亚专科培训。

（二）医生分级管理

瑞典医生分为 AT 医师（实习医师）、ST 医师（住院医师）及专业医师（相当于我国的主治医师及以上级别）。以上三类医师的资格均由国家卫生与福利委员会批准，培养过程也均由国家卫生与福利委员会审查。

（三）医生数量与变化

2015 年，瑞典医生总数约 4 万人。每千人口医生数量呈明显上升趋势，在 1995—2015 年间，由 2.85 人增加至 4.27 人（表 11-1）[3]。

表 11-1 瑞典每千人口医生数

年份	每千人口医生数（人）
1995	2.85
2000	3.08
2005	3.51
2010	3.88
2015	4.27

[1] 中华人民共和国外交部 . 瑞典国家概况 [EB/OL]. [2022-12-5]. https://www.fmprc.gov.cn/web/gjhdq_676201/gj_676203/oz_678770/1206_679594/1206x0_679596/.

[2] 世界卫生组织 . 瑞典 [EB/OL]. [2019-6-27]. https://www.who.int/countries/swe/zh/.

[3] OECD iLibrary. Doctors[EB/OL]. [2019-6-27]. https://www.oecd-ilibrary.org/social-issues-migration-health/doctors/indicator/english_4355e1ec-en.

第二节 医学教育概况

一、历史回顾

医学教育在瑞典有着悠久的历史[1]。瑞典第一所大学于1477年在乌普萨拉成立。只有男性才能报名。17世纪，瑞典作为一个强国，对能够发展和管理帝国的公职人员的需求越来越大。在当时的瑞典成立了三所新大学：多尔帕特斯学院（Academia Dorpatensis），或称古斯塔维亚纳学院（Academia Gustaviana），现为塔尔图大学（University of Tartu）；图尔库皇家学院（Royal Academy of Turku）；隆德大学（Lund University）。在发生于17—18世纪的科技革命之中，理性和科学占据了舞台的中心，人们对医学和科学的兴趣与日俱增。瑞典植物学家、医生和动物学家卡尔·冯·林恩（Carl von Linné）成为瑞典科学的早期象征。

19世纪，科学方法在瑞典大学取得了重大进展。瑞典的大学源于柏林洪堡大学，该大学强调教育和研究必须携手并进、共同发展，使学生寻求和整合知识的能力得到发展。与此同时，教育理念也在不断发展。19世纪的高等教育理念是：学生应该作为个体发展，并且应该具有包容贯通的思想品质。研究人员应该同时成为一名教师，这一理念在今天的瑞典高等教育中得到了体现。从此以后，科学研究第一次成为瑞典大学的使命之一。这些学校后来并入高等教育系统，成为医学院、理工大学和农林学院。高等教育的专业人才培养、教育和研究使命已经确立。

瑞典高等教育在20世纪发展迅速，1977年的大学改革对整个大学体系至关重要。在20世纪初，瑞典有6所高等教育机构：乌普萨拉大学（Uppsala University）、隆德大学（Lund University）、卡罗林斯卡学院（Karolinska Institute）、皇家理工学院（Royal Institute of Technology）、斯德哥尔摩大学学院（Stockholm University College）和哥德堡大学学院（Gothenburg University College）。在瑞典，并非所有人都能接受高等教育。20世纪20年代，整个国家只有6500名大学生。1921年，瑞典全国学生联合会（Swedish National Union of Students，SFS）成立，学生开始在高等教育体系产生更大的影响。由此，学生们有了向政治家、政府机构和大学代表表达意见的渠道。学生们常常站在改革前沿，提出具体的改革和改进建议。1945年，学生被瑞典大学录取学生数达到14 000名。其中，女生占学生总人数的20%和博士生总人数的6%。

20世纪60年代，瑞典推出了一项全面的学生资助制度，目的在于使更多的年轻人有机会进入大学学习。大学学院在新的地点建立，更多的专业如教师培训、社会科学、新闻和护理等被纳入大学体系。瑞典高等教育也变得更加规范和实用。学生们纷纷涌向高等教育，高等教育的扩张速度如此之快，以至于整个高等教育行业显然必须重组，以应对冲击。1977年开展的高等教育改革，成为20世纪瑞典高等教育最大的改革。该项改革的一个重要目标是使更大比例的人口有机会接受高等教育。因此，扩大招生成为高等教育体系的新特征。由于此项改革，瑞典高校学生人数从10万人增加到15万人，并且女生所占比例开始超过男生。下一个重大改革是在1993年进行的，高等教育机构在组织学习、开设课程和培养方案、录取学生和使用资源等方面开始享有更大的自由。

在21世纪，瑞典高等教育逐渐国际化。借助于2007年的博洛尼亚学位改革，瑞典高等教育适应了欧洲标准。该项改革的目的是使不同国家的教育方案具有可比性。

[1] Swedish Higher Education Authority.[EB/OL]. [2019-6-27]. https://english.uka.se/.

直到1977年之前，瑞典所有6所大学的本科医学教育内容都是由国家统一规定。前2年学习解剖学、组织学、生理学和生物化学等课程；第3年是临床预备性质的一年，在此阶段，医学生需要与患者接触，还需要学习药理学、诊断学等方面课程；第4年开始学习内外科、儿科、妇产科、精神及传染疾病临床相关课程直至本科教育结束[1]。

二、医学教育现状

在过去一段时期里，瑞典医学资源丰富，学生人数较少，相对而言医院病床数量多、患者住院时间长。今天，瑞典医疗保健领域发生了很大变化。人们更加注重门诊和初级卫生保健，人均床位数减少，患者住院时间缩短。由于整体上患者住院时间减少，医学生与每位患者的接触时间减少，可能不利于他们观察完整的疾病进程。因此，临床教育需要对每个阶段的预期学习结果进行更加详细的规划，对临床能力进行更加综合的评估。目前瑞典所有7所医学院均以结果（胜任力）为导向进行课程设置。教师晋升仍然主要基于研究成果。因此，教师更愿意承担可客观测量的授课任务，而不愿意担任指导学生学习的导师。

瑞典大学在设定课程模式和内容等方面享有很大的自由。对于医学教育来说，没有全国性毕业考试。因此，每一所大学都有责任发展和改革其培训方案，并评价改革的效果。此外，瑞典国家高等教育管理局（Swedish National Agency for Higher Education）定期对所有的大学专业进行评估，并决定是否予以认可。2006—2007年，该机构对所有136个医学和卫生保健专业进行了大规模的全国性评估。评估的重点领域为大学教育阶段的总体学术目标和临床轮转期间的实习教育质量。其中，对于临床医学本科专业的评估由来自北欧所有国家的评价专家实施，依据以下六个方面进行评估：管理和资源分配；发展的决心和能力；研究环境；课程内容与结构；临床实训质量；教学发展与研究。

此外，该评估借鉴了世界医学教育联合会和SPICES模型的相关标准。其中，前者指世界医学教育联合会于2003年出版的《基础医学教育-WFME质量改进全球标准》（*Basic Medical Education-WFME Global Standards for Quality Improvement*）。SPICES模型由Harden于1984年提出，主要包括以下主题：① student-centred（以学生为中心）；② problem-based（以问题为基础）；③ integrated（整合）；④ community oriented（面向社区）；⑤ electives（＋core）（选修课＋核心课）；⑥ systematic（以系统为基础）。

评估结果表明，瑞典本科医学教育在上述六个方面都获得认可，教育质量符合国际标准。此次活动对于整个瑞典医学教育进行了较为客观的评估。专家们认为，瑞典本科医学教育具有以下优势：各校教育设施质量普遍较高，学生在学习过程之中能够很好地利用图书馆、学习设施和信息通信技术；临床实习教师和督导人员的正规教育和学术水平较高；各校临床医学本科专业都以研究为基础；一般而言，患者对与学生接触持积极态度，意味着临床实践教育实施较好、学生和患者单独会面的可能性较高。

不过，瑞典本科医学教育仍存在一些不足之处。例如，被评估的6所大学的本科医学教育均以研究为主。临床实践教育的实施往往不考虑课程中特定部分的预期学习结果，也不知道学生以前学过什么；很多时候医学生在该阶段只是旁观者，而不是积极的参与者。住院患者的高流动率增加了学生学习的难度，仅靠在门诊获得接触患者的机会对于医学生而言是不够的[1]。

[1] Lindgren S. Medical education in Sweden[J]. Med Teach, 2011, 33(10): 798-803.

第三节 医学教育管理与政策

一、医学教育管理体制

与瑞典其他领域高等教育一样，医学院校教育由下述机构管理[1,2]：

2012—2013 年度结束时，瑞典关闭了国家高等教育管理局，并成立了两个新的政府机构：大学教育委员会（Universitetskanslersämbetet，UKÄ）和高等教育委员会（Universitets-och högskolerådet，UHR）。这两个新机构和中央研究中心（Centrala studiestödsnämnden，CSN）、瑞典研究所（Svenska institutet）、瑞典研究委员会（Vetenskapsrådet）、国家学生援助上诉委员会（Överklagandenämnden för studiestöd）、高等教育上诉委员会（Överklagandenämnden）、高等教育开除委员会（Högskolans avskiljandenämnd）等共同管理瑞典的高等教育。

大学教育委员会负责评估高等教育和研究的质量，分析发展情况，负责有关高等教育的官方数据统计，并对大学和大学学院遵守法律法规的情况进行监督，具体包括以下 4 个方面：①高等教育质量评价与考试成绩，高等教育机构内部教育质量评估；②与该领域的国际组织进行互动；③瑞典大学和学院的监督，以及对学生安全进行有效监督；④跟踪与分析。负责高等教育机构的官方统计、高等教育机构数据的跟踪、收集和分析。

高等教育委员会：①制订进入大学的规定；②提供高等教育考试及高等教育知识获得渠道；③进行相关高等教育的评估；④提供高等教育领域的国际合作与交流。

中央研究中心负责：批准并发放学生经济资助，包括对瑞典国内外学生的助学金和贷款。

瑞典研究所：瑞典研究所的活动跨越文化、社会、研究、高等教育、商业、创新、民主和全球发展等领域，在其网站上提供在瑞典学习和生活的相关信息。

瑞典研究委员会：该机构在发展瑞典最高科学质量的研究方面发挥主导作用，从而为社会发展做出贡献。它促进瑞典基础研究的发展，以确保其取得满足国际标准的工作成果，并提供研究资金、研究政策问题和研究信息。

国家学生援助上诉委员会：作为一家政府机构，主要负责审查对中央研究中心关于授予和收回学生资助的决定的上诉。

高等教育上诉委员会：负责审理对高等教育部门和高等职业教育部门所作决定的上诉的公共机构。

高等教育开除委员会：接受高等教育机构的相关报告后，审理有关开除学生的事项[3]。

二、医学教育重要政策

（一）高等医学教育筹资

瑞典高等教育资金主要来自公共资源，由议会决定资助数额。各校所能获得的经费数量取决于注册学生的数量及其所能获得的学分数。不同学科领域的补助标准各不相同。其中，人文、社会科学、神学和法律领域的补助标准最低，艺术、医学、技术和科学领域的标准最高。此外，专业分类的方式决定了其获得的经济补偿的来源及数目。政府责成瑞典高等教育委员会审查高等教育机构如何对课程进行分类、分类是否随着时间推移而发生变化、高等教育机构内

[1] UKÄ och UHR.[EB/OL]. [2019-6-27]. http://www.hsv.se/.

[2] Universitets-och högskolerådet (UHR) -Universitets-och högskolerådet (UHR) . [2019-6-27]. https://www.uhr.se/.

[3] Swedish Higher Education Authority. How Swedish HEIs are organized[EB/OL]. [2019-6-27]. https://english.uka.se/facts-about-higher-education/higher-education-institutions-heis/how-swedish-heis-are-organised.html.

部和之间是否以类似方式进行分类。

瑞典高等教育机构直接从政府获得研究和第三阶段教育（即博士培养）的经费，但部分公共经费是通过研究资助机构（如瑞典研究委员会）提供的。研究经费在很大程度上还来自于其他研究资助机构，如私人基金会、非营利性组织、欧洲联盟研究资助机构等。这一制度适用于公立高等学校，但瑞典农业科学大学、瑞典国防大学、查默斯理工大学和约克平大学除外。它们有自己的预算和报告流程。其他独立高等教育机构的经费补助通过与政府的协议进行管理。具体而言，第一周期和第二周期课程和学位项目的经费是根据全日制学生人数和每年度同等学历人数计算的，补助数额因学科领域而异。此外，还有一个针对每所院校所能获得的经费上限，以限制高等教育机构可能获得的经费数量；高等教育机构的公共服务协议明确规定了第三周期培养方案和研究所能获得的资助。其中，部分财政性经费来自政府的研究资助机构。此外，许多高等教育机构还从基金会、地方政府、县议会和私营部门获得外部经费[1]。

（二）医学博士教育

医学院毕业生获得相当于学士的学位，称为医学学位（medical degree），要想获得医学博士学位（doctor's degree of medical science）则必须另外申请注册为博士生，这一步不需要入学考试，但是要有导师同意接收，并且上报医学院相关委员会审批之后，从事科研工作 3 ～ 7 年。在此期间，要针对一个科研课题做出系列性研究，要求完成至少 4 篇学术论文（不包括综述、译文等），并且其中有 3 篇已经在国际性医学杂志上发表或被接受发表，才有资格申请撰写学位论文。学位论文由医学院审核后印刷并组织公开答辩，每篇论文都有国际标准书号（ISBN），视为正式出版物发往全国各地图书馆及部分国外图书馆。答辩通过后即可获得博士学位，由大学医学院签发证书。每学年获得学位的人员在学年即将结束时可以参加大学举办的学位授予典礼。倘若由于种种原因只完成了部分工作（通常最难的是达不到国家要求的发表论文数量）、不能撰写博士论文者，可以申请硕士学位，作为阶段性总结。在瑞典，只要获得博士学位就有资格马上成为博士研究生的指导老师，但只有获得博士学位 5 年以上者才有获得副教授或教授职称的资格[2]。

第四节　招生与入学考试

一、一般情况

瑞典没有统一的高考。根据瑞典国会批准的《高校入学规程》，高中毕业生只要完成高中两年的学习计划，或者接受过相当于高中水平的教育，具备高中二年级以上的瑞典语和英语水平，就可以进入高校学习。凡是 25 岁以上的成年人，即使没有完成高中教育，但只要有 4 年以上工作经历和相当于高中二年级的英语水平，也符合入学条件。由于基本入学要求不高，使得瑞典符合条件并想上大学的人数很多，始终存在着高校录取名额供不应求的矛盾。根据瑞典国家高等教育管理局的统计，在过去十余年间，每年有 11 万左右符合高校入学条件的申请者，其中一半不能如愿以偿。按照瑞典有关规定，大学录取时，一部分入学名额要依据高中学业的最终成绩确定，主要针对应届高中毕业生；还要一部分入学名额依据瑞典学术能力的考试成绩

[1] Swedish Higher Education Authority. Funding of Swedish HEIs[EB/OL]. [2019-6-27]. https://english.uka.se/facts-about-higher-education/higher-education-institutions-heis/funding-of-swedish-heis.html.

[2] 赵庆 . 瑞典医学教育介绍 [J]. 中国矫形外科杂志 , 2004, 6: 74-75.

确定，这一项主要针对成年申请者[1]。

（一）高中综合成绩

高中每次考试都关系到大学录取，与高中学业最终成绩评定有关的考试有很多。当前，瑞典统一实行专业性的三年制“统合高中”制度。上高中意味着要选择特定的专业，高中学业包括学生在该专业应学的所有课程，大约 30 门。瑞典高中生学完每门课都要参加由任课教师出题和评分的考试，每次考试成绩都要登记入册。

对这种课程考试的评分，教师要遵循瑞典教育主管部门的统一规定和标准。根据规定，高中生的学业成绩分为 4 个等级：不及格、及格、良好、优秀。为了便于直观地比较学生之间的成绩差异，每次考试成绩以等级分表示，即“不及格”为 0 分，“及格”为 10 分，“良好”为 15 分，“优秀”为 20 分。在高中毕业时，将所有课程考试的等级分数相加再除以课程门数得出一个评定高中学业的最终成绩，即大学入学选拔所依据的成绩。因此，等级分数便于高校择优录取。

如果遇到成绩完全相同，却不得不有所取舍的情况，瑞典高校通常会采取两种办法：首先看学生报考的第一志愿，其次就要靠听天由命的抽签了。虽然瑞典没有一锤定音的高考，但高中生在整个学习过程中参加的每次课程考试都与自己能否被大学录取息息相关。

（二）瑞典学业能力倾向测试

瑞典学业能力倾向测试（Swedish scholastic aptitude test，SweSAT）是瑞典高校选拔学生的另一项依据。该项考试始于 1977 年，开始只面向没有高中毕业证书的成人。从 20 世纪 90 年代开始，凡是高校入学申请者都可以参加，并以此成绩参加高校入学选拔。这项考试也为高中毕业生开辟了另一条通往高校的途径。瑞典学业能力倾向测试的编制和实施由瑞典国家高等教育管理局全盘负责，考试报名、考场、监考等事宜由各高校具体负责，采取就近报名原则。考试一年共举行两次，分别在每年的 4 月份和 10 月份，以配合瑞典的招生程序。瑞典高校的正常学年通常始于 8 月末，结束于第二年的 6 月初，分春、秋两季招生。高校要等到申请者的学业能力倾向测试分数公布后，才能进行选拔和录取。

二、入学考试

瑞典高校的入学考试即为瑞典学业能力倾向测试。该考试是一种标准化考试，被用作获得瑞典高等教育录取的手段之一。考试本身由瑞典高等教育委员会管理，分为数学部分和语言部分，分别包含 4 个部分，共 160 道选择题。所有的部分需要在一天内完成，持续 7～8 小时，包括每个部分之间的休息时间和午餐休息时间。除英语阅读理解测试外，所有部分均采用瑞典语。

1. 参试人员：任何人都可以参加 SweSAT。在公民身份、居住身份或年龄方面没有限制。然而，这个测试只有瑞典语一种语言，所以瑞典语水平的高低对于考试成绩至关重要。

2. 日期和费用：考试报名费为 450 克朗。考试一年 2 次，一次在秋季，一次在春季。报名期限在截止日期前 2 周。该考试在秋季的一个周日和春季的一个周六举行，在瑞典的许多地方都设有考点。测试结果有效期为 5 年。

3. 测试用途：当申请人数超过现有招生名额时，考试结果被用来筛选高校录取名额。首先，入学申请者必须满足一般和特定的资格要求。如果符合条件的申请人多于名额，则进行选择。入学申请者可通过不同的途径进入高校，其中之一是 SweSAT。至少 1/3 但不超过 2/3 的名额将根据学生的高中成绩或 SweSAT 考试成绩进行分配。

---

[1]　红叶 . 瑞典 : 没有高考 胜似高考 [J]. 黑龙江教育 : 中学版 , 2012, 12: 53-54.

4. 测试分数标准化：测试结果被标准化为 0.0 ～ 2.0 之间的范围，增加幅度为 0.05。约 0.1% 的考生获得 2.0 分，这是最高的分数。通常而言，最终获得 2.0 分的卷面分应在 145 ～ 150 分之间（满分 160 分）。SweSAT 考试的平均得分在 0.87 左右，标准差在 0.40 左右。约有 2/3 的考生成绩在 0.50 ～ 1.30 之间，95% 的考生成绩在 0.20 ～ 1.70 之间。

在四项测试的每一项之后，参与者都有一小段时间将答案抄在一张橙色的纸上。从 2016 年秋季开始，瑞典高等教育委员会网站会公布考试的正确答案。

5. 目前的测试（自 2011 年秋季开始）：自 2011 年秋季以来，该考试分为两部分——定量部分和语言部分，各 80 道题。该测试共有 160 个问题，分为 4 个子测试，每个子测试 40 个问题。其中两个子测试包含定量部分的问题，另外两个子测试包含语言部分的问题。为了在将来的测试中开发新的问题，还给出了第五个子测试，但是这个子测试的成绩没有计算在内。考生在每次子测试后把答题纸交给监考人员，还可以使用额外的答题纸记下自己的答案，并且可在考试结束后带出考场。通过这种方式，他们可以将自己的答案与标准答案进行比较，标准答案随后会发布在互联网、电视和报纸上。这种方式仅允许考生了解他们的原始分数，而不是用于大学申请的标准化分数，但通过将原始分数与标准化成绩表进行比较，就可以做出标准化分数的估计。

（1）定量部分：① XYZ- 解决数学问题。本节考查解决算术、代数、几何、函数理论、统计学等领域问题的能力，由 24 个问题组成。②定量比较。本节考查在算术、代数、几何、函数理论和统计学等领域进行定量比较的能力，由 20 个问题组成。③数据分析。即让考生判断所给的数据是否含有解决某个问题的充分信息。有些试题需要考生具备相应的数学能力，但主要测试考生的逻辑推理能力。这一节由 12 个问题组成。④图表、表格和地图。本节测试解释图表、表格和地图的能力。这些问题既需要识别信息的能力，也需要具备分析不同来源数据的能力。本节由 24 个问题组成。

（2）语言部分：①词汇。本节测试对单词和概念含义的认识。这些词可能来自瑞典语，也可能来自外国语。它们也可能是古老的，或者是近年来在瑞典语中使用的单词，有些词是方言词。考题取自许多不同的主题领域，也可能包括广泛使用的技术术语。这一节由 20 个问题组成。②阅读理解。本节测试理解瑞典语五种不同文本的能力。这些问题要求有能力理解文本中的细节，并从整个文本中得出结论。这一节由 20 个问题组成。③完成句子。本节测验在上下文中使用单词和短语的能力。这一节由 20 个问题组成。④英语阅读理解。本节测试阅读和理解英文非虚构文本（通常选自报纸或杂志）的能力，包含长文本和短文本两种类型。其中一个较长的测试方式是完形填空。这一节考查的重点是根据英文文本理解信息、理解论点和得出结论的能力，由 20 个问题组成 [1]。

三、招生规模调控

瑞典的高等教育录取制度比较统一。《高等教育法》和《高等教育条例》以及瑞典高等教育委员会颁布的规章中都规定了高校入学的相关规定。瑞典高等教育委员会负责代表高等教育机构共同招生，但录取权力为各高等教育机构所有。2017 年秋季，在 124 900 名没有高等教育经历的申请者中，有 54 100 人被录取。其中，57% 是女性，43% 是男性 [2]。

[1] Application process.[EB/OL]. [2019-6-27]. https://www.studera.nu/startpage/road-to-studies/admission-to-university-studies/application-process/.

[2] Report-2018-06-26-higher-education-in-Sweden-2018.[EB/OL]. [2019-6-27]. https://english.uka.se/download/18.7f89790216483fb85588e86/1534509947612/Report-2018-06-26-higher-education-in-Sweden-2018.pdf.

第五节 医学考试制度

一、医师执照考试

在医学生完成5年半医学学位学习、1年半带薪临床实习阶段，并且通过了实习结束后的书面和临床统考之后，便可以申请参加医师执照考试。该考试的目的是：评价受试者知识水平，确保其对医学知识的熟练掌握，反映医学教育的水平。该考试每年由不同大学举办，均有标准的评估模板。每年举办4次，考试时间分别为每年的2月末、5月中旬、8月末以及11月下旬，具体日期可能会有较小的改变，具体变动以网站http://atprovet.ki.se/公布的信息为准。考生需要自行在上述网站上查询考试日期，并可下载评估模板。考试内容为从内科、外科、全科及精神等方面进行考查，以临床上常见病例为主。其中，全科医学的考试内容涉及内科、外科、妇科、儿科、耳鼻喉科等科目的门诊病例。医师执照考试成绩合格并取得行医执照后便拥有了行医资格[1]。

二、国际医学毕业生考试

在瑞典，执照证明一个从业者拥有一个职业所需的技能和资格。瑞典共有21个不同的医疗卫生专业需要执照。换句话说，这些特殊的职业受到法律的监管。虽然执照是永久性的，但可能因渎职、严重不称职或被判犯有严重刑事罪而被吊销。特别授权（special authorization）是在特定雇主下从事某一职业的临时许可。雇主必须向国家卫生与福利委员会申请特殊授权。但是，在某些情况下，雇主可以自行签发特别授权。

外国医学院毕业的医生需要熟练掌握瑞典语。如果希望在瑞典获得行医资格，需要按照以下步骤进行：

1. 如果申请者在欧盟国家中获得医学博士学位（MD），或者已经是相关专业的专家（相当于国内的主治医师水平），可以在进行相关专业培训后申请瑞典的行医执照。在此过程中，即使申请者没有瑞典个人身份号码、居住证或地址，也可以获得行医执照。然而，为了在瑞典进行专业培训或上学，申请者必须获得瑞典移民局颁发的居留证或工作许可证[2]。

2. 如果申请者在欧盟和欧洲经济区之外接受教育，将有三种选择在瑞典获得行医执照。不管选择其中哪一个选项，最后一步均是申请许可证。

方案1：通过国家卫生与福利委员会申请行医执照。需要提前完成以下事宜：①对申请者的教育进行评估；②学习瑞典语；③参加知识能力测试；④学习瑞典法律法规课程；⑤接受临床培训。根据申请者的具体情况，完成各种步骤所需的时间会有所不同。加快这一进程的方法是尽快开始学习瑞典语。

方案2：进行额外培训。申请者可以在学院或大学接受额外的培训，并在申请执照前完成实习。以下机构提供成为医学博士的额外培训：卡罗林斯卡学院、哥德堡大学、斯德哥尔摩大学、林平大学、隆德大学、乌默大学。当成功完成额外培训之后，需要向国家卫生与福利委员会发送一份证书以证明自己完成了额外培训。

方案3：获得瑞典学位。如果申请者没有中学后学位，或者申请者的教育水平不等

[1] eAT-provet. För att erhålla legitimation efter läkarexamen[EB/OL]. [2019-6-27]. http://atprovet.ki.se/.

[2] Doctor of Medicine[EB/OL]. [2019-6-27]. https://legitimation.socialstyrelsen.se/en/educated-outside-eu-and-eea/doctor-of-medicine.

同于瑞典的教育体系，可以去学习以获得瑞典学位，然后申请行医执照。申请者可访问 universityadmissions.se 和 studera.nu 等网站了解申请程序和入学要求。

3. 了解了以上基本信息后，获得执照的第一步是让国家卫生与福利委员会评估申请者在国外接受的教育。委员会将确定申请者的教育水平、受教育年限和内容是否等同于瑞典的教育体系。申请者将收到一个通知，解释其是否可以继续以及如何采取下一步。这个教育评估是免费的。申请者不需要懂瑞典语，也不需要有瑞典个人身份证号码、居住证或地址。

如果申请者想接受教育评估，就需要提交一份申请。该申请包括一份申请表和几份必需的文件。一般不需要提交原始文件。如果委员会需要评估原始文件，会另行通知。

申请材料中应当包括：①国外教育评估申请表；②有效护照或有效瑞典身份证的复印件；③下列文件的原文和译文：教育证书的复印件（文凭）、列有申请者参加的课程以及课程持续时间的证书复印件、如果申请者在学习期间改名则需要一份证书副本。每份文件必须同时使用原文和瑞典语或英语翻译。

如果申请者所在国家的教育状况不允许获得申请所需要的文件，申请者仍然可以申请。如果是这样的话，申请者应该提交自己持有的文件，并解释为什么不能按要求提交相应的文件。处理申请通常需要大约 2 个月的时间。在申请数量较大的时期，处理时间可能会更长[1]。

4. 熟练掌握瑞典语并获得相关证明。可通过以下三项中任意一项获得证明：①学习成人高教学校（Komvux）的 Swedish 3 或 Swedish as a Second Language 3 课程并通过考试；②达到欧盟语言通用参考标准（common European framework of reference for languages）中的 Swedish C1 水平；③通过了符合高等教育入学标准的瑞典语考试或课程。除此之外，如果拥有挪威语或丹麦语的同等熟练程度，也可视为满足瑞典语的要求[2]。

5. 医学知识熟练程度测试：一旦申请者的教育被评估通过，下一步是参加一个能力测试，以确定申请者对医学知识的熟练程度是否满足要求。测试用瑞典语进行。

测试将在乌默大学（Umeå University）中进行。测试内容包括理论部分和实践部分。申请者必须先通过理论部分测试，然后才能参加实践部分测试。申请者一生中有三次机会参加理论和实践部分测试。如果第一次没有通过考试，从考试之日起，申请者将必须在接下来的 5 年内通过考试。如果申请者已经通过了理论部分，但还没有通过实践部分，5 年期限从同年度 7 月 1 日开始计算。该项测试包括以下具体内容：

（1）理论测试：需在 1 天内完成，共 6 小时，题目类型为多项选择题。考试内容包括以下三大部分：①基础医学、诊断学及临床医学中的基础知识。该部分共 140 道选择题，侧重于基础知识的考查，以判断考生的基本医学素养。②临床病例。该部分题干为具体的病例，共 25 道选择题，考查申请者对于特定患者病情的判断与分析，判断考生在实际医疗情境中进行信息提取与整合、处理相关医学问题的能力。③科研文章分析。这一部分将提供一篇科研论文，并就此论文进行延伸出题，考查申请者对于新知识的接受判断能力以及相关科研潜力，共 15 道选择题。在 2019 年，理论考试日期分别为 2 月 16 日、5 月 7 日、9 月 5 日、12 月 3 日。最近三年的试卷可以在以下网站下载：https://www.umu.se/utbildning/sok/kunskapsprov/kunskapsprov-forlakare/teoretiskt-delprov/。

（2）实践测试：实践测试旨在衡量在若干临床情况下作为医生的能力。参加实践测试的前提是通过理论部分测试。实践测试分两场，均为客观结构化临床考试（OSCE）考查形式，

[1] Assessing your education[EB/OL]. [2019-6-27]. https://legitimation.socialstyrelsen.se/en/educated-outside-eu-and-eea/doctor-of-medicine/assessing-your-education.

[2] Learn Swedish[EB/OL]. [2019-6-27]. https://legitimation.socialstyrelsen.se/en/educated-outside-eu-and-eea/doctor-of-medicine/learn-swedish.

涵盖了多种临床情境。两场 OSCE 各占 1 天，第一场含 14 个 6 分钟小站，第二场含 4 个 14 分钟小站。每站考试都在不同房间进行。门口旁边有一张纸，上面写着关于患者 / 房间内将要发生的事情的信息。在考试开始铃声响了之后，参考者进入房间，完成任务。在结束铃响起时，参考者需走出房间；即使当站任务未能完成，受试者也应立即离开房间。从离开前一个房间的信号到进入下一个房间的信号之间有 2 分钟的休息时间。在成绩计算方面，6 分钟站每站 10 分，14 分钟站每站 15 分。各站可能有一名或多名评估员。2019 年，实践测试日期分别为 2 月 27—28 日、3 月 28—29 日、6 月 12—13 日、9 月 25—26 日、11 月 21—22 日 [1]。

6. 了解法律法规：申请者通过以上步骤后即可申请参加临床培训。在此期间还需要学习瑞典法律法规课程。该项课程免费，主要内容为医疗保健从业者需要遵循的法律法规。该课程由乌默大学提供，完全基于网络。申请者在接受临床培训前可以随时随地进行学习 [2]。

7. 完成临床培训：通过以上步骤后，申请者便可以开始临床培训。在临床培训期间，申请者将展示自己的实践知识和技能以及对医生职业的适应性。与此同时，申请者将有机会观察到瑞典医疗保健系统是如何运作的。临床培训持续 6 个月，培训岗位需要自己寻找。国家卫生与福利委员会在临床培训期间不提供任何经济援助。培训基地必须在申请者开始工作前至少 1 个月申请特别授权。在培训基地所提交的申请获得批准之前，申请者不可参加培训。培训基地会为申请者的临床培训颁发证书，培训主管将为临床培训填写一份证书以证明申请者已完成临床培训。向国家卫生与福利委员会提交行医执照申请时，需要附上证书 [3]。

8. 申请执照：完成了以上所有步骤或接受了额外的培训并完成了实习，就可以申请医师执照。首先，申请人需要支付申请费，并提交相关申请材料。国家卫生与福利委员会在审阅申请材料并做出颁发行医执照的决定之后，会把申请者的详细信息录入国家卫生与福利委员会医疗保健注册专业人员名录之中，并通过邮件予以通知。申请人拿到医师执照就可以开始执业。

申请资料包括以下内容：完整的申请表、有效护照或有效瑞典身份证的复印件、医学知识熟练程度测试证书复印件。此外，还需要附上以下文件的原件：完成临床培训的证书、完成实习的证明、完成临床试验培训的证书、领取执照申请表。申请医师执照的费用为 2300 克朗。在收到申请材料之时，委员会将会查阅警方记录，以确认申请者未曾有严重刑事犯罪。处理执照申请需要大约 2 周的时间 [4]。

三、专科医生医学专业委员会考试

如果通过了 AT 考试，接下来便是专科医师培训。该阶段的培训时间（包括假期）应达到 5 年。培训结束后便可以申请参加专科医师考试 [5]。

[1] Take a proficiency test[EB/OL]. [2019-6-27]. https://legitimation.socialstyrelsen.se/en/educated-outside-eu-and-eea/doctor-of-medicine/take-a-proficiency-test.

[2] Take a course in Swedish laws and regulations[EB/OL]. [2019-6-27]. https://legitimation.socialstyrelsen.se/en/educated-outside-eu-and-eea/doctor-of-medicine/take-a-course-swedish-laws-and-regulations.

[3] Undergo clinical training[EB/OL]. [2019-6-27]. https://legitimation.socialstyrelsen.se/en/educated-outside-eu-and-eea/doctor-of-medicine/undergo-clinical-training.

[4] Submit your application for a licence[EB/OL]. [2019-6-27]. https://legitimation.socialstyrelsen.se/en/educated-outside-eu-and-eea/doctor-of-medicine/submit-your-application-for-a-licence.

[5] Doctors' specialist medical training[EB/OL]. [2019-6-27]. https://www.socialstyrelsen.se/globalassets/sharepoint-dokument/dokument-webb/foreskrifter-och-allmanna-rad/doctors-specialist-medical-training-national-board-of-health-and-welfare.pdf.

第六节　医学院校

一、医学院校数量与分布

瑞典现有 7 所医学院，均为公立院校，分别为：

卡罗林斯卡学院（Karolinska Institute），全称为皇家卡罗琳医学外科学院（Royal Caroline Medico-chirurgical Institute），或者瑞典卡罗林斯卡医学院-基尔吉斯卡学院（Swedish Karolinska Mediko-kirurgiska Institute），是瑞典医学教育与研究学院，始建于 1810 年。该学院的生物医学研究尤其享有国际声誉。作为医学教育中心，卡罗林斯卡学院培养了 1/3 在瑞典接受专业培训的医生、牙医和心理治疗师。

隆德大学（Lund University）医学院，位于斯科讷省，成立于 1666 年，为瑞典 / 世界顶级医学院之一。

乌普萨拉大学（Uppsala University）医学院，成立于 1477 年，位于乌普萨拉市。

林雪平大学（Linköping University）医学院，成立于 1960 年，位于林雪平市西南郊。

哥德堡大学（University of Gothenburg）医学院，成立于 1891 年，位于瑞典第二大城市、北欧工业中心哥德堡市。

于默奥大学（Umeå university）医学院，成立于 1965 年，位于瑞典中北部西博滕省（Västerbotten）首府于默奥市。

厄勒布鲁大学（Orebro University）医学院，厄勒布鲁大学位于厄勒布鲁市，是一所国立综合型大学，其医学院是瑞典 7 所医学院中最晚成立的，于 2011 年开始招生。

二、医学院招生

瑞典高校录取不采取统一高考的形式，而是主要根据高中阶段的学习成绩，只有自然科学班（相当于理科班）的毕业成绩达到 4.8 分以上（满分 5 分）才可申请医学院，其录取分数线是所有专业中最高的。医学院招生由国家控制和管理。对绝大多数学生来说，是否被录取主要取决于高中学习成绩或瑞典学业能力倾向测试成绩。瑞典学业能力倾向测试对学生预期的大学学习能力进行评估。此外，当局允许各所大学在录取过程中对申请者进行个性化评估，如面试。在实践中，入学要求尽可能高的高中成绩，但是即使这样也不能保证入学。这种情况鼓励学生在高中应当提高自己在学习成绩以外的能力。因此，政府试图通过增加特殊学分来刺激学生们对核心学科的深入研究。然而，这可能会导致国外高年级学生被排除在考核之外[1]。如果分数不够仍想学医，只能通过去成人教育机构复读或去社会上工作，每年增加 0.2 分，直至达到录取分数。当然，是否被录取还取决于当年申请医学院的学生人数。外籍学生入学要求有优异的高中成绩，通用教育证书（general certificate of education，GCE）达到 O 及 A 级，最好是上过大学一年级的生物、物理、化学或数学系的学生，英语水平达到托福（纸考）500 分以上或剑桥 / 牛津英语 A 或 B；此外，外籍学生需在大学的瑞典语课程班中学习并且通过瑞典语大学学习考试（Swedish language test for university studies）[2]。

在招生数量方面，医学本科专业每年招生约 1570 人，其中女性略多于男性。由于瑞典医学院入学要求较高，不少学生会出国攻读医学学位，就读国以丹麦和波兰为主，大概每年 700

[1]　Lindgren S. Medical education in Sweden[J]. Med Teach, 2011, 33(10): 798-803.

[2]　赵庆 . 瑞典医学教育介绍 [J]. 中国矫形外科杂志 , 2004, 6: 74-75.

人。瑞典每年在读医学博士 1000 人左右，2018 年共 1040 人[1]。

三、医学生经济资助

医学学位阶段的教育经费大部分由政府提供，占比约 87%，其余部分来自社会各界。博士阶段教育经费大约 50% 由政府提供，其余部分来自社会各界。平均投在每个学生的教育费用为 7.95 万克朗 / 年[2]。学生资助形式包括奖助学金和贷款，分别约占总金额的 1/3 和 2/3。学生贷款必须在贷款接受者年满 60 岁之前按月偿还，每月偿还的金额由贷款数额和利率决定。还款金额也可以根据贷款人的收入和支付能力进行调整。瑞典国家学生援助委员会负责管理学生资助事宜[3]。

第七节 院校医学教育

一、学制与学位

瑞典高等教育分为三个阶段（cycle），分别相当于中国本科、硕士和博士阶段。医学教育具有特殊性，是以资格获得为目标的教育，因此其第一阶段和第二阶段通常合并为一个阶段即医学学位教育，共 5.5 年。

瑞典 5.5 年制医学课程由 7 所大学的医学院提供。从 1977 年起，每所大学都被允许开发自己的医学课程，其中心指导思想是课程设置的多样性，每所大学都可展示自己的特色。然而，总体的课程安排由国家进行监管。在过去的十多年时间里，课程体系已经从一系列以学科为基础的相互之间关联性很弱的单个课程，转变为围绕器官系统、生理功能和病理生理机制等各种基本医学原则的课程。不过，部分大学的医学本科专业仍然保留了与临床专科相结合的基础医学教学架构。此外，在不同程度上均采用了以学生为中心的教学方法[4]。

瑞典大学的医学院每年秋季入学，全年分为秋季和春季两个学期。秋季学期从 8 月份至次年 1 月，春季学期为 1—6 月，每个学期 20 周。上完全部课程需要 11 个学期，即需要 5 年半的时间。课程考试实行学分制，总共要取得 330 学分才能毕业。学生要想进入新一阶段的学习，必须完成前一阶段的学习并考试通过。考试用语为瑞典语，考试分为及格和不及格两个等级。在学习期间，虽然可以结婚、生育、出国、休学，然后再继续学业，但还是主张全日制学习。此外，有部分学生半途改行，调换专业。因此，同年入学并不一定同年毕业。

在这 11 个学期中，学生需要学习基础和临床各科（包括全科）的理论。经过 5 年半学习之后，即可获得医学学位，大体相当于我国的医学硕士学位或者专业型临床医学博士学位。医学生从第 3 年开始进入临床学习，后 2 年在医院见习。不过，也有许多医学生从第 2 年甚至第 1 年就开始在医院做临时工或暑期工[5]。

---

[1] Report-2018-06-26-higher-education-in-Sweden-2018[EB/OL]. [2019-6-27]. https://english.uka.se/download/18.7f89790216483fb85588e86/1534509947612/Report-2018-06-26-higher-education-in-Sweden-2018.pdf.

[2] Report-2018-06-26-higher-education-in-Sweden-2018[EB/OL]. [2019-6-27]. https://english.uka.se/download/18.7f89790216483fb85588e86/1534509947612/Report-2018-06-26-higher-education-in-Sweden-2018.pdf.

[3] Swedish Higher Education Authority. Funding of Swedish HEIs[EB/OL]. [2019-6-27]. https://english.uka.se/facts-about-higher-education/higher-education-institutions-heis/funding-of-swedish-heis.html.

[4] Lindgren S. Medical education in Sweden[J]. Med Teach, 2011, 33(10): 798-803.

[5] 钟优 . 瑞典医生的养成—东方医院见闻 [J]. 中国心血管杂志 , 2014, 6: V-VI.

二、培养模式

表 11-2 显示了瑞典本科医学教育的大致过程安排。它由 4 个阶段组成，每个阶段综合了生物医学、临床医学和专业发展的观点，确定了每个阶段的学习水平。一个包含 15 个欧洲学分转换系统（European credit transfer system，ECTS）学分的教学项目在第 5 学期和第 6 学期进行，另一个包含 30 个 ECTS 学分的教学项目在第 10 学期进行。临床实践教育包括 121 学分（80 周），从第一学期开始就与初级卫生保健患者进行早期接触。主要的教学方法是 PBL。

表 11-2　瑞典本科医学教育课程安排

阶段	名称	主题	课程
阶段 1	器官、细胞分子生物学	主题 1	医学简介（2 周） 呼吸 / 循环（5 周，10 学分） 神经 / 运动（5 周，10 学分） 代谢 / 营养（5 周，10 学分）
阶段 2	健康和疾病	主题 3	基础 CT（2 周） 神经 / 运动（16 学分，10 周） 感觉（5 学分，2 周） 循环系统（9 学分，3 周）
		主题 4	基础 CT（4 周） 免疫防御（21 学分，7 周） 呼吸系统（9 学分，5 周）
		主题 5	代谢 / 营养（17 学分，14 周） 基础 CT（2 周） 精神（10 学分，4 周） 科研训练（3 学分，3 周）
		主题 6	生殖 / 发育（18 学分，7 周） 基础 CT（2 周） 学术工作（12 学分，8 周）
阶段 3	诊断、治疗及预防	主题 7	呼吸 / 循环（16 学分，7 周） 免疫防御（14 学分，7 周）
		主题 8	神经 / 运动（16 学分，8 周） 代谢 / 营养（14 学分，8 周）
		主题 9	感觉 / 精神（15 学分，8 周） 生殖 / 发育（15 学分，8 周）
阶段 4	深入医学	主题 10	科研工作（30 学分，20 周）
		主题 11	复杂医学问题（30 学分，15 周）

第八节　毕业后医学教育

一、专科医师培训

如果通过了 AT 考试，接下来就是专科医师培训（specialist medical training）。该阶段的培训时间（包括假期）应达到 5 年。培训结束后便可申请专科医师资格证书（certificate of specialist competence）。培训期间应当有定期的评估以保证培训质量。专科医师培训期间的课程应接受质量审核。同时，应涵盖瑞典医生职业发展研究所（Institute for Professional Development of Doctors in Sweden，IPULS）所要求的课程，包括医学专业理论课程及技能操作课程。所有专科培训医师都应该有定期的、有计划的内部和外部培训，并且应定期留出时间进行自学。培训基地也应该为专科培训医师提供参与手术的机会。专科医师培训必须在上级医师的指导下进行。

临床管理者应当对专科培训项目进行定期审核。审核可以按照瑞典医学会培训质量基金会和瑞典医学会制订的外部评审模型进行。此模型包括下面内容：医务人员的数目和组成、图书馆、技术设备、获得医疗服务的机会以及研究和发展的机会等因素；是否进行定期的专业知识及技能的培训以及高级医生是否有积极的兴趣培训年轻的同事；进行现场考察，并可能请专科培训医师回答如下问题：临床操作是否足够全面，能够满足培训项目的目标？医务人员是否足够多？是否具备必要的专业知识？设备和特殊设备是否足够？临床工作组织得好吗？是否提供良好的教育环境？是否提供令人满意的专业知识教育？培训计划是否按计划执行？是否有研究机会？

在完成专科医师培训之后，便可以申请专科医师资格证书。其中，申请书需要培训基地指导教师和主管审核签字。申请材料需报送到国家卫生与福利委员会，经审批通过之后便可以颁发专科医师资格证书[1]。

二、亚专科医师培训

获得专科医师资格证书后便可以参加各种亚专科的培训。一般培训时间不能少于 5 年。除了培训内容不同之外，亚专科医师培训的检查方案与专科医师培训一致。各亚专科的设置情况如表 11-3 所示。亚专科培训医师应当在上级医生的监督下管理患者，以培养独立处置患者的能力。此外，用人单位应当对亚专科培训医师定期安排所拟从事的亚专科所需要的技能培训及专业课程学习，并定期对亚专科培训进行评估，以判断其是否获得足够的知识与技能。

表 11-3 瑞典亚专科医师培训的亚专科设置

专科	亚专科
外科	泌尿外科
	小儿外科手术
	整形手术
	血管手术
	胸外科
	整形外科
	手外科学
	麻醉学和重症监护
	妇产科
	耳鼻喉科学
	口腔科
	眼科学

[1] Doctors' specialist medical training[EB/OL]. [2019-6-27]. https://www.socialstyrelsen.se/globalassets/sharepoint-dokument/dokument-webb/foreskrifter-och-allmanna-rad/doctors-specialist-medical-training-national-board-of-health-and-welfare.pdf.

（续表）

专科	亚专科
内科	心内科 胃肠病学和肝病学 内分泌和糖尿病学 肾内科（肾脏病学） 呼吸内科 血液学 变态反应学（风湿免疫学） 老年病学
儿科	儿童和青少年过敏学 儿童和青少年神经学 新生儿学 儿科肿瘤学 儿科心脏病学
精神病学	精神病学 儿童和青少年精神病学 法医精神病学
放射学	放射学 脑放射学 核医学 临床生理学
实验诊断学	临床免疫学及输血医学 临床微生物学 临床化学 临床药理学 临床病理学 法医学
神经病学	神经病学 神经外科学 临床神经生理学 康复医学
其他	全科医学 肿瘤学 妇科肿瘤学 传染病学 临床遗传学 职业与环境医学 皮肤性病学 风湿病学 急诊医学 疼痛治疗医学

第九节　继续职业发展

瑞典医学协会（Swedish Medical Association，SMA）及其医学部门是瑞典最大的继续职业发展活动提供组织，主要通过每年度的全国医学会议及其医学部门举办的其他会议来提供继续职业发展活动。1997 年，SMA 制订了个人继续医学教育指南。现在，SMA 每年度都会对当年的相关培训课程进行打分，雇主及个人都应向 SMA 提交继续职业发展活动计划。SMA 提倡每位医生每年应当有至少 10 个工作日的时间用于继续职业发展，每周最好有半天的时间学习新的技能和知识[1]。

第十节 讨论与借鉴

一、统一并提高不同类型医学院医学生的生均拨款标准

教育经费是教育发展的最基本物质保障。相对于其他高等专业教育，高等医学教育存在学制长、课时多、教学过程中物资消耗大、学生实习时间长且地点分散等特点，所需经费更多，需要建立科学、稳定的筹资机制。近年来，虽然我国政府对高等医学教育的投入明显增加，但是仍然存在地区间与院校间缺乏分配公平性、地方医学院校投入不足、医学教育某些重要环节缺乏可靠的经费支持等诸多问题，制约了医学教育事业的整体发展和提高。瑞典、英国等国家对于医学院校的生均拨款基本上实现了集中统一管理，医学专业的生均拨款在高等教育各类专业中处于最高水平。在高等医学教育中，生均拨款标准基本上一致。以上措施对于保证各医学院校的教育质量能够达到同等水平提供了有力的物质支撑。

我国在高等医学教育筹资方面实行中央和地方政府分级管理、以省级政府统筹为主的模式，地方医学院校生均拨款来自所在地政府。受地区经济和社会发展不平衡的影响，各地生均拨款标准千差万别。同时，地方政府对地方医学院校的拨款标准大多与理科院校同等对待甚或更低，未充分考虑医学教育的特殊性。由于投入不足，导致很多地方院校教学手段和措施不到位，一些教学环节被简化甚至被省略，也制约学科建设与发展。政府投入不足还刺激地方院校招生规模增长以收取更多的学杂费，又造成新的资源不足，形成恶性循环。由于不合理筹资政策的影响，导致不同类型医学院校教学水平与资源相差甚大、医学生扩招主要发生在地方院校等问题，在整体上对我国高等医学教育质量产生极为不利的影响。

近年来，提高医学教育生均拨款成为政府相关主管部门的工作重点之一，中央政府对部属院校医学生的生均拨款大幅增加，同时对于提高地方院校医学生的生均拨款也提出了原则性要求。在此基础之上，还应逐步统一部属院校和地方院校医学生的生均拨款标准，根据各级政府财力合理划分财政责任。对于欠发达地区医学院校的生均拨款，中央政府应考虑提供适当的转移支付。

二、理顺用人机制，吸引国际医学毕业生加入医师队伍

欧美发达国家重视吸引国际医学毕业生到本国执业，以充实医师队伍。国际医学毕业生并不限定于外国国籍毕业生，也包括在他国学医的本国公民。在美国，国际医学毕业生指在美国、波多黎各、加拿大以外医学院校毕业的医学生，包括在上述三个国家或地区之外完成医学教育的美国公民。2018 年，国际医学毕业生占美国医生总数的 24.6%。在英国，来自低收入国家的医生是该国医生队伍的重要力量。2005 年，国外医学院毕业生占英国执业医师总数的 40%，所占比例达到最高峰。2010 年，这一比例有所下降，但仍然为 37%。英国医学总会

[1] Better continuing professional development—an action programme in four steps[EB/OL]. [2019-6-27]. https://slf.se/app/uploads/2018/07/better-continuing.pdf.

2011 年度的报告显示，2010 年约有 150 个国家的医学院校毕业生在英国注册行医，其来源国中印度居首（占英国注册医师总数的 10.8%），其次是巴基斯坦（3.4%）、南非（2.6%）等国家。在瑞典，在教育资质、语言水平、法律法规学习、医学教育与培训、医师执照申请与获得等方面做出了一系列相关规定，为外国医学院毕业生到本国执业提供了规范而多样性的选择路径。

随着全球化进程的加速以及我国赴海外学医人数的不断增加，政府部门应考虑在吸引国际医学毕业生方面适时出台相关政策，在学历认定、执业资格等方面完善并理顺用人机制，从而既有效补充现有医师队伍，又为借鉴国际经验提高医疗服务水平、提供国际化医疗服务创造条件。

三、完善医学生经济资助制度，多渠道筹措资助经费

医学教育具有学制长和成本高等特点，需要医学生支付的学杂费一般也较高。如果没有建立完善的经济资助制度，高昂的学杂费将对医学生的学习和就业产生诸多不利影响，特别是导致许多来自低收入家庭、农村及偏远地区的学生难以进入医学院学习并完成学业[1]。此外，申请了助学贷款的医学生在毕业后需要偿还贷款费用，迫使他们把经济收入作为选择二级学科、实习与工作地点的重要考虑因素，一般会选择学习预期收入较高的学科而不是基层医疗服务，在毕业后也一般不会选择在偏远、欠发达地区行医[2]。因此，建立并完善医学生资助制度对于促进医学教育入学机会的均等化和卫生人力资源的合理配置具有重要意义。

在我国，医学生资助从 20 世纪 80 年代的“助学金＋奖学金”简单模式演变为今天以“奖、助、贷、勤、免、补”为主体的资助体系，在资助内容、形式、数量、受助主体等方面取得了很大进展。经过 30 余年的努力与探索，我国医学院校学生资助体系在促进入学机会均等化、减轻学生经济负担、保障贫困学生权益等方面发挥了积极作用。然而，我国医学生资助制度仍然存在资金来源渠道单一、助学贷款覆盖面窄、还贷制度僵化、勤工助学内涵不足、困难补助金发放不规范等问题。

医学教育的培养产出是治病救人的临床医生，具有很强的公益性，所以，在国外相对容易获得社会各界的经济支持。在瑞典，较大比重的医学生资助经费来自社会各界。美国在医学生经济资助中也实现了资金筹措渠道的多样化。除了学生及其家庭承担相应的教育成本之外，联邦政府、州政府、医学院、个人、行业学会、学术研究机构、企业、私立非营利性组织等均有可能为医学生提供经济资助。筹资渠道的多样化对于扩大资助面、提高资助强度创造了条件。

然而，与其他高等教育门类相类似，我国医学生经济资助的资金绝大部分来源于政府财政投入，筹资渠道比较有限，资助形式较为单一，对于提高受助机会和资助强度等产生了不利的影响。因此，我国有必要通过制订相关优惠政策和措施，加强宣传与引导，实现资助主体和筹资渠道的多元化，以减轻政府财政负担并提高医学生的受助机会和资助强度。

医学生经济资助不但是医学院校学生工作的重要组成部分，也应该是教育教学中可以利用的有效手段。借鉴美国等国家的经验，我国需要在实现多元化筹资的基础上进一步完善医学生经济资助政策并扩展资助内涵，以便在相关制度安排上更具有人性化，并使该项政策在培养医学生综合素质、引导择业等方面发挥更为重要的作用。

---

[1] Dugger RA, El-Sayed AM, Dogra A, et al. The color of debt: racial disparities in anticipated medical student debt in the United States[J]. PLoS One, 2013, 8(9): e74693.

[2] Grayson MS, Newton DA, Thompson LF. Payback time: the associations of debt and income with medical student career choice[J]. Med Educ, 2012, 46(10): 983-991.

四、制订富有弹性和人性化的助学贷款偿还政策，减轻医学生还贷负担

为了减轻医学生偿还助学贷款的压力，瑞典规定还款金额也可以根据贷款人的收入和支付能力进行调整，并在国家层面设立的专门机构负责管理学生资助事宜。在美国，政府和医学院校也设立了多种贷款优惠偿还项目，建立了贷款豁免、贷款偿还援助等机制。此外，相关人士还提出了多项减轻学生还贷负担的提案。例如，SAFE 提案建议允许医学生在完成实习阶段后再按照一定的工资比例偿还贷款。这些富有弹性和人性化安排的还款政策，对于减轻医学毕业生的还款压力发挥了积极作用。

目前，我国助学贷款制度具有较强的政策性，在还款方式、金额、期限等方面还比较僵化，缺乏弹性和人性化安排，没有充分考虑到职业特殊性会直接影响医学毕业生初期的还款能力，导致贷款学生在择业时不得不将收入水平放在优先考虑的地位。因此，充分借鉴瑞典、美国等国家的经验，制订更为灵活的还款制度，既有助于减轻医学毕业生的还款压力、提高诚信度，也有助于提高助学贷款还款率，从而实现良性循环运转。

第十二章　专题一：转化学习理论

在世界上很多国家，医学教育工作者所面对的一个重大问题是所培养的医学毕业生往往没有做好迎接医疗卫生实践中当前和未来挑战的准备，导致患者安全受到威胁、有效服务时间减少、服务效率低下等一系列问题。在国际上，专家们呼吁转化医学教育以帮助毕业生做好准备，更好地应对不断变化且日益复杂的医疗卫生服务环境。既往的医学教育改革往往把重点放在科学知识与课程体系的融合以及教学方法改革（如基于问题的学习或 PBL）等方面。当前，专家们建议应把转化学习（transformative learning）作为 21 世纪全球医学教育改革的重大举措。由多国知名学者组成的 21 世纪全球医学教育专家委员会认为，成功的教育包括传授式学习、形成式学习和转化学习三个层次，后者建立在前者的基础之上，转化学习则处于三个连续学习层次的最高层次，是实现全球第三次医学教育改革的过程，也是改革应该取得的理想成果[1,2]。为了实现 21 世纪教育为可持续发展服务的战略目标，“通过学习以转化自己和社会”也成为联合国教育科学及文化组织所建议的五大教育策略之一[3]。

近年来，关于转化学习理论的研究在美国、澳大利亚、加拿大、英国等发达国家呈指数增长。2013 年的一项研究表明，在北美主要教育数据库 ProQuest 中，以转化学习为主题的公开发表文献在过去 15 年中每 5 年增加一倍；2008—2012 年 5 年之间，在全文中提到该理论的文章达到 1300 篇，标题中含有转化学习的文章达到 119 篇。转化学习理论已经成为成人教育领域最受关注的理论之一[4]。

第一节　转化学习的内涵与特征

转化学习理论萌芽于 20 世纪 70 年代，由美国哥伦比亚大学教育学家杰克·梅兹罗（Jack Mezirow）于 1978 年提出，其他学者对于丰富相关概念与理论也做出了实质性贡献[5]。根据梅兹罗的定义，转化学习指学习者的参照框架（frame of reference）产生有效转变的过程。参照框架通过思维习惯以及习惯性思维方式、感觉与行为等构建，受潜在设想（assumption）的影响，并表现在观点、信念、价值判断、态度和感觉等方面。经过近三十年的发展与实践之

[1] Frenk J, Chen L, Bhutta ZA, et al. Health professionals for a new century: transforming education to strengthen health systems in an interdependent world[J]. The Lancet, 2010, 376(9756): 1923-1958.

[2] Pepin J, Goudreau J, Lavoie P, et al. A nursing education research framework for transformative learning and interdependence of academia and practice[J]. Nurse Education Today, 2017, 52: 50-52.

[3] Renigere R. Transformative learning in the discipline of nursing[J]. American Journal of Educational Research, 2014, 2(12): 1207-1210.

[4] Taylor EW. An update of transformative learning theory: a critical review of the empirical research (1999—2005) [J]. International Journal of Lifelong Education, 2007, 26(2): 173-191.

[5] Taylor EW. Transformative learning theory[J]. New Directions for Adult and Continuing Education, 2008, 2008(119): 5-15.

后，1991 年梅兹罗的专著《成人学习的转化维度》出版，标志着转化学习理论框架的形成[1]。转化学习理论属于一种成人教育理论，即以成年人为适用对象，学习者应具有成熟的情感、自主意识、同情心和自我控制等成人特征[2]。在美国绝大多数州，成年人一般指 18 岁及以上人员。

在过去二三十年中，转化学习理论在西方发达国家获得了很大发展，并且已经应用于临床医学和护理学教育及研究中，对医学教育的相关创新奠定了理论基础、提供了理论指导。转化学习理论旨在影响学习者的思想、行为、人际交往和行为的参照系，以改变学习者。转化学习过程通常开始于迷惘困境（disorienting dilemmas），该困境可能会引发对生活事件或暴露的应变方式的转变。梅兹罗认为实现转化的 5 个关键步骤包括：①确定一个人所持有的潜在设想；②分析这些设想；③对设想进行质疑；④实施一种新的行为和想法；⑤对转化的反思[3]。

在现阶段，转化学习理论仍处在发展演化过程中。国际学术界在该领域的研究与探讨方兴未艾，新的观点与概念不断出现，关于转化学习的定义也有很多。一般而言，转化学习指转化那些被认为理当如此的观念体系（如看法、思维习惯、思想倾向等）的过程，使其更为包容、开放，并具有辨别能力、变化能动性和反思性，以能够产生新的信念或观点并足以指导实际行动。因此，转化学习理论的核心是认知的转化（cognitive transformation），即显著、根本地转变学习者的观念。不过，学习者观念的转化并不是一件容易的事，因为这需要原有认知的消亡。一般而言，转化学习的理论与实践均建立在学习者的成长来源于不适体验的理念之上，即需要“把学习者引导到悬崖边上”以激发转化的产生[4]。

转化学习不一定需要固定的模式，在现实世界中存在无数的学习经历可以激发转化学习。当学习者的世界观受到某种经历的挑战时，就可能会发生转化学习[5]。在典型意义上，转化学习过程可包括以下三个阶段：①经历一个迷惘困境，即经历引起学习者质疑自己内在信念的生活事件（也称为触发事件）；②对迷惘困境进行批判性反思（critical reflection），从而意识到自己的局限性和需要改进之处；③获取新知识、技能或态度以克服自己的局限性，实现个体认知的转化[6]（图 12-1）。

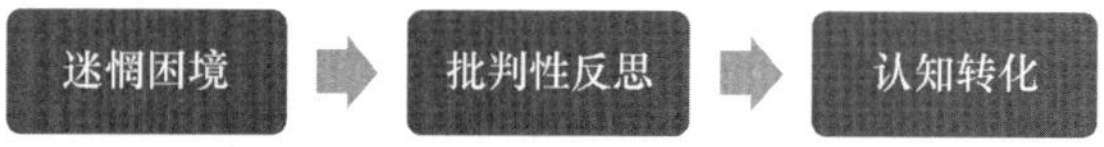

图 12-1 梅兹罗转化学习理论中的三个主要阶段

成人教育理论认为，既往形成的观念会对个体决策产生决定性影响，直到学习者遇到与预期不相符的情境为止。梅兹罗把这种与预期不相符的情境定义为迷惘困境。在临床医疗中，迷惘困境可指对于患者的诊疗服务未能按预定计划进行的情境，如医疗事故或治疗效果与预期不相符等。在遇到迷惘困境时，学习者将质疑以前持有的信念并产生替代观念。伴随反思，新的

[1] 边慧 . 转化学习对边疆基层继续医学教育生理学教学的启示 [J]. 继续医学教育 , 2013, 8: 47-49.

[2] Kear TM. Transformative learning during nursing education: A model of interconnectivity[J]. Nurse Education Today, 2013, 33(9): 1083-1087.

[3] Patricia Cranton. Understanding and Promoting Transformative Learning: A Guide for Educators of Adults. The Jossey-Bass higher and adult education series, 1994, (2): 58.

[4] Nemec PB. Transformative learning[J]. Psychiatric Rehabilitation Journal, 2012, 35(6): 478-479.

[5] Bergh A, Bac M, Hugo J, et al. “Making a difference” -Medical students’ opportunities for transformational change in health care and learning through quality improvement projects[J]. BMC Medical Education, 2016, 16: 171.

[6] Wittich CM, Reed DA, Mcdonald FS, et al. Perspective: transformative learning: a framework using critical reflection to link the improvement competencies in graduate medical education[J]. Academic Medicine, 2010, 85(11): 1790-1793.

观念将产生，学习者也即完成了一个转化学习的过程[1]。

转化学习理论认为学习者必须通过生活事件的批判性反思以改变其信念或行为。简言之，转化学习即学习者通过批判性反思以获得新的观点、技能和行为的过程。批判性反思被认为是转化学习过程中达到转化目的的最有效工具与基础，也是保证转化学习质量和效果的关键。所谓批判性反思，指审视那些影响人们经验的潜在信念和假设。批判性反思与一般意义的反思明显不同。例如，在医疗失误发生时，一般意义的反思可能仅是对事件的简单描述，或者伴随医疗机构过于忙碌等不具有思考深度的反思。与此相对比，批判性反思的例子可包括思考错误决策是如何做出的、记住应该学习到的教训、考虑相关计划以避免未来发生类似问题等。近年来，从社会维度进行批判性反思受到越来越多的关注。有专家强调批判性反思不能孤立发生。小组学习或其他外部因素的作用对于真正的转化学习的发生必不可少，原因在于集体性反思有利于强化对个体世界观的挑战[2]。

在转化学习理论中，一个重要假设是最有效的学习可以通过学习者对现实世界的参与而实现[3]。因此，情境化学习（situated learning）是转化学习中一个不可或缺的实现手段，即通过参加真实的场景进行学习，如医学生的实习与见习。情境化学习的观点突出显示了转化学习可通过实际行动及对行动的反思而发生[4]。在更为外展的意义上，转化学习是一种基于亲身经历的学习。亲身经历被认为是转化学习和成人教育理论中最为核心的概念之一，也是转化发生的最基本前提条件，对亲身经历所蕴涵含义的调整则构成转化学习的本质。多项研究显示，促进转化学习最强有力的方式是为学生提供直接、个人亲自参与并激发批判性反思的学习经历。此外，同理心、相互信任的人际关系、深层次对话等也是转化学习的核心构成要素[5,6]。

转化学习理论认为一次重要的生活事件或暴露可以变成深刻的学习资源，尤其是在医学教育领域。转化学习经历可以显著改变学习者的世界观和人生观，诸如医学生第一次目睹患者死亡，医学生与不同文化、信仰、社会经济状况的患者进行互动的经历等。近几年，转化学习理论在医学教育中的应用越来越受到各国学者的重视，为医学教育改革奠定了理论基础、提供了理论指导。转化学习在医学教育中的必要性主要归因于医疗实践的两大需求，即人文医疗和团队合作。在当今时代，医生面临来自患者、公众、第三方付费者（如医保机构）、政府监管机构等多方面的压力，在为患者提供富有同情心的医疗服务的同时，还需要提高服务效率、控制成本、积极采用新的科学知识和技能等。伴随慢性病患者的增多，在医疗实践中也日益需要团队合作医疗，医学教育特别是继续医学教育应该促进不同专业医疗卫生人员的合作，以实现改善治疗结果的共同目标。转化学习可以有效改变医学生和医生的一些行为，同时也能够充当毕业后教育中培养胜任力的有效模式[7]。

---

[1] Fletcher KA, Meyer M. Coaching Model+Clinical Playbook=Transformative Learning[J]. Journal of Professional Nursing, 2016, 32(2): 121-129.

[2] Werts L. Synthesis: transformative learning in medical education[EB/OL]. [2017-05-10]. http://llwerts.weebly.com/uploads/4/3/1/9/43198297/transformative_learning.pdf.

[3] Prout S, Lin I, Nattabi B, et al. 'I could never have learned this in a lecture': transformative learning in rural health education[J]. Advances in Health Sciences Education, 2014, 19(2): 147-159.

[4] Bergh A, Bac M, Hugo J, et al. "Making a difference" -Medical students' opportunities for transformational change in health care and learning through quality improvement projects[J]. BMC Medical Education, 2016, 16: 171.

[5] Taylor EW, Cranton P. A theory in progress? Issues in transformative learning theory[J]. European Journal for Research on the Education and Learning of Adults, 2013, 4(1): 35-47.

[6] Nemec PB. Transformative learning[J]. Psychiatric Rehabilitation Journal, 2012, 35(6): 478-479.

[7] Laura Werts. Synthesis: transformative learning in medical education[EB/OL]. [2018-05-15]. http://llwerts.weebly.com/uploads/4/3/1/9/43198297/transformative_learning.pdf.

第二节 转化学习理论在医学教育中的应用

在医学教育领域，转化学习是继传授式学习（informative learning）、形成式学习（formative learning）之后更高层次的学习模式。传授式学习主要指学习知识和技能；形成式学习重在培养学生的社会价值观；转化学习关注的重点在于培养未来医学卫生人才的领导特质，使他们成为医学变革的推动者。理想的转化教育能够推进三个学习层次的递增，引导学生实现三个重要转化：从死记硬背式的学习转化为批判性整合信息用于决策，从为专业文凭而学习转化为为了有效的团队合作而获取核心能力，从不加批判地接受现有教育转化为借助于全球资源解决本地优先问题[1]。转化学习可以应用于医学教育的许多方面，包括伦理问题与文化信仰的探讨、培养领导力和职业精神、向缺医少药人群提供服务、参与社区健康项目、探讨卫生政策和社会公正问题、探索医学人文概念等。

国外大量研究显示，转化学习特别是通过批判性反思的应用，对于深化医学教育改革具有重要作用。转化学习在临床医学教育中的必要性主要归因于医疗实践的两大需求，即人文医疗和团队合作。

美国[2]、南非[3]等国家重视通过医学生参加质量改进（quality improvement）项目以实现转化学习并获得相应的胜任力。所谓质量改进的内涵比较宽泛，从提高个人执业水平到改革卫生服务体系等活动，都属于卫生服务中的质量改进。转化学习理论也为美国、加拿大、澳大利亚等国家所实施的医学生纵向整合式见习（longitudinal integrated clerkships，LICs）项目奠定了理论基础。与传统的科室轮转培训不同，参加该项目的医学生需要长期参与患者的综合性医疗服务、与患者的负责医生及其所在社区建立持续的学习关系，通过上述过程同时获得多个专业的临床核心胜任力。该实习项目为学习者提供了丰富的转化学习机会。学习者获得了充足时间和机会对相关卫生问题进行反思，同时也更有利于得到临床教师、学长和同伴的指导，即建立了转化学习理论中的社会支持系统，从而有利于帮助学习者从医疗、个人和社会经济等更为广泛的角度批判性反思、质疑、挑战和革新个人价值观并最终形成职业身份认同[4]。

一、在英国医学教育中的应用

英国波士顿学院的学者们将转化学习理论运用于一种新的医学教育项目，以研究现有课程中未能充分解决的态度学习（attitudinal learning）问题。在该项研究中，来自布里斯托尔医学院临床医学专业大四或大五的 16 名本科生被安排出海航行 5 ～ 7 天。在此期间，每名医学生都与一名残疾的水手一起生活，其残疾包括脑瘫、失明、四肢瘫痪和截瘫。学生们需要使用音频日记、书面日志、正式航海报告、艺术作品以及航海后研讨会等形式记录他们的经历。研究者使用解释现象学分析方法（interpretive phenomenological analysis）对数据进行分析，并根据梅兹罗提出的 5 个主题开展了研究（表 12-1）。

---

[1] Frenk J, Chen L, Bhutta ZA, et al. Health professionals for a new century: transforming education to strengthen health systems in an interdependent world[J]. The Lancet, 2010, 376(9756): 1923-1958.

[2] Wittich CM, Reed DA, Mcdonald FS, et al. Perspective: Transformative learning: a framework using critical reflection to link the improvement competencies in graduate medical education[J]. Academic Medicine, 2010, 85(11): 1790-1793.

[3] Bergh A, Bac M, Hugo J, et al. "Making a difference" -Medical students' opportunities for transformational change in health care and learning through quality improvement projects[J]. BMC Medical Education, 2016, 16: 171.

[4] Greenhill J, Poncelet AN. Transformative learning through longitudinal integrated clerkships[J]. Medical Education, 2013, 47(4): 336-339.

表 12-1　转化学习的基本要素

基本要素	解释
1. 参照框架	大致对应“态度”的概念。参照框架由一些固定的假设或期待（如心智习惯、价值观、思维定势）所构成，对人、事、物进行解释，起着过滤器的作用。参照框架通常存在于潜意识层面，与文化背景相融，并将意识导入转化学习之中
2. 迷惘困境	促使学习者反思自己的参照框架的生活事件。这些困境可能是急性和戏剧性的（例如遭遇患者投诉），或者是更微妙而持久的（例如与残疾同事合住一间房子）
3. 批判性反思	学习者在面对自己的参照框架时，会从理性、道德和情感维度进行批判性的自我反思
4. 与他人的讨论	在信任和尊重的氛围之中，人们探索和质疑他们信仰的谈话。在转化学习理论中，转化并不被视为一种限于个人的经历，而是通过学习者在群体环境中分享观点而产生
5. 促进转化的条件	为了促使高水平学习的发生，学习者必须处于一个迷惘困境、批判性反思、与他人的讨论等可能出现并且鼓励反思的学习氛围之中

为了判断干预是否使学生产生了对残疾态度的合理转变，研究者将每个参与者的数据与表 12-1 中 5 个元素联系起来，同时注意个人态度转化的具体陈述。在 7 名医学生的数据中，所有 5 个元素都出现了，并伴有说明转化的陈述；另外 9 名医学生也出现了相应的转化。由此，他们得出结论：与残疾水手在海上航行的干预使医学生对待残疾的态度产生了合理转变[1]。

医学教育的目的是向学生灌输个人和专业的自我意识，使他们能够通过反思进行自我评价，从而追求和自我指导进一步的发展。模拟教学可以帮助学习者探索其临床胜任力的边界，为他们未来的职业发展提供宝贵经验。因此，模拟教学法可以为学生提供一个了解自己的机会，并在他们未来医生身份形成的过程之中对此进行批判性的反思[2]。英国贝尔法斯特女王大学的研究者们应用转化学习理论研究了佩戴黑色素瘤纹身的模拟实验如何影响医学生对疾病的理解和对待黑色素瘤患者的态度，具有样本代表性的 10 名临床医学专业本科四年级学生参加了该项模拟实验。他们在 24 小时内需要佩戴黑色素瘤纹身，并听取黑色素瘤患者对疾病的叙述音频。其间使用音频日记和面对面访谈记录数据，最后通过模板分析方法（template analysis method）对数据进行分析。分析产生了 4 个主题：①黑色素瘤模拟实验为参与者带来了一种身临其境、与众不同的体验。纹身是一个真实患者黑色素瘤的直接拷贝。除了视觉体验之外，患者的叙述音频为模拟提供了一个重要的维度。②回忆过去的经历。该模拟实验触发了参与者对早期生活经历的回忆。例如回想起家庭成员的癌症经历，加深了对黑色素瘤临床表现的认识。③对患病状态的转化式介绍。指学生站在患者的角度，体会到疾病所带来的功能状态和心理变化。参与者反思一个黑色素瘤患者被诊断出来时所带来的恐惧和焦虑等情绪，并对导致黑色素瘤的坏习惯产生了间接的负罪感。④以新的视角看待癌症患者。参与者批判性地反思他们的职业发展以及未来希望与患者互动的方式。该项研究展示了模拟实验如何帮助医学生体验和同情黑色素瘤患者，使医学生培养了以患者为中心的态度。黑色素瘤纹身加上患者对疾病的口述音频，提供了一种沉浸式的学习体验。模拟的视觉和听觉感受之间的协同作用帮助学生与黑色素瘤患者之间建立了很深的联系。该研究的关键环节是持续 24 小时的模拟体验。在此期间，参与者需要将模拟体验融入日常生活中，在受训医生和黑色素瘤患者两种角色之间摇摆，从而产生了强烈的情感体验[3]。

---

[1] Laura Werts. Synthesis: transformative learning in medical education[EB/OL]. [2018-05-15]. http://llwerts.weebly.com/uploads/4/3/1/9/43198297/transformative_learning.pdf.

[2] I. Epstein, E. Peisachovich, Silva C. Da, et al. Medical aesthetics training: shifting to collective competence[J]. Plast Surg Nurs, 2017, 37(3): 103-108.

[3] M. Corr, G. Roulston, N. King, et al. Living with ‘melanoma’ for a day: a phenomenological analysis of medical students’ simulated experiences[J]. Br J Dermatol, 2017, 177(3): 771-778.

二、在美国医学教育中的应用

美国西密歇根大学的教育家们以转化学习理论为指导，对消化系统课程的教学进行了一次改革。他们在基于案例的学习方法（case-based learning）之中引入了真实患者，并且让患者参与案例的设计和实施。此次教学改革以患者的叙述为框架，教学内容涵盖生理学、病理生理学、解剖学、药理学和营养学的相关方面，并涉及临床护理决策和医学伦理学。患者及其叙述为学生提供了独特而真实的学习体验，促进了转化学习的产生。患者的叙述丰富且直接，不仅帮助学生们把生理学、病理生理学、解剖学、药理学等基础学科知识与真实而复杂的临床问题联系起来，还促使学生对患者产生共情，并培养了学生们的健康素养（health literacy）和沟通能力，最终建立起以患者为中心的医学理念。总体而言，大多数学生同意或强烈同意：该活动增加了课堂的参与度，加深了小组内及小组间讨论的深度；有助于学生应用基础概念，帮助学生更好地了解疾病过程中所出现的情况，增强了对医疗服务复杂性的认识；提供了真实的学习经验，并产生了共情的感觉[1]。

明尼苏达州罗切斯特梅奥医学中心的学者们指出国际卫生选修课（international health electives，IHEs）可以为转化学习和职业身份形成提供宝贵经验。在该中心，所有的住院医师都有资格在14个医疗服务落后地区进行轮转，持续时间为1周～1个月。研究者收集了2001—2014年所有参与者IHE轮转的叙述性反思报告（narrative reflective reports）并进行分析。所采用的分析方法为一种基于建构主义扎根理论的方法，同时应用了转化学习理论和职业认同形成的相关概念。扎根理论是指在经验资料的基础之上建立理论，研究者在研究开始之前一般没有理论假设，直接从实际观察入手，从原始资料中归纳出经验概括，然后上升到理论。通过对轮转后反思性报告的分析，研究者确定了转化学习的5个组成部分（表12-2）[2]。

表12-2 转化学习的组成部分

1. 迷惘困境	IHEs为住院医师提供了多种机会以了解医疗服务落后地区，住院医师所属医院与轮转地医院在医疗实践方面具有鲜明的差异
2. 情感反应	情感表达是住院医师对迷惘困境进行反思的重点。包含一系列的情感反应，从心碎、沮丧和内疚到鼓舞和满足。困难经历往往引起负面的情绪，难受的感觉甚至引发了罪恶感："意识到人们真的这样生活，我感到羞愧和尴尬。当认识到别人遭受寒冷、肮脏和饥饿时，我是多么的幸福"
3. 角度变化	住院医师们对临床实践有了新的认识，更能从患者的角度考虑问题
4. 批判性反思	住院医师在轮转过程中往往都表现出不同程度的批判性反思。研究者在住院医师的批判性反思中确定了三种主题：①对落后的医疗条件发挥一定作用；②建立良好的医患关系；③认识到医学是最纯粹的。这些反思反映了他们对职业身份的认识
5. 未来行动的承诺	住院医师们表示，他们承诺要改变之前对待生活、工作的方式。他们将致力于个人和专业的提升，以改进医疗服务并促进医学教育的发展

美国毕业后医学教育认证委员会要求培训期医生必须具备两项质量改进胜任力，即基于实践的学习和改进能力（practice-based learning and improvement，PBLI）和基于系统的执业能力（systems-based practice，SBP）。前者涉及医生在个人执业中改善服务质量，后者则要求在卫生体系框架内理解并改善医疗服务。例如，住院医师可以通过回答以下两个问题以确定自己

[1] B. L. Dickinson, W. Lackey, M. Sheakley, et al. Involving a real patient in the design and implementation of case-based learning to engage learners[J]. Adv Physiol Educ, 2018, 42(1): 118-122.

[2] A. P. Sawatsky, H. C. Nordhues, S. P. Merry, et al. Transformative learning and professional identity formation during international health electives: a qualitative study using grounded theory[J]. Acad Med, 2018, 93(9): 1381-1390.

是否具有上述两项胜任力：①我如何改变自己的执业行为以改善医疗服务（PBLI）；②我如何与卫生服务体系共同努力以改善医疗服务（SBP）。美国梅奥诊所医学院的专家们认为，转化学习中的批判性反思可以在概念上把基于实践的学习和改进能力与基于系统的执业能力联系起来。例如，对次优化医疗服务经历的反思可以使培训期医生认识到个人或系统的局限性，解决个人局限性将提高个体执业水平（PBLI），运用质量改进的相关方法则可以实现更大规模的质量改进（SBP）。因此，采用转化学习理论框架的教育者需要设计有意义的质量改进课程体系，以鼓励住院医师积极进行反思并赋予他们质量改进的技能。与仅重视知识传授的做法相比，包含批判性反思的质量改进课程体系和考核更有可能改变未来医生的行为。在梅奥诊所内科住院医师培训项目中，基于转化学习理论设计了对医疗服务改善机会进行反思的正式课程体系。每6个月，住院医师需要完成结构式日志，并基于个人经验描述医疗服务中未能达到预期的事件；然后，他们需要从个人和卫生服务体系的视角对这些事件进行批判性反思。实践表明，从这些日志中产生的想法在个人执业和卫生体系方面带来了无数改进[1]。

第三节　讨论与借鉴

一、在我国医学教育改革中，应加强转化学习理论的研究与应用

在传授式学习、形成式学习和转化学习三个连续的学习层次之中，转化学习处于最高的层次，已经成为全球第三代医学教育改革的方向标。转化学习理论已经成为高等教育领域中最重要的理论。在西方发达国家医学教育领域，有关转化学习理论的应用与探讨方兴未艾。转化学习理论的提出对于我国未来的医学教育改革具有重要的启示意义，应该成为我国医学教育改革与研究的重点关注领域。不但学术界应加强对转化学习理论的研究，而且也应在教育教学实践中积极借鉴该理论以进一步深化课程体系、教学方法、培养制度等领域的改革。积极促进转化学习理论在我国医学教育的应用，不但有利于培养医学生的批判性思维能力，而且对于推动我国医学教育改革将产生深远影响。

重视转化学习可能并不意味着需要完全放弃传授式学习和形成式学习等方法。从国际视角看，后两种学习方法在医学教育教学实践中也仍然有用武之地。因此，转化学习应该是建立在传授式学习和形成式学习的基础之上，而不是完全取代它们。目前，我国医学教育界需要优先考虑的问题，可能在于如何在既往教学工作的基础之上借鉴转化学习理论和相关国际经验实现医学卫生人才培养模式的创新。

二、从微观与宏观两个层面，拓展转化学习理论的应用范围

转化学习可以应用于医学教育的许多方面，包括伦理问题与文化信仰的探讨、培养领导力和职业精神、向缺医少药人群提供服务、参与社区健康项目、探讨卫生政策和社会公正问题、探索医学人文概念等。英美等国家的研究与实践已证明，转化学习在改变医学生和医生的态度、观念与行为等方面具有十分明显的效果。我国医学院校应积极探索如何基于转化学习理论开展教学工作，以在相关领域提高教学效果。

除了可以用于培养医学生对待疾病与患者的态度与价值观、提升个人医疗服务知识与技能

[1] Christopher M. Wittich, Darcy A. Reed, Furman S. McDonald, et al. Perspective: transformative learning: a framework using critical reflection to link the improvement competencies in graduate medical education[J]. Academic Medicine, 2010, 85(11): 1790-1793.

等微观层面，转化学习也可以用于卫生政策与医疗卫生制度改进等宏观层面。住院医师是医疗卫生服务的提供者，也是医药卫生改革的经历者，他们的亲身经历与意见对于深化与推进改革具有十分重要的作用。长期以来，我国医学教育主要侧重于个体执业能力的培养，对于如何在卫生体系内理解并改善医疗服务的能力关注不够。随着我国医药卫生体制改革的不断推进与深化，培养医学生基于系统的执业能力至关重要。

三、重视医学生批判性思维能力与习惯的培养

简而言之，转化学习即学习者通过批判性反思以获得新的观点、技能和行为的过程[1]。批判性反思是转化学习理论的核心概念之一，也是转化学习之中不可或缺的关键步骤。迷惘困境是转化学习过程中触发批判性反思的重要环节，包括个人偶遇到的困境和在教学过程中有意设置的困境。因此，转化学习理论不但为培养学习者适宜的态度和能力提供了一种创新性指导思想，而且也提供了实现既定教育目标的相关手段。推广与应用转化学习理论涉及教学方法的革新，要求教师在教学过程之中根据需要设置能够触发批判性反思的环节，从而为实现转化学习、提高教学效果奠定基础。

长期以来，我国医学教育过于重视知识的灌输与传授，很多医学院校还主要依赖于平铺直叙的灌输式教育和传授式学习方法，导致医学生的批判性思维能力和学习主动性普遍较差。总体而言，我国医学教育中仍然不够重视医学生批判性思维习惯与能力的培养，特别不利于知识创新与进步。在医学教育教学工作中积极借鉴转化学习理论、突出批判性反思在教学中的作用，将十分有利于培养医学生的批判性思维能力，从而在提高未来医师的个人执业水平、改善卫生服务体系的整体绩效等方面发挥积极作用。

四、转化学习理论突显了实践教学工作的重要性

转化学习理论中的情境化学习、基于亲身经历的学习等相关内容也佐证了加强医学生见习、实习和医学实验等实践教学工作的重要性。伴随招生规模的扩大，我国很多医学院校办学条件下降，影响了医学实验课的开设。与此同时，不合理的培养制度也导致医学生实习效果不佳。由于实践教学工作的弱化，难以保证人才培养质量，对于患者生命安全产生了潜在的负面影响。加强实践教学工作不但需要实验设备、师资等教学资源的硬性投入，而且需要理顺培养制度、完善支持性政策等软性投入。因此，我国在加强医学生实践教学方面尚存在很多基础性工作需要完成，与国际同行相比还面临运用新理论进行创新的压力，可谓任重而道远。

[1] Nemec PB. Transformative learning[J]. Psychiatr Rehabil J, 2012, 35(6): 478-479.

第十三章 专题二：老年医学教育

第一节 人口老龄化与老年医学教育

一、人口老龄化及其对医学教育的影响

人口老龄化是指总人口中老年人口所占比例增加的动态变化。国际上通常把 60 岁以上人口占总人口比例达到 10%，或 65 岁以上人口占总人口比重达到 7% 作为国家或地区进入老龄化社会的标准。人口老龄化主要由两个因素推动。首先，期望寿命的提高意味着人们活得更长，年龄更大。与此同时，生育率也在下降，人们生的孩子越来越少，也越来越晚。

人口老龄化成为很多国家所面临的最重要卫生挑战之一，几乎所有专业的医护工作者都将面临越来越多的老年病患者。老年人口增加所带来的卫生服务需要和利用的巨大变化，不但对于老年病科临床医生、全科医生、护理人员、卫生保健工作者等老年卫生人力资源的需求不断增加，而且对于广大医疗卫生人员的胜任力与职业素养等也提出了新的要求，医学教育需要帮助他们做好准备，以为老年人提供高质量的卫生保健服务，实现健康老龄化。

人口老龄化所产生的重要影响之一就是疾病与伤残负担的加重。与其他年龄组人群相比，老年人健康状况往往更为脆弱。伴随年龄增长，人体功能逐渐退化，老年人身体功能、自我照顾能力、健康状况等不断下降，患病风险增大，并且往往多种疾病并存、病程更长，导致一系列医疗、护理、照顾、心理和社会问题[1]。

因此，人口老龄化对于医学教育的影响主要来源于老年人口增多使医疗卫生服务需要发生重大变化，对于医疗卫生人员的数量、胜任力与职业素养等提出了新的要求，医学教育部门必须采取应对措施。首先，老年人医疗卫生服务需要与利用水平显著高于其他年龄组人群，人口老龄化导致医疗卫生服务供给总量增长，需要医学教育部门培养出更多的医疗卫生人员以满足服务供给的现实需要。其次，老年人医疗卫生服务需求种类日趋广泛，从医院、社区卫生服务中心等医疗卫生机构扩展到养老机构、家庭病床等。除医疗服务外，老年人对健康促进、专业化护理、康复、长期照顾、临终关怀和心理卫生等服务的需求不断增加，迫切需要医学院校尽快开展老年医学、老年护理、老年精神卫生等专业教育，加快老年卫生人力资源的培养。再次，由于年龄会改变生理与心理反应、用药效果，以及与年龄相关的慢性病、残疾和社会问题的存在，老年人医疗卫生服务与普通人群有很大不同，需要特殊知识、态度和技能。例如，老年病患者的诊断与治疗更为困难与复杂，要求医生掌握老年医学、心理学、精神病学、社会学、伦理学、环境科学、法律等多学科知识。老年病患者照护则是一项十分艰巨的工作，所需要的知识涉及健康促进、疾病预防、功能恢复与维持、老年人生活质量改善等领域。医学教

[1] Muszalik M., A. Dijkstra, K. Kedziora-Kornatowska, et al. Health and nursing problems of elderly patients related to bio-psycho-social need deficiencies and functional assessment[J]. Archives of Gerontology and Geriatrics, 2012, 55(1): 190-194.

育部门需要在课程设置、教学方式、胜任力要求等方面做出相应安排，以帮助学生具备相关知识、技能与态度。最后，除儿科外，未来几乎所有专业的医护人员都将面对越来越多的老年病患者，因此老年医学教育不应仅仅针对老年病专科医生和护理人员，而是从入学第一天起就应为所有未来的医务工作者做好诊治、照护老年病患者的准备[1]。

二、老年医学人才需求预测

教育规模构成高等教育宏观发展战略的基本范畴。医学教育规模对于医学人才的有效供给与配置水平、医疗服务的可得性与可及性等具有重要影响，加强此方面的研究可以为政策的制订、评估与调整提供富有参考价值的科学依据，从而为提高医学教育的有效性奠定基础并指明方向。另外，卫生人力规划的首要目标就在于确定合适的人才培养数量。在一个有效率的制度内，会及时实施有效政策以解决人才需求与供给不匹配的问题[2]。

在各类老年医学人才中，老年医学专科医生接受过专门训练，具有独特的知识、技能和方法，他们加入老年患者的诊疗可以带来很多更好的结果，比如较低的病死率、较好的功能性结果、较少的医源性疾病和较低的再入院率等[3]。在欧洲，及时的老年医学专科服务可以使死亡和残疾减少四分之一，与外科的有效协同则可以显著降低病死率和治疗成本[4]。印度医学研究协会（Indian Council of Medical Research，ICMR）也认为，最好由经过专门培训的老年病专科医生在老年病房内解决老年人的特殊医疗需要[5]。因此，人口老龄化将不可避免地增加对老年医学专科医生的需求数量，人员需求及供给预测在全球范围内引起越来越多的关注[6-8]。

预测医生供给和需求的方法主要有四种：供给预测法（supply forecasting）、利用或需求预测法（utilization or demand forecasting）、需要规划法（need-based planning）和基准法（benchmarking）。其中，供给预测法从人才培养规模的角度估计预期将进入卫生人力队伍的医生数量；利用或需求预测法考虑到了能衡量医生医疗服务能力的指标；需要规划法考虑到了人口卫生服务需要和就医渠道。在前三种方法中，使用的模型越复杂，预测结果越容易受到数据、对于稳定性判断与假设的影响，而基准法则不需要对卫生体系的稳定性做出假设。因此，目前国外大多使用基准法中的医生 / 人口比值法估计未来老年医学专科医生需求数量。例如，加拿大安大略省使用每万 65 岁以上人口配置 1.25 名老年医学专科医生或每万 75 岁以上人口配置 3.3 名的标准估计老年医学专科医生需求数量。在英国，皇家医师学院则建议每 25 万人口配置 6 名全职老年病专科医生，即大约每 4 万人口配置 1 名。与此相类似，英国老年病学会建议每 4000 名 75 岁以上人口配置 1 名全职老年医学专科医生。

加拿大老年病学会（Canadian Geriatrics Society，CGS）在 1993 年、2001 年和 2006 年多

---

[1] Weiss BD, M. J. Fain. Geriatric education for the physicians of tomorrow[J]. Archives of Gerontology and Geriatrics, 2009, 49Supplement 2: S17-S20.

[2] Birch S, Kephart G, Murphy GT, et al. Health human resources planning and the production of health: development of an extended analytical framework for needs-based health human resources planning[J]. J Public Health Manag Pract, 2009, 15(6 Suppl): S56-S61.

[3] Hogan DB, Borrie M, Basran JF, et al. Specialist physicians in geriatrics-report of the Canadian geriatrics society physician resource work group[J]. Can Geriatr J, 2012, 15(3): 68-79.

[4] O'Neill D. Respect and care for the older person[J]. The Lancet, 2011, 377(9766): 640.

[5] Evans JM, Kiran PR, Bhattacharyya OK. Activating the knowledge-to-action cycle for geriatric care in India[J]. Health Research Policy and Systems, 2011, 9: 42.

[6] Suzuki Y. Role of specialists in geriatric medicine—overview of world trends[J]. Nihon Ronen Igakkai Zasshi, 2006, 43(4): 437-440.

[7] Ault A. As America Ages, AAGP Issues Alert[J]. Clinical Psychiatry News, 2007, 35(5): 1.

[8] Mckibben MJ, Kirby EW, Langston J, et al. Projecting the Urology Workforce Over the Next 20 Years[J]. Urology, 2016, 98: 21-26.

次建议，应对老年医学专科医生培养数量做出科学规划。2012 年，该国每万 65 岁以上人口老年医学专科医生数为 0.5 人[1]。日本科学协会老龄化分会（Subcommittee for Aging，Science Council of Japan）委托的研究报告也认为，日本迫切需要采取一系列措施培养适宜规模的老年医学专科医生，包括明确老年医学专科医生职责、确定人员需求数量并制订配置方案、发展专科医生教育制度等[2]。学者建议印度应制订全国性老年卫生人力规划，以解决人才短缺、分布不均等问题[3]。

早在 1980 年，美国著名智库兰德公司就发布了《美国老年医学人才预测和培养建议》的研究报告，使用人口和医疗服务利用数据预测了未来 50 年老年医学专科医生等老年医学人才的需求数量[4]。1988 年起，美国家庭医学协会和美国内科学协会就开始颁发老年医学专科医生证书。基于需要老年医学专科服务的老年人所占比例（25% ～ 30%）和每名老年医学专科医生可有效诊疗老年病患者数量的假设，美国老年医学会（American Geriatrics Society，AGS）预测全美对老年医学专科医生的需求数量显著上升，在 2030 年前需要增加 2.6 万～ 3.6 万名[5]。

三、老年医学教育发展策略

在国际上，人口老龄化在很长时间内就引起了医学教育专家的注意。在国际上，人口老龄化在很长时间内已引起了医学教育专家们的注意，20 世纪 80 年代初有关推动老年医学教育的报告和著作接连出版。在随后的几十年里，很多国家的医学院校开始建设老年医学课程和培训项目，最初主要放在家庭医学和内科学学科内。1909 年，美国 Nascher 医生首先提出了老年病学（geriatrics）的概念[6]。在随后的几十年里，很多国家的医学院校开始建设老年医学课程和培训项目，最初主要放在家庭医学和内科学学科内。近年来，国外医学院校纷纷将老年病学列为毕业生必须考核的科目之一，目的是使其毕业后具有为老年人群提供良好卫生保健的能力。

1995 年，美国召开了全国老年医学教育与培训研讨会，并就改善老年医学专业人员的教育、培训、分布、使用和质量等提出了一系列建议，具体内容涉及老年医学本科教育、住院医师培训、师资队伍建设、继续医学教育、资金支持、科学研究和教育评估等[7]。此后，美国医学生接受的老年医学教育日益增加。2007 年，美国医学院校协会制订了针对所有医学生的 26 项老年医学胜任力标准[8]。有专家建议所有医学院和住院医师培训项目都应将老年医学纳入课程体系内。截止到 2009 年，美国 145 所医学院中已有 11 所建立了独立的老年医学系，64 所在某个大系中建立了老年医学教研室，23% 的医学院提供老年病科医院实习。近年来，美国医生政策顶尖专家们呼吁应在多个层面完善医学教育政策以确保医生们为诊治越来越多的老年患者做好准备。所建议的政策涉及联邦和州政府、公立和私立医疗保险组织、医学院校等，具

[1] Hogan DB, Borrie M, Basran JF, et al. Specialist physicians in geriatrics-report of the Canadian geriatrics society physician resource work group[J]. Can Geriatr J, 2012, 15(3): 68-79.

[2] Arai H, Ouchi Y, Toba K, et al. Japan as the front-runner of super-aged societies: Perspectives from medicine and medical care in Japan[J]. Geriatr Gerontol Int, 2015, 15(6): 673-687.

[3] Evans JM, Kiran PR, Bhattacharyya OK. Activating the knowledge-to-action cycle for geriatric care in India[J]. Health Research Policy and Systems, 2011, 9: 42.

[4] Kane RL, Solomon D, Beck J, et al. Geriatrics in the United States: manpower projections and training considerations[R]. Santa Monica, CA: RAND Corporation, 1980.

[5] The American Geriatrics Society. Projected future needs for geriatricians[R]. New York, 2010.

[6] 徐淼，李维卿，潘霄，等. 基于转化医学和全科医学理念开展老年病学临床教学改革与实践 [J]. 西北医学教育，2012, 20(5): 884-886.

[7] Saunders MJ, Yeh C, Hou L, et al. Geriatric medical education and training in the United States[J]. Journal of the Chinese Medical Association, 2005, 68(12): 547-556.

[8] Mateos-Nozal J, Beard J R. Global approaches to geriatrics in medical education[J]. European Geriatric Medicine, 2011, 2(2): 87-92.

体建议包括：增加医学院的老年医学教育经费；调整医疗保险的教育补贴以加强老年医学住院医师和专科住院培训项目；要求所有执业医师完成老年医学继续教育学分以维持执业资格；修改相关法律，鼓励医学教育创新以为老年人提供更好的医疗服务等[1,2,3]。同时，拥有足够的师资力量也至关重要，师资不足会加剧老年医学专科医生的短缺[4]。

促进医学行业每一个分支参与到老年医学的复兴中，增强医生的老年医学知识和技能，例如美国专科医生老年医学项目（geriatrics-for-specialists initiative，GSI）与其他医学组织进行广泛合作，旨在提高医学专家对老年医学的认识以及通过提高专科医师在老年医学方面的能力来改善美国老年人的健康状况[5]。美国还重视老年医学教育、临床、科研三者的共同发展。例如，南德州老年医学教育中心和退伍军人卫生系统成立了老年医学科研、教育、临床中心（Geriatric Research，Education and Clinical Centers，GRECC），紧密结合开展了各个层次的老年医学教育、临床培训和科学研究，以教育促进临床及科研的进步，以临床及科研促进教育的发展。

在欧洲 33 个国家中，25 个国家有老年医学本科教育项目，绝大多数发生在临床课程学习阶段，16 个国家有老年病科医院实习[6]。在欧盟国家中，强调所有医学院都应发展老年医学学术机构，所有初级和二级卫生保健工作者都应接受老年医学培训[7]。英国老年医学会专门为临床医学本科生的老年医学教育提出了详细的教学目标[8]。目前，绝大多数英国院校将老年医学相关内容整合到精神医学、内科学等临床课程中[9]，越来越多的院校将其纳入考试范围之内[10]。

在亚洲，日本是全球老龄化程度最为严重的国家之一。在 20 世纪 80 年代中期以后，日本大力培养服务于老年医疗的专业人才，在 80 所医学院校中，19 所已成立了老年医学系。目前，大约 30% 的医学院设有专注于老年医学教育的系，有日本学者建议每所医学院都应建立老年学或老年医学系以提供本科水平教育，同时在全国建立老年医学毕业后教育制度[11]。

作为主要的发展中国家之一，巴西在 1961 年成立了老年医学和老年学协会，20 世纪 70 年代晚期，巴西医学院校开始提供正式的老年医学培训，并先后在两所大学成立了老年医学系。自此以后，本科和研究生层次的老年医学教育扩展至全国各州。然而，巴西仍然存在老年医学专科医生缺乏的问题，平均每 3.7 万老年人口仅有 1 名老年医学专科医生[12]。在印度 206 所医学院中，仅有一所设有全日制老年医学博士专业。不过，印度研究人员和专家们也就加强老年医学人才培养达成了共识，同时建议通过现有初级卫生保健系统发展农村老年医疗

[1] Olivero M. Doctor shortage: who will take care of the elderly[N]. U.S. News & World Report.

[2] Boult C, Counsell SR, Leipzig RM, et al. The urgency of preparing primary care physicians to care for older people with chronic illnesses[J]. Health Aff(Millwood), 2010, 29(5): 811-818.

[3] Rowe JW, Fulmer T, Fried L. Preparing for better health and health care for an aging population[J]. JAMA, 2016, 316(16): 1643-1644.

[4] Lee WC, Dooley KE, Ory MG, et al. Meeting the geriatric workforce shortage for long-term care: opinions from the field[J]. Gerontol Geriatr Educ, 2013, 34(4): 354-371.

[5] Solomon DH. Introduction to the geriatrics-for-specialists initiative: geriatrics specialty care at the tipping point[J]. J Am Geriatr Soc, 2010, 58(1): 173-175.

[6] Weiss BD, Fain MJ. Geriatric education for the physicians of tomorrow[J]. Arch Gerontol Geriatr, 2009, 49 Suppl 2: S17-S20.

[7] O'Neill D. Respect and care for the older person[J]. The Lancet, 2011, 377(9766): 640.

[8] Society BG. British geriatrics society recommended curriculum in geriatric medicine for medical undergraduates, 2013[Z]. 2013.2016.

[9] Bartram L C P M A. Survey of training in geriatric medicine in UK undergraduate medical schools[J]. Age and Ageing, 2006, 35(35): 533-535.

[10] Lally F, Crome P. Undergraduate training in geriatric medicine: getting it right[J]. Age and Ageing, 2007, 36(4): 366-368.

[11] Arai H, Ouchi Y, Toba K, et al. Japan as the front-runner of super-aged societies: perspectives from medicine and medical care in Japan[J]. Geriatr Gerontol Int, 2015, 15(6): 673-687.

[12] Garcez-Leme LE, Leme MD, Espino DV. Geriatrics in Brazil: a big country with big opportunities[J]. J Am Geriatr Soc, 2005, 53(11): 2018-2022.

服务[1]。

总体而言，老年医学教育与培训的广度与深度在发达国家和部分发展中国家不断提升，医学生老年医学教育的开展已越来越广泛。在加强老年医学教育方面，各国所采取的方法主要有以下 7 种：①制订老年医学核心胜任力标准。目前，国际老年医学协会、世界卫生组织、美国老年医学学会等已经制订了老年医学核心胜任力标准，主要包括知识、态度和技能、人力资源和评价方法等，是激发医学生学习老年医学并评价其相关能力的基本工具。②建立老年医学系或教研室。老年医学教研室一般设在全科医学系内。③加大资金支持。④开设老年医学课程，主要包括独立设置课程和整合课程两种形式。⑤设立各类培训项目。传统培训方式主要有课堂授课、病例讨论、影像教学等，近年来网络在线培训项目在老年医学教育中得到日益广泛的应用。⑥医院实习。老年病科实习可以分为强制和自愿两种方式，教学方式包括老年医学教学大纲讨论和以问题为基础学习（PBL）等。⑦老年人指导项目。此种培训方式在美国十分流行，通常指一名学生和一位老年"导师"见面，并在规定时间内完成结构性作业[2]。由于绝大多数发达国家的人口老龄化早于发展中国家，从而为后者在老年医学教育方面提供了实践学习机会[3]。专家们达成的共识在于 21 世纪人口老龄化的加剧不但需要卫生体系做出快速、重大变革，而且需要立刻并积极完善老年医学教育[4]。

促进医学生的老年医学教育和保证卫生保健提供者与老年医学专家间的充分交流，可以通过四个方面来实现：让更多医学生接受成为老年医学专家的相关教育；筹备更多的老年卫生专业项目，增加学生对老年病学的认识；让更多的医疗保健提供者聘请接受老年病学培训的从业人员；让更多的医疗机构提供老年人专科服务[5]。

第二节　普及性老年医学教育

随着老龄化的加剧，除儿科以外所有临床科室的医生都将面临越来越多的老年患者，仅依靠老年医学专科医生提供服务是远远不够的，提供培训以使未来的非老年医学专科医生具备提供老年医疗服务的能力同样重要[6]。在美国，有学者建议具有老年医疗服务胜任力应当成为该国所有医生获得医师执照和资格的前提条件[7]。

一、院校教育中的老年医学教育

在全球范围内，老年医学正在成为临床医学本科课程的重要组成部分[8]。医学生和住院医

[1] Evans JM, Kiran PR, Bhattacharyya OK. Activating the knowledge-to-action cycle for geriatric care in India[J]. Health Research Policy and Systems, 2011, 9: 42.

[2] Mateos-Nozal J., J. R. Beard. Global approaches to geriatrics in medical education[J]. European Geriatric Medicine, 2011, 2(2): 87-92.

[3] Evans JM, Kiran PR, Bhattacharyya OK. Activating the knowledge-to-action cycle for geriatric care in India[J]. Health Research Policy and Systems, 2011, 9: 42.

[4] Indiana University. Urgent changes needed to prepare doctors to care for aging America[N]. IU News Room.

[5] Kovner CT, Mezey M, Harrington C. Who cares for older adults? Workforce implications of an aging society[J]. Health Aff(Millwood), 2002, 21(5): 78-89.

[6] Leff B. Who will heal us as we grow old[N]. The New York Times, October 22, 2006(1).

[7] Rowe JW, Fulmer T, Fried L. Preparing for better health and health care for an aging population[J]. JAMA, 2016, 316(16): 1643-1644.

[8] Oakley R, Pattinson J, Goldberg S, et al. Equipping tomorrow's doctors for the patients of today[J]. Age and Ageing, 2014, 43(4): 442-447.

师的学习时间以及教育经费都是有限的，增加老年医学教育意味着用于其他方面学习的时间或经费减少，因此对于老年医学教育的教学模式、方法、内容、学习时间等需要慎重考虑。研究显示，老年医学课程有利于提高医学生的老年医疗胜任力，并可改善他们对老年人和老年患者的态度[1,2]。

（一）英国

1. 教学目标

在英国教育和卫生体系中，多家机构所出台的指导性文件均涉及本科临床医学教育阶段的老年医学教学，包括英国医学总会（General Medical Council，GMC）发布的“医学毕业生胜任力要求”、英国高等教育质量保障局（Quality Assurance Agency，QAA）发布的“医学教育基准”、英国老年医学会（British Geriatrics Society，BGS）提出的“临床医学本科生老年医学推荐课程说明”等。

英国医学总会作为一家独立组织，承担着保护患者权利、促进医学教育和实践的职能，根据社会和医学科学的发展进步适时调整医生培养标准。英国医学总会曾于1993年、2003年和2009年先后发布了三版《明日医生》，对临床医学教育提出了指导性意见。2015年，该组织发布了最新版的《临床医学毕业生胜任力要求》[3]。作为一个纲领性文件，《临床医学毕业生胜任力要求》高度概括，其中一些条目与老年患者的诊治密切相关。例如，掌握药物不良反应和相互作用，包括多种治疗方案的联合；尊重所有年龄段的患者、同事和其他群体；理解并承担在促进健康过程中所负有的法律、道德和伦理责任，尤其是弱势群体，包括儿童、老人、残疾人和精神病患者；恰当地与弱势群体患者交流；能察觉出弱势群体被虐待或被漠视，并了解如何采取行动保护他们的权利；学会在一个多专业团队中有效学习和工作等。

英国高等教育质量保障局是评估高等教育质量的机构，负责发布每一个学科的教育基准。2002年，该机构发布的临床医学教育基准在形式上与英国医学总会的临床医学毕业生胜任力要求相似，均没有对任何一个具体学科提出明确要求，且二者大体上有着同样的标准[4]。其中，也提出了与老年医学教育高度相关的标准，主要体现在要求掌握衰老人体正常和异常的差异、康复医疗的基本原则，提出临床医学毕业生要具备为接受康复或姑息治疗的患者提供医疗服务的能力。

作为老年医学的专业学术协会，英国老年医学会专门为临床医学本科生的老年医学教育提出了详细的教学目标（表13-1）[5]。

表13-1 英国老年医学会提出的临床医学本科生老年医学的教学目标

	教学目标
医学及社会学知识	a. 掌握衰老的生物化学、分子生物学、细胞学、遗传学理论 b. 掌握人体衰老的解剖学和组织学改变 c. 掌握正常衰老和衰老相关疾病的病理学特点 d. 掌握衰老的生理学改变 e. 了解衰老对于药效学和药动学的影响，以及复合用药的概念；考虑老龄性生理、病理改变和药物相互作用，能够对老年患者安全用药实践进行描述

[1] Reuben DB, Lee M, Davis JJ, et al. Development and validation of a geriatrics attitudes scale for primary care residents[J]. J Am Geriatr Soc, 1998, 46(11): 1425-1430.

[2] Kishimoto M, Nagoshi M, Williams S, et al. Knowledge and attitudes about geriatrics of medical students, internal medicine residents, and geriatric medicine fellows[J]. J Am Geriatr Soc, 2005, 53(1): 99-102.

[3] The General Medical Council G. Outcomes for Graduates (Tomorrow's Doctor) [G]. 2015.

[4] Pathy MSJ, Sinclair AJ, Morley JE. Principles and practice of geriatric medicine[M]. Fourth Edition. New York：John Wiley & Sons, 2006.

[5] Britis Geriatics Society. British Geriatrics Society recommended curriculum in geriatric medicine for medical undergraduates, 2013[Z]. 2013.2016.

（续表）

	教学目标
	f. 了解特定疾病的病理生理学变化、诊断和预防管理策略，这些疾病包括痴呆、谵妄、抑郁症、骨质疏松症、跌倒、帕金森病和运动障碍、压力性溃疡、脑血管疾病和脑卒中 g. 了解国际功能、残疾和健康分类的主要内容，并能比较其与此前使用过的分类方法的优缺点 h. 了解老年人综合评估，并能列出它与医学、心理学、社会学、功能学和环境等相关知识整合形成的主要内容 i. 能描述老年人综合评估的过程，包括初步评估、确立问题列表、管理计划、目标，并能描述多学科团队在其中所起的作用 j. 能描述康复医疗的概念和长期照护服务 k. 能描述老年人社会心理学理论 l. 能描述老龄化及老年人口统计的现状和未来趋势 m. 能够讨论现有相关研究的结论对于脆弱老年人口的适用性
老年患者、老年医疗服务的态度和观念	a. 对老年人保持一种专业的态度，了解并摒弃对老年人的多种偏见，提倡反对年龄歧视，并认识到偏见和歧视将会影响到对老年人的最佳诊疗 b. 认识到老年群体的异质性，即每一个人都需要被视作一个独立的个体 c. 了解并描述以下专业在诊疗中的作用：职业治疗、物理治疗、护理、营养学、言语治疗、社会工作、跌倒医疗服务、家庭护理、老年精神病学、老年骨科学、姑息医疗、卒中医学 d. 认识到对于老年患者的医疗服务需要多学科合作，并能说明相关专业人员如何能有效组成一个多学科团队 e. 认识到医院照护的局限性，重视社区老年医学在患者评估和管理中所起的作用，能够描述长期照护服务 f. 描述与老年人群相关的伦理和法律问题，如生前预嘱、安乐死和协助自杀、安全保障、放弃医疗服务、不进行心肺复苏的决策等 g. 了解医疗自主选择权的原则，明确能够自主决策的精神状态和利益最大化的概念，并能描述保护这些原则的法律法规 h. 了解以下社会问题：对老年人进行身体、精神和经济形式的虐待

英国老年医学会设置的教学目标，虽然对于各医学院校并无约束力，但涵盖内容丰富，以英国医学总会提出的胜任力要求为基础，细化了老年医学方面的内容要求，具有以下特点：①由于本科教育阶段时间有限，教学目标以了解、描述的水平为主，能力性要求较少；②在态度和观念上强调三点：避免年龄歧视、重视老年患者的多学科合作诊疗、意识到社区医疗在老年患者诊疗中的作用。上述两点与英国医学总会和高等教育质量保障局提出的要求相吻合，这种贯穿在老年人医疗服务过程中的理念，保证了老年患者得到最佳效果的诊疗。

2. 课程设置与学时

虽然英国所有医学院校都需要根据英国医学总会制订的《临床医学毕业生胜任力要求》来培养医生，但由于该标准没有具体到老年医学领域，因而不同院校对标准的解读不同，与老年医学相关的课程内容及其学时差异较大，甚至可能导致院校教育者对老年医学教育的忽视[1]。

近年来，老年人医疗服务模式和医学院校中老年医学的学科地位在英国都发生了很多变化。例如，老年患者诊疗已经整合到医院的各个科室中，老年人常发的慢性病照护主要转移到社区，高校中老年医学研究机构的数量有所下降[2]。这些变化也导致了本科教育中老年医学课

[1] Lally F, Crome P. Undergraduate training in geriatric medicine: getting it right[J]. Age and Ageing, 2007, 36(4): 366-368.

[2] Michel J, Huber P, Cruz-Jentoft AJ. Europe-wide survey of teaching in geriatric medicine[J]. Journal of the American Geriatrics Society, 2008, 56(8): 1536-1542.

程设置、讲授内容和教学方式等方面的转变。

20 世纪 80 年代，老年医学在英国绝大多数医学院校中作为一门独立的本科课程进行讲授，少数院校将老年医学相关内容整合到内科学课程中[1]。经过 40 年的发展，目前只有极少数医学院校仍将老年医学作为一门独立的课程，绝大多数院校都将相关内容整合到精神医学、内科学等临床课程中。然而，老年病学教授及英国老年医学会医师教育委员会成员大多不赞成这种“整合”课程的安排。尽管将老年医学作为一门独立课程进行讲授的院校显著减少，但越来越多的院校将其纳入考试范围之内[2]。

与此同时，老年医学的某些内容在临床医学本科生教育中还没有得到足够重视。按照英国老年医学会推荐的老年医学课程内容，绝大多数院校偏重于讲授在老年群体中高发的疾病及其相关知识，如谵妄、痴呆、脑卒中、跌倒、骨质疏松症、帕金森病、复合用药、失禁等。衰老的基础医学和社会伦理知识、临床老年患者的全面健康评估方法等仅在部分院校讲授（表 13-2）[3,4]。

表 13-2 英国医学院校老年医学授课情况

老年医学相关内容	授课院校数	占调查院校比例（%）
细胞衰老	13	68
衰老的生理学	16	84
衰老和药物代谢	18	95
脑卒中、多重用药、伦理学、精神障碍、谵妄、痴呆	19	100
跌倒、失禁、骨质疏松、老年社会人口学	18	95
老年人健康评估方法、医疗服务模式	16	84
生前预嘱、社会老龄化	14	74
虐待	13	68
健康与疾病的术语和分类	7	37

由于英国尚无一个强制性的老年医学本科教育标准，总体而言老年医学学时较少而且在院校间差别很大。调查显示，在 19 所医学院校中老年医学学时为 26 ～ 192 小时不等，平均仅为 55.5 小时[5]。由于绝大多数疾病都在老年群体中高发，一个经过学时不足 2 周的老年医学教育的医生，在日后的工作中却要面对大量的老年患者。在老年医学学习与实践方面不足的医师对待老年患者的态度可能不如那些接受更充足训练的医师积极，从而不利于老年患者得到最佳的医疗服务[6]。

[1] Smith RG, Williams BO. Undergraduate teaching of geriatric medicine in the United Kingdom: changes in the years 1981—1986[J]. Med Educ, 1988, 22(6): 498-500.

[2] Lally F, Crome P. Undergraduate training in geriatric medicine: getting it right[J]. Age and Ageing, 2007, 36(4): 366-368.

[3] Gordon AL, Blundell AG, Gladman JRF, et al. Are we teaching our students what they need to know about ageing? Results from the National Survey of Undergraduate Teaching in Ageing and Geriatric Medicine[J]. Age and Ageing, 2010, 39(3): 385-388.

[4] Gordon AL, Blundell A, Dhesi JK, et al. UK medical teaching about ageing is improving but there is still work to be done: the Second National Survey of Undergraduate Teaching in Ageing and Geriatric Medicine[J]. Age and Ageing, 2014, 43(2): 293-297.

[5] Gordon AL, Blundell A, Dhesi JK, et al. UK medical teaching about ageing is improving but there is still work to be done: the Second National Survey of Undergraduate Teaching in Ageing and Geriatric Medicine[J]. Age and Ageing, 2014, 43(2): 293-297.

[6] Varkey P, Chutka DS, Lesnick TG. The aging game: improving medical students' attitudes toward caring for the elderly[J]. Journal of the American Medical Directors Association, 2006, 7(4): 224-229.

3. 教学方法

在英国医学院校，老年医学的教学方法同其他课程一样具有多样化的趋势，主要分为正式和非正式教学方法两大类，以前者为主。正式教学方法包括讲座、讨论会、专题汇报、小班教学、正式病房教学等；非正式教学方法包括图书馆学习、书籍阅读学习和非正式病房教学等。调查显示，最常用的正式教学方法包括床旁教学、讨论会及专题汇报，接近一半的学校还采用PBL 教学 [1,2]。在某些内容的讲授上，非正式教学方法式也占有相当大的比例，可能与对这些内容的重视程度较低有关。例如，在讲授“压力性溃疡”的 14 所院校中，使用非正式教学方法的院校占了一半；在讲授“健康术语及分类”的 6 所院校中，三分之二的院校使用非正式教学方法 [3]。有研究认为，尽管采用非正式教学方法的比例在下降，但仍有少部分院校使用该类教学方法讲授一些重要内容，不利于保证教学质量和效果 [4]。

英国医学院校在老年医学教学方法上有一定创新，主要体现在模拟教学、计算机辅助教学、跨学科教学和学生主导式教学（student-led teaching）等方面。例如，在护目镜上涂抹凡士林以模拟老年黄斑变性、穿高科技紧身衣模拟老年人受限的活动能力等模拟教学方法逐步出现，有助于学生产生对老年患者的同理心，避免出现老龄歧视的消极态度。部分院校正在开发计算机辅助教学软件。很多院校也积极采用学生主导式教学方法，让学生主持研讨会、进行课堂展示等，以充分调动学生获取知识的积极性并提高自主学习能力。老年医学授课教师的学科来源比较分散。多数学校有老年病学家、内科医生、全科医生、精神病医生、药剂师或药理学家、生理学家等多个学科领域的教师进行讲授。这种多学科师资的教学充分体现了老年患者的诊疗与护理需要多学科团队合作的特点。

（二）美国

1. 明确医学毕业生老年医学胜任力和能力要求

为每一个医学教育阶段设置胜任力要求有利于提高医学教育的整体水平 [5]。有关学者建议，具有老年医疗服务胜任力应当成为美国所有医生获得医师执照和资格的前提条件。尽管美国医学会对于老年医学专科医师的培训具有详细的目标要求 [6,7]，然而对于医学院校培养阶段的老年医学教育，尚无一个全美统一执行的胜任力要求 [8]。不过，相关组织或学者已经在该领域进行了有益探索。2000 年，美国老年医学会为医学毕业生进入下一阶段住院医师培训前所应当掌握的老年医学知识提出了诸多建议 [9]。美国老年医学会教育委员会认为，在院校教育阶

---

[1] Bartram L C P M A. Survey of training in geriatric medicine in UK undergraduate medical schools[J]. Age and Ageing, 2006, 35(35): 533-535.

[2] Gordon AL, Blundell AG, Gladman JRF, et al. Are we teaching our students what they need to know about ageing? Results from the National Survey of Undergraduate Teaching in Ageing and Geriatric Medicine[J]. Age and Ageing, 2010, 39(3): 385-388.

[3] Blundell A, Gordon AL, Masud T, et al. Innovations in teaching undergraduates about geriatric medicine and ageing-results from the UK National Survey of Teaching in Ageing and Geriatric Medicine[J]. European Geriatric Medicine, 2011, 2(1): 12-14.

[4] Gordon AL, Blundell A, Dhesi JK, et al. UK medical teaching about ageing is improving but there is still work to be done: the Second National Survey of Undergraduate Teaching in Ageing and Geriatric Medicine[J]. Age and Ageing, 2014, 43(2): 293-297.

[5] Weinberger SE, Pereira AG, Iobst WF, et al. Annals of internal medicine academia and the profession[J]. Annals of Internal Medicine, 2010, 11(153): 751.

[6] Saunders MJ, Yeh C, Hou L, et al. Geriatric medical education and training in the United States[J]. Journal of the Chinese Medical Association, 2005, 12(68): 547-556.

[7] Bragg EJ, Warshaw GA. ACGME Requirements for geriatrics medicine curricula in medical specialties: progress made and progress needed[J]. Academic Medicine, 2005, 80(3): 279-285.

[8] Bagri AS, Tiberius R. Medical student perspectives on geriatrics and geriatric education[J]. Journal of the American Geriatrics Society, 2010, 58(10): 1994-1999.

[9] American Geriatrics Society. Core competencies for the care of older patients: recommendations of the American Geriatrics Society[J]. Academic Medicine, 2000, 3(75): 252-255.

段，老年医学教学的总体目标是使医学生具备老年医疗服务所需要的基础知识和技能，并从态度、知识和技能3个维度列出了医学毕业生应该具备的老年医学核心胜任力。具体结果详见表13-3。

表 13-3 美国医学毕业生应当具备的老年医学核心胜任力

维度	胜任力
态度	1. 警惕涉及老年人的偏见与歧视，并能够认识到源自医护人员的偏见和歧视将会对老年医疗服务产生负面影响 2. 认识到老年人会有不同的性格、价值观、功能状态和疾病，每一个老年人都需要得到个性化的指导 3. 愿意与其他学科同事一起为老年患者提供医疗服务 4. 重视提高老年人的功能而不是仅仅关注他们的疾病
基础阶段知识	1. 老年人群的人口统计学和流行病学 2. 衰老的生物化学、细胞学、遗传学、解剖学和生物心理社会变化 3. 在分子、细胞、组织和器官层面区分正常衰老变化与异常疾病改变 4. 器官、系统在衰老时的生理和病理改变 5. 老年人的用药决策
临床阶段知识	1. 了解老年患者的常见综合征和情况，以及它们的危险因素、病因、临床表现、鉴别诊断、评估和预防措施，具体包括：痴呆、不合理用药、失禁、抑郁、谵妄、视听力下降、骨质疏松、步态不协调、压疮、睡眠障碍以及其他疾病的非特异表现 2. 了解老年患者常见疾病的病理生理学改变、临床表现、鉴别诊断、诊断评估，具体包括：风湿性疾病、泌尿生殖系统疾病、心血管疾病、内分泌疾病、肿瘤、肾病、胃肠道疾病、精神疾病及其他（如骨折、淀粉样变性） 3. 认识老年人常见社会心理变化导致的症状与体征，并能够进行正确转诊，具体包括：正常老年生活改变（如退休）、心理问题、性功能下降、虐待和漠视、自杀、居家安全等 4. 疾病的预防 5. 了解老年人医疗中的伦理问题，具体包括：缓解疼痛、临终关怀、安乐死等 6. 了解卫生经济学知识，包括美国老年人医疗保险制度、低收入人群医疗补助计划、健康管理等 7. 衰老的文化层面问题，学生应当熟悉文化和种族对衰老进程、健康和疾病认知及医疗护理使用的影响
技能	1. 掌握对老年人进行基本评估的技能，包括身体、认知、情感和社会功能的标准化评估 2. 掌握物理诊断技能，包括运动能力和步态平衡的评估，识别出正常衰老和疾病的异常状态，并能够进行术前评估

为了保证进入第一年住院医师培训的医学毕业生能够为老年患者提供基于循证的医疗服务并保证患者安全，美国西奈山医学院的Leipzig教授和其他13位老年医学教育专家组成了临时指导委员会，在2007年推出了一份“医学毕业生老年医学最基本能力要求”的专家共识，提出了包含8个领域26条能力的要求，涉及用药管理、认知与行为疾病、自我管理能力、跌倒与步态异常、卫生保健计划、疾病的非典型表现、姑息治疗、老年患者住院治疗等领域[1]。具体结果详见表13-4。

美国老年医学会教育委员会制订的老年医学核心胜任力和Leipzig等人提出的老年医学最基本能力要求各有其特点。前者主要阐述了医学生在老年医学方面应当学习的内容，条目较为详细，具体到了老年常见疾病；同时，所涵盖的内容非常全面，涉及态度、知识和技能3个方

[1] Leipzig RM, Granville L, Simpson D, et al. Keeping granny safe on July 1: a consensus on minimum geriatrics competencies for graduating medical students[J]. Academic Medicine, 2009, 84(5): 604-610.

面，包括了衰老的生物学变化等基础医学内容，更强调了医学生对于知识的掌握。此版本的能力要求在技能方面要求较少，仅需要掌握一些老年状态评估的技能即可，而这一缺陷恰好被 Leipzig 等人提出的老年医学最基本能力要求所弥补。最基本能力要求建立在临床实践的基础之上，对医学生的接诊、初步评估能力提出了较高的要求，而在治疗方面没有提出较高的要求，其目的在于保证进入住院医师培训的医学毕业生能够在上级医师指导下为老年人提供安全合理的医疗服务。

表 13-4　美国医学毕业生老年医学最基本能力要求

领域	最基本能力要求
用药管理	1. 掌握老年人肝肾功能、身体组分和神经系统变化导致的用药选择和用药剂量的改变 2. 了解在老年人中应当避免使用或谨慎使用的药物并掌握它们的可能不良反应，包括抗胆碱能药、精神药物、抗凝药、镇痛药、降糖药、心血管药物 3. 能够列出老年患者所有用药（包括处方药、草药、非处方药），能够给出每种药物的剂量、用药间隔、适应证、获益和不良反应，并能够对成瘾风险进行评估
认知与行为疾病	4. 识别谵妄、抑郁、痴呆的临床表现 5. 能针对谵妄、抑郁、痴呆进行鉴别诊断，并能做出初步评估 6. 对谵妄的老年患者能紧急开始诊断性检查以寻找病因 7. 能够对老年患者进行认知功能检查 8. 能够对谵妄、痴呆患者进行非药物管理
自我管理能力	9. 通过搜集病史资料和体格检查，评估和描述老年患者的功能状态 10. 对功能缺失的患者制订初步康复方案，包括调适性干预措施、邀请多学科团队（如社工、护士、康复师、营养师和药师等）帮助 11. 评估患者在家庭环境中的安全风险，并能够对此提出建议以降低风险
跌倒与步态异常	12. 询问 65 岁以上的患者或其照料人在过去一年中的跌倒情况，观察患者从椅子上站起和行走的情况，并对此进行记录和解释 13. 对曾经跌倒的患者，在病史采集、体格检查和功能评估的基础上建立鉴别诊断及评估计划
卫生保健计划	14. 了解医生所在州的医疗护理决策委托、生前预嘱等规定 15. 在临床实践中仔细结合患者预期寿命、功能状态、偏好、医疗目标以及临床指南进行检查的选择 16. 在临床实践中仔细结合患者预期寿命、功能状态、偏好、医疗目标以及临床指南进行治疗的选择
疾病的非典型表现	17. 了解至少 3 个系统的生理衰老改变及其对患者的影响 18. 了解老年患者常见疾病的独特表现并建立鉴别诊断
姑息治疗	19. 根据患者的诊疗目标，评估并提供缓解疼痛的初步方案 20. 根据患者的疾病状态，了解患者及其家庭成员的心理、社会、精神需求，并将这些需求与适宜的多学科团队诊疗结合起来 21. 将姑息治疗作为晚期患者的一种积极的治疗选择
老年患者住院治疗	22. 了解住院对老年患者的潜在危害，并提出预防措施 23. 掌握老年患者留置导管的风险、适应证、备选方案和禁忌证 24. 掌握物理管控和药物管控的风险、适应证、备选方案和禁忌证 25. 与患者沟通安全的出院计划 26. 对容易发生压疮的高风险部位进行检查，并管理已有压疮

2. 强调在医学生中进行老年医学教育的必要性

20 世纪 70 年代，美国部分高校医学教育中就开设了老年医学课程[1]。鉴于美国老年人口

[1]　Fein EB. Gaps in geriatric medicine alarm health professionals[N].The New York Times, 1994-05-16(A).

于21世纪加速增长，美国医学会、美国医学院校协会等多家机构呼吁在医学院课程中增加老年医学相关内容。在医学生中进行老年医学教育的必要性，已经普遍被美国医学院校所认同[1]。迈阿密大学米勒医学院自20世纪80年代起，就要求三年级医学生的科室轮转必须包括老年病科。2010年，伯明翰大学医学院要求所有第一年的内科住院医师必须有4周时间学习照顾老年患者。有关专家建议，所有医学院都应该将老年医学纳入课程体系中，具有老年医疗服务胜任力应当成为所有医学毕业生获得执业执照和资格的前提条件[2]。

3. 将老年医学知识贯穿于医学教育全过程

美国主要采取将老年医学知识融合到相关医学课程的做法，以在医学生中普及老年医学基础知识和临床诊疗观念，多数医学院校还明确规定了医学专业的老年医学学习目标[3]。在得克萨斯大学医学部，老年医学教育专家、老年医学临床医生和其他相关课程教师合作，根据2000年美国老年医学会关于老年医学核心胜任力的建议，将老年医学相关知识融合在4年全程的医学教育之中，并制订了详细的课程计划[4]。所涉及的医学课程包括解剖与影像、分子生物学、细胞与组织、免疫与病理等基础学科，以及人体所有系统的临床课程和多科室的临床轮转。该课程计划贯穿医学教育全过程，具有明确的授课目的和详细的授课安排。研究结果显示，学习过上述课程的医学生在对待老年人的态度、老年医学知识的掌握程度和学习老年医学的热情等方面均有所提升。

4. 丰富老年医学教学方式

老年医学教学方式不仅包括课堂讲授、社区实践、以问题为导向的学习（PBL）、临床实习等传统教学方法，还设计了一些新的教学方式，如家庭访问教学项目。在得克萨斯大学医学部，该项目设置在第一学年，首先选择至少有一位65岁以上老人的家庭，然后由多个专业学生组成的团队定期进行家庭访视。近年来，教育类游戏还被用于老年医学教学中。此类游戏模拟现实情境，通过角色扮演，学生在其中可以犯错误，但不至于产生伤害性后果。不过，也有研究发现老年医学教育中的角色扮演并不能提高学生的老年医学知识与技能，对于改善学生对待老年人的态度和观念也不能产生影响[5]。

二、毕业后教育中的老年医学教育

在美国，1988年的一项研究发现80%的家庭医学和36%的内科住院医师培训项目开设有老年医学课程。1994年，美国老年医学会开展了一项提高住院医师接受老年医学教育数量和质量的住院医师老年医学教育项目（geriatrics education for specialty residents，GESR）。该项目鼓励将老年医学整合到住院医师培训课程中，促进了老年医学课程内容的发展[6]。目前，已有麻醉学、急救医学、家庭医学、内科学等十余个专业或亚专业的国家认证标准要求住院医师培训必须包括老年病科环节，95%以上的家庭医学住院医师培训项目还包含一门老年医学必修

[1] Parks SM, Harper GM, Fernandez H, et al. American Geriatrics Society/Association of Directors of Geriatric Academic Programs Curricular Milestones for Graduating Geriatric Fellows[J]. Journal of the American Geriatrics Society, 2014, 62(5): 930-935.

[2] Olivero M. Doctor shortage: who will take care of the elderly[N]. U.S. News & World Report.

[3] Eleazer GP, Doshi R, Wieland D, et al. Geriatric content in medical school curricula: results of a national survey[J]. J Am Geriatr Soc, 2005, 53(1): 136-140.

[4] Newell DA, Raji M, Lieberman S, et al. Integrating Geriatric Content into a Medical School Curriculum: description of a successful model[J]. Gerontology & Geriatrics Education, 2004, 25(2): 15-32.

[5] Alfarah Z, Schunemann HJ, Akl EA. Educational games in geriatric medicine education: a systematic review[J]. BMC Geriatr, 2010, 10: 19.

[6] Leipzig RM, Sauvigne K, Granville LJ, et al. What is a geriatrician? American Geriatrics Society and Association of Directors of Geriatric Academic Programs end-of-training entrustable professional activities for geriatric medicine[J]. J Am Geriatr Soc, 2014, 62(5): 924-929.

课程，至少 91% 的内科住院医师培训项目要求老年医学培训达到 2 周或以上 [1]。2007 年，美国医学院校协会已在开发住院医师老年医学胜任力标准。

根据美国毕业后医学教育认证委员会（Accreditation Council for Graduate Medical Education，ACGME）的要求，家庭医学住院医师应该学习老年患者的常见及复杂的临床问题，同时还应具有在医院、诊所、长期护理机构或家庭中与老年患者相处的经历；内科住院医师应在老年医学领域获得正式的学习指导以及常规的、有上级医生指导的临床经历。家庭医学 / 内科学住院医师还必须完成老年神经病学等相关医学专业的轮转，同时需要认识影响老年人的环境和风险，研究衰老对人体身心的影响，学习如何监测身心功能。

1979 年巴西教育部认证了第一批老年医学专科住院医师培训项目。目前，全国设有 15 个老年医学住院医师培训项目，另外还有大量侧重老年医学和老年医疗的专科住院医师培训项目。

三、继续医学教育中的老年医学教育

在美国，凡是 65 岁以上患者人数超过 25% 的普通内科和家庭医学医师，至少有 20% 的继续医学教育应是在老年医学领域。同时，鼓励所有其他医生学习包括老年药理学在内的老年医学课程 [2]。

第三节 老年医学专科医生培养

经过医学专业教育与培训的医疗卫生人员是提供老年医疗卫生服务、实现健康老龄化的中坚力量。老年医疗卫生服务的特点是需要多学科、多种专业人才联合工作，其中最关键的一种人才是老年医学专科医生。根据国外经验，由于老年医学专科医生接受过专门训练，具有独特的知识、技能和方法，他们参加老年患者的诊断与治疗可以带来很多更好的结果，比如较低的病死率、较好的功能性结果、较少的医源性疾病和较低的再入院率等 [3]。在欧洲，及时的老年医学专科服务可以使死亡和残疾减少四分之一，与外科的有效协同则可以显著降低病死率和治疗成本 [4]。印度医学研究协会也建议，最好由经过专门培训的老年医学专科医生在老年病房内解决老年人的特殊医疗需要 [5]。

美国也是开设老年医学专科住院医师培训较早的国家之一。自 1988 年起，美国家庭医学协会和美国内科学协会就开始颁发老年医学专科医生证书。1995 年，召开了全美老年医学教育与培训研讨会，就改善老年医学专业人员的教育、培训、分布、使用和质量等提出了一系列建议 [6]。1998 年，美国老年医学协会发布老年医学专科医生训练指南，明确了老年医学基本教育目标、核心教育内容及专业目标。老年医学专科医生需要经过系统性专业培训和资格认证考核，包括经过医学院学习并取得医学博士学位、3 年住院医师培训后取得行医执照，以及

[1] Weiss BD, Fain MJ. Geriatric education for the physicians of tomorrow[J]. Archives of Gerontology and Geriatrics, 2009, 49[Supplement 2(0)]: S17-S20.

[2] The Medical Board of California. Continuing Medical Education[Z].2017.

[3] Hogan DB, Borrie M, Basran JF, et al. Specialist physicians in geriatrics-report of the Canadian geriatrics society physician resource work group[J]. Can Geriatr J, 2012, 15(3): 68-79.

[4] O'Neill D. Respect and care for the older person[J]. The Lancet, 2011, 377(9766): 640.

[5] Evans JM, Kiran PR, Bhattacharyya OK. Activating the knowledge-to-action cycle for geriatric care in India[J]. Health Research Policy and Systems, 2011, 9: 42.

[6] Saunders MJ, Yeh C, Hou L, et al. Geriatric Medical Education and Training in the United States[J]. Journal of the Chinese Medical Association, 2005, 68(12): 547-556.

1～3年老年医学专科住院医师培训并通过资格认证考核[1]。

作为主要的发展中国家之一，巴西在1961年成立了老年医学和老年学协会，1979年巴西教育部认证了第一批老年医学专科住院医师培训项目。目前，全国设有15个老年医学住院医师培训项目，另外还有大量侧重于老年医学和老年医疗的专科住院医师培训项目。然而，巴西仍然存在老年医学专科医生缺乏的问题，平均每3.7万老年人口仅有1名老年医学专科医生[2]。在印度206所医学院中，仅有一所设有全日制老年医学博士专业。不过，印度研究人员和专家们就加强老年医学人才培养达成了共识，同时建议通过现有初级卫生保健系统发展农村老年医疗服务[3]。

与其他专科医生通常仅需擅长一个器官系统或一种疾病不同，老年医学专科医生必须擅长于诊治有时患有5～8种慢性病、服用数种药物的老年患者，还需要特别关注就诊者的认知和行动能力。因此，老年医学专科医生应有全人观念。此外，老年医学专科医生通常需要与多学科专业人士共同工作，如其他专科医生、护士、理疗师、社会工作者和精神卫生专业人士等。因此，他们需要接受跨专业和团队合作教育。

国外大量研究显示，相当一部分医学生不愿从事老年医学专业。在美国，选择从事老年医学专业的医学生很少，越来越多的老年医学专科住院医师培训岗位出现空缺[4]。2010年，仅有75名内科或家庭医学住院医师选择参加老年医学专科住院医师培训。在每年140个老年精神病学专科住院医师培训岗位中，大约只有80个被填满。与此同时，存在人才流失问题，全美老年医学专科医生数量由1996年的11 184名下降至2010年的8502名，减少了2682名。某些特定因素有利于提高医学生从事老年医学专业的意愿。据调查，美国老年医学专科医生们认为他们选择该专业的主要原因包括家庭背景、职业前景和个性等。Lee及同事把有利于提高老年医学专业就业意愿的积极因素分为三大类：①入医学院学习前（或个人信念与态度）因素，如家庭中有需要老年医学照顾的成员、生长在尊重老年人的家庭中、具有耐心和照顾他人的个性等；②发展阶段（或医学知识与技能）因素，如老年医学专科医生的外部需求、接受了充足的老年医学教育、具有在老年医学领域工作的经历等；③雇佣（或临床实践）因素，如具有在跨专业团队中工作的兴趣、灵活工作时间、较高的患者满意度、合理的工资待遇等。在第一阶段，适宜的家庭氛围与个性是医学生有可能从事老年医学专业的基础。

美国、加拿大等国家的多项研究认为，提高老年医学岗位吸引力、避免人才流失的关键在于提高老年医学专科医生的薪酬待遇。近年来，美国卫生人力政策顶尖专家们还呼吁应在多个层面完善医学教育政策以确保医生们为诊治越来越多的老年患者做好准备。所建议的政策涉及联邦和州政府、公立和私立医疗保险组织、医学院校等，具体建议包括：增加医学院的老年医学教育经费；调整老年医保制度（Medicare）的教育补贴以加强老年医学住院医师培训项目；修改相关法律鼓励医学教育创新以为老年人提供更好的医疗服务等。同时，拥有足够的师资力量也至关重要，师资不足会加剧老年医学专科医生的短缺。

一、美国

美国老年医学教育最早始于20世纪70年代后期。美国老年医学专科医生的培养涉及院校

[1] 杜文津，陈晋文，徐巍．美国老年医学教育对我国老年医学教育的启示[J]. 医学与社会，2012, 25(1): 94-96.

[2] Garcez-Leme LE, Leme MD, Espino DV. Geriatrics in Brazil: a big country with big opportunities[J]. J Am Geriatr Soc, 2005, 53(11): 2018-2022.

[3] Evans JM, Kiran PR, Bhattacharyya OK. Activating the knowledge-to-action cycle for geriatric care in India[J]. Health Research Policy and Systems, 2011, 9: 42.

[4] Weeks WB, Wallace AE. Return on educational investment in geriatrics training[J]. J Am Geriatr Soc, 2004, 52(11): 1940-1945.

教育、毕业后教育和继续医学教育等临床医学教育的 3 大阶段，主要培养渠道是内科学、家庭医学和精神病学等学科中的老年医学亚专科住院医师培训，对于参与培训者的资格、培训内容与胜任力要求等均有明确规定。在医学生在校学习期间，美国医学院校协会建议有意愿从事老年医学专业的学生提前参与相关社会志愿工作，包括在医院、临终关怀医院和诊所等医疗机构做志愿者，以认识老年患者身体状况的特殊性并获得工作经验。

1988 年起，美国家庭医学协会和美国内科学协会开始颁发老年医学专科医生证书。同年，美国老年医学协会发布老年医学专科医生毕业后教育指南，明确了基本教育目标、核心教育内容及专业目标。发展至今，美国老年医学专科医生的培养过程包括参加医学院校学习并取得医学博士学位，参加至少 3 年的内科、家庭医学或精神病学住院医师培训，以及 1 年老年医学亚专科住院医师培训 [1,2]。

（一）内科或家庭医学中的老年医学亚专科住院医师培训

在正式参加老年医学亚专科住院医师培训之前，申请人应该完成至少为期 3 年的、经 ACGME 等相关机构认可的内科或家庭医学住院医师培训，还需要通过相应的能力水平评估。不满足上述资格要求但符合相关条件的特殊申请人也可被接受 [3]。在为期 12 个月的培训中，参与者都需要在临床学习，具体内容包括：照顾门诊、社区和长期护理环境中的老年患者，每周应负责至少 5 次患者访视；为老年患者的独特保健需求提供专家评估和建议；参加家访和临终关怀，与家人或看护者进行互动和沟通；使用姑息治疗和临终关怀照顾终末期患者；在技术水平较低的急诊环境中诊断治疗患有急慢性患者或体弱的老年人；熟悉亚急性保健中的物理医学与康复；进行模拟练习。

根据 ACGME 的要求，完成培训者应具备以下核心胜任力：①医疗服务和操作技能：具有同情心，能够提供适当和有效的治疗，具备以下临床能力，即老年患者功能状况、认知和情感状态、安全风险的评估，围术期评估与管理；治疗和管理短期、长期、社区和家庭中的老年患者，指导患者及其护理人员进行自我照顾，提供基于患者偏好和健康状态的医疗服务；掌握实践领域中必不可少的医学诊断和操作流程。②医学知识：掌握不断发展的生物医学、临床医学、流行病学和社会行为科学知识，并能够应用到患者治疗与保健之中；必须具备以下领域的知识：老龄化现状和老龄化科学、预防医学、老年人评估、老年康复的一般原则等。③专业素养：履行职业责任和遵守道德准则。体现出高标准的道德行为，包括具有适宜的职业操守、与其他医务人员建立良好关系、避免利益冲突。对更大范围的卫生服务系统具有一定的认知和反应能力，能够调用其他方面的资源以提供最优化卫生服务 [3]。

（二）精神病学中的老年医学亚专科住院医师培训

老年精神病学专科住院医师培训的目的在于通过临床实践培养预防、诊断、评估和治疗老年精神障碍的能力。在此之前，申请人必须圆满完成 ACGME 或加拿大相关机构认可的普通精神病学住院医师培训。该亚专科住院医师培训所特有的一项资格要求是申请者应能够熟练诊断和治疗具有精神障碍的患者，并能够进行住院训练后的医疗演示 [4]。

12 个月的培训必须在不超过 2 年的时间内完成。培训内容必须包括课堂学习和临床实践。参与者应具有老年精神药理学、电休克治疗、老年精神病学咨询、个体和团体心理疗法等方面

---

[1] 吕洋，周平，余红梅，等．老年医学专业学位研究生临床能力培养思考 [J]. 中华医学教育探索杂志，2015, 14(3): 245-247.

[2] 杜文津，陈晋文，徐巍．美国老年医学教育对我国老年医学教育的启示 [J]. 医学与社会，2012, 25(1): 94-96.

[3] Accreditation Council for Graduate Medical Education. ACGME program requirements for graduate Medical education in geriatric medicine (family medicine or internal Medicine) [EB/OL]. [2017-3-21]. http://www.acgme.org/.

[4] Accreditation Council for Graduate Medical Education. ACGME program requirements for graduate medical education in geriatric psychiatry[EB/OL]. [2017-3-21]. http://www.acgme.org/.

的临床经验，帮助患者熟悉居家保健服务及其延伸服务、社区和家庭环境中的危机干预服务。每周必须有至少 2 小时的专业知识学习时间。

ACGME 对于参加老年精神病学住院医师培训者提出了以下核心胜任力要求：①医疗服务和操作技能：对存在健康问题的患者给予同情及有效治疗，具备对所有主要的老年精神障碍的诊断和治疗能力，包括调节障碍、情感障碍、焦虑症、谵妄、痴呆、精神病理学、人格障碍、性障碍、睡眠障碍和物质相关疾病等；具有实践领域中必不可少的医疗、诊断和外科操作胜任力；熟练掌握老年患者精神状态的检查方法、临床实验室检查、放射学及其他影像学检查的选择和使用、多导睡眠监测、电生理和神经心理测试；掌握患者短期和长期的诊断和治疗计划；具备对精神障碍并发症的认识和管理能力，包括痴呆、抑郁症、躁动、漫无目的走动、睡眠模式变化等；认识到精神疾病对照顾者的压力影响，评估其情绪状态和照顾能力，为照顾者提供指导和保护；评估老年人是否被虐待，并提供适当的干预措施。②医学知识：熟知不断发展的生物医学、临床医学、流行病学和社会行为科学知识，将这些知识应用到患者治疗和保健当中；了解以下领域的内容与技能：正常衰老的生理和社会心理状况、急慢性疾病的精神病学影响、原发性精神障碍病理学的生物和心理社会变化；对老龄化、流行病学、老年人自然病史以及老年患者长寿现象的科学认识；正常年龄异常与年龄相关异常变化之间的差异与渐变；精神药物的适应证、不良反应和禁忌证以及与衰老有关的药理学改变；药动学、药效学和药物相互作用；老年患者电休克疗法及其他非药物物理疗法的适当使用和应用；与老年精神病学有关的伦理和法律问题，包括监护权、拒绝治疗的权利、遗嘱、知情同意、虐待老年人、预防医疗以及在养老院和其他环境中管理精神药物处方等；与老年精神病学有关的研究方法。③专业素养：履行职业责任和遵守道德准则；对卫生保健系统具有一定的认知和反应能力，能够有效调用其他方面的资源；具有较好沟通交流的能力，能够向患者和家属有效告知治疗计划；能够以有效方式与社会文化多样化的患者和家庭进行交流[1]。

（三）执照与证书

除必须通过美国医学执照考试以外，准备成为老年医学专科医生者还需要通过美国医师专业委员会的老年医学考试以获得老年医学资格证书。此项证书申请人必须为医学院校毕业生，且完成住院医师培训及老年医学亚专科住院医师培训。另外，申请人需要证明实践中至少有一半时间是在老年医学领域，并且在亚专科住院医师培训期间至少管理了 6 种老年医学病例。此外，还可以通过提供补充资格证书以获得老年医学专科医生的职业认证。目前，申请者可以通过美国家庭医学专业委员会和美国内科学专业委员会的考试获得补充资格证书。证书申请人必须为医学院校毕业生并获得医师执照，完成了住院医师培训以及老年医学亚专科培训，还需要证明至少有一半时间的临床实践是在老年医学领域。补充资格证书有效期为 10 年，过期后医生可自主选择是否重新获得证书。

（四）继续医学教育

不同州对老年医学专科医生的继续医学教育有不同要求。在一些州，更新行医执照可能有继续医学教育方面的要求，但美国医师专业委员证书的更新对于继续医学教育提出了强制性要求。参加继续教育的方式较多，可以向医疗机构和行业组织（如美国医学协会）申请参加相关培训，也可以通过网络模块课程获取所需的知识[2]。

---

[1] Accreditation Council for Graduate Medical Education. ACGME program requirements for graduate medical education in geriatric psychiatry[EB/OL]. [2017-3-21]. http://www.acgme.org/.

[2] Warshaw GA, Bragg EJ. The training of geriatricians in the United States: three decades of progress[J]. J Am Geriatr Soc, 2003, 51: S338-S345.

二、澳大利亚

由于特定的历史背景，澳大利亚在医学教育和医师培养上兼具英联邦模式和北美模式的特点。自 20 世纪 70 年代后期发展至今，澳大利亚已建立了相对完善的老年医学专科医生培养制度。澳大利亚皇家内科医师学会（Royal Australian College of Physicians，RACP）对老年医学专科培训项目进行统筹与管理，并负责老年医学培训标准的制订与实施。RACP 对老年专科医生的定义是专长于诊断和治疗影响老年人认知和功能状态的复杂和（或）多因素内科疾病的医学专科人才[1]。老年专科医生的学习生涯可分为以下 4 个阶段：①医学生（medical student）；②职业前医生（prevocational doctor）；③职业全科医学注册学员（vocational general practice registrar）；④继续职业发展（continuing professional development）。其中，职业全科医学注册学员阶段即作为 RACP 注册学员，参与老年医学专科培训[2]。在澳大利亚，成为 RACP 注册老年专科医生的过程如图 13-1 所示[3]。

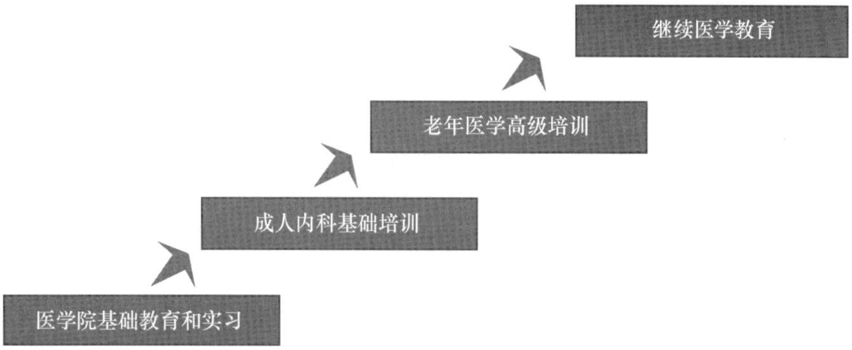

图 13-1 通往老年医学专科医生之路

1. 医学院基础教育和实习

澳大利亚医学院校在本科教育阶段便设置老年医学课程，以让学生正确认识老年医学的特点。自 20 世纪 70 年代后期至今，绝大多数医学院已建立了老年医学的学术部门。不同医学院对老年医学本科课程的设置并不统一，主要涉及人口趋势和预测学、老龄化生物学、老年行为学、社会老年学、老年药理学、老年保健经济学、临床诊断、医疗和康复、老年人常见临床症状的识别和管理等方面。例如，悉尼大学将整个 5 年的医学课程和为期 4 周的全日制教学（包括个案学习和社区接触）进行了有机的整合。其他学校的老年医学课程为 1 ～ 3 周不等的各种模块，包括教学讲座和项目工作等多种方法。所有的医学院都至少设置一些老年病学的必修课，在大多数情况下，都有一种正式的评估方式——通常是笔试[4]。

所有州和地区均要求医学生在带教老师的监督指导下，在医院和社区进行至少 1 年的临床实习。实习生需要学习急救医学、普通内科学和普通外科学等必修课，其余时间可用于多个医学学科的选修课学习。有意愿成为老年医学专科医生的医学生便可以将老年医学作为选修课程，进行老年疾病的相关实习。实习结束后，可以到澳大利亚医学委员会申请全科医师的注册。成为全科医师后，还未明确将来所从事专业领域前，医生还需要在社区做家庭医生或社区

[1] Lefroy RB. Origins and development of geriatric medicine in Australia[J]. Intern Med J, 2010, 31(7): 422-425.
[2] Andrews GR. Gerontological education in Australia[J]. Nihon Ronen Igakkai Zasshi, 1992, 29(5): 375-377.
[3] Basic Training Curriculum Adult Internal Medicine[EB/OL]. [2018-05-10]. https://www.racp.edu.au/docs/default-source/default-document-library/basic-training-adult-internal-medicine-curricula.pdf?sfvrsn=0[R].
[4] Andrews GR. Gerontological education in Australia[J]. Nihon Ronen Igakkai Zasshi, 1992, 29(5): 375-377.

医生 1 年到数年，有时还需要到偏远山区做社区医生 [1]。所有医师在此阶段规划未来所从事的具体专业，有志于成为老年医学专科医生的人，可向澳大利亚皇家内科医师学会申请内科医师的注册，并需要完成成人内科基础培训和老年医学高级培训。

2. 成人内科基础培训

成人内科基础培训即为期 3 年的内科住院医师培训，由 RACP 制订培训标准并监督实施。向 RACP 申请内科医师的注册需要满足以下要求：①获得澳大利亚医学委员会（AMC）或新西兰医学委员会（MCNZ）认可的医学学位；②具备澳大利亚医学委员会的一般医学注册，或在新西兰医学委员会申请的具有一般执业范围的医学注册；③在通过认证的培训医院或医疗服务机构担任适当的培训职位；④获得申请基础培训的医院（或网络）医师教育主任（director of physician education，DPE）的批准 [2]。

成人内科基础培训项目包括广泛接触各种学科领域，这些领域可以在后续的高级培训项目中进一步发展。学习主要发生在工作场所，由顾问医师（consultants）和同事（peers）支持和监督。为适应不断变化的卫生保健环境，RACP 正采用基于胜任力的方法进行相应的课程改革。例如，通过各种方式收集学员、导师和患者的反馈，制订相应改革方案，使课程更适合日常实践。更详细地说明培训中需要达到的目标，并加强对职业精神的关注 [3]。基础培训课程正在按照国际最佳实践进行改进，以改进医生培训，最终改善患者预后。RACP 课程模型由学习、教学和评估项目构成的课程标准组成。课程标准围绕学员需要成为什么、做什么和知道什么这几个概念来制订的。专业实践框架（professional practice framework）将医学专业知识和专业技能结合在一起，考虑到医生将成为他们执业领域的专家，并使用一系列专业技能，以便与患者、家庭或护理人员合作。该框架为所有医生定义了专业实践的 9 个领域（表 13-5），并形成了 RACP 课程模型的基础 [4]。成功的学员可在完成内科基础培训 5 年内报名参加高级培训。资格取决于完成培训的所有要求。一旦督导委员会批准，RACP 将邀请学员申请奖学金。

表 13-5 澳大利亚皇家内科医师学会专业实践框架

领域	要求
医学专业知识	医生在提供高质量、安全的医疗实践时，应使用现有最佳证据所提供的知识和技能，以促进患者健康
质量和安全	医生定期检查和评估自己和同事的临床实践，以总结最佳实践标准，并持续进行改进
教学和学习	通过不断学习和评估证据，医生们证明他们一生都致力于在实践中追求卓越。医生通过指导和教学的承诺来促进其他人在其专业领域的学习
研究	医生对适用于健康的知识和实践的创造、传播和翻译提供支持。他们参与和批判性地评估研究，并将其应用到政策和实践中以改善患者和人群健康
道德和专业行为	医生临床实践应建立在伦理基础之上，医生应总是以关心和尊重的态度对待患者和他们的家人。医生通过伦理实践证明他们对患者、社区、人群和社会健康和福祉的承诺和责任。医生们表现出很高的个人行为标准

[1] Pandit T, Ray R, Sabesan S. Review article: Managing medical emergencies in rural Australia: A systematic review of the training needs[J]. Emerg Med Australas, 2019, 31(1): 20-28.

[2] Education Policy Development Process Basic[EB/OL]. [2018-05-10]. https://www.racp.edu.au/docs/default-source/default-document-library/education-policy-development/ed-pol-dev-process.pdf?sfvrsn=6[R].

[3] Etherton-Beer C, Katz B, Naganathan V. Survey of Australasian geriatricians' satisfaction with, and preferences for, continuing professional development[J]. Intern Med J, 2016, 46(7): 805-811.

[4] Professional Practice Framework[EB/OL]. [2018-05-10]. https://www.racp.edu.au/innovation/education-renewal/curriculum-renewal/professional-practice-framework[R].

（续表）

领域	要求
文化能力	医生了解文化对健康的影响。医生努力了解患者个体的文化，以及患者、他们的家庭、护理人员和社区对健康、疾病、家庭、生命、临终和死亡的各种不同的文化观念，并据此调整他们的做法。医生承认自己固有的文化偏见，并调整他们的做法，以便在与所有人合作和治疗时有效、敏感和尊重地发挥作用。医生鼓励、尊重和重视不同的医疗工作者，并承认不同社会和文化背景的患者、社会和同事的经验和观点
判断和决策	医生收集和解释信息、评估和综合证据，在他们的实践中做出最好的决定。医生与患者、患者家属、照护人员和其他医疗专业人员协商、实施和审核这些决定
领导、管理和团队合作	医生认识到、尊重并致力于发展其他人的技能，共同参与，为患者和人群实现最佳结果。医生在个人、专业、组织和社会层面上对政策、协议和资源分配做出贡献和决策。医生能有效地在不同的多学科团队中工作，并促进一个安全、高效、有礼貌的工作环境，排除歧视、欺凌和骚扰
卫生政策、系统和倡导	医生将他们对当地、国家和全球卫生系统的性质和属性的了解应用到临床实践之中。他们通过地方、国家和国际政策，确定、评估和影响健康决定因素。医生为所有患者和人群提供并倡导最佳的健康结局

3. 老年医学高级培训

老年医学高级培训即为期 3 年的老年医学专科住院医师培训。老年医学是澳大利亚皇家内科医师学会提供的 16 个专科住院医师培训项目之一。老年医学专科培训是在经过认证机构的内科基础培训，并通过选拔考试（barrier examination）后所进行的专业培训。

RACP 要求经过老年医学高级培训的老年医学专科医生必须具备以下能力：①老年患者的急性医疗处理；②老年综合征的管理；③老年人管理中的药理学和多药问题；④老年人神经退行性疾病和脑卒中的急性和长期治疗；⑤由于急性医疗或手术问题所致功能下降的老年人康复的协调和管理；⑥针对社区环境中存在复杂或多因素问题的老年人的专业处理；⑦作为多学科团队的一部分，为老年人提供医疗服务；⑧对可能需要社区或住宅护理的老年人的护理要求进行评估；⑨跨连续照护（across the continuum of care）的老年照护服务管理；⑩向医学及相关学科的本科生和研究生讲授老年医学的原理和实践[1]。因此，RACP 围绕这十方面的要求对老年医学高级培训课程进行系统安排。

在老年医学的高级培训中，针对影响老年人认知和功能状况的复杂和（或）多因素内科疾病的诊断和管理对受训者进行深入的专业培训。受训者在监督下训练，并作为顾问医生独立执业。在此期间，必须在 RACP 认可的、以医院和社区为基础的老年医疗服务机构登记 2 年。第 3 年可在精神医学、社区医学或公共卫生等相关领域进行选择。在这 3 年期间，由受训者所在学院指定的导师对其指导和监督，并定期向学院汇报进展情况。在这段时期结束时没有考试，通过培训的完成度和满意度，以及学院专科培训小组委员会适当修订，来分配学院奖学金。高级培训项目由监督委员会每 2 年进行一次评估，以确保它们符合医学教育最佳实践[2]。成功的受训者将被接纳为澳大利亚皇家内科医师学会会员（FRACP）。资格取决于完成培训的所有要求。一旦监督委员会批准，RACP 将邀请受训者申请奖学金。

4. 继续医学教育

在澳大利亚，持续职业发展（continuing professional development，CPD）的注册标准由澳

[1] Geriatic Medicine Advanced Training Curriculum[EB/OL]. [2018-05-10]. https://www.racp.edu.au/docs/default-source/default-document-library/geriatric-medicine-advanced-training-curriculum.pdf?sfvrsn=4[R].

[2] Geriatric Medicine[EB/OL]. [2018-05-10]. https://www.racp.edu.au/trainees/advanced-training/advanced-training-programs/geriatric-medicine[R].

大利亚医学委员会制订。RACP 提供了名为“MYCPD”认证的 CPD 程序，以帮助会员满足他们规定的 CPD 要求。根据 MYCPD 框架，澳大利亚老年医学专科医生的年度最低 CPD 要求是 100 学分。学分可以通过参与各类继续医学教育的活动取得 [1]（表 13-6）。

表 13-6 2018 年 MYCPD 框架

类型	实例	学分
实践回顾和改进	• 实践审计 / 临床审计 • 同行评审 • 患者满意度研究 • 机构审核，例如医院认证 • 事故报告 / 监测，例如发病率和死亡率会议 • 实践回顾，例如定期实践回顾 • 多源反馈（multi source feedback，MSF） • 参与 RACP 指导教师专业发展项目 • 其他实践回顾和改进活动	每小时 3 学分 每年最多 50 学分
评估学习	• 博士研究 • 正式的毕业后研究 • 自我评估程序 • 学习新技术的课程，如高级生命维持（ALS） • 学习者发起和计划项目 • 其他评估学习活动	每小时 2 学分 每年最多 50 学分
教育发展、教学与研究	• 教学，例如监督、指导 • 研究——基金申请书和和试验 • 参与标准开发 • 评论家 • 撰写考试试题 • 考试 • 出版物（包括准备） • 演示（包括准备） • 参与委员会 / 工作小组委员会 • 其他教育发展、教学和研究活动	每小时 1 学分 每年最多 50 学分
小组学习	• 研讨会 • 学术会议 • 大查房 • 杂志俱乐部 • 医院和其他医疗会议 • 其他小组学习活动	每小时 1 学分 每年最多 50 学分
其他学习活动	• 阅读期刊和文本 • 信息搜索，如 Medline • 音频 / 录像 • 基于网络的学习 • 其他学习活动	每小时 1 学分 每年最多 50 学分

经过几十年的不断发展与完善，澳大利亚的老年医学已具备相对完善的人才培养制度，涉及医学院校教育、内科基础培训、老年医学高级培训以及继续医学教育等培养阶段，各培养阶段均具有完善的培养方案和明确的培养要求。值得注意的是，澳大利亚所有医学毕业生在完成

[1] 2018 MyCPD Framework[EB/OL]. [2018-05-10]. https://www.racp.edu.au/docs/default-source/default-document-library/cpd_2018_mycpd_framework.pdf?sfvrsn=2[R].

临床实习后，可先注册成为全科医师，以全科医师的身份进行临床实践。在此阶段规划未来所从事的具体专业，有志于成为老年医学专科医生的人，可向澳大利亚皇家内科医师学会申请内科医师的注册并完成相应培训。

第四节 讨论与借鉴

我国在 1999 年就进入了老龄化社会，是较早进入老龄化社会的发展中国家之一。在未来几十年之内，我国将成为人类现代史中老龄化程度最严重的国家，老年人口绝对数量及所占比例不断增加。根据联合国人口数据预测和全国老龄工作委员会办公室发布的报告，我国老龄化水平在未来几十年内将迅速上升。目前，老年人口继续以年均 3% 的速度增长，每年约增加 596 万。到 2030 年，我国将成为全球人口老龄化程度最高的国家。2050 年及以后相当长时期内，老年人口总量将超过 4 亿，所占比例将达到 30% 甚至更高水平，也就是说，大约每 3 个中国人中将有 1 人为老年人[1,2]。

我国人口老龄化发展主要有以下特点：①老年人口规模巨大。目前，我国老年人口数量已经分别超过日本总人口和整个欧洲老年人口的总和，2050 年将占届时亚洲老年人口的 2/5 和全球老年人口的 1/4，比发达国家老年人口的总和还要多出 1 倍。②老龄化发展迅速，老年人口增长速度在世界人口老龄化历史上也十分罕见。③老年人口结构进一步向高龄化过渡。80 岁及以上高龄人口持续增长，2000—2008 年间高龄老人占 60 岁及以上老年人口的比例从 9.2% 增至 11.2%，2050 年将高达 23.0%，总人数达到 1.08 亿。④城乡倒置。与发达国家不同，我国农村老龄化程度高于城市，农村老年人口占老年人口总数的 60.0% 以上，农村地区老龄化趋势更为严峻。

人口老龄化成为当代中国面临的最严峻卫生挑战之一，几乎所有专业的医护工作者都将面临越来越多的老年患者。老年人口增加所带来的卫生服务需要和利用的巨大变化，不但对于老年卫生人力资源的需求不断增加，而且对于广大医疗卫生人员的老年医疗服务胜任力与职业素养等也提出了新的要求，医学教育需要帮助他们做好准备，以为老年人提供高质量的医疗卫生服务，实现健康老龄化。我国人口老龄化程度的不断加重，使医学教育面临前所未有的机遇和挑战，加强老年医学教育研究对于积极应对人口老龄化具有十分重要的意义。

一、人口老龄化应成为制订医学教育发展规划的重要参考因素

在未来几十年内，人口老龄化程度的不断加重将成为我国必须面对的重大社会问题。为老年人口提供高质量医疗卫生服务并实现健康老龄化是积极应对人口老龄化、保证社会和谐稳定不可或缺的重要举措，老年医学教育事业的发展应成为 21 世纪我国医学教育的重大历史使命。然而，我国老年医学教育的发展明显滞后于欧美发达国家，老年医学教育项目屈指可数，难以应对老龄化社会所带来的严峻挑战。目前，绝大多数医学院校尚未设立老年医学教学机构，也缺乏高水平的师资队伍。在本科教育阶段，老年医学课程的开设多以选修课的形式进行，而且课时数少，学生学习的积极性也不高，也往往没有安排专门的老年病实习。

在制订医学教育发展规划时，需要把人口老龄化作为一个重要因素纳入考虑范围之内。在调查研究的基础上，针对老年卫生人力资源需求水平与特点，在医学教育专业与课程设置、师

[1] 蔡泳 . 联合国预测 : 中国快速走向老龄化 [J]. 国际经济评论 , 2012, 1: 73-81, 5.
[2] 李波 , 王胜今 , 葛艳萍 , 等 . 健康老龄化与卫生服务利用探析 [J]. 人口学刊 , 2012, 3: 23-30.

资培训、组织机构建设、人才培养规模、胜任力要求等方面做出科学预测与安排，以保证人才培养能够满足老年人口医疗卫生服务的需要。特别需要指出的是，与其他医学教育相似，老年医学教育在教材、学科、师资、教学基地建设等方面需要花费较长时间，学生从入学到毕业也需要数年时间，因此老年卫生人力资源培养并不是一蹴而就的事。为了更好地满足社会现实需要，我国必须从现在起就科学规划老年医学教育事业，不断积累经验，为全国老年医疗卫生人才培养积累经验并做好准备。

二、积极推动老年医学教育事业，加快老年医学人才培养

基于人口老龄化的严重程度考虑，国际医学教育界认为老年医学教育与培训应涵盖所有未来的临床医生，不应仅限于老年病科医生，人口老龄化的国家都应立即开设老年医学课程，并尽快开展老年医学毕业后教育和继续教育项目。此外，专家们比较一致的意见是老年医学应是全科医学的重要组成部分，而不是作为一个单独的专业。

借鉴国际经验，老年医学应在我国医学本科生教学、除儿科外所有专业住院医师培训以及继续医学教育中进行讲授，成为医学生、住院医师和临床医师必须学习的内容，以帮助他们具备诊治老年患者的能力。同时，还应组织一批具有学术潜力的医生接受高级老年医学培训以承担教学任务，并开展老年医学研究。

长期以来，我国医学教育具有粗放式培养的特征，对于适宜的人才培养规模缺乏科学预测和规划，处于起步阶段的老年医学教育也不例外，使老年医学人才供需平衡的实现面临极大挑战。为了更好地应对人口老龄化在医疗卫生服务领域带来的严峻挑战，我国应积极借鉴国际经验，尽快开展人员需求数量预测，以确定适宜的人才培养规模并制订人才培养规划，为提高老年医学教育效率、实现人才供需平衡奠定基础。

三、加大资金支持，强化学科建设

国际经验表明，加大资金投入是促进老年医学学科发展的重要的先决条件。在美国，一些慈善基金会专门提供资助以使所有医生都接受老年医学培训。为了促进老年医学教育事业的快速发展，我国应加大资金投入，加强老年医学教育相关学科建设，引导和鼓励医学教育机构以各种形式开展老年医学人才专业教育。目前，重中之重是强化教材编写与师资培训。应通过建立优惠政策，吸引更多的优秀人才从事老年医学教学工作，并尽快编制适合国情和不同层次教学要求的全国教材。在组织建设方面，建立老年医学系似乎有助于促进老年医学教育的教学与整合。然而有研究表明，最具创新性的方法是由一名老年医学专家率领的多学科团队负责教育实施，而不是建立老年医学系[1]。发达国家在老年医学教育中所采取的最主要组织形式并不是建立老年医学系，而是在全科医学等某个大系中成立老年医学教研室。目前，我国老年医学教育事业尚处于起步阶段，似不必急于成立老年医学系，但应在师资到位的基础上尽快成立老年医学教研室。

四、制订优惠政策，吸引学生学习、从事老年医学相关专业

在世界范围内，老年医学专业对于绝大多数医学生而言并不是一个具有吸引力的专业。诸多研究发现绝大多数医学生、住院医师等对于老年医学缺乏兴趣，并十分不愿从事相关专业和诊治老年患者。他们接触老年医学时间越长，对于该专业的负面评价越强烈，主要原因包括认

[1] Mateos-Nozal J., JR Beard. Global approaches to geriatrics in medical education[J]. European Geriatric Medicine, 2011, 2(2): 87-92.

为老年医学是低技术专业、不愉快的临床经历和年龄偏见等。此外，还存在老年医学专科医生流失的问题。解决上述问题的建议包括优先招收具有相关前期经验的学生、减免从事老年医学专业学生的助学贷款、提高老年医疗服务补偿标准、让所有专业医生接受老年医学教育、教学过程中邀请健康的有活力老年人参与，而不仅仅限于虚弱且患有慢性病的老年人等。

鉴于国际方面的经验教训，我国也应未雨绸缪，可能需要考虑制订与农村订单定向医学生培养相类似的综合性教育政策，以加强老年医学专科医生的选拔与培养。具体而言，需要在招生、培养模式、经济激励、教学组织、毕业后服务去向与期限等方面及时制订优惠政策或采取适当措施，吸引学生学习和从事老年医学相关专业，特别是在培养阶段就应该选择更有可能长期从事老年医学专业的学生，为积极应对人口老龄化做好卫生人力资源方面的准备。

五、研究制订本科临床医学专业老年医学教学要求，在本科教育阶段加强老年医学教育

临床医学专业本科生是我国临床医生的最重要储备力量之一，是国家制订相关临床医学教育标准的基准人群，也是未来提供老年医疗卫生服务的中坚力量。面对我国人口老龄化问题日益严峻的挑战，未来几乎所有专业的临床医生都将面临越来越多的老年患者，在本科教育阶段强化老年医学的普及性教育具有十分重要的现实意义。加强临床医学专业本科生的老年医学教育和研究，对于我国实现健康老龄化、推动老年医学教育事业的繁荣与发展具有重要意义。

在英国临床医学本科教育中，相关机构出台的指导性文件对于促进老年医学教学奠定了良好基础。其中，既有英国医学总会和高等教育质量保障局提出的纲领性要求，也有英国老年病学会在课程和教学目标等方面提出的具体建议。为了加强院校培养阶段老年医学的普及性教育，美国老年医学会和相关学者们研究制订了老年医学核心胜任力和最基本能力要求，大多数医学院校有明确的老年医学教学目标和方法，并且积极地把老年医学知识融合到相关医学课程之中，老年医学教育贯穿于医学生的整个学习过程中。

我国的老年医学起源于干部保健，发展起步较晚，对老年医学教育尤其是院校阶段的教育不甚重视[1]。全国至今没有制订临床医学专业本科教育阶段的老年医学能力要求，仅有少数医学院校设有专门的老年医学系[2]。由于缺乏统一的老年医学教学内容与标准，医学院校普遍不重视老年医学学科师资力量的培养，造成了老年医学教育的缺乏。在我国临床医学专业本科教育标准中，虽然对于毕业生在老年医学方面所应具备的基础医学、临床疾病、社会伦理等方面知识和技能有所涉及，但是尚缺乏一个专门针对本科生的老年医学要求建议和课程推荐。由于我国在老年医学教学方面的整体要求尚有待进一步明确，导致医学院校对于该方面教学普遍不够重视。在目前的教学安排中，相关医学知识的传授仍然存在不足，也缺乏诊治老年患者的人文技能、老年伦理与法律问题、社区医疗服务等方面的教学内容，导致学生对老年医学知识了解较少[2]。因此，在国家层面上研究制订科学的本科临床医学专业老年医学教学要求，将对于该方面的教学起到积极的引领和推动作用。相关部门应当认识到老年医学在临床医学专业本科教育中的重要性，积极借鉴国际经验，尽快研究制订本科临床医学专业老年医学教育标准，在教学目标、内容和方法等方面提出明确建议，以促进并规范老年医学教学工作。

对于老年患者，在临床处理上需要专业的老年医学知识，也需要特殊的态度和技能，老年医学教育的发展应当得到政府部门的充分重视，医学院校则需要在课程设置、教学方式、胜任力要求等方面做出相应安排。早在半个多世纪前，发达国家就意识到发展老年医学教育的重要性。美国制订了完善的老年医学教育发展规划和评价制度，临床医学生接受的老年医学教育日

[1] 康琳，刘晓红．北京协和医院老年医学教育初探 [J]. 中华老年多器官疾病杂志，2012, 11(12): 953-955.

[2] 袁力，张敬军，孔祥军，等．中美高校老年医学教育模式比较及启示 [J]. 中国高等医学教育，2017, 5: 41-42.

益增加[1]。目前，美国所有医学院校均设置了老年医学课程，以在临床医学生中普及老年医学基础知识。有学者建议具有老年医疗服务胜任力应成为美国所有医生获得医师执照和资格的前提条件[2]。英国老年医学会专门为临床医学本科生的老年医学教育制订了课程体系和详细的教学目标，越来越多的医学院校将老年医学知识和技能纳入考试范围[3,4]。与此相比，我国对于老年医学教育的发展还缺乏科学规划与明确要求，在具体实施方面更显不足，迫切需要加强与改进。调查显示，一半以上的被调查者没有学习过老年医学或老年病学课程，表明此种方式可能难以满足老年医学教育与培训涵盖所有未来医生的要求。与此同时，超过五分之一的被调查者没有学习过老年医学相关知识。此外，我国目前也缺乏统一的老年医学教材，不同院校使用的教材五花八门，影响教学质量[5]。总体而言，针对临床医学专业本科生的老年医学教育在课程设置、教材建设等方面迫切需要加强。在鼓励各院校积极进行探索的基础上，应当尽快研究制订本科临床医学专业老年医学教学要求，以规范并推动该方面的教学工作。

然而，相当一部分医学生对老年医学缺乏兴趣，不愿从事相关专业和诊治老年患者，其原因包括不愿面对衰老和死亡以及不愉快的临床经历等[6]。老年医学教育除可以帮助临床医学专业本科生掌握相关专业知识和技能以外，还有利于提高他们对于老年医疗卫生服务的正确认识、诊治老年患者和从事老年医学专业的意愿，从而进一步说明了强化老年医学教育的必要性。因此，在临床医学本科教育中强化与普及老年医学教育，不但可以使临床医学专业学生学习掌握诊治老年患者的知识、技能，而且为加强老年卫生人力资源建设、使老年患者接受到更好的医疗卫生服务奠定了良好基础，从而可以为积极应对老龄化社会做出贡献。

六、把老年医学知识整合到本科临床医学专业教学之中，特别应加强基础医学教育阶段老年医学相关知识的传授

老年医学涉及的教学内容丰富，包含细胞、组织、器官水平的衰老变化，以及复合用药原则、老年高发疾病的诊治、老年人社会心理学变化等。老年患者还常常同时患有多种疾病，需要多学科联合诊治。因此，英国医学院校将老年医学教学内容整合到多种课程的做法越来越普遍。研究显示，学习单独设置的老年医学课程的学生与分课程学习相关内容的学生，在考查老年患者诊疗的客观结构化临床考试中表现并无差异。美国医学生老年医学教育也主要采取将老年医学知识融合到相关医学课程的方式。

我国医学生的课业负担已经较为沉重，单独开设老年医学课程可能较为困难。在这种情况下，可以借鉴相关国际经验，将老年医学知识融合到临床医学专业相关课程之中。通过组建包括医学教育家、老年医学临床医师、其他学科医师和基础研究人员等多学科团队，开展此方面的工作。例如，美国老年医学会教育委员会认为，医学毕业生应该具备的老年医学核心胜任力包括能够在分子、细胞、组织、器官、功能、疾病等多个层面区分正常衰老和疾病异常状态，此点在临床中非常重要，却常被临床医生所忽略。老年人由于机体衰老，一系列生理功能会有所减退，各项临床指标也会随着年龄增长有所改变，临床医生决不可盲目诊断，增加老年人的

[1] 杜文津，陈晋文，徐巍. 美国老年医学教育对我国老年医学教育的启示 [J]. 医学与社会，2012, 25(1): 94-96.

[2] Rowe JW, Fulmer T, Fried L. Preparing for better health and health care for an aging population[J]. JAMA, 2016, 316(16): 1643-1644.

[3] British Geriatrics Society. The British Geriatrics Society recommended curriculum in geriatric medicine for medical undergraduates, 2013[EB/OL]. [2016-05-25]. http://www.bgs.org.uk/general-information-171/secttrainees/generalinfo/undergraduatecurriculum.

[4] Lally F, Crome P. Undergraduate training in geriatric medicine: getting it right[J]. Age and Ageing, 2007, 36(4): 366-368.

[5] 刘庆宪，张新根，杨维佳. 浙江省高校老年医学教育现状与对策思考 [J]. 中华医学教育杂志，2014, 34(4): 530-533.

[6] Lee WC, Dooley KE, Ory MG, et al. Meeting the geriatric workforce shortage for long-term care: opinions from the field[J]. Gerontol Geriatr Educ, 2013, 34(4): 354-371.

痛苦。只有正确区别疾病状态和生理状态，对老年人的诊治才能有的放矢。因此，在基础医学阶段可以增加衰老的分子生物学、细胞病理学、解剖与生理学相关内容，使学生对于正常衰老有多层次的了解；在临床医学阶段，可以增加老年人常见的一些疾病，如阿尔茨海默病、跌倒、压疮等。由于老年患者往往患有多种疾病，需要使用多种药物控制病情，在课程设计中还应该增加药物相互作用的内容，以使医学生在本科教育阶段就能够形成多种用药需要寻求临床药师帮助的观念。

在我国《中国本科医学教育标准—临床医学专业》中，明确提出老年医学通常应包括在临床医学课程中。在内科学或全科医学等课程中常涉及部分老年高发疾病，如痴呆、帕金森病等。然而，从现有临床医学五年制、八年制规划教材的内容来看，基础医学教学中尚严重缺乏有关衰老的基础知识，如正常老化的形态学和生理学改变等。老年患者同时患有的多种疾病可能会使病情变得更加复杂，记忆力下降会使问诊变得困难，复合用药将增加用药风险，老年人心理、社会地位将发生较大变化。上述一系列问题在我国医学院校现有的医学伦理学、临床药理学、临床诊断学、内科学等课程中尚未得到充分重视。因此，我国医学院校在未来的课程设计中，应考虑将老年医学相关知识更好地整合到现有课程体系中，以有利于任课教师有所侧重地进行授课，提高学生对于老年医学知识的了解与认识程度。

七、推进医学院校老年医学学科建设，以学术研究推进医学教育

绝大部分英国医学院校都设有老年医学学术机构，由专职科研人员进行老年医学相关的基础医学和临床医学研究。同时，他们也与其他临床医学专业的授课教师共同讨论老年医学知识和能力要求、课程整合与设置等问题[1]。在我国，虽然少数医院开设有老年医学科，但很少有医学院整合医院和院校资源成立老年医学系，有条件进行老年医学基础和临床科研的院校较少，老年医学教学的师资力量不足，医学院校对于老年医学教学也不够重视。借鉴英国经验，我国医学院校应当积极加强老年医学学科建设，整合医院和医学院资源，成立校内学术机构，开展衰老的基础医学研究和老年医学临床研究，并推动与院校内其他部门的整合课程设计，以研究促进师资队伍的建设和专业教育的发展。

八、创新老年医学教学方法，提高教学效果

美国老年医学的教学方式包括课堂讲授、社区实践、以问题为导向的学习、临床实习等传统教学方式，还设计了一些新的教学方式。我国老年医学教育多以选修课程的形式进行，教学课时设置少，学习积极性不高，导致医学生对于老年医学知识的了解程度较低[2,3]。同时，我国医学院校在本科教育阶段很少为医学生安排老年科的见习和实习，学生与老年患者接触较少，不能很好地了解老年患者的心理状态和治疗需求。此外，我国传统的“填鸭式”教学方法侧重于讲授繁杂的医学知识，教学效果较差，难以帮助医学生树立对于老年患者的适宜态度和更好地掌握相关医学知识。英国在老年医学教学方法方面的创新值得借鉴。例如，老年模拟教学有助于临床医学生切身体会到人体衰老后的生理或心理变化，在增加共情、避免年龄歧视等方面的效果远好于单纯的教师授课；PBL 的运用，便于将零散分布于各学科的老年医学知识系统化，有利于提高学生们对于老年医学知识的实际运用能力；学生主导式的研讨会可以让学生们涉猎最前沿的衰老研究，有利于自主学习能力和批判性思维的培养等。

[1] Pathy MSJ, Sinclair AJ, Morley JE. Principles and practice of geriatric medicine[M]. Fourth Edition. New York: John Wiley & Sons, 2006: 1790-1792.

[2] 刘承云，万晶晶，戚本玲，等. 高年级医学本科生老年医学知识现况问卷调查分析 [J]. 西北医学教育，2006, 14(3): 312-313.

[3] 于俊民，张小波，姜文. 老年医学教学模式改革及方向的探索 [J]. 中国当代医药，2013, 20(25): 150-151, 154.

人口老龄化对于我国临床医生培养提出了新的能力要求，需要各医学院校在积极借鉴国际经验的基础上不断探索老年医学的教学方法，以提高教学效果。除了传授知识与技能之外，对于老年人群的人文关怀需要贯穿医学教育始终，不仅要在课堂上介绍老年群体可能存在的心理问题和社会问题，更重要的是要安排学生去老年病房、老年社区和养老院实践，多接触老年群体，以培养良好的人文关怀能力。

九、加强老年医学专科医生培养

伴随我国人口老龄化问题的不断加剧，如何满足日益增长的老年医疗卫生服务需求、实现健康老龄化成为卫生部门所面临的严峻挑战。随着年龄增长，老年人所患疾病往往病因复杂且长期积累，加之免疫功能下降、应激反应能力低下，各种疾病的临床表现不典型，对于疾病诊断和治疗产生特殊要求。此外，由于年龄会改变生理与心理反应、用药效果，以及与年龄相关的慢性病、残疾和社会问题的存在，老年患者病情的评估和治疗与普通人群有很大不同，需要特殊知识、态度和技能。老年医学专科医生接受了专门训练，具有诊治老年患者的独特知识、技能和方法，他们参与老年患者的诊疗过程有助于改善医疗结果和患者的身体及社会心理状态，在几乎所有医院都是必需的[1]。

与世界上很多国家一样，我国需要更多的老年医学专科医生，以更好地满足老年人口在预防保健、健康评估、诊断治疗和康复等方面的需要。然而，我国老年医学教育的发展严重滞后，老年医学专科医生的培养经验欠缺，导致人才培养难以满足社会需求。与老年医疗卫生服务的巨大需求相对比，我国老年医学专科医生数量严重不足，在队伍建设方面缺乏积累与经验。全国已经多年从事老年科工作的1000余名医师均来自其他专科。2015年，我国建立了老年医学专科医师资质认证体系，但培养体系尚有待建立，培养规模也尚不明确[2]。

美国老年医学专科医生的培养涉及院校教育、毕业后教育和继续医学教育三大阶段，主要培养渠道是内科学、家庭医学、精神病学等学科中的老年医学亚专科住院医师培训，对于参与培训者的资格、培训内容与胜任力要求等均有明确规定。与美国相比，我国的老年医学专科医生培养制度尚待完善，还需要进一步理清老年医学教育的发展思路，加强该领域的教育教学工作。目前，我国绝大多数院校没有设立老年医学系，老年医学的教学也缺乏系统完整的教学组织，理论教学和实践指南均不够完善。与此同时，住院医师规范化培训尚没有老年医学科轮转的要求，国家级继续医学教育项目学科分类与代码中也没有把老年医学作为一个专科对待。在近年大力推广3年住院医师规范化培训的基础之上，我国正在探索建立专科住院医师规范化培训制度，即3＋X制度。从美国经验看，老年医学可能适合于作为内科学、家庭医学和精神病学等专科的亚专科建立住院医师培训制度，以培养相应专业方向的老年医学专科医生。在明确培养渠道的基础之上，我国还需要完善老年医学住院医师培训的制度建设，对于参与培训者资格、培训时间与内容、核心胜任力等提出相应的规范性要求。此外，随着专科医生培养制度的发展，如何发挥专业学会等社会团体在老年医学专科医生资质认证之中的作用也应提上议事日程。总体而言，在通盘考虑老年医学院校教育、毕业后教育和继续医学教育的基础之上，教育、卫生等行政主管部门应完成老年医学专科医生培养的顶层设计，进一步推动住院医师培训制度改革，加强系统规范的专科训练，完善老年医学专科医生资质认证制度及继续教育要求等，从而在制度建设上为老年医学专科医生的培养奠定基础。

---

[1] Hogan DB, Borrie M, Basran JF, et al. Specialist physicians in geriatrics-report of the Canadian geriatrics society physician resource work group[J]. Can Geriatr J, 2012, 15(3): 68-79.

[2] 李小鹰 . 老龄化挑战　应加强老年医学人才培养 [J]. 中国卫生人才 , 2015, 3: 25-28.

第十四章　专题三：医学人文教育与评价

当前，患者对医务人员的信赖陷入危机，医患关系紧张成为突出的社会问题。有关研究显示，很大一部分医患冲突是由于医务人员对患者缺乏同情心、关怀不够、医患沟通不当而引发的。这种现象的产生，与医务人员普遍存在的社会人文精神不足有关。如今，已经为国际医学教育界所广泛接受的一个观点是：仅为医务人员提供生物医学训练是远远不能满足现实需要的[1]。

关怀应当是医患关系的最基本人文特征之一。除了良好的临床知识和技能之外，医务人员应当时刻遵循以“以患者为中心”的原则，具备良好的人际沟通能力、高尚的道德品质，并富于利他精神、人文精神和责任心。具体而言，医生的核心职能不仅限于治疗疾病，而要承担医疗专家、沟通者、合作者、管理者、健康顾问、学者等多种角色[2]。这些角色所需要的能力并不是天生具备的，需要通过医学教育逐步培养形成。因此，医学生不但要掌握医学知识，而且要掌握必需的社会科学知识。这一原则必须在医学生招生与医学教育中得到体现。此外，仅在医学预科教育阶段进行人文社会科学教育是远远不够的，应当在课程设置的各主要环节增加更多的人文社会科学课程，并与临床实践紧密相联。许多国家正是根据此原则对医学教育的框架进行调整。例如，2007 年美国医学会医学教育变革方案、2009 年英国《明日医生》报告以及为多个国家所采用的 2005 年加拿大医生胜任力框架协议等，均采纳了上述观点[3]。

医生的沟通能力、职业道德与医患人际交往能力等人文技能直接影响患者的就医感受、病情转归乃至生死存亡，对医患关系和医疗服务质量等产生重要影响。在美国，每年有 98 000 人因医疗差错死亡，其中一个重要的原因在于医生沟通能力差、与患者交流互动不足[4]。在全球范围内，经济社会的发展和医学模式转变对于医生综合素质提出了更高要求，不再单纯局限于疾病诊断与治疗。早在 1995 年，世界卫生组织就提出了五星级医生概念，即医生应是医疗卫生服务提供者、决策者、健康教育者或活动家、社区领导者与服务管理者[5,6]。除了知识渊博和技术熟练以外，美国医学院校协会还要求医生必须是利他主义者和尽职的人[7,8]。世界医

[1] Whitehead C. Recipes for medical education reform: Will different ingredients create better doctors? A commentary on Sales and Schlaff[J]. Social Science & Medicine, 2010, 70(11): 1672-1676.

[2] Martin I. Medical Workforce Development: Challenges and Opportunities for the Next 25 Years[J]. Procedia-Social and Behavioral Sciences, 2010, 2(5): 6914-6919.

[3] Sales CS, Schlaff AL. Reforming medical education: A response to Weller and Woodward, and Whitehead, and Schwab[J]. Social Science & Medicine, 2010, 70(11): 1680-1681.

[4] Roberts WL, Solomon M, Langenau E. An investigation of construct validity of humanistic clinical skills on a medical licensure examination[J]. Patient Education and Counseling, 2011, 82(2): 214-221.

[5] 丁红珊 , 胡国潢 . 试论 21 世纪医生的人文素质 [J]. 湖南医科大学学报 (社会科学版) , 2001, 1: 28-30.

[6] Boelen C. The five-star doctor: an asset to health care reform? Geneva, Switzerland: World Health Organization, 1995.

[7] 景汇泉 , 孙尚敏 , 于晓松 , 等 . 新世纪对医生要求的调查研究 [J]. 医学教育探索 , 2004, 2: 24-27.

[8] 田玲 , 李冬梅 , 梁晓捷 . 国外医师制度及培养过程 [J]. 国外医学情报 , 2005, 7: 29-32.

学教育联合会所制订的医学教育全球标准中，要求医学院的课程体系包括行为科学、社会科学、医学伦理学、卫生法学等课程，以有效培养医学生的沟通能力、临床决策能力和道德操守[1]。西方发达国家在医学教育中重视医德伦理教育，注重医学毕业生医德素质的审核[2,3]。

第一节 医学人文教育

一、美国

（一）医学生医学人文教育

1. 医学人文胜任力要求

美国医学教育的核心理念是以胜任力为导向，强调医学生的职业精神和从医行为，即培养技术与教养并存的医生。人文教育是美国医学教育中极其重要而不可或缺的一部分。人文教育的目的是增强医生职业操守和对患者的共情能力，提高沟通能力和谈话技巧，对文化差异能够抱以更好的包容与理解，从而改善日益严峻的医患关系[4]。医学院校教育作为医学生涯的起步阶段，打下一个良好的人文教育基础格外重要。因此，美国医学院校都把专业能力和人文能力的高度结合作为本校的培养目标。例如，哈佛大学医学院的培养目标是让医学生能够成为一名在智力、身体、情感和社会方面都得到成长的医生。该院人文教育的总体目标是要求医学生能够正确处理个人、患者、其他医疗卫生人员以及社会之间的关系并在四方利益中找到一个合理的平衡点。学生需要学会通过积极的倾听、平等的对话和相互的尊重来了解患者的世界，并结合个人的医疗经验、专业价值观提出最合理的诊疗计划；学会与其他医疗卫生人员建立协作关系，保持对职业的认同感和责任感；除了与患者和医疗人员之间的协作，还要了解提供医疗保健的社会环境和社区环境，从全球卫生的视角认识医学和健康问题的未来发展趋势，把握好医学和其他学科之间的关系[5]。

为了更好地描绘艺术及人文学科在医学教育中的现状并确定如何进行更广泛的整合，美国医学院校协会（Association of American Medical Colleges，AAMC）和美国国家人文基金会（National Endowment for the Humanities，NEH）于 2017 年 7 月联合举办了“思想领袖论坛”。该论坛分为两个阶段。第一阶段是倡议阐明医学实践的人文和艺术基础。第二阶段分为两个部分，第一部分是向在医学教育、人文和艺术教育等领域有所成就的学者发起倡议，倡议他们组成一个研究团队，系统研究目前为了整合医学教育和人文艺术所付出的各项努力和证据，从而能够为人文艺术融入医学教育课程奠定更加坚实的基础和提供更加广阔的视野。这一研究团队已经于 2019 年 3 月组建完毕。第二部分是组建一个名为人文艺术融合委员会（Humanities and Arts Integration Committee）的组织，AAMC 和合作伙伴将召集一组教育工作者、临床医生、研究人员、历史学家、艺术家和沟通专家，这些专家来自全美代表性的成员机构以及相关的附属组织。人文艺术融合委员会将承担确定和促进人文艺术在医学教育和医生发展中的作用的职责，具体包括：①推出一份对于人文和艺术在医生执业发展过程中的价值和义务，特别是在抗

---

[1] World Federation for Medical Education. Basic Medical Education: WFME Global Standards for Quality Improvement[EB/OL]. Denmark: WFME Office, University of Copenhagen, 2003.

[2] 张文刚 . 关于内科住院医生培训的几点意见——从美国住院医生培训谈起 [J]. 医学教育探索 , 2004, 3: 29-30.

[3] 黄久冰 . 医德——医生必须遵循的职业道德 [J]. 中国现代医药杂志 , 2006, 8(4): 50.

[4] 杨芳 . 美国医学人文教育探析 [J]. 医学教育研究与实践 , 2018, 26(3): 474-477.

[5] HMS. Student Handbook[EB/OL]. [2014-06-25]. https://medstudenthandbook.hms.harvard.edu/being-student-harvard-medical-school.

逆能力、沟通、对未知的承受力、临床技能、移情能力和以患者为中心的诊疗能力这些领域；②研究本科医学人文教育和研究生学位课程的联系和发展，以及该新兴领域将会如何影响医学教育；③提出具体的策略，让追求医学博士学位的学生和实习医师能够在实践中跨越教育和专业的发展，完成人文和艺术的整合[1]。

2. 教育策略与内容

美国医学院人文课程具有以下特点：①贯穿整个医学教育的始终；②课程类型多样化，且与基础医学和临床医学课程相互渗透；③强调实用性和实践性，即不局限于理论层面，注重应用和实践。

美国医学院校的人文社会科学类课程占总教学课时数的20%～25%；部分课程开设时间较长，如肯塔基大学医学院的“患者、医生和社会”课程长达67周，夏威夷大学医学院“社区医学”课程长达44周。主要围绕当前医学领域的热点难点问题，通过专题教育对相关问题进行调查、分析和研究，以理解和运用医学的人性和社会性。注重培养医学生的职业道德素养，帮助医学生更深刻地理解和同情患者，从而以更人性的方式对待患者。注重对医学领域中交叉社会问题的认知，以帮助学生理解医学的社会性，如介绍当前美国医疗保健制度、社会医学与全球卫生等。哈佛大学医学院从人文社会科学课程、专业训练中的人文渗透和隐性教育三个方面加强医学人文教育，开设一定数量的医学人文必修课和大量的选修课。必修课包括生物科学技术的社会学研究、医学社会史、当代法律和医学问题、社区卫生中心的医学人类学等，选修课主要有医学伦理学、社会医学、医疗管理等。其中医患关系类课程贯穿于临床前期以及整个临床教学阶段。教材或讲义内容来自法律杂志、医学伦理学杂志和医学卫生政策期刊。

以哈佛大学医学院为例，从医学生入学的第一堂课开始，人文教育就与医学知识和技能的教育融合在了一起。哈佛大学医学院于2015年8月提出了新一轮教学改革，人文课程不再仅仅设置在基础医学教育阶段或者是独立于医学课程之外，而是贯穿整个医学教育过程。目前，涉及人文教育的课程有职业介绍、医学实践、职业要点、主要临床经历（principal clinical experience，PCE）过渡、PCE等核心必修课程（表14-1）。此外，医学人文选修课的开设成为了对医学人文课程体系的重要补充。在哈佛大学医学院近280门选修课中，医学人文课程约占20%，包括医学伦理学、医患关系学、卫生保健管理、人类学、医学哲学、医学与行为科学、医学语言学、文学与医学、社会医学等50余门，为医学生提供了足够多的机会接受人文教育。

表14-1 哈佛大学核心人文必修课程

职业介绍
课程时间： 第一年8月5—9日 **课程说明：** 为期1周的哈佛医学院新生课程，旨在向学生介绍成为医生的职责，包括对医生职业所要求的智力、道德、情感和专业发展的讨论。具体活动包括反思、阅读、课堂讨论和目标设定 **人文教育目标：** ● 了解文化和社会经济因素对卫生保健的影响 ● 了解团队合作对于提供有效医疗服务的必要性 ● 熟悉正直、责任、利他主义、患者保密以及自我反思在培养职业素养中的作用 ● 熟悉培训期医生的义务和责任 ● 认识基于文化差异的有效沟通及障碍 ● 认识有效沟通在提供同情与关怀方面的作用

[1] AAMC. Role of arts and humanities in physician development[EB/OL]. [2014-06-25]. https://www.aamc.org/initiatives/meded/494588/roleofartsandhumanitiesinphysiciandevelopment.html.

（续表）

医学实践
课程时间： 第一年 9 月—第二年 7 月 **课程说明：** 培训以下技能：问诊和沟通技巧，体格检查、临床推理和诊断技能、门诊和跨专业教育、专业发展和反思。该课程与基础和社会科学课程同时进行，旨在为医学生在第二年 10 月的临床工作和 PCE 做好准备 **人文教育目标：** • 表现出专业以及富有同情心的行为 • 与患者和家人进行沟通，并发展对医患关系至关重要的沟通技巧和态度 • 学会在跨专业团队中工作和沟通 • 认识其他医疗保健专业人员的作用和价值，以及他们如何为患者的治疗做出贡献 • 在进入临床和专业发展的不同阶段，合理使用反思和内省
职业要点
课程时间： 第一年 1 月 **课程说明：** 学习与医学实践有关的社会科学和人口科学；学习临床流行病学、人口健康、卫生保健政策、社会医学、医学伦理学和职业精神 **人文教育目标：** • 通过多个视角理解影响个人和人群疾病负担，以及减轻疾病负担能力的社会、经济和政治力量 • 立足于通常作为临床诊疗、研究和职业精神基础的道德原则，具有在实践中辨别和分析道德问题的能力 • 严格评估和运用临床决策和人群健康管理的相关事实证据，了解医疗实践的卫生政策背景
PCE 过渡
课程时间： 第二年 8—9 月 **课程说明：** 巩固第一年的学习，进一步发展临床实践所需的技能和经验，重点学习批判性思维，加强团队合作，将医学知识应用于患者诊疗以及理解如何应对可能带来压力的情况；采取有针对性的个性化学习体系 **人文教育目标：** • 在医学和科学信息方面与同学和教职员工进行有效沟通，在讨论疾病进程时清楚地表达自己的思想，作为团队成员高效地工作 • 在核心业务经历中与患者进行有效沟通，描述在患者治疗不依从性方面起作用的社会、经济、种族和民族因素
PCE
课程时间： 第二年 10 月—第三年 9 月 **课程说明：** 为期 1 年的临床沉浸式体验，包括 1 ～ 3 个月内科、外科、儿科、妇产科、神经科、精神科和放射科的临床轮转；学生还需要完成纵向的体验，即多学科 PCE 案例会议、初级保健培训和渐进的内科课程 **人文教育目标：** • 学会与患者和家属沟通并提供合理的诊疗计划，能够向医疗团队成员提供简明、准确和及时的患者信息 • 通过对文化、社会、经济、性别和年龄的理解来完成患者互动和临床决策 • 培养敬业的品格：无私、可靠、诚实、尊重患者和同事 • 培养专业精神：主动负责学习、实现个人成长和进步，展示对道德标准的认识和肯定

哈佛大学医学院的人文教育注重实践性和参与性；采取 PBL、CBL 和 TBL 的教学方法，取代传统的基于讲座的学习（lecture-based learning，LBL），针对现实案例进行教学，除了少数必要的理论讲座外，多数是以小组讨论、案例分析、研讨会的形式进行。比如历时 1 年的医

学实践课程，在指导老师带领下，学生每周都有一天的时间与住院患者或门诊患者进行沟通和交流，或者是参加诊所的临床实践活动；在这样的设置下，医学生从一年级开始就接触临床患者，能够更早地理解患者的患病经历以及从不同角度思考医患关系，并学习如何运用沟通技巧友善处理与患者、家属和其他医疗专业人员的关系。小组讨论的教学方法则为学生们提供了一个交流的平台，在教师的指导下，学生以小组为单位共同讨论现实案例的解决思路，注重培养学生的批判性思维能力和正确的职业态度。学生的主观能动性被充分调动，不再是被动参与的角色。老师在小组讨论中仅仅起引导作用，为学生提供和把握课堂的研究方向，并将人文教育的理论知识教授给学生[1]。

（二）住院医师医学人文教育与培训

1. 住院医师医学人文胜任力要求

美国毕业后医学教育认证委员会（Accreditation Council for Graduate Medical Education，ACGME）是一个负责美国住院医师培训的组织，它的使命是通过认证评估和提高住院医师教育的质量，从而改善卫生保健和人口健康状况；ACGME 设定并监督住院医师培训的标准，这些标准保证了培养出的医生能够为当地居民提供安全、高质量的医疗服务。ACGME 从 13 个具体的医学领域所需要具备的胜任力出发，提出了一套以六大核心胜任力为主要内容和框架的 ACGME 胜任力模型。

六大核心胜任力包括：患者诊疗能力、医学知识、基于实践的学习能力、人际交往能力和沟通技巧、职业素养、基于系统的实践能力。这些能力的具体要求不仅仅涉及单一的医学科学知识和技能，而且是医学、人文等多学科的交叉整合。每一项核心胜任力都对住院医师的医学人文素质有着不同程度的要求[2]（表 14-2）。

表 14-2 六大核心能力对具体要求医学人文素质的要求

核心胜任力	具体要求
患者诊疗	• 有效沟通 • 表现出关怀和尊重的行为
医学知识	• 展示调查和分析思维
基于实践的学习与改进	• 参与针对患者及其家庭、其他卫生专业人员的教育
人际交往能力和沟通技巧	• 与患者建立并维持治疗上和伦理上的友好关系 • 与患者、患者家人、公众进行有效沟通 • 与医生、其他卫生专业人员和健康相关机构进行有效沟通 • 与其他照护提供者合作
职业素养	• 表现出尊重、同情和正直 • 证明对患者、社会和专业的责任 • 证明遵守道德原则 • 证明对不同患者群体的敏感性和反应能力 • 表现出对患者隐私和自主权的尊重
基于系统的实践	• 在跨专业团队中工作以提高质量和安全

2. 教育策略

不同专业的住院医师培训计划对人文教育的要求程度不同，而且不同住院医师培训基地的

[1] Harvard Medical School. MD. Pathways. Pathways courses info[EB/OL]. [2019-05-15]. https://meded.hms.harvard.edu/pathways.

[2] Susan R. Swing. The ACGME outcome project: retrospective and prospective[J]. Medical Teacher, 2007, 29(7): 648-654.

教学目标、课程内容、授课方式等也存在明显差异。为了评估每个住院医师在培训过程中的知识、技能和态度的进展，ACGME 制订了里程碑（milestone）评估项目。里程碑项目囊括了六大核心胜任力的各个子胜任力（表 14-3），对于住院医师的人文素质评估有更加细致和系统的规定[1]。

表 14-3 ACGME 的人文素质里程碑主题

职业素养里程碑主题
• 专业价值观和行为（保持诚实、正直、道德行为、尊重、同理心和可信赖）
• 问责制（追求职业发展和具有责任感的医疗实践，坚持对患者和社会的承诺）
• 对患者独特特征和需求的反应（包括文化胜任力、人文主义和同情心）
• 自我意识和改善（利用个人的优势和局限的知识，反思性实践，乐于接受反馈）
• 适应性（接受分歧并在处理不确定性时利用资源）
人际关系和沟通里程碑主题
• 以患者为中心的与患者及其家庭的沟通（收集信息，与患者合作，协商复杂情况，管理和解决冲突，为患者提供咨询和教育，表现出同理心，保持对文化和社会经济差异的敏感性，建立治疗患者-促进信任的医患关系）
• 医疗团队沟通（表现出尊重，有效地过渡治疗和转发信息，展示响应能力，协商和解决冲突）
• 医疗保健团队沟通（理解并尊重团队的所有成员，促进合作，指导团队，促进安全的患者治疗）
• 健康记录文件管理（能够以简明的格式提供及时准确的信息，记录共享政策范围内的策略）

ACGME 对职业素养（professionalism）的定义是"住院医师必须表现出履行职业责任，遵守道德原则的承诺……"；为了满足这一定义，住院医师"应该表现出尊重、利他、诚信、同情心和正直；表现出对道德原则的承诺；展示对患者文化、年龄、性别和残疾的敏感性和反应性"。与医学知识和患者诊疗等其他能力相比，职业素养的教育更倾向于非独立的教学课程[2]。

虽然职业素养的认知基础可以在课堂上正式教授，并辅以研讨会和小组合作中的一些非正式课程，但是更多的职业素养是作为隐性课程的一部分，发生在诊所、病房甚至走廊里这些非正式的环境之中。教育者已经采用了不同的技术来帮助克服传统教学的局限性。这些技术包括案例讨论、角色模拟、叙事医学、反思性实践、同伴辅助学习、引导性讨论等，并已经取得了不同程度的成功。例如，小组案例研究讨论有助于受训者解决道德挑战和做出难以抉择的决定，教授和考核的重点并不在于是否给出了正确而合理的解决办法，而是在于过程中所反映出来的职业素养。一个小组围坐在桌子周围，在教师的引导下处理具有挑战性的极端情况或者一些简单的日常困境，也可以通过要求住院医师提交自己的真实遭遇或案例来提高住院医师的参与度。评估住院医师职业素养的方法集中在可观察到的行为和能力上，比如对自己和他人的道德责任、可靠性、服务导向、社交技能、适应力和团队合作等，评判方法包括记录课程和考试之外的相关个人经历、进行微型医学访谈、情景判断测试等。目前，书面考试、通用评级量表、自我评估、观察和多源反馈、关于失误的关键事件报告和职业素养迷你评估等方法正在被逐步应用[3]。

现有的住院医师沟通和人际交往的技能培训基本上都是零散地分布在各个其他课程之中。例如，美国乔治·华盛顿大学医学中心设计了知情同意、不良信息告知、跨文化等一系列整合

[1] Linda Regan, Braden Hexom, Steven Nazario. Remediation methods for milestones related to interpersonal and communication skills and professionalism[J]. Journal of Graduate Medical Education, 2016, 8(1): 18-23.

[2] T. J. Nasca. Professionalism and its implications for governance and accountability of graduate medical education in the United States[J]. JAMA, 2015, 313: 1801-1802.

[3] Aine Marie Kelly, Patricia B. Mullan. Teaching and assessing professionalism in radiology: resources and scholarly opportunities to contribute to required expectations[J]. Academic Radiology, 2018, 25(5): 599-609.

性的伦理工作坊，并将此作为住院医师培训的必修内容之一。每个工作坊都有确定的教学内容和流程，例如跨文化医患沟通工作坊就有十分细致的教学目标（表 14-4）和教学进程（表 14-5），由一名教师带教，教学对象只有 1 名三年级住院医师（PGY-3）和 5 名一年级住院医师（PGY-1）。这种创新型的小组式交流工作坊能够保证每个住院医师最大限度地参与到讨论之中。教师在工作坊中扮演的角色多是引导和调控课程的进度，让学生自主学习和探索 [1]。

表 14-4 跨文化医患沟通技能工作坊教学内容

教学项目	描述
教学目标	学习与跨文化患者的沟通技能
教学目的	1. 掌握与跨文化背景患者进行沟通的基本原则 2. 能够将跨文化医患沟通原则与一般沟通原则应用于与标准化病人的沟通过程之中 3. 对其他文化中疾病和医疗的观点保持开放
教学方法	小组讨论，视频模型，角色扮演，标准化病人，标准示范
教学工具	DVD，工作坊指导手册，沟通指导卡片，文献提要
个人学习效果评估方法	技能评估表，教师、同行与标准化病人反馈

表 14-5 跨文化医患沟通技能工作坊教学进程

项目	时间	方式	描述
引言	5 分钟	互动性讨论	教师向学生介绍教学目的，教学进程，并询问学生对课程主题的初始想法
讨论 1	10 分钟	DVD 演示 1 互动性讨论	DVD 模拟一个跨文化患者交流场景 教师询问学生的处理方法
讨论 2	10 分钟	DVD 演示 2 教师讲解 互动性讨论	DVD 展示一些沟通的原则和提示 教师给学生分发沟通指导卡片和评估表并提供解决方案 鼓励学生针对教师提供的解决方案进行批判性评论

为了向学员传授高质量实践所需的复杂沟通技巧，路易斯维尔医学院儿科学系提供了一个独立的沟通课程，即住院医师沟通技能课程（resident communication skills curriculum，RCSC）。该课程从住院医师、教师、护士等对于专业沟通、困难对话和重要医疗信息传递等方面的技能需求入手，制订了更加细致和具体的教学目标，并选取了包括说教式讲座、小组讨论、自我反思、角色扮演、模拟和现实体验在内的多种教学方法。RCSC 的教学理论是在整个培训期间创建一个整合的教育体验，从而达到时间上的结构化，住院医师通过系统的课程学习完成技能获取、技能练习和技能的现实应用三大环节。在技能获取环节，即前 18 个月的科室轮转中，电话礼仪、患者移交、文化冲突、口语表达和反馈、医生与患者及患者家庭的交流等核心沟通主题（core communication topics）会在每个月的午间会议上以各种方式教授给学生；在技能练习环节，二年级和三年级的住院医师有机会参与到标准化病人的模拟体验中来练习自己所获取的技能，主要的练习主题包括冲突解决、临终关怀以及坏消息的传递等；在技能应用这一环节，受训的住院医师可以通过接诊普通患者这一现实体验来应用所学的沟通技能，一年级住院医师每季度接诊一次，二年级以上的住院医师则每年接诊一次。除此之外，受观察的临床接诊（observed clinical encounters，OCEs）贯穿于整个培训时期，指导医生会时刻观察住院医师与患者及患者家人的交流过程并提供反馈和评估 [2]。

[1] 唐健，张金钟 . 标准化患者在美国住院医师伦理与沟通教育中的应用 [J]. 中国医学伦理学，2008, 21(5): 72-75.

[2] Eleanor B. Peterson, Kimberly A. Boland, Kristina A. Development of a comprehensive communication skills curriculum for pediatrics residents[J]. Journal of Graduate Medical Education, 2016, 8(5): 739-746.

二、英国

（一）医学生医学人文教育

1. 医学人文胜任力要求

英国医学总会（General Medical Council）于2018年更新了医学生成为“明日医生”所必需的知识、技能和行为，主要包括以下三个方面：专业价值观和行为，专业技能，专业知识。除了必要的医学诊断和治疗的知识和技能外，对人文素质也有一定的要求。例如，在专业价值观和行为中，要求医学毕业生遵守职业道德、具有领导力和团队合作能力；在专业技能一项中，要求医学毕业生培养沟通能力，正确处理好与患者和同事的人际关系等（表14-6）[1]。

表 14-6 英国医学总会对医学毕业生的人文素质要求

专业价值观和行为	职业道德	• 在满足患者基本要求的前提下富有同情心 • 重视当前医疗环境中的伦理问题 • 保守秘密，尊重患者隐私 • 为人正直、有礼貌、体贴、诚实、有责任心 • 认识到个人和专业局限，必要时向同事寻求帮助 • 认识到患者以及自身态度、价值观、信仰、个人偏见对诊疗计划的潜在影响 • 以包容的态度对待患者和同事
	领导力和团队工作	• 了解如何建立团队、保持有效的团队工作与和谐的人际关系 • 承担不同的团队角色，适当情况下展示领导力 • 能够与不同专业的医生、其他卫生和社会护理专业人员合作，提供安全和高质量的医疗服务 • 在工作和学习过程中，尊重其他卫生和社会护理专业人员
专业技能	沟通和人际交往技能	• 与患者、患者亲属、护理人员和其他专业的同事进行清晰、高效地沟通 • 展示有效的语言或非语言（动作、书面、电子方式等）的人际交往技巧
	诊断与治疗技能	• 综合评估患者的临床表现、生物、心理和社会因素，给出合理的诊断和治疗计划 • 给出治疗计划时考虑患者和患者亲属的意愿
专业知识	卫生服务和卫生保健系统	• 了解所处的卫生保健系统的结构和卫生服务政策，在家庭、社区、二级或三级卫生机构中提供合理的医疗服务 • 认识并理解不同国家和地区不同的卫生保健机构，有针对性地根据不同文化背景的患者提供不同的诊疗计划解释
	心理学原理	• 运用心理学原理解释患者的疾病情况，理解心理对患者身体和诊疗效果的影响 • 提供诊疗计划时考虑患者及其家属的心理情况，并尝试用心理学的知识治疗疾病
	社会学原理	• 认识到社会如何影响个人和群体的行为，并将该原理运用到患者诊疗之中 • 对于社会因素导致的疾病，在治疗时兼顾社会干预

2. 教育策略

英国各医学院没有统一的课程设置，都是基于GMC对医学院的教学要求和本校具体情况制订课程计划，人文教育也是如此。例如伯明翰医学院的外科和内科系就教授给医学生必需的实践、理论和沟通技能，以便成长为一位未来富有同情心和道德的医生。

[1] GMC. Education. Standards guidance and curricula, outcomes for graduates archive[EB/OL]. [2019-05-15]. https://www.gmc-uk.org/education/standards-guidance-and-curricula/standards-and-outcomes/outcomes-for-graduates-archive.

伯明翰医学院的临床医学本科学制五年。五年的教育基本上分为以下三个部分：前两年主要是医学基础理论知识的学习，第三年是临床医学技能培训，后两年为临床科室轮转，人文教育也一直贯穿始终，与临床技能的学习紧密结合，而没有特定的课程设置。例如在大一和大二时，医学生在“医学和实践基础”这一系列课程中学习健康和疾病的心理学和社会学。在大一的第2周，就开始通过“社区医学”这一课程与患者进行接触，以快速建立与患者沟通时的技能和信心。医学生在前两年都需要在社区医院进行实习，与全科医生一同工作，从而将在理论学习中所学到的沟通和人际交往技能与现实患者的临床情况联系起来。大三时，教学地点转到了伯明翰医学院的教学医院，进行见习；在高级住院医师和专门的临床教师带领下，接触到不同种族背景、性别、社会经济地位和年龄的人群以及各种各样的疾病，从而帮助医学生在专业和个人层面上建立联系、同情和认同。除此以外，医学生还需要掌握良好的临床技能，以及锻炼提供有效咨询所需的沟通技巧等。在大四和大五，医学生将从事各种专业的临床实习，把所学的临床技能和人文技能整合起来，以锻炼自己成为一名最基础的医生的信心和能力。大四的医学生还需要花费一个月的时间选修课程，可以选择在初级或二级医疗机构进行临床研究，或是选择国外交换，以体验不同文化背景下的医疗保健系统。大五时，对于医学生的职业素质更为看重，如“临床实践中的道德和法律”课程引导学生讨论自己所观察到的引发道德或法律困境的案例，并利用所学知识提出合理的解决方案；“选定的职业经历”课程给予医学生3周的时间来真正了解和探索自己感兴趣的专业；“专业书面交流”课程则为学生提供了一个研究医生书面交流的各种方式的平台[1]。

伯明翰医学院的人文教育以多种形式进行，如讲座、研讨会、实践、床边演示、临床经验以及PBL等。一般会根据主题调整教育方法，比如在教授沟通技能时，会提供有关患者和医生沟通的视频，并要求学生进行反馈和角色扮演。学生大多基于查询的学习方法，这是一种主动的、以学生为主导的学习形式，要求通过自己的研究来找到问题的答案，而不是直接获取信息并记忆。例如，主题为如何有效地告知患者病情的恶化，会让学生以团队合作的形式进行探索，同时能提高团队合作的能力和人际交往能力。对于医学生人文素质的评估方式，根据课程的不同也有所不同，包括笔试、口试、临床能力测试、对职业行为和态度的评估、会议报告等，不仅仅限于文字的评估方式更有可能测试出医学生对于人文素质的掌握程度[2]。

（二）住院医师医学人文教育与培训

1. 住院医师医学人文胜任力要求

GMC还规定了成为一名合格的住院医师所应具备的胜任力，与对本科毕业生的胜任力要求类似，也是分为以下三个模块：专业价值观和行为、专业技能和专业知识。上述三个模块又细分为9个领域，其中对住院医师的人文胜任力也有明确的规定[3]（表14-7）。

表14-7 GMC对住院医师人文胜任力的要求

专业价值观和行为	• 诚实和正直地行事 • 通过尊重、礼貌、同情他人（包括患者、护工、监护人和同事）来保持信任 • 以个人身份对待患者，尊重他们的尊严，保护他们的隐私 • 在与患者和雇主的互动中表现出开放和诚实

[1] University of Birmingham. Undergraduate medicine course details[EB/OL]. [2019-05-15]. https://www.birmingham.ac.uk/undergraduate/courses/med/medicine.aspx#CourseDetailsTab.

[2] University of Birmingham. Undergraduate medicine courses: teaching and assessment[EB/OL]. [2019-05-15]. https://www.birmingham.ac.uk/undergraduate/courses/med/medicine.aspx#TeachingAndAssessmentTab.

[3] GMC. Education. Standards guidance and curricula, standards and outcomes, genetic professional capabilities framework[EB/OL]. [2019-05-15]. https://www.gmc-uk.org/education/standards-guidance-and-curricula/standards-and-outcomes/generic-professional-capabilities-framework.

（续表）

		• 作为雇员对雇主负责，同时也要对患者负责 • 认识到自己的局限性，及时向他人求助或寻求专业建议 • 在支持同事、尊重意见分歧的前提下，与同事进行适当的专业价值观和行为交流 • 倾听患者、护工和监护者的意见，接受他们对患者自身情况和背景的认识 • 能够从自身的专业实践和临床结果中学习和反思 • 能够接受建设性的批评和意见
专业技能	沟通和人际交往能力	• 建立有效和尊重的医患关系，并且有能力表达共情和同理心 • 展示高效的咨询技巧，包括语言和非语言的人际交往技巧 • 通过知情同意，优先考虑患者的愿望，尊重患者的关注和期望，与有能力决策的患者共同决定诊疗计划 • 展示积极的倾听技巧，展示文化和社会意识 • 在告知患者坏消息时，能够敏感而清晰地沟通 • 与护理人员进行适当的沟通、咨询和信息共享
专业知识	领导和团队协作能力	• 理解领导力和团队协作能力在临床医生角色中的重要性 • 认识到作为一个临床医生所需的领导责任，以及有效的领导对临床诊疗和安全的至关重要性 • 对领导的原则、方法和技巧有一定的了解，并能够在实践中合理运用 • 积极参与团队工作，并为团队做出贡献 • 决策时保持批判性思考，反思决策过程，并以诚实和清晰的方式向团队成员解释自己的建议 • 监督、挑战、影响、评估和指导同事，以提高表现和支持进步 • 批判性地评估同事、同行和医疗系统的表现 • 在多学科和跨专业团队中积极参与并努力提升自我 • 尊重多学科团队中的每一个角色 • 促进团队保持一个公正、开放和透明的文化氛围

2. 教育策略

英国住院医师的培养模式是 2 ～ 3 年的核心培训（core training）继以 4 ～ 5 年的专科培训（specialty training），目前设有 66 个专业和 32 个亚专科。每个培训机构都有自己独特的人文教育课程设置，核心内容往往存在显著差异。目前，英国住院医师人文素质的教学方法大多数为小组学习、榜样示范（modelling）、练习关键技能（practising key skills）等[1]（表 14-8），这些教学方法已经沿用了很长时间，其中部分有所更新。例如视频支持的手术室互动模拟（video-supported simulation of interactions in the operating theatre，ViSIOT）是一个新型的外科团队模拟训练计划。ViSIOT 的亮点是使用来自以前手术室的真实画面，以往传统的模拟训练都是重复播放固定的模拟视频片段，由受训团队模拟操作过程，从而反映他们对于专业手术技能和沟通合作技能的掌握程度。然而，使用真实视频能够更加体现手术过程的紧迫感和现实性，让受训的住院医师能够切身体会到作为医师这一职业的意义，也避免了“在现实情况下我不可能那么做”的可能借口。受训小组在观看原始的真实视频片段的同时，制订出更好的沟通策略，然后再进行第二次模拟，来实施刚才制订的策略并检验成果[2]。另外，跨专业临床技能培训（interprofessional clinical skills，ICS）是一种新兴的，以提高临床技能、沟通技巧、团队合作和职业精神为目的的培训方式，即将不同专业的受训医师组成小组进行共同培训。该方法具有提供纵向学习经验的优点，可以让受训医师更好地理解其他卫生专业人员的角色、责任和技

[1] Peter Maguire, Carolyn Pitceathly. Key communication skills and how to acquire them[J]. BMJ, 2002, 325(7366): 697-700.

[2] Sharon Marie Weldon, Terhi Korkiakangas, Jennifer Calzada. A surgical team simulation to improve teamwork and communication across two Continents: ViSIOT proof-of-Concept study[J]. Journal of Surgical Education, 2019, 76 (5): 1413-1424.

能，从而增强医疗团队内部对职业认同的理解，并提供一个相对愉快、无压力的学习环境，提高了团队协作能力和必要的沟通交流能力[1]。

表 14-8 英国住院医师人文教育的教学方法

小组学习	将小组人数限制在 4 ～ 6 名。既能够实现每位小组成员都能充分表达和探讨相关态度和感受，又提供了更多的可能机会来练习人文相关技能。另外，小组成员之间的相互反馈也被证实能够提高对于人文素质的掌握程度
榜样示范	以音频或视频的方式向受训医师展示人文胜任力中的关键技能，受训医师观看后应该讨论这些技能对患者和医师的影响 另外也可以采用“互动示范”的模式，即带教老师和模拟病人营造“真实”的沟通环境，要求受训医师在开始前提出具体的沟通策略，然后再即时模拟病人，根据策略模拟的结果询问受训医师的感受，同时模拟病人给出反馈，以便受训医师能够加深对关键技能的理解
练习关键技能	除了理论学习，适当的练习和实践也是必需的。与模拟病人一起练习较之真实患者具有能够控制任务性质和复杂性的优势，受训医师可以适时地暂停对话，咨询带教老师或是小组成员如何更好地与患者相处；为了使模拟练习有效，可以记录下模拟练习的音频或视频，从而客观地得到反馈和进行反思

传统的评估方法多是由负责培训的医生进行非正式和主观的评估，并口头传达给下一个培训方案负责人。目前，英国住院医师的人文素质评估一般包括以下几类：①利用标准化病人测试道德、行为、职业精神和沟通技巧；②自我评估，即通过反思写作的方式展示自己的人文素质；③通过工作场所的多源反馈评估，即将评估的权利交付给受训医师所处工作环境中的每一种角色，例如一同受训的同学、负责教学的医师、护理人员、患者等，这种多源的评估能够对沟通、人际交往和职业精神的具体要素进行定量的评价；④不合格行为的纵向记录，即由负责教学的医师记录受训生不符合人文胜任力标准的行为，在培训的最后阶段综合整体情况进行评估，但是要注意信息的适时反馈以提供改正和反思的机会[2]。

第二节 医学人文技能评价

医生人文技能特别是职业道德的评价并不是一件容易的事情，使用任何单一指标在一时一事上观察都很难得到全面、准确的结论。

一、评价内容

根据美国得克萨斯大学医学院 Wehbe-Janek 及同事的研究，在欧美发达国家医患沟通技能被认为是医生必备的核心人文技能[3]，也是医师资格考试的重点考查内容之一。与此同时，很多国家调整了医师资格考试内容，考查的能力不单限于医学知识和技能，还包括人文技能。美国医师执照考试（USMLE）自 1994 年起成为全美统一的医师资格考试，目前由三步考试组成。在第二步临床技能（clinical skill，CS）部分，同时还需考查语言表达能力以及与患者和家

[1] David Holland.Interprofessional clinical skills: a tool for developing clinical skills, team working and professional awareness between medical students and physician associates[J]. Future Hosp, 2019, 6(Suppl 1): 141.

[2] J. S. Dreyer. Assessing professionalism in surgeons[J]. The Surgeon, 2010, 8(1): 20-27.

[3] Wehbe-Janek H, Song J, Shabahang M. An Evaluation of the Usefulness of the Standardized Patient Methodology in the Assessment of Surgery Residents' Communication Skills[J]. Journal of Surgical Education, 2011, 68(3): 172-177.

属的沟通能力。根据美国医学院校协会等对医师通用能力的界定，美国医师执照考试在未来将得到进一步改进，努力实现对职业道德等内容的有效测量[1]。

在美国医学专科学会（American Board of Medical Specialties）与毕业后医学教育认证委员会（Accreditation Council for Graduate Medical Education）所发布的评价指南中，特别指出在医师执照考试与住院医师项目认证中应进行沟通能力、医患人际交往能力与职业素养（professionalism）测试。目前，一些高风险专业的专科医生资格考试中已包括上述三项人文临床技能（humanistic clinical skill）测试。例如，在骨科医生资格综合考试中，被试者必须同时通过人文、生物医学 / 生物力学两个领域的考试才有可能取得执业资格。其中，人文领域考试主要涉及职业道德、沟通能力、临床人际关系三大主题的六方面内容：①获取信息，指清楚、直接地向患者询问病情的能力；②倾听，指倾听患者问题并做出适当回应的能力；③提供信息，指在合理时间内清晰回应患者关切的熟练程度；④尊重，在疾病诊治过程中充分尊重患者；⑤同情心，指同时通过语言和非语言方式对患者的病情和生活表现出理解与关心的能力；⑥职业道德，承诺保护患者利益与隐私权、遵守道德规范并尊重其他卫生从业人员，同时在行为方式中表现出关注病情治疗、自信、富有知识等[2]。

在英国，除欧共体、英联邦各国之外的外国医学院校毕业生需要通过专业及语言评估委员会考试（Professional and Linguistic Assessment Board Test，PLAB）才可获得行医资格。考试内容包括沟通能力等人文技能评价[3,4]。关于英国 PLAB 考试，在英国医学总会（GMC）网站上，明确注明考试框架是基于良好医疗实践指南（Good Medical Practice）的原则与价值观，要求考生必须表现出尊重患者，并且能够为患者提供公平、无歧视的医疗服务。在该考试第二部分的 14 站客观结构化临床考试（OSCE）中，有 4 站对考生的沟通能力进行评价，内容可能包括向患者解释诊断、检查结果与治疗手段；使患者本人在治疗决策中发挥作用；与患者家属沟通；与卫生专业人员沟通；向患者或其家属透露有关病情的坏消息；在实施穿刺操作时获得知情同意，或验尸时获得家属同意；与焦虑的患者或家属打交道；对患者出院给予指导；就患者生活方式、健康促进或危险因素提出意见等[5]。此外，英国对于专科医生的核心素养与能力有明确要求，皇家医生学会在专科医生资格考试中对医生在医院诊治患者所需要的知识、技能、态度等进行测试，并且在开发高质量评价方法方面取得了实质性进展[6]。

二、评价方法

就医生人文技能的评价方法而言，需要具备有效、可靠、为使用者所接受、具有成本-效果并能够对医学教育产生影响等特点。例如，评价医患沟通能力并不容易。与基于知识考查的纸笔考试不同，沟通能力测试包括个体表现的评估，如观察受试者在模拟病人测试中的表现。沟通能力的评分也十分复杂，原因在于语言与非语言行为都可以成为给分依据。标准化病人等模拟方法是评价沟通能力的有效工具。标准化病人指经过培训能够精确、稳定地模拟某种特定病例，并能基于固定标准评价考生或医生行为的个体。影像视频则是另外一种评价沟通能力的

[1] 万学红，张鸣．美国医师执照考试现况及其发展趋势 [J]. 复旦教育论坛，2003, 1: 79-81.

[2] Roberts WL, Solomon M, Langenau E. An investigation of construct validity of humanistic clinical skills on a medical licensure examination[J]. Patient Education and Counseling, 2011, 82(2): 214-221.

[3] 汪勤俭，贺加．英国医师执业注册、考试及启示 [J]. 中国医院管理，2004, 4: 63-64.

[4] 石云霞．中外医学教育与医师考试制度衔接的模式及启示 [J]. 西北医学教育，2010, 5: 860-862.

[5] General Medical Council. Professional and Linguistic Assessments Board (PLAB) [Z]. 2014.2014.

[6] Cassel CK, Leatherman S, Black C, et al. Physicians' assessment and competence: USA and UK[J]. The Lancet, 2006, 368(4): 1557-1559.

常用方法[1]。

在美国医师执照考试中，通过客观结构化临床考试使用标准化病人评价考生的医患沟通能力和临床人际交往技能。在CS考试的每一站考试中，均配有标准化病人，同时扮演“患者”和“评分者”的双重角色，对考生的语言表达和沟通能力进行打分。实践证明，这是一种可靠有效的测试方法[2,3]。在美国骨科医生执业资格综合考试第2阶段测试中，包含12站标准化病人考试，对考生的临床人文技能等进行测试[4]。英国PLAB考试的方式同样为客观结构化临床考试。

虽然标准化病人在测量沟通能力方面十分有效，但却面临病人招募与培训中的后勤保障和成本持续增加等现实问题。与此相对比，影像视频或纸质试卷评价方式只需要投入前期开发成本就可以了，因此更具有成本-效果。虽然影像视频被广泛用于评价医生的沟通能力，但问题在于仅依靠多选题（multiple-choice questions，MCQ）可能难以全面评价医生的沟通能力。在此背景下，国外对于使用网络平台进行在线评价表现出越来越强的兴趣。美国内科学学会和华盛顿大学医学院的学者创建了两种沟通能力在线评价方法。一种为MCQ，另外一种为组合评价，包括基于视频影像的多选题、李克特量表、自由文字表达等内容。他们把100名住院医师随机分为两组并分别接受上述两种在线评价，发现两种方法的调整可靠系数均为0.74。由于在线评价沟通能力的可靠性较高，参加试验者对该种方式给予积极评价，因此研究者认为网络是一种重要而有效的评价平台，并且具有提高医生沟通能力的潜力[5]。为了评价培训期医师与执业医师的人际交往与沟通能力，美国西北大学医学院和哈佛大学医学院的学者还共同开发了可供患者使用的沟通评价量表（communication assessment tool，CAT），共包含15个题项，每个题项采用5分制评价。经现场试验，CAT量表的克伦巴赫 α 系数为0.96。因此，研究者认为CAT是评价各专业医生人际交往和沟通能力的可靠而有效的测量工具[6]。

第三节 沟通技能要求与评价

沟通技能与临床胜任力、伦理与法律意识并列为医生所应具备的三大典型职业素养。良好的沟通技能可以帮助医生在医疗服务实践中成为更好的安慰者，对于减少医疗差错至关重要。在欧美发达国家，沟通技能被认为是医生必备的核心人文技能[7]，也是医师考试的重点考查内容。

由于沟通本身是多层面、多维度的，讲授与评价沟通技能都是一项挑战，并不是一项简单的事情。与基于知识考查的纸笔考试不同，沟通技能测试包括个体表现的评估，如观察受试者在模拟病人测试中的表现。由于语言与非语言行为都可以成为给分依据，并且二者对于考试成绩均具有显著性影响，沟通技能的评分十分复杂。因此，在进行沟通技能测试之前，需要就沟

[1] Wehbe-Janek H, Song J, Shabahang M. An evaluation of the usefulness of the standardized patient methodology in the assessment of surgery residents' communication skills[J]. Journal of Surgical Education, 2011, 68(3): 172-177.

[2] 何惧，何佳，陈声宇. 美国医师执照考试简介及中美医师资格考试比较 [J]. 中国考试，2005, 10: 53-56.

[3] 凌玉. 美中医师资格考试临床实践技能考试方法对比与思考 [J]. 内科，2007, 5: 837-838.

[4] Roberts WL, Solomon M, Langenau E. An investigation of construct validity of humanistic clinical skills on a medical licensure examination[J]. Patient Education and Counseling, 2011, 82(2): 214-221.

[5] Kim S, Brock DM, Hess BJ, et al. The feasibility of a multi-format Web-based assessment of physicians' communication skills[J]. Patient Education and Counseling, 2011, 84(3): 359-367.

[6] Makoul G, Krupat E, Chang C. Measuring patient views of physician communication skills: Development and testing of the Communication Assessment Tool[J]. Patient Education and Counseling, 2007, 67(3): 333-342.

[7] Wehbe-Janek H, Song J, Shabahang M. An Evaluation of the Usefulness of the Standardized Patient Methodology in the Assessment of Surgery Residents' Communication Skills[J]. Journal of Surgical Education, 2011, 68(3): 172-177.

通的重要内涵、沟通表现好或差的标准、医学生练习沟通技能的指导原则等达成一致意见[1]。

一、美国医师执照考试中的沟通技能考核

人际 / 专业沟通技能是美国毕业后医学教育认证委员会（Accreditation Council on Graduate Medical Education，ACGME）所要求的六大核心胜任力之一，也因此成为美国医师考试的重要内容之一。自 2004 年起，沟通技能评价被纳入 USMLE 第二阶段考试即 CS 考试之中。

沟通技能的测试内容包括增进与患者关系、信息收集与提供、帮助患者决策和情感支持、英语口语能力等。在增进关系方面，考生应认真倾听患者的表述，表现出自己的兴趣和对患者的关心与尊重。在收集信息方面，考生应鼓励患者用自己的话语讲述自己的处境。例如，什么对患者最重要、患者有哪些忧虑的事情、疾病如何困扰患者等，也可关注患者在其他方面的不适，以便找出疾病给患者带来的主要困难。在信息提供上，考生应当使用清楚易懂的语言向患者解释疾病的可能进展，不可因嫌麻烦而不向患者做足够解释，要满足患者的合理需求和意愿，鼓励患者询问并积极回答，而且要时刻注意患者是否正确理解。在帮助患者决策方面，考生应当根据对患者意愿与继续接受医疗服务能力的评估合理列出各种可能的结果。在情感支持方面，考生应充分体会到患者的内心感受，并用理解和支持的话语安慰患者。

CS 考试采用标准化病人进行考试，沟通技能的成绩完全由标准化病人决定。考生进入考试中心后，将见到一位标准化病人。如未见到，则需通过电话对标准化病人进行问诊。标准化病人经过专门训练后，模拟真正的临床患者。“标准化”指他们在考试中会采取一致标准对考生进行考查和评价，包括对考生所提问题的统一回答，向考生提出与疾病有关的相同问题，以及对患者的特殊症状、体征与细微特征的一致模拟。考生需要在模拟的临床环境中通过对患者的询问和体格检查等获取患者（标准化病人）的重要信息，做出初步诊断，将后续的辅助检查告知患者，回答并解释患者可能问到的问题。在此过程中，考生与患者沟通时应当拥有专业的态度，设身处地地为患者着想。标准化病人则要对考生的语言和非语言交流沟通能力进行观察和评价。通过训练的标准化病人会在诊疗过程中使用专门设计的评分量表对考生的交流技巧、人际关系处理能力和英语口语能力进行评分。因此，标准化病人不只是“病人”，也是考试的重要评分者。他们参与了 CS 考试中诊疗的全过程，作为“病人”与考生对话，询问问题，接受考生的体格检查等，对考生的沟通表达能力等有更深入的了解，能够做出合理评价[2]。

从以上介绍可以看出，CS 考试在对考生的临床操作能力（如体格检查、诊断与鉴别诊断）进行考查的同时，也测试了考生在沟通交流方面应具有的能力，包括与患者的沟通能力、增进医患关系的能力和对患者的尊重、关心、理解、同情与情感支持等。美国医师执照考试是医学毕业生在美国获得医师执照必须通过的考试，CS 考试中对沟通技能的考查引起了医学生和医学院校的高度重视，多数医学院校对课程设置和教学方法做出了相应调整，在很大程度上推动了美国医学教育在医学生人文素养培养方面的改革。

二、英国 PLAB 考试中的沟通技能考核

英国十分重视对于医生沟通技能的要求。在英国医学总会（GMC）所制订的医生职责中，明确规定了医疗服务过程中有效的沟通交流应遵循的原则。首先，医生必须认真倾听患者的陈

---

[1] Maker VK, Zahedi MM, Villines D, et al. Can we predict which residents are going to pass/fail the oral boards? [J]. J Surg Educ, 2012, 69(6): 705-713.

[2] Federation of State Medical Boards of the United States, Inc., the National Board of Medical Examiners®. 2013 USMLE Step 2 clinical skills (CS) —Content information and general information[EB/OL]. [2015-1-16]. http://www.usmle.org/pdfs/step-2-cs/cs-info-manual.pdf.

述、考虑患者的意见和看法并对患者的问询做出诚实的回答；其次，医生必须以一种患者能够理解的方法提供患者想知道或需要知道的信息。如有可能，要使自己的安排满足患者语言及交流的需要；再次，医生必须体贴地对待患者的亲属或朋友，及时准确地向他们提供有关信息及一定的支持；最后，医生在工作时间内，应当时刻准备为需要相关信息、建议及支持的患者或同事提供帮助[1]。

PLAB 是针对外国医学毕业生的考试，但也可以反映出英国医师资格考试的核心方法与制度。英国医学总会对医生沟通交流方面的要求在 PLAB 考试中有具体体现。沟通技能考查单独构成 PLAB 考试的一部分，足见英国医学总会对于医学毕业生沟通交流能力的重视程度。PLAB 考试对沟通技能的评价主要是通过观察参考人员与其他人员的交流过程来实现的，通常与参考人员交流的是模拟病人或站点主考人。对沟通技能的评价主要是评价参考人员倾听、提问、解释以及使患者参与疾病管理方面的能力，比如参考人员在倾听并与患者分享信息、把患者当作有知识的人与患者讨论治疗方案的选择、解释治疗效果等方面的表现[2]。

在评价过程中，主考人评分标准主要依据以下几个方面：①参考人员接触患者的方式。参考人员应当首先介绍自己，在这一过程中要保持礼貌以及对患者的尊重。②参考人员做出解释和建议的方式。参考人员应当知晓患者已经知道了哪些和还想知道哪些，在向患者做出解释时应清晰、详细，说话节奏应是患者能够接受的，一旦患者有不理解的内容或疑问，参考人员应能及时知晓。③使患者参与疾病管理方面。参考人员应尊重患者的自主权，帮助患者在已获信息的基础上做出决定，清晰解释相关信息及其含义、现有选择及利弊等，把患者放在治疗决策的主体地位，及时检查患者的理解程度和效果并避免刺激患者等[3]。

第四节　讨论与借鉴

一、开展课程体系改革，强化医学人文教育

长期以来，我国高等医学教育主要建立在生物医学模式之上，实行“以疾病诊治为中心”的医学教育理念和培养模式，过于关注疾病治疗，偏重自然科学和专业知识教育，对于健康影响因素复杂性的重视程度不够，在课程设置等方面未能充分体现医学模式的转变，忽视了医学的最重要目标是维护健康和提高生活质量。

医学教育中人文社会素质教育薄弱，导致医疗实践缺乏人文与情感交流，存在“重病情治疗、轻患者关怀”的严重问题。就人文社会科学课程占总学时数的比重而言，欧美日发达国家为 10% ～ 25%，我国仅为 5% ～ 8%，课程内容也存在明显不足。同时，人文社会科学教育主要集中在医预阶段。这种方式将理论与实践割裂开来，减少了医学生在诊治患者时所能感知到的人文社会科学训练的相关性，存在着很大的缺陷。有关调查结果显示，大约 90% 的教师认为我国医学教育课程体系需要改革，应当加强人文社会素质教育内容[4]。

在当代社会，如果想成为一个医疗卫生服务领域的专家，所需掌握的知识远远超过生物医

[1] General Medical Council. Good Medical Practice (2013) [EB/OL]. [2014-04-20]. http://www.gmc-uk.org/guidance/good_medical_practice.asp.

[2] General Medical Council. GMC PLAB test blueprint[EB/OL]. [2014-04-16]. http://www.gmc-uk.org/doctors/plab/Blueprint.asp.

[3] General Medical Council. How do I prepare for Part 2? [EB/OL]. [2014-03-10]. http://www.gmc-uk.org/doctors/plab/23450.asp.

[4] 毕洪然 , 左天明 , 孙宝志 . 我国西部与东部院校医学教育改革需求比较分析 [J]. 中国高等医学教育 , 2010, 10: 1-2.

学的范畴。1个世纪以前，生物学知识和科学研究方法融入医学教育中，使患者最终获益。今天，应当采取同样的思路把质量改进、循证医学、人群健康、政策、启发式教育、交流技能等人文社会科学知识融入高等医学教育中，以激发新一轮的医疗质量改进。为此，要积极开展课程体系改革，构建人文社会科学知识、自然科学知识与医学知识相结合，注重医学生知识与综合能力协调发展的新型课程体系。在综合素质培养方面，高水平沟通能力、团队合作能力、伦理实践等在所有课程中均十分重要，同时应当强化医学生终身学习能力、批判性思维能力和创新能力培养。

二、我国医师资格考试中增加人文技能评价具有迫切而重要的现实意义

虽然医生人文技能缺乏导致一系列严重后果并引起社会的广泛关注，但是长期以来我国医师资格考试过度侧重于医学理论与技能，对于人文技能的考查不够重视。如果在医师资格考试中重视人文技能评价内容，将十分有利于选拔高素质医生、强化医生行为约束、促进医德医风与医患关系改善，对于我国医疗服务领域具有极其重要的现实意义。

此外，医师资格考试在很大程度上是举办临床医学教育的“指挥棒”，对于办学方向、教学内容与方式方法具有重要的指引作用。长期以来，我国临床医学教育过于偏重医学理论与知识传授，对于社会人文知识的教学不够重视，教学内容与方式方法等也很不规范，是导致医学毕业生人文技能水平不高的直接原因之一。人文技能评价内容融入医师资格考试后势必引导各医学院校重视并规范该方面的教育，对于医疗人才培养工作和医学教育改革发挥科学的指引作用，从而能够对我国医学教育改革与发展产生深远影响。

三、医生人文技能评价的进度安排、内容与方法等需要与医学教育的实践相衔接

考试是教育工作中评价学生表现的重要手段，其内容与方法一般应来源于教育实践。如同医师资格考试中其他内容一样，人文技能测试事关每一位考生的切身利益，需要紧密结合医学教育实践，保证评价方法的可接受性和评价结果的科学性与可靠性。例如，Wehbe-Janek及同事指出，在进行沟通能力测试之前，需要就沟通的重要内涵、沟通表现好或差的标准、医学生练习沟通技能的指导原则等达成一致意见[1]。换言之，在构建医师资格考试人文技能评价体系时，评价内容、指标、主体、方法等均对评价结论具有直接而重要的影响，应当结合医学教育实践慎重选取。

在我国临床医学教育中，医学知识与技能的教学内容与方式方法相对统一和规范。与此相对比，社会人文知识的教学内容与要求在不同院校之间存在很大差异，教学方法则仍以课堂集中讲授为主，缺乏隐性课程、临床榜样教师等的正面熏陶，在客观上对于推行人文技能测试提出了很大挑战。例如，虽然标准化病人等模拟方法是欧美发达国家讲授和评价沟通能力的有效工具，但在我国临床医学教育中的应用程度仍然很低，目前并不适合在我国医师资格考试中使用。因此，在推动医师资格考试人文技能评价的工作中，一方面应考虑国情，结合我国临床医学教育的现状与相关要求，科学选择评价内容和方法；另一方面，应注重循序渐进、分步实施，给医学院校和医学生留出较为充足的反应与准备时间。

---

[1] Wehbe-Janek H, Song J, Shabahang M. An Evaluation of the Usefulness of the Standardized Patient Methodology in the Assessment of Surgery Residents' Communication Skills[J]. Journal of Surgical Education, 2011, 68(3): 172-177.

四、在推动医师资格考试人文技能评价工作中，可积极借鉴国际经验

目前，我国医生人文技能评价的研究尚处于起步阶段，研究经验的积累比较欠缺，导致该领域的科学研究与现实需求之间存在较大差距。与此相对比，欧美发达国家已在该领域进行了长期探索，并且已在医师资格考试中对考生的人文技能进行测试，形成了成熟的评价体系与方法。同时，在该领域也存在较广泛、深入的基础性科学研究，以不断创新、检验医生人文技能评价体系与方法。这些国际经验对于我国具有积极的借鉴意义。

从另外一个角度看，医学是国际性很强的学科，国际社会对各国之间医师资格互认的客观需求日益强化。各国医学教育、医师资格考试、医师注册等逐渐向共同化方向发展，在最基本质量标准要求上趋于一致。例如，在英国皇家医生学会（Royal College of Physicians，RCP）的主持下，美国和英国两国医生管理组织的领导于2006年召开会议，就加强医生技能与能力评价方法的科学性与全面性等达成一致意见[1]。伴随全球化进程的加速，我国医师诊治在华外国患者、走出国门行医的机会与日俱增，外国留学生来华学医并参加医师资格考试人数也逐年上升。医疗服务领域国际化因素的不断增加，也要求我国在医师资格考试中对人文技能进行评价时既需要适应国情并具有中国特色，又必须考虑借鉴国际经验并与国际通行做法接轨。

五、医患沟通能力是医生人文技能中相对容易评价的核心内容

如果在我国医师资格考试中增加人文技能评价，所面临的首要问题之一将是如何界定人文技能的内涵、不同构成内容的重要性和评价难易程度，以便在此基础之上设定人文技能评价的优先顺序、具体内容、指标及给分标准等。从欧美发达国家的情况看，医生人文技能的内涵丰富而具体，主要包括沟通能力、医患人际关系、职业道德等方面内容。此外，专科医生资格考试中人文技能部分的要求高于入门级的医师资格考试。例如，在美国医师执照考试和英国PLAB考试中，人文技能部分主要涉及沟通能力评价，美国专科医生资格考试则进一步扩充到医患人际关系和职业道德等方面内容。

概括而言，医患沟通能力是国外医师资格考试中人文技能评价部分的基本核心内容，也是相对容易评价的部分。在我国，虽然医生沟通能力不佳是导致医患关系紧张的最重要原因之一，但是临床医学教育却十分不重视对于医学生沟通能力和意识的培养，各类考试中也鲜有涉及该方面的内容。根据国外经验和国内现实需求，如果在我国医师资格考试中增加人文技能评价，可考虑以医患沟通能力评价作为突破口。沟通能力包括建立高质量医患关系（如对患者表达同情、建立并维持医患之间的友善关系）、清楚表达所需信息和患者教育等多重活动。由于沟通本身是多层面、多维度的，讲授与评价沟通能力都是一项挑战。因此，我国医师资格考试中如开展沟通能力评价，同样需要在临床医学教育中提前开展相关基础性改革，包括调整教学与学生评价的内容和方式方法等。

美国和英国对于医生沟通技能的要求具体而丰富，相关医师考试也把沟通技能列为重要的考查内容。沟通技能所涉及的内容包括信息收集与提供、增进与患者关系、帮助患者决策、提供情感支持等。不但涉及临床实践中医患之间和医务人员之间进行有效沟通的诸多重要方面，而且还十分重视沟通方面的一些细节问题，不局限于询问病情和回答患者疑问。例如，英国PLAB考试内容中涉及医生应如何与焦虑的患者或家属打交道以及如何向患者或其家属透露有关病情的坏消息等。沟通技能也不仅指口头表达能力，而是包括语言和非语言行为。就考试方法而言，标准化病人或模拟病人均是两国相关医师考试中评价参考人员沟通技能的重要手段，

[1] Cassel CK, Leatherman S, Black C, et al. Physicians' assessment and competence: USA and UK[J]. The Lancet, 2006, 368(4): 1557-1559.

但美国医师执照考试中沟通技能成绩完全由标准化病人给出，而英国 PLAB 考试中则由主考人员给出成绩。

英美医师考试中重视沟通技能评价的做法对于我国进一步完善医师资格考试有很大的启示意义。在医疗纠纷频繁发生并且主要因医患沟通不良引起的背景下，我国迫切需要借鉴英美相关经验加强医学生沟通技能的培养与考查，特别在执业医师资格考试中应尽快建立沟通技能的有效评价制度，以促使医学院校和医学生重视相应能力的培养，促进医学教育的深入改革和医学人文教育的回归，为缓解日益紧张的医患关系做出贡献。由于执业医师资格考试对于医学教育具有直接而显著的影响，在建立沟通技能考查的制度后，必将促使医学院校和医学生重视相应能力的培养，从而对缓解紧张的医患关系和培养与选拔合格医学人才产生积极影响。由于沟通与语言交流存在密不可分的关系，而语言和非语言行为也都可以成为评价沟通技能的重要依据，仅仅依靠纸笔考试将难以得出可靠、全面的结论。因此，我国在医学教育和医师资格考试中推广使用标准化病人已势在必行。

第十五章 专题四：全球卫生教育

第一节 全球卫生教育的内涵与意义

与世界经济一样，健康问题和卫生保健也已经全球化。人员、知识、信息、动物、食品、技术和病原体的流动越来越无国界，病原体有可能会在几个小时或几天之内传播到全世界。同时，新型病毒、生物恐怖威胁、动物传染病威胁着全球数千万人的生命和数十亿人的生活。在21世纪，全球卫生不可避免地与流行病学、生物学、政策、技术、文化、经济和行为等因素联系在一起，而这些健康决定因素正在迅速发生变化。与此同时，疾病谱和疾病传播的路径也随着全球化进程的深化而变化。变化中的生态系统正在对国家间、地区间和洲际间的健康问题和疾病谱产生重要影响。不论应对传染性疾病还是非传染性疾病，任何国家都不可能孤军奋战，需要医疗卫生人员对于全球卫生的理解与合作[1,2]。

随着跨越国界范畴、需要各国共同合作解决的卫生问题愈演愈烈，引起国际社会的广泛关注，对于医学人才的培养提出了新的要求。在此背景下，由多国知名学者组成的21世纪全球医学教育专家委员会呼吁要用全球化视野看待医学教育，提倡多学科合作并关注更为广泛的健康决定因素，在设计医学教育时要更具有宏观和全球性观角，以培养具备全球健康能力的医学人才[3]。

在全球化时代，迫切需要具备全球化视野和跨学科综合知识，能够应对全球卫生挑战的医学人才。医学生首先应当了解全球化过程对健康的影响，关注全球范围的人群健康和健康公平性，能够用全球化的视野分析政治、社会、环境等多种因素对人群健康的影响。基于健康影响因素和干预方式的多样性，医学生更需要理解影响患者疾病风险的多元文化、环境和遗传因素，了解不同文化背景下医疗卫生服务体系的差异，具有跨文化的交流能力，以便对患者进行有效诊治。此外，还应掌握多学科知识，具备包括疾病预防、健康促进和疾病治疗的综合知识与技能，以适应卫生服务多元化的要求。

一、全球卫生的定义

作为一门学科，全球卫生经过几十年的发展已有一定的成功经验。全球卫生主要关注全球范围内的健康问题，而其具体定义是什么，学术界并没有统一的答案。大多数人采纳 Koplan 等人 2009 年 6 月在《柳叶刀》杂志上发表的题为“迈向全球卫生的共同定义”的文章中提出

[1] Preston C., Almashat S., Peik S., et al. Role of preventive medicine residencies in medical education: A National Survey[J]. American Journal of Preventive Medicine, 2011, 41(Supplement 3): S290-S295.

[2] Barbiero VK. Global health for undergraduates: “we are not alone”[J]. American Journal of Preventive Medicine, 2008, 35(3): 269-272.

[3] Frenk J, Chen L, Bhutta ZA, et al. Health professionals for a new century: transforming education to strengthen health systems in an interdependent world[J]. Lancet, 2010, 376(9756): 1923-1958.

的定义：全球卫生是一个将提高全球人口健康水平和实现全球健康平等置于优先位置的学习、研究与实践领域[1]。全球卫生以提高全球范围内的健康水平、实现全球健康公平为宗旨，重点关注超越国界的健康问题、健康决定因素和解决方案，涉及医学领域内外多个学科，提倡不同学科间的通力合作和群体预防与临床个体治疗的综合施治，平等对待不同地域、经济发展水平和种族的所有人群[2]。全球卫生是一门医学和其他社会科学相互交叉的科学，涉及社会学、人口学、经济学、流行病学、环境与生态等学科。全球卫生不仅关注人类的传染性疾病、慢性非传染性疾病、自然和人为因素等所导致的重大卫生事件，还关注气候变化、城市化进程、人口增长、环境污染、食品安全等影响人类健康的问题。

全球卫生的概念不应与国际卫生（international health）相混淆。作为由“国际卫生”发展而来的新概念，“全球卫生”更顺应时代发展的内涵。与关注发展中国家健康问题及发达国家对外援助的“国际卫生”不同，“全球卫生”更注重直接或间接影响多个国家的健康问题，更强调全球性合作，旨在解决非一国之力所能克服的全球性健康问题[3]。

二、全球卫生教育及其主题

通过全球卫生教育，使医学生具备全球健康能力和对多元文化的理解，才能更好地应对21世纪全球卫生的挑战。就狭义的定义而言，全球卫生教育（global health education）是关注由跨国因素直接或间接造成的健康问题的教育领域，其主要目的在于传授与全球卫生相关的理论与实践[4,5]。其全球卫生视角自19世纪下半叶的公共卫生和全球卫生模式演变而来。全球卫生教育兴起的主要原因在于传染性疾病在全球的传播以及慢性非传染性疾病相关危险因素的全球流行成为各国卫生治理中遇到的共性问题。全球卫生教育具有跨学科性质，力求解决具有全球影响的健康问题，例如传染病的传播、儿童和妇女健康、全球卫生公平、移民与旅行者健康等。全球卫生教育为全球卫生领域培养大量优秀人才，是解决全球卫生问题的重要一环[6]。

在近代历史上，卫生公平在全球话语之中成为日益突出的主题。一些公众和非政府组织将资源集中于定义和解决健康差异与健康公平问题，通过发展和完善医疗服务提高卫生公平。鉴于世界人口的增长和各国间日益扩大的差距，卫生不平等现象更加明显。为改善卫生不平等现象，全球卫生教育关注可持续发展实践。可持续发展实践的一个主要组成部分侧重于经济、社会和物质福利。在临床医学、公共卫生、环境科学和其他卫生相关学科已经开发了培养学生的课程体系。在全球健康、可持续发展和全球实践领域，形成和发展相关课程的趋势日益明显[6]。

全球卫生涉及基础、临床和公共卫生在内的医学学科，以及管理学、伦理学、社会学等。不同学校在课程设置上差异较大，授课时间从几周到几个月不等，授课方式包括课堂讲授、专题讲座、小组讨论、专题讨论等形式，一般都开设有实践课程，如在美国、加拿大及欧洲较为常见的国际临床选修课就是一门在发展中国家的医学实践课程。尽管各国全球卫生教育的课程设置、教学形式有所差异，但都基于一个共同的认识——多学科、跨学科和跨部门性是全球卫生的基本特征。为了引导和促进全球健康课程的发展，全球卫生大学联盟（Consortium of

[1] Koplan JP, Bond TC, Merson MH, et al.Towards a common definition of global health[J]. Lancet, 2009, 373(9679): 1993-1995.

[2] Williams JH, Des Marais EA.Global health education[J].Soc Work Res, 2016, 40(1): 3-6.

[3] Miranda JJ, Yudkin JS, Willott C.International health electives: four years of experience[J]. Travel Med Infect Dis, 2005, 3(3): 133-141.

[4] Koplan JP, Bond TC, Merson MH, et al. Towards a common definition of global health[J]. Lancet, 2009, 373(9679): 1993-1995.

[5] Peluso MJ, Rodman A, Mata DA, et al. A Comparison of the expectations and experiences of medical students from high-, middle-, and low-income countries participating in global health clinical electives[J]. Teach Learn Med, 2018, 30(1): 45-56.

[6] Jacquet GA, Umoren RA, Hayward AS, et al.The practitioner's guide to global health: an interactive, online, open-access curriculum preparing medical learners for global health experiences[J].Med Educ Online, 2018, 23(1): 1503914.

Universities of Global Health，CUGH）于2015年发布了《确立21世纪医学专业人才的全球卫生能力》报告，根据学生教育和职业目标差异将全球卫生能力要求划分为：全球公民水平、探索水平、基本操作水平和高级水平四个层次。全球卫生能力标准的制订，为各国开展全球卫生教育提供了科学的依据，使各国在人才培养上逐渐趋同：强调依据全球疾病特征开展教学，注重培养学生在不同卫生体系环境下的实践能力，提倡开展跨文化的交流与协作[1]。

2016年，贝拉角全球卫生教育倡议（Bellagio global health education initiative，BGHEI）提出了医学院校教育阶段所关注的7个具体目标：①聚焦于对全球卫生而言独特而特殊的内容，特别是无论职业目标如何所有医学生都应该学习的内容；②重点关注对从事全球卫生事业特别感兴趣的学生所应学习的高级/专业知识；③争取普遍性，也就是说，提出的教育主题适用于任何医学生，无论其学习场所在哪里；④开发一个有可能在世界各国医学院实施的基础而实用的课程体系；⑤特别关注参与全球卫生的中低收入国家医学生，而不仅仅是来自高收入国家的医学生，以促进双向交流；⑥强调校外学习体验的独特性；⑦设计学习体验以促进转化式学习，而不是专注于获取离散的事实。此外，该组织还定义了与全球卫生教育课程体系有关的关键术语（表15-1）并阐释了相关主题（表15-2）[2]。

表15-1 全球卫生通用核心课程体系关键术语的定义

术语	定义	示例
全球卫生	根植于健康公平、合作与多学科实践、患者与人群、跨文化互动等概念的一个卫生保健领域	一位为缅甸难民提供医疗保健的泰国医生、一位在伦敦某结核病诊所工作的英国医生、一位在墨西哥城指导社区卫生工作者的墨西哥籍美国医生都是全球卫生的实践者
核心	对所有学员的教育至关重要，无论他们的具体兴趣或最终职业选择是什么	就像一个想要成为精神病学住院医师的医学生必须熟练掌握基本的缝合技术一样，他也应该熟练识别与其患者相关的健康差异，以及这些差异对他们的健康和医疗保健的影响
通用	适用于所有受训者，不论其原籍国或机构，不论其全球卫生体验发生在哪个国家或机构	在美国旧金山轮转的乌干达医学生和在乌干达轮转的美国医学生都应该了解各自环境中HIV/AIDS患者健康的社会决定因素

表15-2 全球卫生教育示例性主题

主题	核心目标示例	专科医生目标示例
沟通	演示如何有效地使用口译员进行文化敏感的沟通	培养与特定患者群体直接沟通的语言技能
文化	在与来自不同文化的同事和患者的互动中表现出谦逊	了解当地传统医疗方法在该区域人口健康方面的应用
卫生保健供给	在某个全球卫生情境下，在跨学科卫生团队之中有效工作、提供医疗服务	参与机构、组织、地方或国家层面的卫生决策
健康决定因素	认识到卫生差异和卫生公平对某区域人群中个人的影响	在某个全球卫生情境中开展宣传，以减轻卫生不公平的影响
疾病负担	描述全球疾病负担	了解当地的疾病负担，并注意到校内与校外学习地点疾病负担的不同
全球卫生实践	观察并确定全球临床医疗中的伦理挑战	通过在机构层面实施政策改变来应对道德挑战

[1] 罗秀．全球健康语境下的医学教育[J]. 医学与哲学(A), 2017, 38(11): 76-78.

[2] Peluso MJ, van Schalkwyk S, Kellett A, et al. Reframing undergraduate medical education in global health: Rationale and key principles from the Bellagio Global Health Education Initiative[J].Med Teach, 2017, 39(6): 639-645.

（续表）

主题	核心目标示例	专科医生目标示例
临床能力	观察某个全球卫生情境下的临床医学实践	参与校外学习地点的临床工作，最终达到独立执业的目标
研究能力	总结全球卫生领域内某个特别重要问题的相关研究	就校外学习地点全球卫生的某个主题或问题积极开展相关研究
项目管理能力	描述全球卫生服务提供项目的架构或成为其中的一员	实施、管理或评估与卫生服务提供相关的项目
领导力	在某个全球卫生情境中充当积极的观察者	寻求在某个全球卫生情境中产生影响

三、全球卫生教育的主要形式

随着全球卫生教育的日益发展与完善，医学生参与全球卫生教育的形式不断丰富，主要包括：正式课程（formal curriculum），非正式课程（informal curriculum），隐性课程（hidden curriculum），学生能动性（student agency），反思性学习（reflective learning），转化学习（transformative learning）等。

正式课程即为帮助医学生获得全球卫生胜任力而组织的有计划的教育活动。例如，加拿大某医学院设计了一个全球卫生临床轮转计划，让医学生在墨西哥一家诊所工作。轮转计划的设计内容包括轮转目标和目的、上级医师指导下的临床体验以及对目标是否实现的评估。

非正式课程指教师和医学生之间、医学生之间没有预先设计的教育活动。例如，一名在日本上选修课的尼日利亚裔美国医学生被她的指导医师与上级互动的方式所震撼。她注意到：即使在最繁忙的日子里，该医师对科室中资深医师的尊重程度也超过了她所在本土机构的典型水平。这使她开始批判性地反思自己与老师和导师之间的互动。

隐性课程，即学习者所体验到的内容，包括课程中与组织、医学和社会文化等相关的非预期部分。例如，一名在美国轮转的泰国医学生注意到，她所跟随的住院医师为了帮助患者处理治疗协调和病历记录等相关问题，决定放弃午休。

学生能动性指希望熟练掌握全球卫生知识的医学生可能需要承担一定的积极责任，以优化自己的教育。例如，在承担艾滋病临床教学的上级指导医师因为路障阻碍而无法到达卢旺达某家医院时，一名在该医院学习的英国医学生寻找机会转而向艾滋病社区卫生工作者学习。

反思性学习指通过对期望和体验的批判性审查进行学习，包括自我反思。例如，一位在亚特兰大转轮的哥伦比亚医学生在一篇博客中写道，她惊讶地发现美国人因社会经济地位不同而产生的卫生保健不公平性。

转化学习指改变学习者潜在假设和期望的学习。例如，一名在印度轮转的以色列医学生亲眼目睹了一家地区医院所提供的高效率、低成本医疗服务。这让她认识到，高质量医疗服务可以在资源有限的环境中实现，并转变了她以前所持有的丰富的资源是高质量医疗服务必不可少前提条件的观点[1]。

[1] Peluso MJ, van Schalkwyk S, Kellett A, et al. Reframing undergraduate medical education in global health: Rationale and key principles from the Bellagio Global Health Education Initiative[J].Med Teach, 2017, 39(6): 639-645.

第二节 全球卫生教育的发展情况

一、全球卫生教育发展概况

当今主要国家无一不对全球卫生高度重视，全球卫生教育也在很多国家的医学院迅速发展，参与院校日益增多。众多高等院校早已将全球卫生建设成为一个综合性、跨学科的教学与研究领域，其丰富的知识积累不仅服务于政府决策，还为本国企业和社会组织的全球卫生行动夯实基础。在医学院入学面试中，很多申请人询问所申请机构的全球卫生教育机会。由此可以看出，全球卫生至少是他们选择医学院时的一个重要考虑因素。发达国家与部分发展中国家的医学生参加全球卫生教育的频率逐渐增加，参与形式也不断丰富和完善，许多医学院校已经摸索出结构化的全球卫生课程体系。越来越多的医学生积极参与本国以外地区与健康差异问题相关的项目。他们在此过程之中积累了各种各样的海外经验，并在全球卫生这一新兴领域寻求高水平培训的机会[1,2]。

在瑞典，卡罗林斯卡医学院于 1996 年开设了全球卫生课程。截止到 2010 年，加拿大有 37.5% 的医学院校开设全球卫生课程。英国 33 所医学院中有 15 所提供全球卫生课程，伦敦卫生与热带病医学院在 2011 年率先开设全球卫生政策的远程硕士学位课程。澳大利亚等国家的医学院校也开设了相应的全球卫生课程。开展全球卫生教育成为国际医学教育的发展趋势，越来越多的医学院校把全球卫生的相关内容融入医学教育的核心课程，并采取不同措施将其整合到医学课程体系之中，如开设全球卫生选修课程、把全球卫生作为临床前期课程、提供国际临床选修课程（international clinical electives，ICE）等，不断尝试新的教学方式。在西方发达国家，针对医学本科生和实习生的国际临床选修课和培训项目日益增加。在过去 30 年中，美国参加国际临床选修轮转的医学生人数增加了 5 倍[3,4]。越来越多的住院医师培训项目也提供跨专业的全球卫生训练，以满足住院医师对全球卫生的持续兴趣和对相关临床机会的渴望[5,6]。

在 2011—2013 年间，日本所有的 80 所医学院中有 70 所为本校学生提供了国外交流项目，作为学校课程的一部分，允许医学生出国旅行，并授予学分。此外，医学院还通过免学费、提供住宿补贴等形式予以支持。日本医学生出国最受欢迎的目的地是欧洲和北美，这可能反映了日本医学生希望通过学习英语来获得医学知识或经验的愿望。相比之下，赴日国际交流生的来源国多为韩国、泰国等亚洲国家，儿科学是最受欢迎的选修课。总体而言，国外交流项目正越来越多地被纳入日本医学教育课程体系，不但促进了全球卫生人才培养，而且对于加强国际伙伴关系和合作也发挥了积极作用[7]。与此同时，全球卫生教育不再局限于高收入国家，更多的中低收入国家的机构和学生也逐渐参与其中，这些国家对于全球卫生教育的投入也

[1] Anandaraja N, Hahn S, Hennig N, et al.The design and implementation of a multidisciplinary global health residency track at the Mount Sinai School of Medicine[J].Acad Med, 2008, 83(10): 924-928.

[2] Archer N, Moschovis PP, Le PV, et al. Perspective: postearthquake haiti renews the call for global health training in medical education[J]. Acad Med, 2011, 86(7): 889-891.

[3] Drain PK, Primack A, Hunt DD, et al.Global health in medical education: a call for more training and opportunities[J].Acad Med, 2007, 82(3): 226-230.

[4] Drain PK, Holmes KK, Skeff KM, et al.Global health training and international clinical rotations during residency: current status, needs, and opportunities[J].Acad Med, 2009, 84(3): 320-325.

[5] Khan OA, Guerrant R, Sanders J, et al.Global health education in U.S. medical schools[J].BMC Med Educ, 2013, 13: 3.

[6] Ehn S, Agardh A, Holmer H, et al.Global health education in Swedish medical schools[J].Scand J Public Health, 2015, 43(7): 687-693.

[7] Suzuki T, Nishigori H.National survey of international electives for global health in undergraduate medical education in Japan, 2011-2014[J].Nagoya J Med Sci, 2018, 80(1): 79-90.

日益增多[1]。

非政府组织在推动全球卫生教育中发挥了积极作用。早在1991年，一个由致力于推动全球卫生教育的医学教育者所组成的非政府组织——全球卫生教育联盟（Global Health Education Consortium，GHEC）在美国成立，成员单位包括美国、加拿大、拉丁美洲和加勒比海地区的90多所学校。该组织致力于在课程和培训材料开发、临床培训、职业发展和教育政策四个领域促进全球卫生教育的发展。例如，全球卫生教育联盟致力于促进全球卫生教育经验和交流，促进教师发展和全球卫生事业发展，为学生和教师提供短期工作、服务、学习机会，制订并倡导与全球卫生教育相关的政策发展并维护与相关组织的合作关系[2]。一些非营利性组织也为医学生提供志愿服务学习机会，包括基于社区的结构化项目，以帮助医学生了解全球卫生。

二、美国医学生全球卫生教育

美国是一个多元化国家，每年来自世界各地不同种族的移民达到约100万人；在美国生活的人口中，有超过4000万出生于其他国家[3]。因此，美国医生需要理解影响患者疾病风险的多元文化、环境和遗传等方面因素，以便对患者进行有效诊治。对于美国医学生来说，接受全球卫生教育显得尤为重要。随着全球化的进展，美国医学生参加全球卫生教育的频率逐渐增加，参与形式也不断丰富和完善，很多医学院已经摸索出结构化的全球卫生课程体系。

（一）全球卫生教育的频率与形式

随着时间推移，美国医学生对参加全球卫生教育的兴趣显著增加，具有海外学习经历的医学生数量不断增长。美国医学院校协会的调查显示，在医学院学习期间至少有一次海外学习经历者在1984年仅占比6%，2018年则上升至25.9%[4]。

美国医学生参加全球卫生教育的形式主要分为两种类型，即关于全球卫生的教学课程（didactic courses）与出国学习。前者包括临床前必修课程中全球卫生知识的学习、与全球卫生相关的选修课和远程教育；后者包括国际轮转（international rotations）、国际选修课和国际夏令营等[5]。

在位于美国康涅狄格州的耶鲁大学医学院，医学生需要了解卫生体系在实现人人享有健康方面所面临的挑战，理解健康的社会、经济和政治决定因素，致力于跨文化交流并为弱势群体提供医疗服务。耶鲁大学医学院为学生提供全球卫生学习的多种途径，包括全球卫生研讨会等校内选修课、国内外临床选修课等[6]。其中，全球卫生研讨会是一门每周一次的选修课，旨在让医学生了解全球卫生领域研究和实践中的重要问题。该课程为跨学科与跨文化交流提供了平台，医学生通过与教师以及世界各地的全球卫生专家进行讨论，了解应对全球卫生挑战的各种观点，并与相关人士建立联系。在完成实习之后，医学生可以申请临床选修课程，以在另一个

[1] Peluso MJ, van Schalkwyk S, Kellett A, et al.Reframing undergraduate medical education in global health: Rationale and key principles from the Bellagio Global Health Education Initiative[J].Med Teach, 2017, 39(6): 639-645.

[2] World Health Organization. Global Health Education Consortium[EB/OL]. [2019-12-20]. https://www.who.int/workforcealliance/members_partners/member_list/ghec/en/#.

[3] United States Department of Homeland Security. Immigration data & statistics[EB/OL]. [2019-05-20]. https://www.dhs.gov/immigration-statistics.

[4] Association of American Medical Colleges. Medical school graduation questionnaire[R]. Washington, DC: Association of American Medical Colleges: 2018.

[5] Khan OA, Guerrant R, Sanders J, et al. Global health education in U.S. medical schools[J]. BMC Medical Education, 2013, 13: 3.

[6] Yale School of Medicine. Yale students going global[EB/OL]. [2019-05-13]. https://medicine.yale.edu/education/gho/yalestudents/.

医疗体系中获得临床经验。临床选修课程的地点包括：加纳、南非等非洲国家，印度尼西亚、中国、泰国等亚洲国家，阿根廷、智利、哥伦比亚等美洲国家，以及美国亚利桑那州、加利福尼亚州、康涅狄格州等地区。

在美国医学教育中，国际轮转一般安排在住院医师第二年或第三年，一般轮转 4～8 周，以临床轮转为核心，可涉及临床、公共卫生和科学研究，或者三者的任意组合，很多时候还包括相应的语言培训。学生通过在不同发展阶段的国家轮转学习，能够切身体会到不同国家在流行病学转型过程中所处的位置，更全面地了解全球卫生状况。以急救医学的国际临床轮转为例，急救医学专业在不同国家处于三个不同的发展阶梯：处于第一阶梯的是已具备成熟的急救医学专业的国家（如加拿大、澳大利亚和新西兰）；处于第二阶梯的是急救医学专业正迅速发展的国家（如土耳其、韩国和波兰）；处于第三阶梯的是急救医学尚未发展成为一个专业的国家。学生选择处于不同阶梯的国家进行临床轮转，能够更加全面地学习急救医学的发展过程[1]。

（二）全球卫生教育效果

通过参加全球卫生教育，美国医学生获得了全球卫生相关的知识和经验，接触到不同的文化、卫生体系、人口和医疗实践，对于提高自身的胜任力很有帮助。研究显示，参加全球卫生教育的医学生更具有文化胜任力，未来更有可能在初级卫生保健机构服务于多元文化和医疗服务匮乏的人群。此外，在缺乏医学影像技术和实验室检查的环境中进行医疗实践的经历，可以帮助他们提高物理诊断水平和获得临床决策相关技能，增强病史采集和体格检查的自信心[2,3]。

全球卫生选修课程有利于医学生的职业和个人发展。与非参与者相比，参加全球卫生选修课者更有意愿诊治低收入患者和移民患者，更有可能在职业规划时转向家庭医学而非亚专科医学，对于发展中国家的医疗服务提供持有更为积极的看法。全球卫生教育的经历还有助于提高医学生的美国医师执照考试成绩，加深对文化与健康关系的理解，提高医学生选择医疗服务相对匮乏社区作为行医场所的兴趣[4,5]。

（三）全球卫生教育发展策略

由于日益认识到全球卫生的重要性，美国医学院采取了一系列措施以鼓励医学生参加全球卫生教育，其中一条重要举措是将全球卫生教育纳入课程体系之内。1992 年，亚利桑那大学开设了全美第一个正式的全球卫生课程，随后许多医学院相继效仿。截止到 2011 年，美国 141 所授予医学博士学位的医学院中有 32 所设立了结构化的全球卫生教育课程，即具有明确的教育理念与教学目的、内容和评价，其中 40% 包括一次国际临床实践经历[6]。仅仅允许学生出国旅游或者到与医学院无关的机构进行海外课程学习都不能作为结构化全球卫生课程的内容。美国医学院全球卫生课程的发展一般需要经历以下三个阶段：①成立一个医学院认可的关注全球卫生领域的学生组织或者社团；②以必修课或选修课的形式，在基础医学或临床医学学

---

[1] Emergency Medicine Residents' Association. International rotations[EB/OL]. [2019-05-13]. https://www.emra.org/students/advising-resources/apply-for-away-rotations/international-rotations/.

[2] Moran D, Edwardson J, Cuneo CN, et al.Development of global health education at Johns Hopkins University School of Medicine: a student-driven initiative[J]. Med Educ Online, 2015, 20: 28632.

[3] Thompson MJ, Huntington MK, Hunt DD, et al.Educational effects of international health electives on U.S. and Canadian medical students and residents: a literature review[J].Acad Med, 2003, 78(3): 342-347.

[4] Gupta AR, Wells CK, Horwitz RI, et al.The international health program: the fifteen-year experience with Yale University's Internal Medicine Residency Program[J].Am J Trop Med Hyg, 1999, 61(6): 1019-1023.

[5] Chiller TM, De Mieri P, Cohen I.International health training: the Tulane experience[J].Infect Dis Clin North Am, 1995, 9(2): 439-443.

[6] Peluso MJ, Forrestel AK, Hafler JP, et al.Structured global health programs in U.S. medical schools: a web-based review of certificates, tracks, and concentrations[J].Acad Med, 2013, 88(1): 124-130.

习阶段提供全球卫生课程；③与国外合作院校建立紧密的机构联系和（或）设立结构化的国际选修课程。

此外，许多美国医学院正逐步制订和完善各项政策以充分调动医学生参加全球卫生教育的积极性。其中，耶鲁大学医学院设立了全球临床选修课旅行奖学金，以鼓励医学生申请临床选修课程，尤其是选择到医疗资源匮乏地区学习。约翰·霍普金斯大学医学院采取的举措包括：规定全球卫生课程作为所有一年级学生的短学期必修课；选择国际选修课的学生必须在出发前接受伦理培训；设立并完善国际临床选修项目——全球卫生领导力项目（global health leadership program）。

自 2012 年 2 月起，约翰·霍普金斯大学医学院第一学年的学生都必须在短学期学习一门全球卫生教育课程——从基因到社会（genes to society，GTS）。该课程的课时为 4 天，利用现代信息技术使医学生与埃塞俄比亚、乌干达、巴基斯坦、印度等国家的医学生一起学习和讨论，目的在于向学生介绍全球卫生。该课程胜任力要求和学习目标如表 15-3 所示，其教学安排和形式如表 15-4 所示[1]。

表 15-3 约翰·霍普金斯大学医学院“从基因到社会”课程胜任力要求和学习目标

天	胜任力主题	学习目标
1～4	综合胜任力	1. 认识、描述和讨论全球卫生问题的综合、跨学科解决方法的必要性 2. 认识、描述和讨论全球卫生问题对临床实践的挑战和机遇 3. 认识、描述和讨论为什么需要从全球视角来解决公共卫生问题 4. 批判性地研究全球卫生问题，因为它们将在未来的临床实践和培训中遇到，特别是在移民和旅行者健康方面 5. 认识、描述和讨论健康的 6 个主要全球决定因素：全球疾病负担、医疗卫生系统、环境与健康、健康与人权、健康的社会决定因素、卫生政策或项目与健康
1	孕产妇健康与疾病负担测量	1. 比较美国和埃塞俄比亚高危妊娠的发病率、危险因素、临床表现和治疗 2. 学习下列疾病负担指标的定义、数据来源和局限性：总生育率、孕产妇死亡率、新生儿死亡率、婴儿死亡率、5 岁以下儿童死亡率、出生期望寿命、残疾调整寿命年（DALY） 3. 学习联合国千年发展目标 4. 学习和比较美国和埃塞俄比亚的母婴死亡率和原因
2	儿童健康与疾病的多部门预防	1. 比较美国和乌干达的儿童肺炎发病率、危险因素、临床表现和治疗 2. 比较美国和乌干达防止儿童死于肺炎的临床、研究和公共卫生策略
3	新兴疾病以及地理、环境与健康	1. 比较美国和巴基斯坦多药耐药结核病的发病率、危险因素、临床表现和治疗 2. 比较和讨论美国和巴基斯坦最重要的新兴疾病 3. 基于地理和环境暴露对旅行者疾病进行鉴别诊断 4. 了解地理和环境对媒介传播、水源传播和人兽共患疾病的影响
4	慢性病与跨国研究伦理	1. 比较美国南亚人和印度人心脏病的患病率、危险因素、临床表现和治疗 2. 比较和讨论美国南亚人和印度人心脏病的预防和治疗研究重点 3. 比较个案研究与伦理性司法原则的批判性辩论 4. 批判地辩论以下问题：研究人员有义务为所有研究参与者提供最高可及的或当地标准的临床服务吗？

[1] Goldner BW, Bollinger RC.Global health education for medical students: new learning opportunities and strategies[J]. Med Teach, 2012, 34(1): e58-e63.

表 15-4　约翰·霍普金斯大学医学院“从基因到社会”课程教学安排与形式

	天	1	2	3	4
大组活动	主题	孕产妇保健	儿童健康	新兴疾病	慢性病
	合作机构	埃塞俄比亚的斯亚贝巴大学医学院	乌干达马克瑞大学医学院	巴基斯坦印第安座医院	印度拜拉姆吉·吉吉博伊医学院
	案例讨论	巴尔的摩和亚的斯亚贝巴的高危妊娠	巴尔的摩和坎帕拉儿童肺炎	巴尔的摩和卡拉奇的耐多药结核病	巴尔的摩和浦那南亚人的心脏病
小组活动	主题	疾病负担测量	疾病的多部门预防	地理、环境与健康	国际研究伦理学
	活动	埃塞俄比亚和美国母婴死亡率的估计、比较与讨论	比较乌干达和美国预防儿童死于肺炎的研究重点	旅行者感染病例鉴别诊断及危险因素的探讨	基于结构化案例的印度和美国糖尿病治疗临床试验伦理研究
	其他活动	电影《战阵舞》	与海地教师的讨论会	与东部刚果民主共和国教师的讨论会	与约翰·霍普金斯大学教师的讨论会

建立并完善全球卫生领导力项目是约翰·霍普金斯大学医学院为医学生提供跨学科国外学习机会的重要举措。该项目的目标在于通过文化、临床知识和技能的交流，培养未来的全球卫生领导者。其基本内容包括：出发前培训、可选修的短期实习、WHO 所倡议的急救和基本外科治疗培训、教师指导下的国外临床实践、跨学科学术研究以及出发后的情况汇报。在国外期间，学生将在多学科、跨专业的环境中学习和工作，与其他国家医学、护理和公共卫生学院的学生一起参与一个学术项目，例如质量改进创新或研究项目。学生还可以选择在国外政府或非政府组织学习，以获得更多的全球卫生经验[1]。

第三节　讨论与借鉴

在全球化时代，健康问题不再是某一个国家自己的问题，而是成为全球性问题。在全球化进程日益加速的大背景下，需要通过全球视角来思考我国的医学教育改革。全球化影响的日益彰显，必将对我国医学教育的内容、途径、标准和能力要求等产生深远影响。在 21 世纪，我国医学教育既要立足于本国卫生系统和人群健康的需要，也要适应全球健康的发展趋势，应当制订并实施医学教育的全球化发展战略，以帮助未来的医学人才树立全球卫生理念并具备全球卫生知识和能力，并且为全球卫生治理提供人力支撑与中国智慧。因此，全球卫生教育的发展不但对于我国医学人才的培养极其重要，而且对于促进与保障全球卫生安全、建设人类健康命运共同体也具有重要意义。

一、积极发展全球卫生教育，以更好地满足全球化时代对于医学人才培养的需求

全球卫生关系到全人类的发展、健康与安全，也关乎中国人民的福祉。在中国成长为世界第二大经济体后，国际社会期待中国对促进全球卫生发展、维护全球卫生安全做出更大贡献，承担更多责任，从而对中国提出了人力资源、制度和经验分享等方面的新要求。作为负责任、

[1] The Johns Hopkins University. Global health leadership program[EB/OL]. [2019-05-16]. http://hopkinsglobalhealth.org/funding-opportunities/global-health-leadership-program.

有担当的大国，长期以来我国通过支持联合国和世界卫生组织等国际组织的相关活动、派遣援外医疗队等方式积极参与全球卫生事务，对于促进全球健康公平做出了突出贡献。近年来中国政府提出了建立人类健康命运共同体、打造“健康丝绸之路”等重大国家战略。在医学人才培养之中，如何加强全球卫生教育以更好地响应国际期待与国家战略，成为摆在医学教育领导者与研究者面前迫切需要得到研究解决的问题。

通过全球卫生教育，使医学生具备全球健康能力和对多元文化的理解，才能更好地应对21世纪全球卫生的挑战。我国医学院校应该在全球卫生的概念和框架下，开展全球卫生教育。在人才培养目标中，体现全球卫生对新时代医生的要求；在教学安排上，为学生提供差异性环境下的学习机会；在课程体系中，设置全球卫生相关课程；在教学手段上，充分利用现代信息技术实现全球卫生教育资源的共享。通过全球卫生教育，培养医学生处理全球卫生的能力和对多元文化的理解，更好地应对21世纪全球卫生的挑战。

二、统筹考虑，强化全球卫生教育保障体系建设

根据发生的场所不同，全球卫生教育主要分为校内和校外两种形式。为了发展全球卫生教育，医学院校需要在师资队伍、机构与制度建设、经济投入、教学安排与管理、专业与课程设置、教学内容与方式、考核评估、对外合作机构等方面统筹考虑，不断拓展，逐步建立并完善保障体系。

学生安全也是全球卫生教育保障体系建设的重要内容之一。在举办校外特别是境外全球卫生教育活动时，由于出访地的社会环境、语言、政治、法律、医患关系等与医学生就读地往往有很大不同，应特别重视加强安全保障与教育，以避免意外发生，危及人身或生命安全。具体形式可包括出发前对于出访地背景知识的培训、相关安全案例介绍、帮助学生购买旅行和健康保险、明确校内外联系老师及其联系方式、建立突发安全事件应对机制等。

三、为医学生提供更多全球卫生教育机会

相比欧美国家，我国的全球卫生教育起步较晚。目前仅有十几所大学初步设立了全球卫生的教学和科研机构，具有多学科基础和国际战略视野的专家匮乏。除少数设置了全球卫生或全球健康专业的学校，绝大多数医学院校都还没有开设全球卫生课程。部分医学教育者没有树立全球卫生的概念，缺乏对全球卫生的正确认识，导致全球卫生在医学教学中的缺位。

不论应对传染性疾病还是非传染性疾病，任何国家都不可能孤军奋战，需要医学人才对于全球卫生的理解与合作。通过全球卫生教育，使医学生具备全球卫生能力和对多元文化的理解，才能更好地应对21世纪全球卫生的挑战。国际经验表明，医学生参加全球卫生教育可以获得全球卫生相关的知识和经验，接触不同的文化背景、卫生体系、人口和医疗实践，对于提高自身的胜任力很有帮助，也有利于医学生的职业和个人发展。此外，参加全球卫生教育的医学生更具有文化胜任力，对于文化与健康关系具有更深入的理解，未来更有可能在初级卫生保健机构服务于多元文化和医疗服务匮乏的人群。在全球化时代，我国医学院校应当致力于为医学生提供更多的全球卫生教育机会，重视全球卫生知识在课程体系之中的融合，加强结构化全球卫生课程建设，拓宽国内外合作渠道，以为医学生提供更多具有差异性环境下的学习与实践机会，并在学习时间安排、费用资助、学分认定、境外背景知识培训等方面为医学生参加全球卫生教育创造更多的有利条件。

在全球卫生教育中，传统的以本地医院为主体的实践活动远远不能满足教学需求，需要提供更多的实践场所与机会，尤其是具有差异性的卫生系统的实践经验更为重要。需要指出的是，虽然出国学习与培训是全球卫生教育的重要形式，但不是唯一的形式，在国内不同社会经

济与医疗服务环境下同样可以开展全球卫生教育，例如耶鲁大学医学院学生在美国其他州的临床选修课。在拓展国外合作的同时，我国医学院校也应重视在国内不同环境下开展全球卫生教育的重要性与可行性，比如重点医学院校可以通过与农村或偏远地区医疗卫生机构的合作为医学生提供学习机会以强化全球卫生教育。

四、加强高等院校全球卫生科研与教学机构建设

全球卫生科研与教学机构建设是推动全球卫生教育的重要基础。在很多国家特别是发达国家，众多高等院校早已将全球卫生建设成为一个综合性、跨学科的教学与研究领域，其丰富的知识积累不仅服务于政府决策与教学，还为本国社会组织和企业的全球卫生行动夯实基础。在我国，全球卫生尚属于较新兴的研究领域，知识与经验积累尚比较薄弱。在高等院校加强全球卫生科研与教学机构建设，有利于为对该领域感兴趣的科研人员提供国内外与跨学科合作交流的平台，有利于科研师资队伍建设和全球卫生知识与能力的积累，从而有利于推动我国全球卫生教育的发展。

五、重视高层次全球卫生专业人才培养

随着全球卫生问题愈演愈烈以及我国在全球范围内影响力的日益提升，国际社会对于我国在全球卫生人才供给方面将提出越来越多的需求。作为国际社会的重要一员，我国也有责任与义务加强高层次全球卫生专业人才培养，为保障与促进人类健康命运共同体建设、完善全球卫生治理提供人力支撑，同时提高我国在全球卫生事务中的话语权与影响力。在全球卫生专业性人才培养方面，可以采取多种途径。例如，为有意向选择全球卫生作为职业方向的医学生提供高水平培训的机会，比如攻读外语或全球卫生第二学位。此外，医学院校相关专业也可以考虑招录具有国际关系、社会学等学习背景的学生。

第十六章　专题五：基于胜任力的医学教育

国外有关胜任力的研究可追溯到 20 世纪初费雷德里克·泰勒的“管理胜任力运动”，这被认为是胜任力研究的发端。1973 年，美国哈佛大学心理学家 McClelland 首次提出了胜任力的概念，认为胜任力是能够区别工作中拥有卓越成就的个体与普通个体的个人深层次特征，并建立了胜任力冰山模型，提出使用胜任力导向的测试代替传统测试方法，以便更好地预测职业或生活中能够取得的成就[1]。此后，在心理学、教育学、人力资源管理学等学科中掀起了一股研究胜任力的热潮，以胜任力为导向的研究也为人才的选拔、培养与考核提供了全新的观念。

随着经济社会发展，生物医学模式向“生物-心理-社会”医学模式发生转变，传统的医学人才培养模式与质量已经不能适应 21 世纪医疗卫生领域的全新挑战。为了使医学教育改革适应新时期社会和医疗卫生领域对医学人才岗位胜任力的要求，医学教育专家们呼吁要为医学教育体系设计出新的战略以指导教学和机构建设，以卫生系统为基础，借鉴全球经验，确立医学人才胜任力要求，从而提高整个卫生系统的绩效。

第一节　相关概念

一、胜任力

目前，得到最广泛认可的胜任力（competency）概念是 Spencer 在 1994 年提出的，即将工作中有突出成绩者与普通者区别开来的深层次特征，包括动机、特质、自我形象、态度或价值观、某领域知识、认知或行为技能等个体特征，这些特征可以被测量或计数得到。在医疗领域，胜任力指在医疗服务中习惯和明智地运用沟通、知识、技能、临床推理、情感、价值观和反思，以惠及所服务的个人和社区[2]。胜任力是卫生专业人员具有的一种可观察到的能力，综合了知识、技能、价值观和态度等多个组成部分。鉴于胜任力的可观察性，可以对其进行测量和评价，也可以像构建模块一样将其组装起来以进行逐步开发。胜任力侧重于希望医生所具备的特定能力，例如胃肠病医生需要具备的胜任力之一为结肠镜检查。总体而言，胜任力是人们所建立的一种机制，目的在于通过提供复杂卫生保健体系中医生所需要核心能力的框架和精神

[1]　Mcclelland DC. Testing for competence rather than for intelligence[J]. American Psychologist, 1973, 28(1): 1-14.

[2]　黄卫，邓婉君，夏欧东 . 基于岗位胜任力的医学教育改革中外比较 [J]. 医学与社会，2018, 6: 83-86.

模型，以帮助促进教育结果的转化[1,2]。

二、胜任的

胜任的（competent）一词指在医学教育或实践的特定阶段和特定情景之中，在所有相关方面具备所需要的所有能力。例如，如果处于专科医师培训第二年的某位学员多次被观察到成功完成常规或直接结肠镜检查，则可以认为该学员在独立完成该项检查方面是胜任的。然而，在此情况下，对于胜任的认定应仅限于直接结肠镜检查，而不能扩展到更为复杂的其他类型结肠镜检查，例如高风险的活检等。

三、胜任能力

胜任能力（competence）指在特定的情境下，跨越医生工作多个领域或方面的能力组合。关于能力的陈述需要描述性的限定符（descriptive qualifiers）来定义相关的能力、情景和培训阶段。胜任能力是多维度且动态的，随时间、经验和环境的变化而变化。与特定时间和地点分散展示的胜任行为相比，胜任能力的内涵更为丰富。它要求个人在日常临床实践中适当地应用这些能力，以获得最佳的结果。例如，如果学员具备结肠镜检查的胜任能力，必须能够在不同临床情况和环境中始终如一地展示出该种胜任行为。这就要求项目负责人和教师观察足够多的胜任表现实例，以便能够判定受训者将来可以在尚不确定的临床环境中安全有效地进行结肠镜检查。

胜任能力与结果（outcome）、目标（objective）等概念之间既有区别也有与联系。1999年，哈登（Harden）等人在 *Medical Teacher* 期刊上发表文章，首次在该期刊引入了基于结果的教育（outcome-based education）的概念，鼓励在医学教育中采用全人和整合的方式[3]。伯克（Burke）区分了结果和目标的概念，指出目标本质上是一种意图，而学习结果（learning outcome）是该意图的预期实现。哈登进一步讨论了学习结果与教学目标（instructional objective）之间的区别[4]。杰瑟普（Jessup）关于基于结果的教育的基本论点是“如果教育或培训是由结果所定义的，那么学习或评价将可以通过一些由传统教学大纲或基于教育项目的系统无法实现的方式进行。只要学习的目标是结果，该模型的其他功能就会自然而然地产生，并可以解决我们在教育和培训中面临的许多问题”。在基于结果的教育模式中，规定了期望学生学习的内容，并安排了需要学习的课程，以便他们能够实现这些目标。

学习结果的概念有可能与胜任能力相混淆。一般认为二者之间的区别在于：学习结果与教育项目相关，因此由教育者所定义；胜任能力则属于毕业生，并且可以由毕业生所演示。因此，在学生成功毕业时，两者的含义相同并且可以互用。

四、不胜任力

不胜任力（dyscompetence）是指在特定情景下以及医学教育或实践的特定阶段，在医生能力的一个或多个领域中拥有相对较少的能力。

---

[1] Epstein RM, Hundert EM. Defining and assessing professional competence[J]. JAMA, 2002, 2: 226-235.

[2] Holmboe ES. Competency-Based Medical Education and the Ghost of Kuhn: Reflections on the Messy and Meaningful Work of Transformation[J]. Acad Med, 2018, 93(3): 350-353.

[3] Harden RM, Crosby JR, Davis MH, et al. AMEE Guide No. 14: Outcome-based education: Part 5-From competency to meta-competency: a model for the specification of learning outcomes[J]. Med Teach, 1999, 21(6): 546-552.

[4] Harden RM. Learning outcomes and instructional objectives: is there a difference? [J]. Med Teach, 2002, 24(2): 151-155.

五、不胜任的

不胜任的（incompetent）一词指在医学教育或实践的特定阶段和特定情景之中，缺少所有相关领域中所需要的能力。

六、胜任能力的发展

胜任能力的发展（progression of competence）涉及能力的每个方面或领域，囊括从新手到精通的能力范围。医学教育的目标是促进医生的成长，使其达到每个领域最佳实践所需的能力水平。在任何给定的时间点和特定情景下，一个医生都会在每个领域表现出或多或少的能力。

七、胜任力模型

胜任力模型指某项工作中拥有突出成绩者所具有的能力素质的总和，包括两个经典模型，即冰山模型和洋葱模型。在冰山模型中，位于水面之上、显露出的冰山代表可见或可以获得的胜任力特征，水面之下的部分则是看不到或不易获得的胜任力特征，而该部分往往对员工的工作成绩起到决定性作用。

洋葱模型将胜任力比拟为洋葱的结构，其本质内容与冰山模型一样，但是层次更加分明，在描述胜任力时由外层向内层逐层深入。其中，最外层是容易获得的胜任力特征，一般为从事某项工作所需的基本技能和知识；中间层为较难获得的胜任力特征，包括自我形象、社会角色、态度、价值观等，传统的教育理论将其称为“综合素养”或“人文素养”；最内层则是最难培养和获得的核心胜任力特征，主要为个性和动机，是个体较为稳定的心理特征[1]。在此模型中，知识、技能等外层要素易于培养和评价，而个性与动机等内层要素难以后天习得，很难通过高等教育改变[2]。

目前，关于胜任力模型的构建方法有很多，包括问卷调查法、文献查阅法、专家咨询法、行为事件访谈法等常用方法。其中，问卷调查法用时少、效率高，能一次性调查多名研究对象，在取得大量资料的同时还能对资料进行量化，方便后期处理；但是，其缺点是研究对象可能存在虚假作答，因此需要专业的统计学处理，以便剔除虚假作答。文献查阅法虽然不受时间空间限制而且客观性强，但是需要较多的时间、人力，而且有些文献不易查阅，从而无法及时得到所需要的资料。行为事件访谈法是一种开放式的行为回顾式探察技术，通常是让被访谈者详细描述他们在工作中最成功和最不成功的三件事或更多事，来揭示该项工作的胜任力特征。该方法对被调查者的记忆要求较高，调查者需要经过专业培训，需要有敏锐的洞察力、鉴别能力以及总结能力。上述方法都有不足之处，可根据实际情况，将各种方法有机结合，构建出科学可靠的胜任力模型[3]。

第二节　胜任力的内涵与拓展

一、美国

（一）核心胜任力

1999 年，美国毕业后医学教育认证委员会（Accreditation Council for Graduate Medical Education，ACGME）和美国医学专科委员会（American Board of Medical Specialties，ABMS）

[1] 糜青. 岗位胜任力模型构建与应用 [J]. 现代商业, 2011, 29: 92-93.
[2] 赵海涛. 胜任力理论及其应用研究综述 [J]. 科学与管理, 2009, 29(4): 15-18.
[3] 丁鑫, 胡铭, 矫克尚, 等. 医学生岗位胜任力模型研究现状 [J]. 医学教育研究与实践, 2017, 5: 701-703.

引入了培训期医生和临床医生应具备的6项核心胜任力（core competencies）：①患者照护（patient care，PC）：提供富有同情心、适宜以及有效的患者照护，以处理健康问题并促进健康；②医学知识（medical knowledge，MK）：掌握已有和不断发展的生物医学、临床医学和相关科学（如流行病和社会行为）知识，并将其应用于患者照护之中；③基于实践的学习和改进能力（practice-based learning and improvement，PBLI）：能够对所提供的医疗服务进行调查研究和评估，评价和吸收已有科学发现，从而改善患者照护；④人际与沟通技能（interpersonal and communication skills，ICS）：能够与患者及其家属以及其他卫生专业人员进行有效的信息交流和团队合作；⑤职业素养（professionalism，PROF）：能够履行专业职责，遵守伦理原则并保持对多样化患者群体的敏感性；⑥基于系统的实践能力（systems-based practice，SBP）：能够认识到更大范围的医疗卫生体系并采取相应行动，能够有效地利用系统资源以提供具有最优价值的医疗服务。在2000—2002年间，ACGME要求所有培训基地都使用6大核心胜任力对住院医师进行评价[1]。

ACGME和ABMS所倡导的6个核心胜任力，被AAMC采用并作为基于结果的院校医学教育的基础，被ACGME采用并作为毕业后医学教育的基础，被ABMS采用并作为委员会认可资格和认可资格维护（maintenance of certification，MOC）的基础，从而为创建一个无缝衔接的医学学习和评价统一体提供了一个前所未有的机遇[2]。

（二）子胜任力

里程碑（milestones）建立在6项核心胜任力的基础之上，应用于住院医师和专科培训医师基于结果的评价（outcomes-based assessment）之中。虽然制订核心胜任力的目的在于为评价培训期医生的专业发展和进步提供共享模板，但是它们的实施却面临着挑战。原因在于不同专业的培训项目、教师和培训学员对于核心胜任力在其专业领域内的内涵可能缺乏理解。作为回应，来自各个专业的内容专家（content experts）创建了子胜任力（subcompetencies），并且使用叙述性里程碑对核心胜任力进行更具体和发展性的描述（图16-1）。

人际与沟通技能（ICS）
- 以患者及其家人为中心的沟通（ICS-1）
- 跨专业和团队沟通（ICS-2）
- 医疗保健系统内的沟通（ICS-3）

基于实践的学习和改进能力（PBLI）
- 基于实证和知情的实践（PBLI-1）
- 反思性实践和个人成长的承诺（PBLI-2）

职业素养（PROF）
- 专业行为和伦理原则（PROF-1）
- 责任/同理心（PROF-2）
- 自我意识和寻求帮助（PROF-3）

基于系统的实践能力（SBP）
- 患者安全和质量改进（SBP-1）
- 系统内探索，以提供以患者为中心的照护（SBP-2）
- 医生在医疗保健体系中的角色（SBP-3）

图16-1　里程碑中的子胜任力

[1] Swing SR. The ACGME outcome project: retrospective and prospective[J]. Med Teach, 2007, 29(7): 648-654.

[2] Carraccio C, Englander R, Gilhooly J, et al. Building a framework of entrustable professional activities, supported by competencies and milestones, to bridge the educational continuum[J]. Acad Med, 2017, 92(3): 324-330.

具体而言，里程碑是对 6 大核心胜任力的具体化和细致化，并且对住院医师的胜任力从训练开始到毕业时可以独立行医的一步一步的过程都有具体要求。所谓一步一步就是里程碑，一般分为 5 个不同的等级。其中，第一级为医学生水平，第五级是住院医师培训结束后的水平。每个医学专业均开发了本专业的里程碑，数量从十几个到几十个不等。

ACGME 要求所有的培训基地向其报告所有住院医师的里程碑进展。因此，每个培训基地的临床胜任力评价委员会对基地内的每位住院医师根据里程碑的内容定期进行评价，每 6 个月向 ACGME 报告一次评价结果。

（三）里程碑

1. 定义

里程碑指贯穿医生成长过程之中相关行为的叙述性描述，即从一个初学者（早期医学生）开始，成长为高级初学者（advanced beginner），然后是胜任的学习者（competent learner）和熟练的学习者（proficient learner），最后经过多年的医疗实践后成长为专家级学习者（expert learner）。

2. ACGME 和 ABMS 成员委员会的里程碑

ACGME 和 ABMS 成员委员会（member boards）合作启动了开发里程碑的过程，每个专业委员会都为本专业的胜任力创建了表现水平或里程碑的共享思维模型[1]。例如，为了反映 CBME 的进化性，尤其是里程碑工作的发展，内科医学领域存在两套截然不同但互为补充的里程碑文件，即培养体系里程碑（curricular milestones）和报告里程碑（reporting milestones）。

（1）培养体系里程碑

培养体系里程碑发布于 2009 年，描述了 142 种离散、可观察的行为。这些行为定义了 6 个通用胜任力中每个胜任力的特定知识、技能和态度的发展进程，并最终积累成为一名熟练的受训者所应拥有的胜任力。表 16-1 提供了 ACGME 通用胜任力中“患者照护”方面 3 个培养体系里程碑的示例，旨在提出病史数据收集方面的特定技能。所列的 3 个培养体系里程碑以发展且可观察的语言描述了收集病史数据所需要的离散性知识、技能和态度，这是患者照护通用胜任力的一个组成部分。尽管这些里程碑对于培养体系开发和向受训者提供反馈具有重要价值，但事实证明里程碑数量过多且过于琐碎，难以作为提供安全有效、无上级医生指导医疗服务所需要高水平胜任能力的证明。在认识到这一差距后，内科学教育界制订了《内科学报告里程碑》（*Internal Medicine Reporting Milestones*）。

表 16-1 ACGME 通用胜任力中“患者照护”培养体系里程碑（示例）

ACGME 通用胜任力——患者照护	培养体系里程碑
临床技能与推理：运用病史询问和体格检查的临床技能管理患者	1. 以一种有效且量身定制、具有优先顺序和假设驱动的方式从患者处获取准确和相关的病史 2. 从次要来源（如家庭、病历、药房）寻求并获取适当、经过验证且具有优先排序的病情信息 3. 获取相关的病史细节，这些细节应能够对于鉴别诊断和诊断计划的优先排序提供信息，包括那些患者往往不愿意主动提供的敏感、复杂且详细的信息

（2）报告里程碑

2013 年 1 月发布的报告里程碑被编写成叙述性陈述，描述了学习者胜任能力的发展。它们被组织为 22 个子胜任力，分别描述了 ACGME 6 个通用胜任力中高水平、综合的学习者阶

[1] Carraccio C, Englander R, Gilhooly J, et al. Building a framework of entrustable professional activities, supported by competencies and milestones, to bridge the educational continuum[J]. Acad Med, 2017, 92(3): 324-330.

段。在撰写上，报告里程碑与环境无关，即仅描述学习者而不考虑学习场所、培训项目或学习者水平如何。由此，评价者可以根据预期结果（即子胜任力中的特定里程碑，而不是根据同行或人为量表上的数字）来评价受训者的表现。通过使用叙事性描述对受训者进行评分，不仅提高了评分者间的可靠性，而且通过促进对整个描述范围的使用，还减少了范围限制（range restriction）。表 16-2 呈现了“请求和提供咨询服务”子胜任力报告里程碑的示例。

表 16-2 患者照护中“请求和提供咨询服务”子胜任力报告里程碑

关键缺陷			为无上级医生指导的医疗实践做好准备	有抱负的
在担任咨询医师或利用咨询服务时，是否对他人的问题或关切反应迟钝	作为其他医师或卫生保健团队的顾问医师时，不能确保患者管理的一致性	在患者有需要进行基本风险评估的临床问题时，提供咨询服务	在患者有需要详细风险评估的基本和复杂临床问题时，提供咨询服务	能够轻松完成顾问医师和初级保健医师角色之间的切换
在咨询服务适用于患者照护时，却不愿意使用	在担任顾问医师时，不能一致地对患者应用风险评估的原则	提出有意义的临床问题，以便指导顾问医师的介入	适当地权衡顾问医师的建议，以便有效地管理患者照护	在患者有需要广泛风险评估且非常复杂的临床问题时，提供咨询服务
	不能一致地提出临床问题以供顾问医师处理			管理来自多个顾问医师的不一致意见

（四）置信职业行为

1. 定义

2005 年，置信职业行为（entrustable professional activities，EPAs）的概念在荷兰首次出现，作为 UME 和 GME 阶段评价医生胜任能力的有意义框架，在国际上得到越来越多的关注。作为可观察工作的可测量单位，EPAs 描述了某个给定医学专业或亚专业的重要日常活动，并对于它们与胜任力的整合以确保安全有效的临床表现提出了要求。在总体上，它们定义了医学专业或亚专业。“置信”的限定词与个体在没有上级医生指导的情况下安全有效地完成专业活动所需要的最终能力相一致，并且由此产生了不同指导层级的评分量表，从而很容易为实现无上级医生指导的医疗实践做好准备。不同医学专业已经为本专业的住院医生开发了 EPAs[1]。

2. AAMC 有关进入住院医师培训的核心 EPAs

所谓进入住院医师培训阶段前应具备的核心 EPAs，指受训者在住院医师培训的第一天能够在没有直接指导情况下完成的 13 项 EPAs，是 UME 和 GME 之间的桥梁，具体包括以下内容：①收集病史记录并进行体格检查；②在临床接诊后，优先进行鉴别诊断；③推荐并解释常见的诊断和筛查检测；④录入并讨论医嘱 / 处方；⑤在患者病历中记录临床接诊；⑥提供临床接诊的口头报告；⑦形成临床问题并寻求证据，以促进患者照护；⑧进行患者交接，以移交照护责任；⑨作为跨专业团队的成员进行协作；⑩识别需要紧急或急诊照护的患者，并开始评估和管理；⑪获得检查和（或）操作的知情同意；⑫执行医生的一般操作；⑬识别制度性故障，为患者安全与改进文化做出贡献[2]。

[1] Carraccio C, Englander R, Gilhooly J, et al. Building a framework of entrustable professional activities, supported by competencies and milestones, to bridge the educational continuum[J]. Acad Med, 2017, 92(3): 324-330.

[2] Lomis K, Amiel JM, and Ryan MS, et al. Implementing an entrustable professional activities framework in undergraduate medical education: early lessons from the AAMC core entrustable professional activities for entering residency pilot[J]. Acad Med, 2017, 92(6): 765-770.

（五）胜任力、里程碑与 EPAs 之间的区别与联系

评价 EPAs 表现最有效的途径是自上而下和自下而上方法的结合。EPAs 提供了评价胜任力的临床环境，它使用“全角”透镜对那些必须整合胜任力以提供患者照护的学员进行评价，也评价他们的里程碑，从而为更细致地评价学习者提供了一个“变焦”镜头。

Pangaro 和 Cate 提出了评价的理论框架，可分为解析型（analytic）、综合型（synthetic）和发展型（developmental）三种类型。ACGME 胜任力可被视为一个解析型框架，将核心领域分解为胜任力的更详细描述[1]。里程碑是发展型框架的一个示例，代表了不同阶段随时间而变化的进展。EPAs 代表了一个综合型框架，把多个领域的胜任能力结合在一起（表 16-3）[2]。

表 16-3 评价的理论框架

	解析型	综合型	发展型
定义	将胜任能力划分到不同领域	将领域与任务结合起来	描述层级间的进展
示例	知识-技能-态度； ACGME；CanMEDs	置信职业行为（EPAs） 报告者-解释者-管理者-教育者（RIME）	德雷福斯（Dreyfus）模型（初学者-高级初学者-胜任的专家-大师）
假设	子项的总和与胜任能力等同；子项可以被分别测量	复杂的社交任务需要学习者同时应用多个领域的胜任能力	具有阶段性，每个阶段都能取代前一阶段
优点	理论上涵盖了所有方面；允许对特定方面和领域分别进行离散评价和反馈	与工作场所活动密切联系：高水平的真实性	可以包含多年培训，并可以评价每个个体的个人进步
局限	有可能导致过于广泛的描述。不容易被临床医生理解。与临床活动的联系可能很弱	整体评价可能无法确定未能取得进展的具体原因	不同的领域可能具有不同的熟练程度；基于规范的进度评价可能会与固定标准发生冲突

二、英国

（一）明日医生（tomorrow's doctor）

GMC 提出医生的胜任力包含：保持知识和技能的不断更新、建立和维持良好的医患关系和人际关系、诚实可信、行为公正。医生应具备医疗服务能力、教学和培训技能、人际沟通技能、团队合作能力和职业素养。

（二）苏格兰医生（Scottish doctor）

Ellaway 等建立的苏格兰医生胜任力模型分为三层，从外到内依次为医生能够做什么、医生如何开展医疗实践、医生作为一名专业人士，分别涉及医生职业技能、医生分析和解决问题能力与创新能力、医生个人发展和推动医疗服务发展能力。该胜任力模型在英国、瑞士、西班牙等国家得到广泛应用（表 16-4）[3]。

[1] Pangaro L, Ten Cate O. Frameworks for learner assessment in medicine: AMEE Guide No. 78[J]. Medical Teacher, 2013, 35(6): e1197-e1210.

[2] Carraccio C, Englander R, Gilhooly J, et al. Building a Framework of Entrustable Professional Activities, Supported by Competencies and Milestones, to Bridge the Educational Continuum[J]. Acad Med, 2017, 92(3): 324-330.

[3] Simpson JG, Furnace J, Crosby J, et al. The Scottish doctor—learning outcomes for the medical undergraduate in Scotland: a foundation for competent and reflective practitioners[J]. Med Teach, 2002, 24(2): 136-143.

表 16-4 苏格兰医生胜任力模型

第一级	第二级
1. 医生能够做什么	1. 临床技能 2. 实践性操作 3. 患者调查 4. 患者管理 5. 健康促进和疾病预防 6. 沟通 7. 医学信息学
2. 医生如何开展医疗实践	8. 基础、社会和临床科学以及潜在原则 9. 态度、伦理理解和法律责任 10. 决策技能、临床推理与判断
3. 医生作为一名专业人士	11. 卫生服务中医生的角色 12. 个人发展

其中，“医生能够做什么”强调作为医生本身应该具备能力，包括专业知识和临床技能、对疾病和患者管理、良好的医患沟通能力和掌握医学信息；“医生如何开展医疗实践”强调医生运用自己所具备的能力去解决好不同情况下出现的问题的能力，包括运用知识的能力、良好的态度、职业道德和诊断能力；“医生作为一名专业人士”强调医生个人发展和社会的交互，包括推动医疗服务发展的能力、自我终身学习和提高的能力。

三、加拿大

加拿大皇家内科医师和外科医师学会（Royal College of Physicians and Surgeons of Canada，RCPSC）提出医生胜任力的 7 大要素：医疗专家（medical expert）、沟通者（communicator）、协作者（collaborator）、领导者（leader）、健康促进者（health advocate）、学者（scholar）、专业人员（professional）。其中，医学专家强调医生必须掌握扎实的医学理论和医学实践技术、职业道德和态度；沟通者指应具备人际交往、医患沟通和应急事件处理能力；协作者指应具备与医学团队共同完成任务的协作能力；领导者指对患者疾病、可利用医疗资源的管理能力；健康倡导者指应具备健康教育和促进的能力；学者指应具备终身学习能力、知识的转化与传播能力；专业人员则强调医生的社会责任。

四、其他

此外，Epstein 等认为医学生应该具备职业发展、人际关系处理、个性特质、专业知识和技能、相关知识、成就导向、行动力 7 项专业胜任能力[1]。美国牙科教育协会（American Dental Education Association，ADEA）在《新一代牙医胜任力》一文中指出，新一代牙医应该具有批判性思维、专业能力、沟通和人际关系处理能力、健康促进、实践管理、患者评估与治疗计划制订、口腔健康维护 7 项基本胜任力。

2007 年，欧洲医学生协会（European Medical Students’ Association，EMSA）和医学生协会国际联合会（International Federation of Medical Students’ Associations，IFMSA）制订了针对欧洲医学生的核心课程体系，涉及 9 大领域 76 个学习结果，即临床技能、沟通、批判性思维、社会健康、终身学习、职业素养-态度、责任和自我发展、教学、团队合作和理论知识。

[1] Epstein RM, Hundert EM. Defining and assessing professional competence[J]. JAMA, 2002, 2: 226-235.

第三节 基于胜任力的医学教育

一、定义与背景

在 2010 年 *Medical Teacher* 期刊所发表的文章中，国际 CBME 合作伙伴组织对于基于胜任力的医学教育（competency-based medical education，CBME）进行了定义。所谓基于胜任力的医学教育，指使用胜任力的组织框架，对医学教育项目进行设计、实施、评价（assessment）和评估（evaluation）的一种基于结果的方法。该方法从根本上着眼于毕业生的结果能力，根据对社会和患者需求的分析得出胜任力，并在此基础之上帮助未来的医生为医疗实践做好准备[1]。

CBME 被认为是一种有前途的手段，能够解决当代医学课程体系设计模型中存在的特定挑战和不足。更具体地说，CBME 模型的开发是对以下观点的回应：①对于更强责任感的呼吁，更加关注与患者、人群和卫生人才教育项目相关的结果。②减少医学培训后医学毕业生能力中存在的不可接受的差异性。③有证据表明某些毕业生没有为安全有效的医疗实践做好准备。④在卫生保健体系中，存在患者治疗效果欠佳的模式。⑤对课程体系的内容重新进行根本性审视的呼吁，以确保与 21 世纪医疗实践的相关性。这包括对培训预期结果的视野扩展，从而使它们超越医学知识，把交流、协作、职业素养和职业身份形成、系统思维、终身学习、群体健康和持续改进的能力等包含在内。⑥把培训时长当作胜任力替代标志的教育模式已不再可取或站不住脚。

二、发展沿革

关于采用基于胜任力的途径培养专业人才的呼吁可以追溯到 60 年前或更早的时候。尽管 Tyler 和 Mager 等研究者对教育项目的目标和目的的重视在 20 世纪初被广泛认可，但其他人拒绝以牺牲项目的最终产出为代价来关注过程。因此，随之产生了基于结果的教育（outcome-based education，OBE）。OBE 强调学习者和教育项目的结果，而不是获得这些结果的途径和过程。与此相对比，围绕知识目标而组织的传统标准倾向于强调教学过程，而不考虑教育结果。OBE 则采取了相反的立场：结果指导所有课程的决策，而教学过程是次要的。在这种情况下，基于胜任力（competency-based）的课程方法可以被视为一种 OBE。基于胜任力的课程已在多个专业中使用，包括整骨按摩、社会工作、教师教育、药理学以及其他专业。在医学领域中，CBME 的提出已有 50 多年历史，但是直到最近才脱颖而出。

1. 1978 年，世界卫生组织

WHO 发布了一份研究报告，基于胜任力的模式（competency-based models）首次被推广以供广泛使用。作者对 CBME 的定义如下：基于胜任力的医学教育项目的预期输出是可以根据当地条件并在规定的熟练水平上进行医学实践并满足当地需求的卫生专业人员。

2. 1990 年，安大略省的医学院（当时有 5 所）、安大略省医学院理事会、联合医疗服务部和安大略省卫生部

由于医学界和安大略省公众之间的紧张关系，启动了“安大略省未来医师教育”项目，以解决不断变化的期望和资源限制所带来的相关问题。该项目的总体目标是改革医学教育，使其对不断发展的卫生保健需求更加具有反应性。

[1] Frank JR, Mungroo R, Ahmad Y, et al. Toward a definition of competency-based education in medicine: a systematic review of published definitions[J]. Med Teach, 2010, 32(8): 631-637.

3. 1981 年，美国医学院校协会（AAMC）

创建医生普通专业教育和大学预科医学专业教育（General Professional Education of the Physician and College Preparation for Medicine）专家小组，旨在制订改善 21 世纪医生教育的策略。该专家小组于 1984 年发布的最终研究报告中建议，各个专业的医生在知识、技能、态度和价值观等方面应分享共同的基础。

4. 1992 年，AAMC

发布了 ACME-TRI 报告，总结了 1990 年对北美 84 所医学院院长的调查结果，调查内容涉及 20 世纪 80 年代发表的三份主要报告中所建议的医学生教育改革是否正在实施以及如何实施。报告得出的结论是：绝大多数医学院几乎没有采取措施以纠正其学生教育方式中存在的主要缺陷，并且没有解决自 1932 年以来就反复出现的问题。

5. 1996 年，AAMC

为了响应 ACME-TRI 报告，成立了医学院目标项目（medical school objectives project，MSOP）工作组。

6. 1996 年，加拿大皇家内科医生和外科医生学会（Royal College of Physicians and Surgeons of Canada，RCPSC）

一个研究报告的工作组，即 Maudsley 报告未来的毕业后医学教育工作组，呼吁将掌握性学习（mastery learning）纳入医学培训的设计之中。

7. 1996 年，RCPSC

CanMEDs 项目发布了第一个内科医生胜任力框架。

8. 1999 年，欧洲医学教育联盟（Association for Medical Education in Europe，AMEE）

AMEE 发布了一个具有影响力的基于结果的医学教育模型。

9. 2001 年，美国毕业后医学教育认证委员会（ACGME）

ACGME 结果项目（ACGME outcomes project）启动，该项目的重点是更多地利用教育结果来改善住院医师培训。

10. 2002 年，美国

Carraccio 及其同事进行了一项具有影响力的文献综述工作，在如何全面完成与评价从基于结构和过程的教育（structure-and proves-based）向基于胜任力的教育的范式转变等方面提供了实证观点。

11. 2004 年，澳大利亚、荷兰和美国

基于胜任力的住院医师培训项目开始在全球范围内实施。

12. 2005 年 RCPSC

发布 CanMEDs 2005——一个扩展的胜任力框架——并在很多国家得到广泛采用。

13. 2007 年，ACGME

在医疗实践的 6 个维度中，启动内科住院医师培训里程碑的开发。

14. 2007 年，荷兰

在基于胜任力的培训中，引入了置信职业行为（EPA）的概念。

15. 2009 年，英国

英国医学总会的"明日医生"定义了与医生作为科学家和学者、执业人员和专业人士相关的毕业生结果。

16. 2009—2016 年，国际 CBME 合作伙伴（International CBME Collaborators）

2009 年，举行 CBME 峰会；2013 年，通过一个邀请性峰会促进 CBME 的发展与应用；每月进行一次为时一小时的在线研讨会，涉及许多主题，探讨 CBME 的各种模型和途径，向所有人免费开放；《医学教师》期刊在 2010 年 8 月发表了合作伙伴的一系列文章；与 AMEE 会

议同时举行的 2016 年 CBME 世界峰会，吸引了全球 200 余名参会者。

17. 2009 年，多伦多大学

根据 CanMEDs 胜任力框架，多伦多大学整形外科教育项目修改了住院医师培训模型。该试点侧重于基于胜任力的模块化培训，与特定的学习目标相关联，构成了住院医师与教师之间学习合同（learning contracts）的基础。住院医师的进步集中于在学习目标中展示胜任力，而与所花费的时间无关。

18. 2010 年，卡内基学习促进基金会（Carnegie Foundation for the Advancement of Learning）

卡内基基金会的一份报告呼吁，“标准化学习结果并个性化学习过程”。

19. 2011 年，安大略省家庭医师学会

推出了三重 C 基于胜任力的课程体系（triple C competency-based curriculum）：该模型以家庭医学为中心（centered in familiy medicine），强调全面的照护和教育（comprehensive care and education），以及教育和患者照护的连续性（continuity of education and patient care）。

20. 2011 年，AAMC、美国儿科学会（American Board of Pediatrics）、ACGME 等

从本科教育到儿科医生独立执业的过程之中，5 所医学院测试了时间可变、基于胜任力进步的可行性。

21. 2012—2013 年，ACGME

七个核心专业启动了下一步认证体系（next accreditation system，NAS）的实施。NAS 的目标在于“增强同行评议制度，以便帮助医生为 21 世纪的医疗实践做好准备；加速 ACGME 向基于教育结果的认证发展，减轻当前基于结构和过程的方式所产生的负担”。NAS 的关键要素是在结果的形成、持续质量改进、结果测量和报告中使用教育里程碑。

22. 2015 年，加拿大皇家内科医生与外科医生学会（Royal College of Physicians and Surgeons of Canada）

发布了经过修订和扩展的 2015 年版 CanMEDs 框架。

23. 2015 年，澳大利亚、加拿大、荷兰和美国

CBME 的实施仍在继续。

24. 2016 年，CBME

CBME 宪章提出了未来工作的原则，并指明了方向。

三、CBME 的特点

CBME 不再强调基于时间的培训（time-based training），而是承诺更多的责任心、灵活性和以学习者为中心（learner-centredness）。CBME 的基本原理如下：

（一）聚焦于结果

在公共责任日益强化的时代，医学课程必须确保所有毕业生在所有关键领域都能胜任。当前，并非所有的课程都明确定义了预期获得的结果；并非所有的课程都能确保预期结果的获得；并非所有的课程都能评价或确保毕业生获得所有必需的能力。在卫生专业领域，不应用一个领域的评价分数补偿另一个领域的（即良好的知识不能弥补较差的沟通技能）。就其目标和有效性而言，医学教育需要对学习者、教师和公众保持公开透明。标准必须以准则为导向。医学教育倾向于重视过程问题（如教学方法），而不是结果（如毕业生表现和满意度）。医学教育必须帮助学员为医疗实践做好准备，应当删除对医疗实践准备没有帮助的内容。

（二）强调能力

医学课程必须强调需要获得的能力。目前，在医学课程设计中过于重视知识，不够重视技

能、态度以及如何将它们整合进入可观测的胜任力之中。对于学习者不同能力的重视程度，应来源于医学毕业生所服务对象的需求（即社会需求）。作为组织框架的教育目标应当被不同层级的胜任力所替代。

（三）不重视培训的时长

医学教育可以从重视学习者在某教育单元上所花费的时间转变为重视学习者实际获得的知识。时间是一种资源，可以根据教师和学习者的需求进行调整。在当前的课程和文凭发放之中，倾向于强调在培训上所花费的固定时间。然而，学习者可能会以不同的速度进步；与同学者的平均水平相比，可能会更快或更慢地达到门槛胜任力。因此，在医学教育中应该更加强调能力的发展进步和学习表现的测量。更大的灵活性则可以使某些课程更有效率和更具吸引力。

（四）促进以学习者为中心

医学教育可以促进学习者更多地参与到培训之中。胜任力为学习者提供了明确的学习目标。里程碑路线图则提供了获得胜任力的透明途径。一个学习者可以使用里程碑来调整自己的学习[1]。

四、CBE 模型

CBE 项目的分类在很大程度上取决于这些项目与传统的教学指导和就座学习时间测量（seat-time measurement）之间的联系程度。CBE 项目包括那些在传统课程和学时背景下评价学生胜任力的项目。同时，人们还开发了其他项目，以便受训者可以通过成功完成胜任力要求获得学位，而与学时无关。前者被称为课程 / 学分 CBE，后者被称为直接评价。在每个模式中，学院和大学都可能允许将胜任力转换为传统的课程学时[2]。

1. 课程 / 学分模式（course/credit model）

在课程 / 学分模式中，学院和大学在创建项目层次的胜任力，将胜任分为不同的主题。这些主题则可以发展成为组成项目学习计划的课程。此种方法表明，CBE 评价所涵盖的内容与该学科大学课程所期望的内容相同。预先设定的学分数量被明确化，以满足学术进步和学位的要求。C-RAC 将课程 / 学分模式描述为“嵌入常规课程的胜任力证明。常规课程则指那些需要完成以获得学分从而获取学位或证书的课程”。对于成功修完课程，课程 / 学分模式使用传统的学术术语和学分制度。通过掌握胜任力，学生可以加快学习速度。“教育机构可以创建两个成绩单：一个显示获得的学分和 GPA，另一个显示已完成的胜任力”。该模型保持了卡内基单元（Carnegie unit）的完整性，已被用于衡量学习时间和学分单位。

2. 直接评价模式（direct assessment model）

在基于胜任力的教育中，课程 / 学分模式与传统意义上的学术术语存在联系。与此相对比，直接评价模式允许学生通过掌握一系列胜任力，脱离传统的学习时间范式，从而获得学位或其他文凭。美国教育部在课程 / 学分 CBE 与直接评价 CBE 之间做出了重要区分。课程 / 学分模式使用学时来衡量学生的进步。与此相反，直接评价模式则完全通过胜任力掌握程度的评价来衡量学生的进步。由于直接评价 CBE 与就座学习方式之间存在巨大差异，从而引起了高等教育管理者和其他决策者的极大兴趣。学生们将按照自己的进度学习，并且通过成功通过胜任力评价不断进步。在美国，提供直接评价 CBE 项目的学院和大学，在招收学生之前必须先

[1] Frank JR, Snell LS, Cate OT, et al. Competency-based medical education: theory to practice[J]. Med Teach, 2010, 32(8): 638-645.

[2] Burnette DM. The renewal of competency-based education: a review of the literature[J]. Journal of Continuing Higher Education, 2016, 64(2): 84-93.

获得美国教育部和所在地区认证机构的批准。

3. 应用情况

目前，美国开设课程 / 学分 CBE 项目的教育机构比开设直接评价 CBE 项目的教育机构更多。例如，南部新罕布什尔大学、布兰德曼大学和威斯康星大学系统均提供直接评价 CBE 项目。其中，南部新罕布什尔大学是使用 CBE 方法并彻底重新思考教学和传授方法的机构之一。威斯康星大学系统的 CBE 项目是一个理科范畴内的文学专科学位项目，但它们正在战略性地增加新项目。在寻求获得第四类联邦经济资助批准的直接评价 CBE 项目中，存在着更多的监管障碍；但是，对于希望提供更具有可负担性、更灵活和更高质量项目的教育机构而言，这些项目可能是最切实的解决方案。

五、规划 CBME 课程体系

规划 CBME 课程体系的步骤包括：①确定毕业生所需的能力；②明确定义所需要的胜任力及其组成部分；③定义胜任力发展道路上的里程碑；④选择教育活动、体验和教学方法；⑤选择评价工具，以便根据里程碑衡量所取得的进展；⑥设计项目的结果评价。

六、CBME 的优势与劣势

CBME 的实施将使人们更加关注于开发明确的、结构化的课程体系。伴随而来的是基于明确的基准对教学和评价方法进行标准化。由此，需要教师为医生提供更多的直接观察机会和反馈，从而也需要更多的教师培训。这样不仅可以改善学生的学习体验，还可以提高教师素质。教师们在展示自身胜任力的同时，还应表现出评价和反馈方面的胜任力，对教师而言是一种新的要求。通过高质量的评价（要求多个组成部分以及能够胜任的评价人员、工具和评价人员培训）强调发展进步，并与明确定义的课程体系相结合，将有助于发现差距，并促使教育的侧重点从教育过程转移到所培养医生的类型。

（一）优势

1. 胜任能力的新范式。由 ICBME 合作组织所确定的该术语可以促进有关医生胜任能力含义的新探讨，以及医学教育在帮助每个医学专业人员获得、维护和增强相关能力中所发挥作用的新论述。

2. 对结果的新承诺。CBME 课程重视毕业生能力的获得，可以更好地履行医学的社会契约，即培养临床医生为患者和社区服务。

3. 评价发展里程碑的新重点。CBME 要求进行频繁的、功利性的评价以指导发展，从而重视了评价在学习过程中的作用。

4. 真正促进医学教育连续统一体的机制。通过定义医学教育和实践各个阶段的胜任力和里程碑，CBME 可以促进院校医学教育、住院医师培训和继续职业发展过程中培训项目的纵向和横向整合。

5. 推进以学习者为中心的课程体系的方法。通过在更加灵活的时间框架内提供经验并关注学习者的发展，CBME 可以帮助培训期医生真正参与到遵循自己成长速度的发展过程之中。

6. 一种不再强调医学培训时长的方法。从院校医学教育、住院医师培训和继续职业发展之间的过渡或胜任能力的维持，将主要基于所获得的技能，而不是预先设定和普遍适用的时间跨度。由此，时间成为了教育的资源，而不是学习本身的标志物。

7. 培训的可移植性。采用基于胜任力的方法，可以促进医师、医师资格证书和培训学分在不同行政区域的流动。

（二）劣势和挑战

1. 还原论的威胁或者过于简化（too reductionistic）。为了应对定义和评价胜任力的挑战，有些人将其分解为可观察的最小行为单元，从而创建了无数让学习者和教师感到困惑的嵌套能力列表。在越来越多的学术讨论中，对于 CBME 提出了很多问题和担忧。其中，最常被提及的担忧聚焦于 CBME 模型内生的还原主义本质（reductionist nature）。对于 CBME 的主要批评之一，是它倾向于将学习和评价简化为一系列的“选择框”，而且各部分的内容之和并不能涵盖所有医疗实践，也不能够确保跨领域集成的能力。Holmboe 等认识到了上述问题，建议采用整合、多维度的评价以解决此种担忧，并且认为多源评价的过程可以将纵向评价和发展评价的结果整合为一个更加全面而整体的评价，优于各部分结果的简单叠加。此类评价模式的实现可以借助于使用 EPAs。EPAs 指具体而关键的临床活动，通常包含了多种胜任力。与解构的胜任力构成部分相比，EPAs 为评价和反馈提供了更有意义的情景，随时可以映射到里程碑之上，并且在胜任力和临床表现之间提供了功能上的联系。

2. 促进最小公分母（lowest common denominator）。CBME 的批评者指出，通过如此全面地关注一系列能力，学习者可能会感知到一种潜在的信息，即医学的最终追求是里程碑而非卓越。

3. 管理上可能面对的混乱。鉴于世界上许多教育系统都是基于时间的（例如，每个轮转都需要满足预定的周数），如何过渡到基于胜任力的系统？在纯 CBME 课程中，卫生体系如何管理成千上万按照自己的进度成长的医学培训人员的日程安排？

4. 可靠性的损失。如果实施了 CBME 课程，并且应用于其在教学设计领域的语言以及对结果的关注，在医学界成功服务了 2000 余年的指导和沉浸（immersion）制度会发生什么变化？我们能否在不失去当前课程体系的忠实性和优点的情况下使用 CBME？

5. 对于功利的苛求。纯粹的 CBME 方法在本质上是功利主义的，它建议削减对预定的项目结果没有直接贡献的教育内容和经验。这对于业内的一些利益相关者来说是不可接受的。

6. 对教育新技术的需求。大规模采用 CBME 需要切实有效的新的教学技术、新的模块和新的评价工具。

7. 惰性和资源缺乏。对于许多行政区域而言，采用 CBME 方法意味着需要在教学、基础设施和评价方面进行大量投资，同时还需要大量人力投入。

8. 高资源消耗。在 CBME 模式中，评价的次数多、频率高，导致所需要的资源较多。

9. 负责评价的人员能够胜任吗？在现实中，CBME 的成功取决于那些观察和评价学习者胜任力的教师。随着时代的进步，胜任力的发展将会与 21 世纪的医疗实践（如系统功能和情境感知职业素养）相一致，然而绝大多数教师尚未在此方面接受培训。

10. 重视医学教育中的技能和知识，忽视一个好医生所应具备的职业素养和整合能力。目前，尚不清楚 CBME 的实施是否会培养出“更好的医生”，以及如何对此进行定义和测量。此外，尚不清楚这些措施是否会与对公众有意义的现实结果相吻合（例如患者对医生的评价、更好的患者结果、具有成本效益的资源利用、更好的患者沟通、对监管机构更低的投诉率等）。最后，复杂而有价值的个人 / 职业属性难以简化为可观察的行为。因此，对于把它们作为“胜任力”，受到了质疑。正如 Flexner 百年报告中所指出的那样，CBME 在不经意间存在着失去人道主义、责任心和利他主义的风险，而这些特质都是社会期望医学教育所能培养的。

11. 只适用于外科等操作性专业吗？最初，CBME 仅在外科或操作性专业（procedural specialty）进行了试点。由于精神病学等专业更多地是基于整合和互动，因此人们有理由质疑 CBME 是否是该类专业的最佳教育模式。换言之，CBME 是否适用于所有专业和临床实践？模拟教学一直是 CBME 应用于操作性专业中的基石，但在精神病学等基于关系的专业（relationally based

specialty）中，其作用就不那么明显了。原因在于精神病学微观系统的可变性更大，并且可观察的行为和可测量的结果较少。对于公众所重视的精神病学专业的核心特质，如同情心、人道主义、利他主义、职业素养和熟练的沟通者，很难通过客观、可测量且易于评价的方式将其分解。此外，与外科专业相比，非操作性专业中 CBME 效果的评价也面临挑战。原因在于外科专业的临床结果更加有形（tangible），结果测量更容易实现，甚至可以通过机器完成，而不受人类主观观察的影响[1]。

七、本科精神病学教育中 CBME 的 COUPE 框架

加拿大精神病学院校教育者组织（Canadian Organization of Undergraduate Psychiatric Educators，COUPE）是精神病学院校教育领导者的国家级组织，负责制订院校教育阶段精神病学教学的国家标准。COUPE 建立了一个一体化的框架，该框架包含以下几个理念：① CBME 的简化属性使其更容易适用于院校医学教育（UGME）；② UGME 胜任力构建模块使毕业后医学教育（PGME）能够对更高层次的胜任力整合进行明确的定义；③从 UGME 到 PGME 的无缝衔接是 CBME 的内在属性，UGME 的终点就是 PGME 的起点；④ CBME 的关键在于不仅包括定义和评价胜任力，还将胜任力同现实生活中的 EPAs 联系起来。该框架的开发过程包括对现有文献和框架的回顾以及一次 COUPE 小组讨论，从而促进了共识的达成，并且实现了将现有框架整合到当前 CBME 文献所反映的一个模型之中。

该框架有一些独特的特点：它包含多个现有框架（如 AAMC EPAs、CanMEDS 胜任力、ADMSEP 学习目标和里程碑、COUPE 目标、MCC 主题和 RCPSC 关于内科医生的精神健康核心胜任力），描绘了对于 CBME 实施至关重要的教学方法和评价工具，并描述了从实习前阶段到实习阶段的连续性。创建该框架的目标是：①创建加拿大认证标准的全国共识和指南；②预见课程体系的变化，创建从 UGME 到 PGME 之间无缝的 CBME 衔接；③将现有术语纳入一个框架之内，以准确描述它们之间的关系，避免术语间的不恰当重叠。

八、近期进展

在国际上，基于胜任力的标准已在毕业后医学教育中应用了多年，并且最近在美国还实施了里程碑项目。

在加拿大各地的毕业后医学教育项目中，加拿大皇家内科与外科医生学会（RCPSC）正在推出 CBME 的混合模式。这种基于胜任能力的设计（competence by design，CBD）模式将 CBME 分阶段融合到现有的基于时间 / 轮转的构架之中。

在加拿大毕业后医学教育正式实施 CBD 模式之前，虽然一些加拿大医学院已经将 CBME 概念纳入了课程体系之中，但是实际上 CBME 还未在院校教育阶段正式得到开发。不过，对现有文献的回顾研究表明，院校教育阶段的 CBME 已经得到了很充分的分析。例如，对于精神病学的教学，美国精神病学医学生教育主任协会（American Association of Directors of Medical Student Education in Psychiatry，ADMSEP）为美国医学院制订了“精神病学院校医学教育的关键诊断、学习目标和里程碑”[2]。

[1] Menezes N, Hawa R, Oswald R, et al. Does one size truly fit all? The COUPE undergraduate perspective on competency-based medical education in psychiatry[J]. Can J Psychiatry, 2018, 63(6): 356-360.

[2] Menezes N, Hawa R, Oswald R, et al. Does one size truly fit all? The COUPE undergraduate perspective on competency-based medical education in psychiatry[J]. Can J Psychiatry, 2018, 63(6): 356-360.

九、展望

1. 将 UGME 胜任力框架与 PGME 相结合

将 UGME 胜任力框架与 PGME 相结合，以便在开发课程体系与评价工具的同时，创建连续性的发展性学习。

2. 在胜任力定义层级和评价层级方面，保持客观性

一个重要的考虑因素是，CBME 在胜任力定义层级方面可能是客观的。然而，如果执行不好，可能在评价上变得主观。因此，要使该模式成功，必须有清晰的课程体系和评价设计。

3. “培训”与“教育”

另外一个需要考虑的因素是区分“培训”与“教育”，以及专注于培训医生而不是教育医生将导致人际互动意义损失的可能性，从而无意中导致职业倦怠率的上升。从历史的角度看，通过 CanMEDs 框架，“医生作为的人”的角色一直在进化，而明确的医生角色在更新换代过程中丢失了。为了解决这个问题，荷兰人创造了“反思者”的角色，并把它作为 CanMEDs 花朵的枝干，支持并滋养七个 CanMEDs 角色中每一个角色。

4. 优先进行评价研究，以确保 CBME 真正地发挥作用（即真正培养出更好的医生）

在实施所建议的举措之前，必须进行慎重考虑，以便在没有研究证据支持的情况下最大限度地降低实施的风险，以及在缺乏有意义结果的情况下最大限度地降低改变所带来的风险。相关研究应注重理论和方法的多样化，包括考虑 CBME 是否更适用于某些领域和专业。

第四节　讨论与借鉴

一、在现有基础之上，结合国情推广基于胜任力的医学教育

我国自 20 世纪 90 年代开始引入胜任力的概念，2004 年开展了医疗卫生机构管理者胜任力要素的研究。此后，部分医学院校对于医师 / 医学生胜任力模型的构建进行了研究，并且根据模型中的要素进行了教学改革。在国家层面上，相关医学教育文件的制订与胜任力的理念相契合，为进一步推广基于胜任力的医学教育奠定了良好基础。其中，《中国本科医学教育标准—临床医学专业》明确规定：作为医学教育连续体系中的第一个阶段，医学人才的培养目标是培养具有初步临床能力、终生学习能力和良好职业素质的医学毕业生，并为其毕业后继续深造和在卫生保健系统执业奠定必要基础。原国家卫生计生委在《住院医师规范化培训内容与标准（试行）》总则中，提出了住院医师规范化培训后需要达到的职业道德、专业能力、人际沟通与团队合作能力、教学与科研 4 个主要目标。2015 年，国务院学位委员会《关于印发临床医学、口腔医学和中医硕士专业学位研究生指导性培养方案的通知》中提出专硕规范化培训目标为具有良好职业道德、人文素养和专业素质，掌握扎实的医学基础理论、基本知识和基本技能，具备较强临床分析与实践能力，良好的表达与医患沟通能力，能独立、规范地承担本专业和相关专业的常见多发疾病的诊疗工作，有一定的临床研究和临床教学能力、外语交流能力等。

二、遵循医学人才培养的客观规律，加强医学教育不同阶段和专业胜任力培养要素的研究

医学人才胜任力的培养具有渐进性、连续性、累积性、终生性等规律，不同阶段的胜任力

要求均有所不同。由于能力培养与技能培训有所不同，短时间内较难提升，并且不同阶段医学人才的基础水平不同，所以非常有必要根据医学人才的不同培养阶段，对胜任力培养要素进行分阶段研究；此外，不同医学专业均具有其独有的特质，对于胜任力的要求不尽相同。因此，应切实结合不同医学专业的内在要求，分类别进行胜任力培养要素的开发和模型构建。总体而言，分阶段和专业开发医学人才胜任力培养内容与目标，可以为阶梯式胜任力培养模式提供依据，为人才培养提供目的明确的指导，有利于不断完善不同阶段医学人才培养体系及其相互间的衔接，也有利于医学教育机构有针对性地设计和实施医学人才培养胜任力课程体系和培养方案，从而更精准地进行培训和考评。

三、将基于胜任力的教育贯穿于医学教育全过程

由于医学人才培养所具有的渐进性、连续性和终生性等特殊规律，在医生成长过程中存在从医学生到住院医师和医师等不同身份的转换，每个阶段所需要的能力不尽相同，呈不断递增趋势。换言之，胜任力的获得不可能一蹴而就，需要通过医学院校教育、毕业后医学教育、继续医学教育三个阶段有所侧重、循序渐进地进行培养。因此，十分有必要将基于胜任力的教育贯穿于整个医学教育过程。针对不同培养阶段医学人才的培养目标，结合胜任力核心要素，制订阶段性胜任力培养目标和培养方案，并运用胜任力评价系统对阶段性胜任力培养目标的达成情况进行评价，对提高和确保医学人才培养质量有着十分重要的现实意义。

四、统筹考虑，逐步拓宽胜任力的应用领域

在医学教育的微观、中观与宏观层面，胜任力均具有重要的应用价值，应是我国进一步深化医学教育教学改革的重要内容。从微观角度看，胜任力的相关要求可应用于课程、住院医师培训项目和继续医学教育项目的开发，指导教学内容和考核评价方式。在中观层面，胜任力的构成要素可用于指导各课程、培训项目之间的衔接，如基于胜任力要求开发课程 / 培训体系和相应的考评体系。同时，可考虑以胜任力为理论框架，对医学教育项目进行设计、实施、考核和评估，以保证项目的顺利实施并达到预期目标。在宏观层面上，医学生、培训期医师胜任力的获得情况对于教育管理与资源配置具有重要的指示意义。例如，教育主管部门可依据不同类型院校医学毕业生胜任力的获得情况，对于其招生规模做出调整；卫生主管部门可依据不同地区、专业培训期医师胜任力的获得情况，确定培训经费等教育资源的配置。